T0132748

Kohlhammer

Autorinnen und Autoren:
Prof. Dr. med. Martin Driessen
Kay Heilemann
Dr. med. Dirk Kaczmarek
Dr. med. Patricia Klein
Prof. Dr. med. Stefan Krause
Joachim Meyer zu Wendischhoff
Anna Maria Raskop
Dr. med. Eberhard Rembs
Dr. med. Nicole Schlottmann
Dr. med. Dietmar Schmitz

Nicole Schlottmann, Dirk Kaczmarek (Hrsg.)

Kommentierung Deutsche Kodierrichtlinien Version 2020

Verlag W. Kohlhammer

Version 2020

Alle Rechte vorbehalten
© 2020 W. Kohlhammer GmbH, Stuttgart
Gesamtherstellung: W. Kohlhammer GmbH, Stuttgart

© 2001–2019 Copyright für die Deutschen Kodierrichtlinien: Institut für das Entgeltsystem im Krankenhaus (InEK GmbH), Siegburg

ISBN 978-3-17-038287-9

Vorwort
zur Kommentierung
der Deutschen Kodierrichtlinien
Version 2020

Die Kodierrichtlinien für das Jahr 2020 wurden von der Selbstverwaltung im September 2019 vereinbart. Hervorzuheben ist in diesem Jahr die umfassende Überarbeitung der DKR 1001 *Maschinelle Beatmung*. Ein korrigierendes Eingreifen wurde sowohl aufgrund zweier fehlgeleiteter BSG-Urteile als auch zunehmender Abrechnungskonflikte erforderlich. Mit der Überarbeitung ist seitens der Selbstverwaltung zudem die Hoffnung verbunden, zu einer in der Praxis einfacher anwendbaren Regelung beigetragen zu haben.

Bei der vorliegenden Kommentierung der DKR handelt es sich um Vorschläge von Praktikern für Praktiker im Sinne von Empfehlungen der einzelnen Autoren. Die Kommentierungen erheben weder den Anspruch auf Vollständigkeit, noch stellen sie rechtsverbindliche Vorgaben dar. Die fachliche Prüfung und Kodierung der Fälle im Krankenhaus schließt eine abweichende Kodierung in Einzelfällen nicht aus. Darüber hinaus haben die offiziellen Kodierrichtlinien immer Vorrang vor der Kommentierung. Um die offiziell gültigen Vorgaben der DKR eindeutig von persönlichen und damit nicht rechtsverbindlichen Kommentierungen abzugrenzen, sind die Kommentare und andere weiterführende Informationen durchgängig in gelb unterlegter Schrift in die offiziellen DKR an der dazugehörigen Stelle eingefügt. Die offiziellen Kodierrichtlinien sind wortgetreu und vollständig wiedergegeben. Wenn möglich und sachgerecht, wurde auch auf Empfehlungen des MDK (SEG 4) in den Kommentaren eingegangen.

Zudem soll an dieser Stelle auf eine für die Kodierrichtlinien und Klassifikationen (ICD-10-GM und OPS) besonders relevante Neuregelung hingewiesen werden, die zu unterjährigen Klarstellungen und abweichenden Regelungen zu den DKR, der ICD und dem OPS führen kann, in diesem Buch jedoch noch nicht aufgeführt ist und für die Krankenhäuser und Krankenkassen dennoch verbindlich gilt. Ab 2020 soll gemäß § 19 KHG ein „Schlichtungsausschuss auf Bundesebene zur Klärung strittiger Kodier- und Abrechnungsfragen" seine Arbeit aufnehmen.

„Aufgabe des Schlichtungsausschusses auf Bundesebene ist die verbindliche Klärung von Kodier- und Abrechnungsfragen von grundsätzlicher Bedeutung." […]

„Die Entscheidungen des Schlichtungsausschusses gelten für die zugelassenen Krankenhäuser, die Krankenkassen und die Medizinischen Dienste für die Erstellung oder Prüfung von Krankenhausabrechnungen für Patientinnen und Patienten, die nach dem ersten Tag des übernächsten auf die Veröffentlichung der Entscheidung folgenden Monats in das Krankenhaus aufgenommen werden, und für die Krankenhausabrechnungen, die zum Zeitpunkt der Veröffentlichung der Entscheidung bereits Gegenstand einer Prüfung durch den Medizinischen Dienst nach § 275 Absatz 1 Nummer 1 des Fünften Buches Sozialgesetzbuch sind." […] *„Die Entscheidungen des Schlichtungsausschusses sind zu veröffentlichen und gelten als Kodierregeln."*

An dieser Stelle möchten wir uns für die Kodierfragen, die Sie auch 2019 wieder an die Deutsche Krankenhausgesellschaft übermittelt haben, herzlich bedanken. Wir haben versucht, alle diese Fragen ausreichend zu würdigen und möchten Sie erneut ermutigen, Ihnen bekannte, häufig kontrovers diskutierte Kodierfragen direkt an DKGMedizin1@dkgev.de zu mailen.

Im Hinblick auf das pauschalierende Entgeltsystem für die Psychiatrie und Psychosomatik sei an dieser Stelle nochmals darauf hingewiesen, dass die vorliegenden Kodierrichtlinien ausschließlich für die Kodierung im Kontext der Abrechnung über das DRG-System gemäß § 17 b KHG gelten. Für die Psychiatrie und Psychosomatik im Geltungsbereich nach § 17 d KHG stehen eigene DKR-Psych bereit.

Berlin, im März 2020

Dr. Nicole Schlottmann   Dr. Dirk Kaczmarek

AUTORENVERZEICHNIS
zur Kommentierung der Deutschen Kodierrichtlinien
Version 2019

Driessen, Prof. Dr. med. Martin

1992 Facharzt für Psychiatrie, 1993 Abschluss der Zusatzausbildung Familientherapie, 1997 Habilitation an der Medizinischen Universität zu Lübeck, 1998 Facharzt für Psychotherapeutische Medizin, seit 1999 Chefarzt der Klinik für Psychiatrie und Psychotherapie Bethel, Evangelisches Krankenhaus Bielefeld, 2000 Außerplanmäßige Professur Medizinische Universität zu Lübeck, 2001 Außerplanmäßige Professur Universität Bielefeld, seit 2009 Ärztlicher Direktor am Evangelischen Krankenhaus Bielefeld.

Heilemann, Kay

Arzt, Studium der Humanmedizin an der Martin-Luther-Universität Halle-Wittenberg, 2007 bis 2010 Klinik für Anästhesie, Intensiv-Palliativ, Schmerz- und Notfallmedizin Krankenhaus St. Elisabeth und St. Barbara Halle (Saale), 2010 bis 2015 Stationsarzt Intensivstation, seit 2016 Referent bei der Deutschen Krankenhausgsellschaft im Dezernat Medizin I.

Kaczmarek, Dr. med. Dirk

1987 bis 1994 Medizinstudium in Düsseldorf, Promotion 1995, Gesundheitsökonom (ebs) 1999, Arzt für Innere Medizin 2001, seit 2005 freiberuflicher Coach, Trainer, Medizincontroller und Gutachter bei Sozial- und Zivilgerichten.

Klein, Dr. med. Patricia

1980 bis 1986 Studium der Humanmedizin in Essen, Ärztin für Allgemeinmedizin und Fachärztin für Urologie, QM-Ausbildung nach dem Curriculum der dt. Ärztekammer, 1997 bis 1999 Stabsstelle med. Koordination im Klinikum Minden, 2000 bis 2002 med. Controlling und Stabsstelle strategische Planung in den KA Gilead in Bielefeld, 2002 bis 2004 Fakultät für Gesundheitswissenschaften der Universität Bielefeld, Juni 2005 bis Juli 2013 bei der KBV in Berlin, seit August 2013 Ärztliche Geschäftsführerin in der Sächsischen Landesärztekammer. Seit Juni 2006 MBA (Fachhochschule Neu-Ulm). Mitwirkung an der Kommentierung der Deutschen Kodierrichtlinien bis Version 2012 und ab Version 2014.

Krause, Professor Dr. med. Stefan

Studium in Ulm, Ausbildung in Freiburg und Regensburg. Internist, Hämatologe und Internistischer Onkologe. Seit 2007 lt. Oberarzt am Universitätsklinikum Erlangen. Aktiv in der Arbeitsgruppe DRG der Deutschen Gesellschaft für Hämatologie und Onkologie seit deren Gründung.

Meyer zu Wendischhoff, Joachim

1985 bis 1992 Studium der Humanmedizin in Münster, 3 ½ Jahre Kinderchirurgie und 6 Jahre Pädiatrie im Kinderzentrum des Evangelischen Klinikums Bethel (EvKB) in Bielefeld, Facharzt für Kinderheilkunde, Dipl.-Krankenhausbetriebswirt (VKD), 2001 bis 2008 Abteilungsleiter Medizincontrolling und später auch der Bereiche Erlösmanagement und operatives Qualitätsmanagement, Organisation dreier innerbetrieblicher Weiterbildungslehrgänge von 23 klinischen Kodierern/Innen. Von 2008 bis 2018 Tätigkeit in der Geschäftsführung bei dem Unternehmen ID Information und Dokumentation im Gesundheitswesen in Berlin, das Kodier-, Grouping- und Controllingtools entwickelt, als Leiter Medizin und Produktmanagement. Ab 2019 Leiter Medizinisches Leistungs- und Erlösmanagement im Klinikum Lippe in Detmold.

Raskop, Anna Maria

Ärztin, 1989 bis 1993 Gynäkologische Abteilung Krankenhaus Moabit, 1993 bis 2000 Mitarbeiterin der Firma ID, Gesellschaft für Information und Dokumentation im Gesundheitswesen, 2000 bis 2002 Referentin bei der Deutschen Krankenhausgesellschaft im Bereich Medizin, Schwerpunkt Einführung der G-DRG, 2002 bis 2003 Wissenschaftliche Mitarbeiterin im CLINOTEL-Krankenhausverbund Köln, 2003 bis 2005 Ärztliche Mitarbeiterin im Medizin-Controlling, Charité – Universitätsmedizin Berlin, Mai 2005 bis Dez. 2010 Referentin bei der KBV in Berlin, seit Jan. 2011 Abteilungsleiterin. Seit 2006 Qualitätsmanagement nach dem Curriculum der dt. Ärztekammer.

Rembs, Dr. med. Eberhard

Arzt für Chirurgie, 1999 Qualifizierung zum Health-Manager (mibeg-Institut), 2000 Ärztlicher Qualitätsmanager nach dem Curriculum der Bundesärztekammer, bis 2002 Chirurgische Klinik, St. Josef-Hospital, Ruhr-Universität Bochum, leitender Notarzt, seit 2002 Medizincontroller im Knappschaftskrankenhaus Bochum-Langendreer (Ruhr-Universität Bochum).

Schlottmann, Dr. med. Nicole

1985 bis 1992 Studium der Humanmedizin an der Universität Bonn, anschließend Innere Medizin am Malteser-Krankenhaus Bonn, Wissenschaftliche Mitarbeiterin am Zentralinstitut für die Kassenärztliche Versorgung, Beratende Ärztin beim AOK-Bundesverband (Vertragsabteilung für den stationären Sektor). Seit Oktober 2000 Leiterin des Bereiches Medizin, seit April 2004 Geschäftsführerin Dezernat Medizin bei der Deutschen Krankenhaus Gesellschaft.

Schmitz, Dr. med. Dietmar

1980 bis 1986 Studium der Humanmedizin an der RWTH Aachen und der University of Bristol, GB, 1987 Promotion zum Dr. med. an der RWTH Aachen, Abt. Kardiophysiologie, 1987 US-Amerikanisches Staatsexamen als Arzt, Arzt für Innere Medizin mit Zusatzbezeichnung Kardiologie, 1996–2009 Kardiologischer Oberarzt am St.-Johannes-Hospital Dortmund, seit 01.01.2010 Leiter der Herzschrittmachertherapie in der Klinik für Kardiologie und Angiologie des St Elisabeth-Krankenhauses Essen.

DEUTSCHE KODIERRICHTLINIEN

Allgemeine und Spezielle
Kodierrichtlinien
für die Verschlüsselung von
Krankheiten und Prozeduren
mit Kommentierung

Version 2020

Deutsche Krankenhausgesellschaft (DKG)
GKV-Spitzenverband
Verband der privaten Krankenversicherung (PKV)
Institut für das Entgeltsystem im Krankenhaus (InEK GmbH)

EINLEITUNG
zu den Deutschen Kodierrichtlinien, Version 2020

Die Selbstverwaltungspartner (Deutsche Krankenhausgesellschaft, der GKV-Spitzenverband und der Verband der privaten Krankenversicherung) und das Institut für das Entgeltsystem im Krankenhaus (InEK GmbH) haben sich auf die Deutschen Kodierrichtlinien (DKR) für das Jahr 2020 unter Beteiligung von Bundesärztekammer und Deutschem Pflegerat verständigt. In den ersten Jahren der Überarbeitung stand primär eine zügige Verschlankung der komplexen Kodierrichtlinien im Vordergrund. Im Revisionsverfahren für die Version 2020 wurde eine weitere Konsolidierung im Sinne von Klarstellungen vorgenommen. Hinweise an die Selbstverwaltungspartner und das InEK wurden beraten und, sofern möglich, im Konsens in den DKR umgesetzt. Zudem wurden, wie in jedem Jahr, Anpassungen an die ICD-10-GM und den OPS in den Versionen 2020 sowie redaktionelle Änderungen vorgenommen.

Es kann bei Redaktionsschluss nicht ausgeschlossen werden, dass sich im Nachgang noch weitere Änderungen aus der Verabschiedung des G-DRG-Systems, der ICD-10-GM oder des OPS jeweils in den Versionen 2020 ergeben. Gegebenenfalls nachträglich notwendige Änderungen der DKR werden gesondert bekannt gegeben.

In gewohnter Weise werden zur besseren Übersichtlichkeit die erfolgten Änderungen am Rand durch Markierungen (senkrechte Balken) gekennzeichnet. Kodierrichtlinien, in denen Inhalte des Regelwerkes für die Version 2020 eine Modifizierung oder Ergänzung erfahren haben, werden in der fortlaufenden Nummerierung der DKR mit dem Buchstaben „s" gekennzeichnet. Darüber hinaus werden die wesentlichen Änderungen im Vergleich zur Vorversion im Anhang B zu den Kodierrichtlinien zusammenfassend dargestellt.

Danksagung

Die Deutsche Krankenhausgesellschaft, der GKV-Spitzenverband, der Verband der privaten Krankenversicherungen und das Institut für das Entgeltsystem im Krankenhaus (InEK GmbH) danken ganz herzlich Herrn Dr. Albrecht Zaiß, der die Überarbeitung der Deutschen Kodierrichtlinien unterstützt hat, sowie den Mitarbeitern des DIMDI für die fachliche Begleitung.

Darüber hinaus danken wir allen Anwendern und Fachgesellschaften, die auch im Rahmen des Verfahrens zur Einbindung des medizinischen, wissenschaftlichen und weiteren Sachverstandes die Weiterentwicklung der Deutschen Kodierrichtlinien unterstützt haben.

Berlin, 2019

EINLEITUNG
zu den Deutschen Kodierrichtlinien, Version 2002

Im Rahmen des GKV Gesundheitsreformgesetzes 2000 vom 22.12.1999 wurde die Einführung eines durchgängig leistungsorientierten und pauschalierenden Entgeltsystems für die Vergütung von Krankenhausleistungen im § 17b des Krankenhausfinanzierungsgesetzes (KHG) geregelt. Am 27.06.2000 haben die Deutsche Krankenhausgesellschaft (DKG), die Spitzenverbände der Krankenkassen (GKV) und der Verband der privaten Krankenversicherung (PKV) – als zuständige Vertragspartner für die Einführung und Pflege des neuen Entgeltsystems – vereinbart, die australischen AR-DRGs (Australian Refined Diagnosis Related Groups) in der Version 4.1 als Grundlage für die Entwicklung eines deutschen DRG-Systems zu verwenden.

Da die Leistungsbeschreibung der DRGs neben anderen Kriterien im Wesentlichen über die Diagnosen- und Prozedurenklassifikationen erfolgt, müssen diese in der Lage sein, das vollständige Krankheits- und Leistungsspektrum in deutschen Krankenhäusern abzubilden. Aus diesem Grunde hat das Deutsche Institut für Medizinische Dokumentation und Information (DIMDI) im Auftrag des Bundesministeriums für Gesundheit (BMG) die amtlichen Klassifikationen überarbeitet und erstmals in ihrer neuen Fassung am 15.11.2000 bekannt gegeben. Mit Wirkung zum 01.01.2001 ist die neue Internationale Klassifikation der Krankheiten, 10. Revision, SGB-V-Ausgabe, Version 2.0 und der Operationenschlüssel nach § 301 SGB V, Version 2.0 anzuwenden. Am 16.08.2001 wurde der erneut überarbeitete Operationenschlüssel in der Version 2.1 durch das DIMDI bekannt gegeben. Dieser ist mit Wirkung zum 01.01.2002 anzuwenden.

Um die gesetzlich vorgegebene leistungsgerechte Vergütung der Krankenhäuser zu ermöglichen, ist es unerlässlich, dass vergleichbare Krankenhausfälle auch derselben DRG zugeordnet werden. Diese Forderung kann jedoch nur dann erfüllt werden, wenn Diagnosen- und Prozedurenklassifikationen in einheitlicher Weise angewendet werden. Kodierrichtlinien regeln und unterstützen diesen Prozess, um möglichst auch in schwierigen Fällen eine eindeutige Verschlüsselung zu ermöglichen.

Die Deutsche Krankenhausgesellschaft, die Spitzenverbände der Krankenkassen und der Verband der privaten Krankenversicherung haben daher in Anlehnung an bestehende australische Kodierregeln (ICD-10-AM, Australian Coding Standards, 1st Edition) die erste Gesamtfassung der „Allgemeinen und Speziellen Kodierrichtlinien" erstellt. Diese sind bei der Verschlüsselung von Krankenhausfällen zu beachten. Sie beziehen sich auf die Verwendung der ICD-10-SGB-V, Version 2.0 und des OPS-301, Version 2.0 bis zum 31.12.2001 bzw. OPS-301 Version 2.1 ab dem 01.01.2002.

Die vollständigen Kodierrichtlinien gliedern sich in folgende Teile:

- Allgemeine Kodierrichtlinien
  - Allgemeine Kodierrichtlinien für Krankheiten
  - Allgemeine Kodierrichtlinien für Prozeduren
- Spezielle Kodierrichtlinien

Der erste Teil enthält allgemeine Richtlinien zur Kodierung von Diagnosen und Prozeduren. Es werden Begriffe wie Haupt- und Nebendiagnose definiert und Hinweise zur Verschlüsselung von Prozeduren gegeben. In den Speziellen Kodierrichtlinien werden besondere Fallkonstellationen beschrieben, die entweder der konkreten Festlegung dienen oder bei denen aus Gründen der DRG-Logik von den Allgemeinen Kodierrichtlinien abgewichen werden muss.

Für den Fall, dass zwischen den Hinweisen zur Benutzung der ICD-10 (Band 2 der WHO-Ausgabe) bzw. des OPS-301 und den Kodierrichtlinien Widersprüche bestehen, haben die Kodierrichtlinien Vorrang.

Die Kodierrichtlinien sind ein Regelwerk, das primär die Abrechnung mit DRGs unterstützt. Weiterhin tragen sie dazu bei, die notwendige Kodierqualität in den Krankenhäusern zu erzielen und gleiche Krankenhausfälle identisch zu verschlüsseln. Hierdurch gewinnt das Krankenhaus eine Grundlage für internes Management und Qualitätssicherung.

Die Berücksichtigung ausführlicher Kodierrichtlinien in deutschen Krankenhäusern ist neu und bedeutet für die dort tätigen Mitarbeiter eine erhebliche Umstellung. Für die Handhabung der Kodierrichtlinien ist eine entsprechende Schulung der Anwender in der Auswahl relevanter Informationen aus klinischen Krankenakten sowie den Grundregeln zur Benutzung des ICD-10-SGB-V und des OPS-301 erforderlich. Darüber hinaus muss die Anwendung der Kodierrichtlinien selbst erlernt werden. Insbesondere in denjenigen klinischen Bereichen, in denen bisher die Kodierung der Prozeduren eine untergeordnete Rolle spielte (z.B. konservativ medizinische Bereiche), muss das Krankenhauspersonal neben den Kodierrichtlinien auch intensiv in der Handhabung der amtlichen Klassifikationen geschult werden. Dabei sind die Hinweise für die Benutzung der Prozedurenkodes im OPS-301 von besonderer Bedeutung, weil an vielen Stellen die Kodierung zu Abrechnungszwecken eingeschränkt bzw. die Verwendung näher erläutert wird.

Die Kodierrichtlinien werden regelmäßig überarbeitet, um den medizinischen Fortschritt, Ergänzungen der klinischen Klassifikationen, Aktualisierungen des deutschen DRG-Systems und Kodiererfahrungen aus der klinischen Praxis zu berücksichtigen. Die Vertragspartner haben die Allgemeinen Kodierrichtlinien bereits im April 2001 zur Verfügung gestellt, weil die Bekanntgabe der neuen amtlichen Klassifikationen mit Wirkung zum 01.01.2001 durch das BMG mit einem erheblichen Schulungsbedarf zur Kodierung in Krankenhäusern einherging. Die herausgegebenen Allgemeinen Kodierrichtlinien sollten diese Maßnahmen sinnvoll unterstützen, sowie die Krankenhäuser bereits frühzeitig auf die Änderungen im Umgang mit den neuen Entgelten vorbereiten. In einem zweiten Schritt wurden nun die Speziellen Kodierrichtlinien fertig gestellt. Auch vor ihrer verbindlichen Einführung ist eine Übergangsfrist vorgesehen, die die Schulung und Umsetzung der Richtlinien in den Krankenhäusern ermöglichen soll.

Die australische Regierung hat ihre Kodierrichtlinien für die Anpassung in Deutschland zur Verfügung gestellt. Von der sprachlichen Übersetzung abgesehen, wurden Änderungen für Deutschland insbesondere immer dann vorgenommen, wenn die Erläuterungen in dem Regelwerk sich explizit auf die australischen Klassifikationssysteme bezogen – die sich von den deutschen unterscheiden – oder wenn unterschiedliche Versorgungs- oder Vergütungsstrukturen dies erforderten. Bei der Bearbeitung der Speziellen Kodierrichtlinien wurden darüber hinaus umfangreiche medizinische Erläuterungen gestrichen, da diese ausschließlich eine Unterstützung der in Australien für die Kodierung eingesetzten Berufsgruppe der Clinical Coder darstellen. Die Anpassung der Kodierrichtlinien für die Verschlüsselung von Prozeduren gestaltete sich auf Grund der strukturellen Unterschiede zwischen der deutschen und der australischen Prozedurenklassifikation äußerst schwierig.

Grundprinzip bei der Überarbeitung war, die Inhalte der Richtlinien insgesamt möglichst eng an die australischen Regeln anzulehnen, um zeitnah eine erste Fassung vorlegen zu können. Insofern sind diese Kodierrichtlinien lediglich als eine erste Grundlage anzusehen. Es ist davon auszugehen, dass mit der Entwicklung eigener deutscher DRGs die Kodierrichtlinien eine zunehmende Anpassung insbesondere bei den Speziellen Kodierrichtlinien erfahren werden.

Die Verantwortung für die Dokumentation von Diagnosen und Prozeduren, insbesondere der Hauptdiagnose, liegt beim behandelnden Arzt, unabhängig davon ob er selbst oder eine von ihm beauftragte Person die Verschlüsselung vornimmt.

Danksagung

Die Deutsche Krankenhausgesellschaft, die Spitzenverbände der Krankenkassen und der Verband der privaten Krankenversicherung danken für die Bereitstellung der Kodierrichtlinien der australischen Regierung, dem Commonwealth Department of Health and Aged Care (Canberra), dem National Centre for Classification in Health (Sydney), Faculty of Health Sciences, University of Sydney sowie allen an der Entwicklung der australischen Kodierregeln beteiligten Organisationen und Gremien. Darüber hinaus möchten sie sich ganz herzlich bei Herrn Dr. Zaiß, Universität Freiburg, und seinen Mitarbeitern bedanken, die die Selbstverwaltung bei der Anpassung der australischen Kodierregeln an deutsche Verhältnisse maßgeblich unterstützt haben. Außerdem wurde die Erstellung der Kodierrichtlinien dankenswerter Weise von Mitarbeitern des DIMDI fachlich begleitet.

Düsseldorf/Siegburg, 2001

INHALTSVERZEICHNIS

Allgemeine Kodierrichtlinien   1

Allgemeine Kodierrichtlinien für Prozeduren   55

mit Kommentar von: Schlottmann/Kaczmarek/Klein

Spezielle Kodierrichtlinien

ABKÜRZUNGSVERZEICHNIS

Abkürzung	Bezeichnung
a.n.k.	anderenorts nicht klassifiziert
A.p.	Anus praeter naturalis (künstlicher Darmausgang)
AAI(R)	Atriale Stimulation, Atriales Sensing, Inhibiert, Rate-response (frequenzadaptiert)
ABL	Abelson Murine Leukemia
Abs.	Absatz
AIDS	Acquired Immune(o) Deficiency Syndrome
AILD	Angioimmunoblastische Lymphadenopathie
AML	Akute myeloische Leukämie
AR-DRG	Australian Refined Diagnosis Related Group
ARDS	Adult Respiratory Distress Syndrome
ASB	Assisted Spontaneous Breathing
AV	arteriovenös
B	Beidseits
BCG	Bacillus Calmette-Guérin
BCR	Breakpoint cluster region
bcr-abl	Breakpoint cluster region - Ableson oncogene
BGBl.	Bundesgesetzblatt
BPflV	Bundespflegesatzverordnung
BMG	Bundesministerium für Gesundheit
BSG	Blutkörperchensenkungsgeschwindigkeit
bzw.	beziehungsweise
Ca	Karzinom
CAD	Computer Aided Design
CAM	Computer Aided Manufacturing
CC	Complication or Comorbidity (Komplikation oder Komorbidität)
CCL	Complication or Comorbidity level (Schweregrad einer Komplikation oder Komorbidität)
CK	Creatinkinase
CLL	Chronisch lymphatische Leukämie
CML	Chronisch myeloische Leukämie
CPAP	Kontinuierlicher positiver Atemwegsdruck
CRr	Complete Remission with residual findings
CRu	Complete Remission with residual findings of unsecure significance
CT	Computertomographie
CTG	Cardiotokographie
CUP	Cancer of Unknown Primary
d.h.	das heißt
DDD(R)	Zweikammerstimulation, Zweikammersensing, inhibiert und getriggert, frequenzadapiert (engl.: double, double, double, rate-response)
DDG	Deutsche Diabetes Gesellschaft
DIC	Disseminated Intravascular Coagulation
DIG	Disseminierte intravasale Gerinnung
DIMDI	Deutsches Institut für Medizinische Dokumentation und Information
DKG	Deutsche Krankenhausgesellschaft

Abkürzung	Bezeichnung
DKR	Deutsche Kodierrichtlinie
dl	Deziliter
DRG	Diagnosis Related Group
DSO	Deutsche Stiftung Organtransplantation
DTA	Datenträgeraustausch
dto.	dito (gleichfalls)
EDV	Elektronische Datenverarbeitung
EKG	Elektrokardiogramm
etc.	et cetera
Exkl.	Exklusiva
ff.	und folgende
FPV	Fallpauschalenvereinbarung
g	Gramm
G-BA	Gemeinsamer Bundesausschuss
G-DRG	German Diagnosis Related Group
ggf.	gegebenenfalls
GI	gastrointestinal
GKV	Gesetzliche Krankenversicherung
GVHD	Graft-versus-host-Krankheit (Graft versus host Disease)
h	hora (Stunde)
Hb	Hämoglobin
HELLP	Haemolyses Elivated Liver enzyme levels Low Platelet count
HFNC	High flow nasal cannula
HHFNC	Humidified high flow nasal cannula
HIE	Hypoxisch-ischämische Enzephalopathie
Hinw.	Hinweis
HIV	Humanes Immundefizienz-Virus
HLM	Herz-Lungen-Maschine
HNO	Hals-Nasen-Ohren
i. d. R.	in der Regel
ICD-10	Internationale Statistische Klassifikation der Krankheiten und verwandter Gesundheitsprobleme, 10. Revision
ICD-10-GM	Internationale Statistische Klassifikation der Krankheiten und verwandter Gesundheitsprobleme, 10. Revision, German Modification
ICPM	International Classification of Procedures in Medicine
IgM	Immunglobuline der Klasse M (Makroglobuline)
InEK	Institut für das Entgeltsystem im Krankenhaus GmbH
Inkl.	Inklusiva
KHEntgG	Krankenhausentgeltgesetz
KHG	Krankenhausfinanzierungsgesetz
KHK	Koronare Herzkrankheit
KOF	Körperoberfläche
KIS	Krankenhaus-Informationssystem
L	Links
LMNL	Lower Motor Neuron Lesion
LDL	Low Density Lipoprotein
M.	Morbus
MDC	Major Diagnostic Category (Hauptdiagnosegruppe)

Abkürzung	Bezeichnung
mbar	Millibar
MD	Medizinischer Dienst
MDS	Myelodysplastisches Syndrom
MGUS	Monoklonale Gammopathien unbestimmter Signifikanz
ml	Milliliter
MMSE	Mini-Mental-State Examination
MRSA	Methicillin-resistenter Staphylococcus aureus
MRT	Magnetresonanztomographie (Kernspintomographie)
NIV	Noninvasive ventilation (nichtinvasive Beatmung)
n.n.bez.	nicht näher bezeichnet
NO	Stickstoffmonoxid-Beatmung
NSTEMI	Nicht-ST-Strecken-Hebungs-Myokardinfarkt
o.Ä.	oder Ähnliche
o.g.	oben genannten
o.n.A.	ohne nähere Angabe
OP	Operation
OPS	Operationen- und Prozedurenschlüssel
OR	Operating Room (operativ)
PCCL	Patient Clinical Complexity Level (Patientenbezogener Gesamtschweregrad)
PDA	Periduralanästhesie
PEG	Perkutane endoskopische Gastrostomie
PKV	Verband der privaten Krankenversicherung
PSV	Pressure Support Ventilation
PTCA	Percutaneous Transluminal Coronary Angioplasty
R	Rechts
RA	Refraktäre Anämie
RCX	Ramus circumflexus der linken Koranararterie
RIVA	Ramus interventricularis anterior der linken Koronararterie
RNA	Ribonucleic acid
RT-PCR	Reverse Transcription-Polymerase Chain Reaction
RTW	Rettungswagen
S.	Seite
s.	siehe
s.a.	siehe auch
s.o.	siehe oben
SAB	Subarachnoidalblutung
SAPS	Simplified Acute Physiology Score
SARS	Schweres akutes respiratorisches Syndrom
SGB V	Sozialgesetzbuch V
SHT	Schädel-Hirn-Trauma
SIMV	Synchronized Intermittent Mandatory Ventilation
SIRS	Systemisches inflammatorisches Response-Syndrom
SS-Test	Schwangerschafts-Test
SSW	Schwangerschaftswoche
STEMI	ST-Strecken-Hebungs-Myokardinfarkt
TAPP	transabdominal präperitoneal
TEP	Totalendoprothese
TIA	Transitorische ischämische Attacke

Abkürzung	Bezeichnung
TISS	Therapeutic Intervention Scoring System
u.a.	unter anderem
v.a.	vor allem
V.a.	Verdacht auf
VDD(R)	Ventrikuläre Stimulation, Zweikammersensing, inhibiert und getriggert, rate-reponse
VVI(R)	Ventrikuläre Stimulation, ventrikuläres Sensing, inhibiert, (frequenzadaptiv)
WHO	Weltgesundheitsorganisation (World Health Organisation)
z.B.	zum Beispiel
ZE	Zusatzentgelt
ZNS	Zentralnervensystem

REDAKTIONELLE HINWEISE

I. Allgemeine Hinweise

Die Deutschen Kodierrichtlinien (DKR) sind nach folgenden Regeln gekennzeichnet:

1. Alle Kodierrichtlinien haben eine feste 4-stellige Kennzeichnung, z.B. D001, gefolgt von einem kleinen Buchstaben zur Kennzeichnung der jeweiligen Version. Alle Kodierrichtlinien der Version 2002 haben das Kennzeichen „a". Kodierrichtlinien mit inhaltlichen Änderungen sind in der Version 2003 mit „b", in Version 2004 mit „c" usw. fortlaufend gekennzeichnet. Kodierrichtlinien mit inhaltlichen Änderungen in der Version 2020 tragen entsprechend den kleinen Buchstaben „s" am Ende. Die 4-stellige Grundnummer ändert sich nicht. Bei Verweisen auf einzelne Kodierrichtlinien im Text wurde auf die Kennzeichnung der Version mit Kleinbuchstaben verzichtet.

2. Die Allgemeinen Kodierrichtlinien für Krankheiten beginnen mit „D" gefolgt von einer 3-stelligen Zahl.

3. Die Allgemeinen Kodierrichtlinien für Prozeduren beginnen mit „P" gefolgt von einer 3-stelligen Zahl.

4. Die Speziellen Kodierrichtlinien beginnen mit der 2-stelligen Kapitelnummer gefolgt von einer 2-stelligen Zahl.

In vielen Kodierrichtlinien werden Beispiele und/oder Listen mit ICD-10-GM- bzw. OPS-Kodes aufgeführt. Diese Beispiele bzw. Listen stellen jedoch keine abschließende Aufzählung bzw. Ausdifferenzierung aller zutreffenden Kodes dar. Um die genauen Kodes zu finden, sind in den jeweiligen Klassifikationen die Querverweise mit Inklusiva, Exklusiva sowie die Hinweise zu beachten.

II. Schlüsselnummern (Kodes)

In den Deutschen Kodierrichtlinien wird auf Schlüsselnummern (Kodes) aus der ICD-10-GM und dem OPS verwiesen. Diese Kodes sind **in unterschiedlicher Schreibweise** aufgeführt.

Die Kodierrichtlinien enthalten sowohl Kodieranweisungen, die sich auf einzelne (terminale) Schlüsselnummern beziehen, als auch auf hierarchisch übergeordnete Schlüsselnummern.

Zum Teil wird in den Kodierrichtlinien ausdrücklich darauf hingewiesen, dass eine Kategorie Subkategorien/-klassen besitzt, wobei diese näher beschrieben werden. An anderen Stellen wird durch Formulierungen wie „...ist mit einem Kode aus/einem Kode der Kategorie... zu verschlüsseln" auf die Existenz von Subkategorien hingewiesen. In diesen Fällen gelten die betreffenden Kodieranweisungen für alle terminalen Kodes, die unter der angegebenen Kategorie klassifiziert sind.

Zur medizinischen Dokumentation ist immer der Kode für die spezifische Erkrankung bzw. Prozedur in der höchsten Differenziertheit (bis zur letzten Stelle des Kodes) zu verschlüsseln.

Die folgenden Tabellen präsentieren typische Beispielkodes.

Darstellung der Kodes in den Deutschen Kodierrichtlinien

1. ICD-10-GM

Beispielkode	Text (*kursiv*)	Die Kodierregel bezieht sich auf:
E10–E14	*Diabetes mellitus*	die Gruppe mit allen Subkategorien.
E10–E14, 4. Stelle „.5"	*Diabetes mellitus mit peripheren vaskulären Komplikationen*	die 4. Stellen einer Gruppe (hier 4. Stelle „.5"), einschließlich aller darunter klassifizierten Kodes.
E10–E14, 5. Stelle „1"	*Diabetes mellitus, als entgleist bezeichnet*	eine ausgewählte 5. Stelle bei den 4-Stellern „.2 - .6 sowie .8 und .9" (hier 5. Stelle „1").
E11.–	*Diabetes mellitus, Typ 2*	den Dreisteller mit allen darunter klassifizierten Kodes.
E11.5-	*Diabetes mellitus, Typ 2 mit peripheren vaskulären Komplikationen*	die Kategorie (Viersteller) mit allen darunter klassifizierten Kodes.
E11.x0	*Diabetes mellitus, Typ 2, nicht als entgleist bezeichnet*	die 5. Stelle eines Dreistellers (hier 5. Stelle „0").
I20.0	*Instabile Angina pectoris*	genau diesen Kode (endständiger Kode).
M23.2-	*Meniskusschädigung durch alten Riss oder alte Verletzung*	die Kategorie (Viersteller) mit allen darunter klassifizierten Kodes.
M23.2- [0-9]	*Meniskusschädigung durch alten Riss oder alte Verletzung*	die 5. Stellen eines Vierstellers; Teilweise werden die 5. Stellen in Listen für mehrere Kodes zusammengefasst. [0-9] weist in diesem Fall darauf hin, welche 5. Stellen sinnvoll zu kombinieren sind.
M23.2- [1,2]	*Meniskusschädigung durch alten Riss oder alte Verletzung*	zwei ausgewählte Fünfsteller (5. Stelle „1" und 5. Stelle „2"), die in Kombination mit dem angegeben Viersteller plausibel sind.

2. OPS

Beispielkode	Text (*kursiv*)	Die Kodierregel bezieht sich auf:
5-42	*Operationen am Ösophagus*	den Dreisteller und mit allen darunter klassifizierten endständigen Kodes (hier die Viersteller 5-420 bis 5-429 mit allen 5. und 6. Stellen).
5-420	*Inzision des Ösophagus*	den Viersteller und alle darunter klassifizierten endständigen Kodes mit 5. und 6. Stellen.
5-420.0	*Ösophagomyotomie*	den Fünfsteller und alle darunter klassifizierten endständigen Kodes.
5-420.00	*Ösophagomyotomie, offen chirurgisch abdominal*	genau diesen Kode (endständiger Kode).
5-420.0, .1, .2	*Inzision des Ösophagus*	drei bestimmte unter dem Viersteller (hier 5-420) klassifizierte Fünfsteller und Sechssteller.

III. Fallbeispiele

Die Deutschen Kodierrichtlinien enthalten Kodieranweisungen und passende Fallbeispiele, die zu ihrer Veranschaulichung dienen. In den Beispielen folgen der Beschreibung eines klinischen Falles die zu verwendenden Schlüsselnummern und die dazu gehörigen, kursiv gedruckten Texte der entsprechenden Klassifikation (ICD-10-GM bzw. OPS).

Während die ICD-Texte in der Regel originalgetreu aus der Klassifikation übernommen wurden, wurden die Texte für die OPS-Kodes teilweise geglättet, um redundante Informationen zu vermeiden und um dadurch sehr lange und unübersichtliche Texte zu kürzen. Sinngemäß enthalten diese jedoch in jedem Falle die volle Information des jeweiligen OPS-Kodes.

Viele Beispiele bilden die vollständige Kodierung eines stationären Falles mit sämtlichen anzugebenden Diagnosen- und Prozedurenkodes ab.

In anderen Fällen sind nur die Kodes aufgeführt, die im Zusammenhang mit der jeweiligen Kodierrichtlinie stehen; so können z.B. die Diagnosekodes in Beispielen fehlen, die die Kodierung bestimmter Prozeduren veranschaulichen, oder die Prozeduren fehlen in Beispielen, die die Zuweisung von Diagnosekodes demonstrieren.

In den Beispielen, in denen ICD-Kodes für „nicht näher bezeichnete" Diagnosen verwendet wurden, sind die im Beispieltext angegebenen Diagnosen nach den Regeln der ICD-10-GM korrekt verschlüsselt.

Bei den Diagnosenangaben wurde mit Ausnahme von Beispiel 2 in DKR D011 *Doppelkodierung* (Seite 33) und bei den Prozedurenangaben mit Ausnahme von Beispiel 4 in DKR P005 *Multiple Prozeduren/Prozeduren, unterschieden auf der Basis von Größe, Zeit oder Anzahl/Bilaterale Prozeduren* (Seite 77) und Beispiel 1 und 2 in DKR D011 *Doppelkodierung* auf die Angabe der Seitenlokalisationen verzichtet und die ICD-Kodes bzw. OPS-Kodes ohne die Zusatzkennzeichen (R=rechts, L=links, B=beidseitig) angegeben.

Die Darstellung der Beispiele für Mehrfachkodierung entspricht den Regeln der DKR D012 *Mehrfachkodierung* (Seite 34), d.h. zum Beispiel, dass primäre Kodes des Kreuz-Stern-Systems immer mit einem Kreuz, sekundäre Kodes des Kreuz-Stern-Systems immer mit einem Stern gekennzeichnet sind.

Mit einem Ausrufezeichen gekennzeichnete sekundäre Schlüsselnummern sind zum Teil optional, in anderen Fällen obligatorisch anzugeben. Optional anzugebende ICD-Schlüsselnummern sind in den Beispielen durch einen dunkleren Hintergrund gekennzeichnet.

Die notwendige Aufbereitung der Daten gemäß Datenübermittlungsvereinbarung nach § 301 SGB V wird ebenfalls in der DKR D012 *Mehrfachkodierung* (Seite 34) anhand von Beispielen veranschaulicht. Die in der Datenübermittlungsvereinbarung geregelte Datenstruktur sieht sowohl für die Hauptdiagnose als auch für jede Nebendiagnose jeweils ein Datenfeld Primärdiagnose und Sekundärdiagnose vor. Das Datenfeld Sekundärdiagnose ist für den jeweiligen Sekundär-Diagnoseschlüssel (Kodes mit „*" oder „!") vorgesehen.

Die zertifizierten Grouper werten nur die Diagnose aus dem Feld „Primärdiagnose der Hauptdiagnose" als Hauptdiagnose. Alle anderen Diagnosen werden vom Grouper als Nebendiagnosen gewertet.

Es wird darauf hingewiesen, dass in der Darstellung der Beispiele der Kodierrichtlinien eine Unterscheidung nach Primär-Diagnoseschlüssel und Sekundär-Diagnoseschlüssel sowie eine Wiederholung von gleichen Kodes nicht vorgenommen wurde (s.a. Seite 34). Die Kodierrichtlinien regeln ausschließlich die Übertragung von Diagnosen und Prozeduren in die dafür vorgesehenen Kodes. EDV-technische Details werden hier nicht geregelt.

ALLGEMEINE KODIERRICHTLINIEN

Kommentar

Die Allgemeinen Kodierrichtlinien stellen allgemeine Grundprinzipien der Kodierung für sämtliche Fachbereiche dar. Die Speziellen Kodierrichtlinien sind fachspezifische Detailregelungen, die teilweise ein Abweichen von den Allgemeinen Kodierrichtlinien oder den Regelungen der Medizinischen Klassifikationen (ICD-10-GM oder OPS) erfordern. Wenn Widersprüche zwischen allgemeinen und speziellen Kodierrichtlinien bestehen, richtet sich die Kodierung nach den speziellen Kodierrichtlinien.

ALLGEMEINE KODIERRICHTLINIEN FÜR KRANKHEITEN

Diese Kodierrichtlinien beziehen sich auf:

ICD-10-GM Systematisches Verzeichnis Version 2020 und

ICD-10-GM Alphabetisches Verzeichnis Version 2020

Kommentar

Standardisierte Kodierung „seltener Erkrankungen" in Deutschland

Das DIMDI gibt zusammen mit dem Alphabetischen Verzeichnis zur ICD-10-GM die Alpha-ID heraus. Sie enthält für alle Einträge des Alphabetischen Verzeichnisses in der EDV-Fassung jeweils den Alpha-ID-Kode und den ICD-10-GM-Kode. Nur wenige seltene Erkrankungen sind mit der ICD-10-GM spezifisch kodierbar, haben also einen eigenen Kode. Die meisten sind als sogenannte Inklusiva einem unspezifischen Kode zugeordnet, anhand dessen sie nicht mehr eindeutig identifiziert werden können. Außerdem fehlen im Alphabetischen Verzeichnis der ICD-10-GM noch etliche seltene Erkrankungen.

Ein spezifisches Kodiersystem für seltene Erkrankungen bietet das europäische Referenz-Portal „Orphanet" mit Informationen über seltene Erkrankungen und Orphan Drugs mit seiner Datenbank Orphadata. Allen seltenen Erkrankungen in dieser Datenbank ist eine Orpha-Kennnummer zugeordnet, eine fortlaufende, nicht sprechende, spezifische Kennnummer.

Für die Zusammenführung von ICD-10-GM-Kode und Orpha-Kennnummer wurden die Datensätze der Alpha-ID um ein Feld für die Orpha-Kennnummer ergänzt und als Alpha-ID-SE vom DIMDI publiziert sowie jährlich angepasst. Der Datensatz bietet standardisierte Kodes für die Kodierung von seltenen Erkrankungen. Einträge des Alphabetischen Verzeichnisses der ICD-10-GM zu seltenen Erkrankungen der Alpha-ID-Kode, der ICD-10-GM-Kode und die Orpha-Kennnummer sind dort verknüpft.

Neben der verpflichtenden ICD-10-GM Kodierung können die genannten Instrumente zur klinikinternen Kodierung auf freiwilliger Basis genutzt werden.

Quelle und weitere Informationen: www.dimdi.de

Kommentar

Auch für 2020 wurden Änderungen in der ICD-10-GM vorgenommen, die jeweils fachgebietsspezifisch berücksichtigt werden sollten. Für die Anpassung 2020 sind beispielhaft hervorzuheben:

- Bei D76.- *Sonstige näher bezeichnete Krankheiten mit Beteiligung des lymphoretikulären Gewebes und des retikulohistiozytären Systems* wurde eine neue 4-stellige Schlüsselnummer eingeführt (D76.4), um das Zytokinfreisetzungs-Syndrom spezifisch kodieren zu können.

- Bei der Schlüsselnummer H35.3 *Degeneration der Makula und des hinteren Poles* wurden neue 5-Steller eingeführt, um eine altersbedingte Makuladegeneration differenziert nach feuchter und trockener Form spezifisch kodieren zu können.

- Mit der ICD-10-GM 2020 wurden die Schlüsselnummern unter R65.-! *Systemisches inflammatorisches Response-Syndrom [SIRS]* unter Berücksichtigung der aktuellen Definition der Sepsis an die WHO-Fassung angeglichen. Die Kodierfrage Nr. 1007 (SIRS) verliert mit Inkrafttreten der ICD-10-GM 2020 ihre Gültigkeit.

- Bei der Schlüsselnummer Z29.- *Notwendigkeit von anderen prophylaktischen Maßnahmen* wurde ein neuer 5-Steller eingeführt (Z29.22), um die HIV-Präexpositionsprophylaxe spezifisch kodieren zu können.

- Seit dem 01.11.2019 wurde der Zusatzkode U07.0! mit *Gesundheitsstörung im Zusammenhang mit dem Gebrauch von E-Zigaretten [Vaporizer]* belegt

- Seit dem 17.02.2020 wurde unterjährig der Zusatzkode U07.1! *COVID-19, Virus nachgewiesen* zur Verschlüsselung der Coronavirus-Krankheit-2019 eingeführt.

- Seit dem 23.03.2020 wird zusätzlich der Zusatzkode U07.2! *COVID-19, Virus nicht nachgewiesen* zur für Corona-Verdachtsfälle eingeführt.

Die Deutschen Kodierrichtlinien beziehen sich aus Gründen der Übersichtlichkeit zumeist auf ein en durchgängigen stationären Aufenthalt. Gleichwohl muss ein stationärer Aufenthalt nicht zwingend einem Abrechnungsfall gemäß Abrechnungsbestimmungen entsprechen. Bei einer Zusammenführung mehrerer Krankenhausaufenthalte zu einem Abrechnungsfall bzw. bei der Einbeziehung vor- oder nachstationärer Leistungen nach den geltenden Abrechnungsbestimmungen, sind sämtliche Diagnosen und Prozeduren auf den gesamten Abrechnungsfall zu beziehen. Das hat gegebenenfalls zur Folge, dass mehrere Prozeduren unter Addition der jeweiligen Mengenangaben zu einer Prozedur zusammenzuführen sind.

D001a   Allgemeine Kodierrichtlinien

Die Auflistung der Diagnosen bzw. Prozeduren liegt in der Verantwortung des behandelnden Arztes. Obwohl Untersuchungsbefunde entscheidende Punkte im Kodierungsprozess sind, gibt es einige Krankheiten, die nicht immer durch Untersuchungsbefunde bestätigt werden. Zum Beispiel wird Morbus Crohn nicht immer durch eine Biopsie bestätigt.

Der behandelnde Arzt ist verantwortlich für

- die Bestätigung von Diagnosen, die verzeichnet sind, bei denen sich aber kein unterstützender Nachweis in der Krankenakte findet,

    und

- die Klärung von Diskrepanzen zwischen Untersuchungsbefunden und klinischer Dokumentation.

Die Bedeutung einer konsistenten, vollständigen Dokumentation in der Krankenakte kann nicht häufig genug betont werden. Ohne diese Art der Dokumentation ist die Anwendung aller Kodierrichtlinien eine schwierige, wenn nicht unmögliche Aufgabe.

Sich anbahnende oder drohende Krankheit

Wenn eine drohende oder sich anbahnende Krankheit in der Krankenakte dokumentiert, aber während des Krankenhausaufenthaltes nicht aufgetreten ist, muss in den ICD-10-Verzeichnissen (s.a. DKR D013 *Im Systematischen Verzeichnis verwendete formale Vereinbarungen* (Seite 45) und DKR D014 *Im Alphabetischen Verzeichnis verwendete formale Vereinbarungen* (Seite 51)) festgestellt werden, ob die Krankheit dort als sich „anbahnend" oder „drohend" unter dem Hauptbegriff oder eingerückten Unterbegriff aufgeführt ist. Wenn in den ICD-10-Verzeichnissen solch ein Eintrag existiert, dann ist die dort angegebene Schlüsselnummer zuzuordnen. Wenn solch ein Eintrag nicht existiert, dann wird die Krankheit, die als sich „anbahnend" o der „drohend" beschrieben wurde, nicht kodiert.

Beispiel 1

Ein Patient wird mit sich anbahnender Gangrän des Beins aufgenommen, die während des Krankenhausaufenthaltes aufgrund sofortiger Behandlung nicht auftritt.

Einen Eintrag „Gangrän, sich anbahnend oder drohend" gibt es in den ICD-10-Verzeichnissen nicht, und folglich ist dieser Fall anhand der zugrunde liegenden Krankheit zu kodieren, z.B. als Atherosklerose der Extremitätenarterien mit Ulzeration.

I70.24 *Atherosklerose der Extremitätenarterien, Becken-Bein-Typ, mit Ulzeration*

Für wenige Diagnosen, die als „drohend" bezeichnet werden können, gibt die ICD-10 eine Kodierung vor, oder es finden sich entsprechende Hinweise in den ICD-10-Verzeichnissen. Für die Diagnose „Drohender Abort" zum Beispiel gibt es O20.0 *Drohender Abort*. Die Diagnose „drohender Infarkt" ist eingeschlossen in I20.0 *Instabile Angina pectoris*.

Kommentar

An dieser Stelle soll auch auf die DKR D008 *Verdachtsdiagnose* verwiesen werden, die eine abweichende Kodierung von dieser Regelung erfordert. Unter DKR D008 ist geregelt, dass bei entsprechend spezifischer Behandlung der Verdachtsdiagnose diese auch zu kodieren ist. Insofern handelt es sich bei der „sich anbahnenden, drohenden Krankheit" im Sinne der Kodierung nicht um die klassische medizinische „Verdachtsdiagnose" bzw. Arbeitshypothese/ -diagnose. Obwohl die Gangrän nur deshalb verhindert wurde, weil sie entsprechend behandelt wurde, darf sie hier nicht kodiert werden. Die Vorgabe in dieser Kodierrichtlinie ist eindeutig.

D002f Hauptdiagnose

Die Hauptdiagnose wird definiert als:

„Die Diagnose, die nach Analyse als diejenige festgestellt wurde, die hauptsächlich für die Veranlassung des stationären Krankenhausaufenthaltes des Patienten verantwortlich ist."

Der Begriff „nach Analyse" bezeichnet die Evaluation der Befunde am Ende des stationären Aufenthaltes, um diejenige Krankheit festzustellen, die hauptsächlich verantwortlich für die Veranlassung des stationären Krankenhausaufenthaltes war. Die dabei evaluierten Befunde können Informationen enthalten, die aus der medizinischen und pflegerischen Anamnese, einer psychiatrischen Untersuchung, Konsultationen von Spezialisten, einer körperlicher Untersuchung, diagnostischen Tests oder Prozeduren, chirurgischen Eingriffen und pathologischen oder radiologischen Untersuchungen gewonnen wurden. Für die Abrechnung relevante Befunde, die nach der Entlassung eingehen, sind für die Kodierung heranzuziehen.

Die nach Analyse festgestellte Hauptdiagnose muss nicht der Aufnahmediagnose oder Einweisungsdiagnose entsprechen.

Anmerkung 1: Es ist nicht auszuschließen, dass diese Definition der Hauptdiagnose vereinzelt im DRG-System keine adäquate Abbildung der Krankenhausleistung erlaubt. Im Rahmen der Entwicklung und Pflege des Entgeltsystems werden solche Fälle verfolgt und auf ggf. notwendige Maßnahmen geprüft.

Kommentar

Die Festlegung der Hauptdiagnose führt zu häufigen Konflikten zwischen Krankenkassen und Krankenhäusern. Daher hier einige Basisregeln:

Die Hauptdiagnosendefinition beinhaltet einige zentrale Kernbotschaften:

1. Wichtig erscheint in der Definition das Wort „Veranlassung". D.h. die Hauptdiagnose steht in mittelbarem oder unmittelbarem Zusammenhang mit der eigentlichen Aufnahme. Dabei spielt es keine Rolle, ob die Diagnose bei der Aufnahme bereits bekannt war oder nicht, ob die richtige Verdachtsdiagnose von Anbeginn gestellt wurde oder ob sich der Patient nur mit einem Symptom einer zugrunde liegenden Erkrankung vorstellt. Bei unbekannter Diagnose ist es häufig die sich im Verlauf des stationären Aufenthaltes herausstellende Ursache für bestehende Beschwerden (z.B. Appendizitis bei Bauchschmerzen, Tumoren bei Gewichtsabnahme, beschleunigter BSG usw.). Führt beispielsweise eine instabile Angina pectoris zur stationären Aufnahme und entwickelt sich während der Krankenhausbehandlung ein akuter Myokardinfarkt, dann wird dennoch der Myokardinfarkt zur Hauptdiagnose und nicht die instabile Angina pectoris, da der Herzinfarkt die für die Behandlung aufwendigere Diagnose darstellt und mit der den Aufenthalt auch veranlassenden instabilen Angina pectoris in unmittelbarem Zusammenhang steht (s. hierzu auch DKR 0901).

2. Dies leitet zu der Botschaft „Veranlassung des stationären Aufenthaltes" über. Bei der Definition der Hauptdiagnose wurde bewusst nicht die Formulierung „Veranlassung der stationären Aufnahme" gewählt, um auch solchen wie den zuvor genannten Fällen gerecht zu werden. Gleiches gilt beispielsweise für solche Fälle, bei denen mehrere Diagnosen Anlass zur Aufnahme waren, im Verlauf jedoch nur eine Diagnose den stationären Aufenthalt maßgeblich bestimmt hat. Nur durch diese Regelung ist es möglich, in der Kalkulation der DRGs solche Fälle gemeinsam zu analysieren, die einen stationären Aufenthalt maßgeblich bestimmt haben. Nur in selteneren Fällen wird ein Patient gezielt zur Behandlung einer Erkrankung eingewiesen werden und sich erst später als Zufallsbefund eine wesentlich aufwendiger zu behandelnde Diagnose zeigen, die weder im mittelbaren noch im unmittelbaren Zusammenhang mit der die Aufnahme veranlassenden Diagnose steht.

3. Zuletzt sei auf die Bezeichnung „nach Analyse" verwiesen. Diese bedeutet, dass immer erst am Ende eines stationären Aufenthaltes die Festlegung der Hauptdiagnose vorgenommen werden kann. Dabei ist es völlig unerheblich, ob beispielsweise von einem den Patienten einweisenden Hausarzt bereits die „richtige" Einweisungsdiagnose gestellt wurde oder nicht. Laut Gesetz muss der aufnehmende Krankenhausarzt die stationäre Behandlungsbedürftigkeit überprüfen und festlegen. Aber selbst dieser muss nicht von Anbeginn die richtige Diagnose dokumentieren. Darüber hinaus ist es unerheblich, mit welchen Maßnahmen die Diagnose verifiziert wird oder ob sie erst zum Ende des stationären Aufenthaltes erstmals in der Krankenakte dokumentiert ist. Dies ist beispielsweise möglich, wenn keine länger dauernde Therapie nach Abschluss der Diagnostik erforderlich ist.

./.

./.

Bereits in den DKR 2005 wurde der Zusatz: „Für die Abrechnung relevante Befunde, die nach der Entlassung eingehen, sind für die Kodierung heranzuziehen." aufgenommen. Dieser klärt die bisherige Diskussion zwischen Krankenhäusern und Krankenkassen, dass auch nach der Entlassung eingehende Befunde wie z.B. histologische Befunde und Laborbefunde für die Abrechnung kodiert werden können. Findet sich also auch nach der Entlassung in der Histologie ein Malignom, so ist dieses als Hauptdiagnose zu kodieren, auch wenn die ursprüngliche Operation nicht spezifisch für die Behandlung dieses Karzinoms war.

Unberührt hiervon bleibt aber die Kodierrichtlinie D008 zu den Verdachtsdiagnosen. Wurde eine Verdachtsdiagnose entsprechend behandelt und stellt sich hinterher bspw. anhand der Histologie oder anhand von Laborparametern heraus, dass sich die Diagnose nicht bestätigt hat, so ist sie nach D008 weiterhin als Diagnose zu kodieren, weil sie behandelt wurde.

Beispiel 1

Ein Patient litt am Morgen unter starkem Thoraxschmerz, wurde nach der Untersuchung durch den Notarzt per RTW zum Krankenhaus transportiert und dort in der Notambulanz untersucht. Anschließend wurde der Patient mit Verdacht auf Herzinfarkt auf die kardiologische Station aufgenommen. Im weiteren Verlauf bestätigte sich der Herzinfarkt.

Während des stationären Aufenthaltes wurden bis zur Entlassung folgende Diagnosen gestellt:

- Diabetes mellitus
- Koronarsklerose
- Myokardinfarkt

Entscheidend für die Auswahl der Hauptdiagnose sind die Umstände der Aufnahme. Somit ist der Myokardinfarkt die Hauptdiagnose, weil dieser die Aufnahme hauptsächlich veranlasste.

Bei der Festlegung der Hauptdiagnose haben die vorliegenden Kodierrichtlinien Vorrang vor allen anderen Richtlinien. Die Hinweise zur Verschlüsselung mit den ICD-10-Verzeichnissen müssen beachtet werden (s.a. DKR D013 *Im Systematischen Verzeichnis verwendete formale Vereinbarungen* (Seite 45) und DKR D014 *Im Alphabetischen Verzeichnis verwendete formale Vereinbarungen* (Seite 51)).

Zuweisung der zugrunde liegenden Krankheit als Hauptdiagnose

Wenn sich ein Patient mit einem Symptom vorstellt und die zugrunde liegende Krankheit zum Zeitpunkt der Aufnahme bekannt ist und behandelt wird bzw. während des Krankenhaus-aufenthaltes diagnostiziert wird, so ist die zugrunde liegende Krankheit als Hauptdiagnose zu kodieren. Zur Kodierung von Symptomen als Nebendiagnose siehe DKR D003 *Nebendiagnosen.*

Beispiel 2

Ein Patient wird zur Behandlung zunehmend starker Kopfschmerzen aufgenommen, die durch einen drei Monate vorher diagnostizierten Hirntumor hervorgerufen werden. Der Patient wird wegen Progression des Hirntumors operiert.

Hauptdiagnose:	Hirntumor
Nebendiagnose(n):	keine

Beispiel 3

Ein Patient wird mit akuten rechtseitigen <u>Schmerzen</u> im Unterbauch, <u>Fieber</u> und <u>Unwohlsein</u> stationär aufgenommen. Unter der klinischen Diagnose akute Appendizitis erfolgt eine Appendektomie.

Hauptdiagnose:	Akute Appendizitis
Nebendiagnose(n):	keine

Kommentar

Als weiteres Beispiel sei genannt:

Ein Patient wird mit einer Kopfplatzwunde nach Synkope stationär aufgenommen. Die Kopfplatzwunde wird versorgt; als Ursache für die Synkope wird während des Aufenthaltes eine Aortenstenose diagnostiziert.

Hauptdiagnose:	Aortenstenose
Nebendiagnosen:	Kopfplatzwunde, Synkope

Zuweisung eines Symptoms als Hauptdiagnose

Wenn sich ein Patient mit einem Symptom vorstellt und die zugrunde liegende Krankheit zum Zeitpunkt der Aufnahme bekannt ist, jedoch nur das Symptom behandelt wird, ist das Symptom als Hauptdiagnose und die zugrunde liegende Krankheit als Nebendiagnose zu kodieren.

Beispiel 4

Ein Patient wird mit Aszites bei bekannter Leberzirrhose stationär aufgenommen. Es wird **nur** der Aszites durch eine Punktion behandelt.

Hauptdiagnose:	Aszites
Nebendiagnose(n):	Leberzirrhose

Kommentar

Handelt es sich wie in Beispiel 4 um eine **Punktion** des Aszites, sollte 8-153 *Therapeutische perkutane Punktion der Bauchhöhle* als Prozedur verschlüsselt werden.

Dieses ist abzugrenzen von einer Aszites-**Drainage**. Diese sollte mit 8-148.0 *Therapeutische Drainage von anderen Organen und Geweben, Peritonealraum* verschlüsselt werden.

Weitere Beispiele können die gezielte Ausräumung einer Blasentamponade plus Blasenspülung bei bekanntem Blasentumor (Hauptdiagnose Blasentamponade), die ausschließliche und elektive Anlage einer PEG bei bekannter Grunderkrankung (Hauptdiagnose z.B. die Schluckstörung oder die Ernährungsstörung) oder unstillbares Erbrechen nach Chemotherapie (Hauptdiagnose Erbrechen) sein. **Zwingend für die Kodierung des Symptoms als Hauptdiagnose ist allerdings, dass die zugrunde liegende Erkrankung bei der Aufnahme bekannt ist und <u>ausschließlich</u> das Symptom behandelt wird. In diesen Fällen ist die Grunderkrankung immer als Nebendiagnose zu verschlüsseln, unabhängig davon, ob sie die Kriterien der Nebendiagnosendefinition erfüllt oder nicht.**

Zur Kodierung eines Symptoms als Nebendiagnose siehe DKR D003.

Anmerkung: Für weitere Informationen bezüglich der Auswahl der Hauptdiagnose in besonderen Fällen sind die folgenden allgemeinen Regeln und die Regeln der spezifischen Kapitel zu benutzen. Insbesondere für Aufnahmen zur Dialyse (s.a. DKR 1401 *Dialyse* (Seite 214)) gibt es eine spezielle Kodierrichtlinie für die Auswahl der Hauptdiagnose.

Kommentar

Weitere wichtige spezifische Beispiele finden sich bei den Neubildungen (siehe DKR 0201) und für Schmerzdiagnosen (siehe DKR 1806). Zu beachten sind ferner die Klarstellungen bei Vergiftungen (DKR 1916) und unerwünschten Nebenwirkungen von Arzneimitteln (DKR 1917).

Schlüsselnummern für Symptome, Befunde und ungenau bezeichnete Zustände

Schlüsselnummern für Symptome, Befunde und ungenau bezeichnete Zustände aus Kapitel XVIII *Symptome und abnorme klinische und Laborbefunde, die anderenorts nicht klassifiziert sind* sind nicht als Hauptdiagnose zu verwenden, sobald eine die Symptomatik, etc. erklärende definitive Diagnose ermittelt wurde.

Die Anmerkungen zu Beginn von Kapitel XVIII in der ICD-10-GM helfen bei der Bestimmung, wann Schlüsselnummern aus den Kategorien R00–R99 dennoch angegeben werden.

Zwei oder mehr Diagnosen, die gleichermaßen der Definition der Hauptdiagnose entsprechen

Wenn zwei oder mehrere Diagnosen in Bezug zu Aufnahme, Untersuchungsbefunden und/oder der durchgeführten Therapie gleichermaßen die Kriterien für die Hauptdiagnose erfüllen und ICD-10-Verzeichnisse und Kodierrichtlinien keine Verschlüsselungsanweisungen geben, muss vom behandelnden Arzt entschieden werden, welche Diagnose am besten der Hauptdiagnose-Definition entspricht. Nur in diesem Fall ist vom behandelnden Arzt diejenige auszuwählen, die für Untersuchung und/oder Behandlung die meisten Ressourcen verbraucht hat. Hierbei ist es unerheblich, ob die Krankheiten verwandt sind oder nicht.

Kommentar

Nicht immer wird es einfach sein, an dieser Stelle die verbrauchten Ressourcen bzw. die entstandenen Kosten korrekt vom behandelnden Arzt einzuschätzen. Bedeutung können in diesem Zusammenhang beispielsweise OP-Zeiten, Intensiv-Zeiten, diagnostische, therapeutische, aber auch pflegerische Maßnahmen besitzen. Ein weiterer wichtiger zu berücksichtigender Aspekt kann die durch eine Diagnose verursachte Verweildauer darstellen.

Wichtig ist ferner die ausreichende Dokumentation der aufwendigen Leistungen in der Patientenakte, welche die daraus resultierende Festlegung der Hauptdiagnose begründen.

Selbstverständlich kann in diesen Fällen wie auch sonst die Hauptdiagnose völlig von der Einweisungsdiagnose abweichen. Dies ist nicht nur Fällen vorbehalten, in denen ein elektiver Eingriff wegen einer anderen, bei der Aufnahme festgestellten, stationär behandlungsbedürftigen Erkrankung zurückgestellt werden muss. Es kann auch Zufallsbefunde bei Aufnahme geben, die neben der eigentlichen Erkrankung, die zur Einweisung geführt hat, die Definition der Hauptdiagnose erfüllen.

Beispiel:

Ein Patient stellt sich notfallmäßig mit in die Leiste austrahlenden rechtsseitigen Flankenschmerzen vor. Neben einem leicht gestauten Nierenbecken rechts und einer Mikrohämaturie findet sich auch ein leicht druckdolenter Leistenhoden rechts. Unter Schmerztherapie kommt es innerhalb von 24 Stunden zu einem spontanen Nierensteinabgang, das Nierenbecken ist sonografisch unauffällig. Der Patient erhält während des gleichen stationären Aufenthaltes eine Orchidolyse und -pexie rechts.

In diesem Fall stehen Nierenkolik und Leistenhoden gleichwertig als Hauptdiagnosen zur Auswahl. Da der Aufwand für die operative Behandlung höher ist, kann der Leistenhoden als Hauptdiagnose verschlüsselt werden. Die Nierenkolik hat in jedem Fall das Behandlungsmanagement beeinflusst, weshalb sie als Nebendiagnose kodiert wird.

Schlüsselnummern aus Z03.0 bis Z03.9
Ärztliche Beobachtung und Beurteilung von Verdachtsfällen, Verdacht ausgeschlossen

Schlüsselnummern aus Z03.0 bis Z03.9 werden **ausschließlich dann** als **Hauptdiagnose** für die Abklärung des Gesundheitszustandes des Patienten zugeordnet, wenn es Hinweise auf die Existenz eines abnormen Zustandes, auf die Folge eines Unfalls oder eines anderen Ereignisses mit typischerweise nachfolgenden Gesundheitsproblemen gibt und sich der Krankheitsverdacht **nicht** bestätigt und eine Behandlung derzeit **nicht** erforderlich ist.

Beispiel 5

Ein Kleinkind wird von der Mutter mit einer leeren Tablettenschachtel gefunden. Der Verbleib des Inhaltes ist unklar. Bei dem Kind bestehen keine Symptome, es wird aber zur Beobachtung wegen des Verdachtes einer Medikamenteningestion stationär aufgenommen.
Im Verlauf zeigte sich kein Anhalt für eine Tabletteningestion.

Hauptdiagnose: Z03.6   *Beobachtung bei Verdacht auf toxische Wirkung von aufgenommenen Substanzen*

Nebendiagnose(n):   keine

Können für die Hauptdiagnose spezifischere Schlüsselnummern angegeben werden, haben diese Vorrang vor einer Schlüsselnummer aus der Kategorie Z03.– *Ärztliche Beobachtung und Beurteilung von Verdachtsfällen, Verdacht ausgeschlossen.* Wenn ein Symptom, das mit der Verdachtsdiagnose im Zusammenhang steht, vorliegt, wird die Symptom-Schlüsselnummer als Hauptdiagnose zugewiesen, nicht ein Kode aus der Kategorie Z03.– *Ärztliche Beobachtung und Beurteilung von Verdachtsfällen, Verdacht ausgeschlossen* (s.a. DKR D008 *Verdachtsdiagnosen* (Seite 29)).

Wenn zwei oder mehrere Befunde/Symptome bei der Beobachtung des Verdachtsfalles für die Hauptdiagnose in Frage kommen, so ist vom behandelnden Arzt diejenige auszuwählen, die die meisten Ressourcen verbraucht hat.

Kommentar

Klassisches Beispiel ist hier der Verdacht auf Herzinfarkt. Bei Symptomen wie R07.2 *Präkordiale Schmerzen* sind diese als Hauptdiagnose zu kodieren, wenn sich keine sonstige ursächliche Diagnose finden lässt. Ist der Patient ohne Beschwerden gekommen (ggf. bei elektiven Einweisungen zur Koronarangiographie) kann ein Kode aus der Kategorie Z03.– *Ärztliche Beobachtung und Beurteilung von Verdachtsfällen, Verdacht ausgeschlossen* als Hauptdiagnose kodiert werden (siehe auch DKR 0901), wenn sich kein Hinweis auf eine koronare Herzerkrankung oder eine sonstige Diagnose ergibt.

Eine Angina pectoris kann auch mit einer anderen Diagnose wie beispielsweise einer Aortenklappenstenose assoziiert sein.

Findet sich bspw. eine vertebragene Ursache (z.B. M51.1† *Lumbale und sonstige Bandscheibenschäden mit Radikulopathie* mit G55.1* *Kompression von Nervenwurzeln und Nervenplexus bei Bandscheibenschäden),* dann ist diese die Hauptdiagnose (beachte auch DKR D008 *Verdachtsdiagnosen*).

Die Kodierung der Verdachtsdiagnose „Commotio cerebri" ist ebenfalls ein häufig im klinischen Alltag vorkommendes Beispiel. Je nach klinischem Befund und diagnostischer Beweisführung ergeben sich verschiedene Optionen für die Kodierung der Hauptdiagnose:

./.

./.

1. Die Diagnose S06.0 *Gehirnerschütterung (Commotio cerebri, SHT 1. Grades)*.

- Diese ist als Hauptdiagnose zu kodieren, wenn sich die Verdachtsdiagnose bestätigt, z.B. bei Vorliegen von Symptomen wie Bewusstlosigkeit und/oder Amnesie.

- Diese ist ebenfalls als Hauptdiagnose zu kodieren, wenn die Verdachtsdiagnose nicht sicher bestätigt und nicht sicher ausgeschlossen werden kann und eine Behandlung der Verdachtsdiagnose (z.B. Überwachung und Bettruhe) stattgefunden hat (siehe auch DKR D008).

2. Die Diagnose R51 *Kopfschmerz*.

Diese ist als Hauptdiagnose zu kodieren, wenn eine Commotio cerebri sicher ausgeschlossen werden konnte und Kopfschmerzen bei Aufnahme das führende Symptom waren.

3. Die Diagnose Z03.3 *Beobachtung bei V.a. neurologische Krankheit*.

Diesen Kode kann man als Hauptdiagnose kodieren, wenn außer dem anamnestischen Sturzereignis keinerlei Symptome vorliegen und der Patient (in der Regel ein Kind) nur zur Beobachtung aufgenommen wurde. Die stationäre Behandlungs-/ Überwachungspflicht bei entsprechender (Fremd-)Anamnese sollte nachvollziehbar dokumentiert sein.

Interne Verlegungen zwischen Abteilungen nach BPflV und KHEntgG

Bei Krankenhaus-internen Verlegungen von Patienten zwischen Abteilungen, die nach Bundespflegesatzverordnung (BPflV) abrechnen (z.B. Psychiatrie), und Abteilungen, die nach Krankenhausentgeltgesetz (KHEntgG) abrechnen, sind folgende Regeln zu beachten:

- Jede Abteilung dokumentiert und kodiert nach den für sie gültigen Regeln.

- Wird ein Patient **erstmalig** intern in eine Abteilung nach KHEntgG verlegt, so ist die Hauptdiagnosendefinition auf die Symptome/Diagnosen anzuwenden, die hauptsächlich für die Veranlassung des Aufenthaltes in dieser Abteilung verantwortlich sind (siehe Beispiel 6).

- Wird ein Patient mehrfach intern zwischen Abteilungen nach KHEntgG und BPflV verlegt, so gilt für die Auswahl der Hauptdiagnose aus den Diagnosen der Abteilungen nach KHEntgG die analoge Regelung wie sie für Rückverlegungen aus anderen Krankenhäusern (siehe unten) gilt.

Beispiel 6

Ein Patient wird wegen einer Schizophrenie in die Psychiatrie aufgenommen. Während des stationären Verlaufs entwickelt der Patient ein akutes Abdomen. Nach Verlegung in die Chirurgie findet sich dort als Ursache für die Symptomatik eine akute Cholezystitis. Die Schizophrenie wird weiterbehandelt.

Psychiatrie (BPflV)

Hauptdiagnose:	Schizophrenie
Nebendiagnose(n):	Akutes Abdomen

Chirurgie (KHEntgG)

Hauptdiagnose:	Akute Cholezystitis
Nebendiagnose(n):	Schizophrenie

Wiederaufnahme in dasselbe Krankenhaus

In allen Fällen einer Zusammenfassung von Falldaten zu einem Fall und einer Neueinstufung in eine Fallpauschale ist folgendes zu beachten:

- Sofern beide Aufenthalte gemäß Abrechnungsbestimmungen (Näheres siehe dort) mittels einer Fallpauschale (DRG) abgerechnet werden, werden die Symptome/Diagnosen und Prozeduren beider Aufenthalte zusammen betrachtet. Auf diese Symptome/Diagnosen ist die Hauptdiagnosendefinition anzuwenden.

Kommentar

Die Abrechnungsbestimmungen für Wiederaufnahmen finden sich in der „Vereinbarung zum Fallpauschalensystem für Krankenhäuser für das Jahr 2020 (Fallpauschalenvereinbarung 2020 – FPV 2020)". Der § 2 „Wiederaufnahmen in dasselbe Krankenhaus" lautet wie folgt:

§ 2
Wiederaufnahmen in dasselbe Krankenhaus

(1) Das Krankenhaus hat eine Zusammenfassung der Falldaten zu einem Fall und eine Neueinstufung in eine Fallpauschale vorzunehmen, wenn

1. *ein Patient oder eine Patientin innerhalb der oberen Grenzverweildauer, bemessen nach der Zahl der Kalendertage ab dem Aufnahmedatum des ersten unter diese Vorschrift zur Zusammenfassung fallenden Krankenhausaufenthalts, wieder aufgenommen wird und*

2. *für die Wiederaufnahme eine Einstufung in dieselbe Basis-DRG vorgenommen wird.*

Eine Zusammenfassung und Neueinstufung nach Satz 1 wird nicht vorgenommen, wenn die Fallpauschalen dieser Basis-DRG bei Versorgung in einer Hauptabteilung in Spalte 13 oder bei belegärztlicher Versorgung in Spalte 15 des Fallpauschalen-Katalogs gekennzeichnet sind.

(2) Eine Zusammenfassung der Falldaten zu einem Fall und eine Neueinstufung in eine Fallpauschale ist auch dann vorzunehmen, wenn

1. *ein Patient oder eine Patientin innerhalb von 30 Kalendertagen ab dem Aufnahmedatum des ersten unter diese Vorschrift zur Zusammenfassung fallenden Krankenhausaufenthalts wieder aufgenommen wird und*

2. *innerhalb der gleichen Hauptdiagnosegruppe (MDC) die zuvor abrechenbare Fallpauschale in die „medizinische Partition" oder die „andere Partition" und die anschließende Fallpauschale in die „operative Partition" einzugruppieren ist.*

Eine Zusammenfassung und Neueinstufung nach Satz 1 wird nicht vorgenommen, wenn einer der Krankenhausaufenthalte mit einer Fallpauschale abgerechnet werden kann, die bei Versorgung in einer Hauptabteilung in Spalte 13 oder bei belegärztlicher Versorgung in Spalte 15 des Fallpauschalen-Katalogs gekennzeichnet ist.

(3) Werden Patienten oder Patientinnen, für die eine Fallpauschale abrechenbar ist, wegen einer in den Verantwortungsbereich des Krankenhauses fallenden Komplikation im Zusammenhang mit der durchgeführten Leistung innerhalb der oberen Grenzverweildauer, bemessen nach der Zahl der Kalendertage ab dem Aufnahmedatum des ersten unter diese Vorschrift zur Zusammenfassung fallenden Aufenthalts, wieder aufgenommen, hat das Krankenhaus eine Zusammenfassung der Falldaten zu einem Fall und eine Neueinstufung in eine Fallpauschale vorzunehmen. Eine Zusammenfassung und Neueinstufung wird nicht vorgenommen bei unvermeidbaren Nebenwirkungen von Chemotherapien und Strahlentherapien im Rahmen onkologischer Behandlungen. Die Absätze 1 und 2 gehen den Vorgaben nach den Sätzen 1 und 2 vor. Die Sätze 1 und 2 ergänzen die Vorgaben nach § 8 Abs. 5 KHEntgG.

./.

./.

(4) Bei der Anwendung der Absätze 1 bis 3 ist für jeden Krankenhausaufenthalt eine DRG-Eingruppierung vorzunehmen. Auf dieser Grundlage hat das Krankenhaus eine Neueinstufung in eine Fallpauschale mit den Falldaten aller zusammenzuführenden Krankenhausaufenthalte durchzuführen. Hierbei ist eine chronologische Prüfung vorzunehmen. Zur Ermittlung der Verweildauer sind dabei die Belegungstage der Aufenthalte in diesem Krankenhaus zusammenzurechnen. Die obere Grenzverweildauer, die nach Absatz 1 Satz 1 Nr. 1 für die Fallzusammenführung maßgeblich ist, ergibt sich aus dem Aufnahmedatum und der DRG-Eingruppierung des ersten unter diese Vorschrift zur Zusammenfassung fallenden Aufenthalts in diesem Krankenhaus. Hat das Krankenhaus einen der zusammenzuführenden Aufenthalte bereits abgerechnet, ist die Abrechnung zu stornieren. Maßgeblich für die zusätzliche Abrechnung von tagesbezogenen Entgelten ist die Grenzverweildauer, die sich nach der Fallzusammenführung ergibt; für die Ermittlung der Verweildauer gilt Satz 3 entsprechend. Die Sätze 1 bis 7 gelten nicht für Krankenhausaufenthalte, bei denen der Tag der Aufnahme außerhalb der Geltungsdauer dieser Vereinbarung nach § 12 liegt oder soweit tagesbezogene Entgelte nach § 6 Abs. 1 KHEntgG abzurechnen sind.

(5) Sind mehrere Aufenthalte in einem Krankenhaus aufgrund der Regelungen zur Wiederaufnahme nach den Absätzen 1 bis 3 zusammenzuführen und erfolgte bei mindestens einem Aufenthalt eine Verlegung, sind vom zusammengeführten Fall Verlegungsabschläge nach den Vorgaben des § 1 Absatz 1 Satz 3 in Verbindung mit § 3 zu berechnen.

Kommentar

Zu beachten ist auch die Möglichkeit der Beurlaubung, die unter § 1 Absatz 7 Satz 5 der FPV geregelt ist:

„Eine Beurlaubung liegt vor, wenn ein Patient mit Zustimmung des behandelnden Krankenhausarztes die Krankenhausbehandlung zeitlich befristet unterbricht, die stationäre Behandlung jedoch noch nicht abgeschlossen ist. Bei Fortsetzung der Krankenhausbehandlung nach einer Beurlaubung liegt keine Wiederaufnahme im Sinne von § 2 vor.“

In diesem Zusammenhang gilt folgende Klarstellung der Selbstverwaltungspartner auf Bundesebene:

„Die Vorgaben zur Beurlaubung finden keine Anwendung bei onkologischen Behandlungszyklen, bei denen eine medizinisch sinnvolle Vorgehensweise mit mehreren geplanten Aufenthalten zu Grunde liegt. Es handelt sich in diesen Fällen um einzelne abgeschlossene Behandlungen, die durch eine reguläre Entlassung beendet werden.“

Wichtiger Hinweis:

In § 17b Abs. 2 KHG wird klargestellt, dass mit den Abrechnungsbestimmungen, welche die Voraussetzungen regeln, unter welchen Umständen eine Fallzusammenführung durchzuführen ist, dem Wirtschaftlichkeitsgebot gemäß § 39 SGB V **hinreichend** Rechnung getragen wird.

Der § 8 KHEntgG Abs. 5 konkretisiert dies weiter:

„In anderen als den vertraglich oder gesetzlich bestimmten Fällen ist eine Fallzusammenführung insbesondere aus Gründen des Wirtschaftlichkeitsgebots nicht zulässig.“

Rückverlegungen aus anderen Krankenhäusern

Bei Rückverlegungen aus anderen Krankenhäusern (z.B. KH A → KH B → KH A) ist folgendes zu beachten:

- Sofern beide Aufenthalte in KH A gemäß Abrechnungsbestimmungen (Näheres siehe dort) mittels einer Fallpauschale (DRG) abgerechnet werden, werden die Symptome/Diagnosen und Prozeduren beider Aufenthalte zusammen betrachtet. Auf diese Symptome/Diagnosen ist die Hauptdiagnosendefinition anzuwenden.

Beispiel 7

Ein Patient mit atherosklerotischer Herzkrankheit wird mit instabiler Angina pectoris in Krankenhaus A aufgenommen. Zur weiteren Diagnostik und Therapie wird er in das Krankenhaus B verlegt. Bei den dortigen Untersuchungen findet sich ein Herzinfarkt. Der Patient wird anschließend durch eine Koronarbypassanlage versorgt. In stabilem Zustand wird er in das Krankenhaus A rückverlegt.

Krankenhaus A: 1. Aufenthalt

Hauptdiagnose:	Instabile Angina pectoris
Nebendiagnose(n):	Atherosklerotische Herzkrankheit

Krankenhaus B:

Hauptdiagnose:	Myokardinfarkt
Nebendiagnose(n):	Atherosklerotische Herzkrankheit

Krankenhaus A: 2. Aufenthalt

Hauptdiagnose:	Myokardinfarkt
Nebendiagnose(n):	Atherosklerotische Herzkrankheit
	Vorhandensein eines aortokoronaren Bypasses

Nach Rückverlegung des Patienten werden im Krankenhaus A die Diagnosen aus dem 1. und 2. Aufenthalt betrachtet, um die Haupt- und Nebendiagnosen zu bestimmen. Gemäß DKR 0901 *Ischämische Herzkrankheit* wird eine instabile Angina pectoris bei Vorliegen eines Herzinfarktes nicht kodiert.

Krankenhaus A: Gesamtaufenthalt

Hauptdiagnose:	Myokardinfarkt
Nebendiagnose(n):	Atherosklerotische Herzkrankheit
	Vorhandensein eines aortokoronaren Bypasses

Kommentar

Bezüglich der Abrechnung von verlegten Patienten finden sich folgende Reglungen in § 3 der „Vereinbarung zum Fallpauschalensystem für Krankenhäuser für das Jahr 2020 (Fallpauschalenvereinbarung 2020 – FPV 2020)":

§ 3
Abschläge bei Verlegung

(1) Im Falle einer Verlegung in ein anderes Krankenhaus ist von dem verlegenden Krankenhaus ein Abschlag vorzunehmen, wenn die im Fallpauschalen-Katalog ausgewiesene mittlere Verweildauer unterschritten wird. Die Höhe des Abschlags je Tag wird ermittelt, indem die bei Versorgung in einer Hauptabteilung in Spalte 11 oder bei belegärztlicher Versorgung in Spalte 13 des Fallpauschalen-Katalogs ausgewiesene Bewertungsrelation mit dem Basisfallwert multipliziert wird. Die Zahl der Tage, für die ein Abschlag vorzunehmen ist, wird wie folgt ermittelt:

Mittlere Verweildauer nach dem Fallpauschalen-Katalog, kaufmännisch auf die nächste ganze Zahl gerundet

– Belegungstage insgesamt (tatsächliche Verweildauer nach § 1 Abs. 7)

= Zahl der Abschlagstage.

(2) Im Falle einer Verlegung aus einem anderen Krankenhaus ist von dem aufnehmenden Krankenhaus ein Abschlag entsprechend den Vorgaben des Absatzes 1 vorzunehmen, wenn die im Fallpauschalen-Katalog ausgewiesene mittlere Verweildauer im aufnehmenden Krankenhaus unterschritten wird. Dauerte die Behandlung im verlegenden Krankenhaus nicht länger als 24 Stunden, so ist im aufnehmenden Krankenhaus kein Verlegungsabschlag nach Satz 1 vorzunehmen; bei einer frühzeitigen Entlassung durch das aufnehmende Krankenhaus ist die Regelung zur unteren Grenzverweildauer nach § 1 Abs. 3, bei einer Weiterverlegung die Abschlagsregelung nach Abs. 1 anzuwenden.

(3) Wird ein Patient oder eine Patientin aus einem Krankenhaus in weitere Krankenhäuser verlegt und von diesen innerhalb von 30 Kalendertagen ab dem Entlassungsdatum eines ersten Krankenhausaufenthalts in dasselbe Krankenhaus zurückverlegt (Rückverlegung), hat das wiederaufnehmende Krankenhaus die Falldaten des ersten Krankenhausaufenthalts und aller weiteren, innerhalb dieser Frist in diesem Krankenhaus aufgenommenen Fälle zusammenzufassen und eine Neueinstufung nach den Vorgaben des § 2 Abs. 4 Sätze 1 bis 7 in eine Fallpauschale durchzuführen sowie Absatz 2 Satz 1 anzuwenden. Kombinierte Fallzusammenführungen wegen Rückverlegung in Verbindung mit Wiederaufnahmen sind möglich. Hierbei ist eine chronologische Prüfung vorzunehmen. Prüffrist ist immer die des ersten Falles, der die Fallzusammenführung auslöst. Die Sätze 1 bis 4 finden keine Anwendung für Fälle der Hauptdiagnosegruppe für Neugeborene (MDC 15). Die Sätze 1 bis 5 gelten nicht für Krankenhausaufenthalte, bei denen der Tag der Aufnahme außerhalb der Geltungsdauer dieser Vereinbarung nach § 12 liegt oder für die anstelle einer Fallpauschale tagesbezogene Entgelte nach § 6 Abs. 1 KHEntgG abzurechnen sind.

(4) Ist in einem Krankenhaus neben dem Entgeltbereich der DRG-Fallpauschalen einerseits noch ein Entgeltbereich nach der Bundespflegesatzverordnung (BPflV) oder für besondere Einrichtungen nach § 17b Abs. 1 Satz 10 KHG andererseits vorhanden, sind diese unterschiedlichen Entgeltbereiche im Falle von internen Verlegungen wie selbstständige Krankenhäuser zu behandeln. Für den Entgeltbereich der DRG-Fallpauschalen sind die Absätze 1 bis 3 entsprechend anzuwenden.

(5) Abschläge nach den Absätzen 1 bis 3 sind nur dann vorzunehmen, insofern beide an der Verlegung beteiligten Krankenhäuser dem Geltungsbereich des Krankenhausfinanzierungsgesetzes unterliegen. Hiervon abweichend sind bei Leistungen, für die eine schriftliche Kooperationsvereinbarung zwischen den Krankenhäusern besteht, Abschläge nach Absatz 1 bis 3 vorzunehmen.

D003l Nebendiagnosen

Die Nebendiagnose ist definiert als:

„Eine Krankheit oder Beschwerde, die entweder gleichzeitig mit der Hauptdiagnose besteht oder sich während des Krankenhausaufenthaltes entwickelt."

Für Kodierungszwecke müssen Nebendiagnosen als Krankheiten interpretiert werden, die das Patientenmanagement in der Weise beeinflussen, dass irgendeiner der folgenden Faktoren erforderlich ist:

- therapeutische Maßnahmen

- diagnostische Maßnahmen

- erhöhter Betreuungs-, Pflege- und/oder Überwachungsaufwand

Bei Patienten, bei denen einer dieser erbrachten Faktoren auf mehrere Diagnosen (entweder Hauptdiagnose und Nebendiagnose(n) oder mehrere Nebendiagnosen) ausgerichtet ist, können alle betroffenen Diagnosen kodiert werden. Somit ist es unerheblich, ob die therapeutische(n)/diagnostische(n) Maßnahme(n) bzw. der erhöhte Betreuungs-, Pflege- und/oder Überwachungsaufwand auch in Bezug auf die Hauptdiagnose geboten waren.

Kommentar

Seit Bestehen der DKR und des G-DRG-Systems ist gemäß DKR D003 *Nebendiagnosen* die Nebendiagnose definiert als eine Krankheit oder Beschwerde, die entweder gleichzeitig mit der Hauptdiagnose besteht oder sich während des Krankenhausaufenthaltes entwickelt.

Für Kodierungszwecke müssen Nebendiagnosen als Krankheiten interpretiert werden, die das Patientenmanagement in der Weise beeinflussen, dass irgendeiner der folgenden Faktoren erforderlich ist:

- therapeutische Maßnahmen

- diagnostische Maßnahmen

- erhöhter Betreuungs-, Pflege- und/oder Überwachungsaufwand

Aufgrund neu aufgetretener Streitfälle wurde in den DKR 2010 klargestellt, dass bei Patienten, bei denen einer dieser erbrachten Faktoren auf mehrere Diagnosen ausgerichtet ist, auch alle betroffenen Diagnosen kodiert werden können (siehe nachfolgenden Kommentar). Dieser sehr wichtigen Kodiervorschrift, die der sachgerechten Abbildung der Erkrankungsfälle dient und damit essentielle Grundlage für die Kalkulation und Identifikation geeigneter Kostentrenner bildet, stand ein Urteil des Bundessozialgerichts (BSG) vom 25. November 2010 (Az.: B 3 KR 4/10 R) entgegen. In dem Urteil wurde über die Kodierung einer Nebendiagnose im Rahmen der Abrechnung eines stationären Falles entschieden. Die Urteilsbegründung verdeutlicht die abweichende Interpretation des Gerichts von der bisherigen (2012 formulierten) Intention der Vertragspartner und Verfasser der DKR. Demnach könne laut BSG nur dann eine Nebendiagnose kodiert werden, wenn diese einen Aufwand verursacht hat, der über einen bereits durch die Hauptdiagnose verursachten Aufwand hinausgeht. Nach der bestehenden Kodierrichtlinie muss eine Nebendiagnose jedoch lediglich einen Aufwand verursacht oder mitverursacht haben, wie es bereits in den DKR 2010 klargestellt wurde.

./.

D003

./.

Würde die Kodierung von Nebendiagnosen entsprechend des BSG-Urteils untersagt, wäre es dem InEK nicht mehr möglich, schweregradsteigende Nebendiagnosen angemessen zu identifizieren. Es ist gerade die Kalkulation, durch die festgestellt wird, ob Fälle mit oder ohne Nebendiagnose einen unterschiedlichen Ressourcenbedarf auslösen. Ist dieser gleich, ergibt sich aus der Kodierung der Nebendiagnose auch keine höhere Vergütung. Dieser Nachweis kann jedoch nur bei einheitlicher Kodierung gelingen. Die Abgrenzung, wann eine Leistung nur auf die Behandlung der Hauptdiagnose oder gegebenenfalls auch auf die Behandlung einer Nebendiagnose ausgerichtet ist, hätte zudem zahlreiche Streitfälle erwarten lassen.

Aufgrund der Bedeutsamkeit dieses Bundessozialgerichtsurteils erfolgte die folgende Klarstellung zur Kodierung der Nebendiagnosen: „Bei Patienten, bei denen therapeutische oder diagnostische Maßnahmen oder ein erhöhter Betreuungs-, Pflege- und/oder Überwachungsaufwand auf mehrere Diagnosen (entweder Hauptdiagnose oder Nebendiagnose(n) oder mehrere Nebendiagnosen) ausgerichtet ist, können alle betroffenen Diagnosen kodiert werden. Somit ist es unerheblich, ob die therapeutische(n)/diagnostische(n) Maßnahme(n) bzw. der erhöhte Betreuungs-, Pflege- und/ oder Überwachungsaufwand auch in Bezug auf die Hauptdiagnose geboten waren oder nicht."

Beispiel 1

Ein Patient wird für die Nebendiagnosen koronare Herzkrankheit, arterieller Hypertonus und Herzinsuffizienz mit einem Betablocker behandelt.

Nebendiagnose(n):   Koronare Herzkrankheit

Arterieller Hypertonus

Herzinsuffizienz

Kommentar

Diese Regelung stellt klar, dass die Durchführung **einer** einzelnen therapeutischen oder diagnostischen Maßnahme oder **ein** erhöhter Betreuungs-, Pflege- und/oder Überwachungsaufwand die Kodierung verschiedener Diagnosen rechtfertigen kann.

Krankheiten, die z.B. durch den Anästhesisten während der präoperativen Beurteilung dokumentiert wurden, werden nur kodiert, wenn sie den oben genannten Kriterien entsprechen. Sofern eine Begleitkrankheit das Standardvorgehen für eine spezielle Prozedur beeinflusst, wird diese Krankheit als Nebendiagnose kodiert.

Anamnestische Diagnosen, die das Patientenmanagement gemäß obiger Definition nicht beeinflusst haben, wie z.B. eine ausgeheilte Pneumonie vor 6 Monaten oder ein abgeheiltes Ulkus, werden nicht kodiert.

Beispiel 2

Eine Patientin wird zur Behandlung einer chronischen myeloischen Leukämie (CML) stationär aufgenommen. In der Anamnese gibt sie eine Knieoperation vor 10 Jahren wegen eines Außenmeniskusschadens an. Danach war sie beschwerdefrei. Eine bekannte koronare Herzkrankheit wird medikamentös weiterbehandelt. Die sonografische Untersuchung der abdominellen Lymphknoten zeigt auch ein bekanntes Uterusmyom, das keine weitere Diagnostik und Behandlung erfordert. Während des stationären Aufenthaltes kommt es zu einer depressiven Reaktion mit Therapie durch Antidepressiva. Wegen anhaltender Lumbalgien wird die Patientin krankengymnastisch betreut.

Hauptdiagnose:	Chronisch myeloische Leukämie (CML)
Nebendiagnose(n):	Depressive Reaktion
	Lumbalgien
	Koronare Herzkrankheit

Die Nebendiagnosen erfüllen die obige Definition (Ressourcenverbrauch) und sind deshalb zu dokumentieren.

Die sonstigen Diagnosen (Uterus myomatosus, Z.n. OP nach Außenmeniskusschaden) erfüllen diese Definition nicht und werden deshalb für das DRG-System nicht dokumentiert. Sie sind jedoch für die medizinische Dokumentation und die ärztliche Kommunikation von Bedeutung.

Beispiel 3

Ein Patient, der wegen einer Pneumonie stationär aufgenommen wird, hat zusätzlich einen Diabetes mellitus. Das Pflegepersonal prüft täglich den Blutzucker, und der Patient bekommt eine Diabetes-Diät.

Hauptdiagnose:	Pneumonie
Nebendiagnose(n):	Diabetes mellitus

Beispiel 4

Ein 60 Jahre alter Patient mit Varikose wird zur Behandlung von Ulzera am Unterschenkel aufgenommen. Aufgrund einer früheren Unterschenkelamputation benötigt der Patient zusätzliche Unterstützung durch das Pflegepersonal.

Hauptdiagnose:	Variköse Ulzera am Bein
Nebendiagnose(n):	Unterschenkelamputation in der Eigenanamnese

Beispiel 5

Eine adipöse, ältere Patientin wird wegen Cholezystolithiasis zur Cholezystektomie aufgenommen. Postoperativ erleidet sie eine Lungenembolie.

Hauptdiagnose:	Cholezystolithiasis
Nebendiagnose(n):	Lungenembolie
	Adipositas

D003

Kommentar

Jede Nebendiagnose, die mit einem therapeutischen, diagnostischen oder erhöhten Betreuungs-, Pflege- und/oder Überwachungsaufwand einhergeht kann, unabhängig davon, wie hoch der tatsächlich entstehende Aufwand ist (Ausnahme: Abnorme Befunde, siehe dort), als Nebendiagnose kodiert werden. Diese Tatsache ist innerhalb der Selbstverwaltung unstrittig.

Es ist praktisch nicht möglich, für jede Nebendiagnose exakt zu regeln, welcher Aufwand die Dokumentation einer Nebendiagnose sinnvollerweise rechtfertigen könnte. In den offiziellen Kodierrichtlinien des Jahres 2002 beinhaltete die Definition der Nebendiagnose noch folgenden ergänzenden Beisatz „Einer oder mehrere der genannten Faktoren werden üblicher Weise eine verlängerte Dauer des stationären Aufenthaltes zur Folge haben". Dieser wurde von den Selbstverwaltungspartnern im Jahre 2003 entfernt, da er in der Praxis zu zu viel Interpretationsspielraum mit ständigen Konflikten zwischen Krankenhäusern und Krankenkassen führte. Absicht war es, eine einfache Regelung zu schaffen, die keiner weiteren Diskussion über die Höhe des Aufwandes bedarf. Das heißt, jeder noch so kleine Aufwand rechtfertigt grundsätzlich die Dokumentation und Kodierung einer Nebendiagnose. Ob diese dann eine höhere Vergütung auslöst, regelt die Kalkulation der DRGs.

Diese Regelung führt im Ergebnis allerdings dazu, dass sehr unterschiedlich aufwendige Leistungen im Zusammenhang mit einer Nebendiagnose in die Kalkulation einfließen können. Dies wiederum bedeutet, dass nicht jeder Einzelfall mit einer bestimmten Nebendiagnose sachgerecht vergütet wird, sondern sämtliche Fälle in der DRG in Verbindung mit dieser Nebendiagnose.

Bei genauer Betrachtung der Wirkungen im G-DRG-System wird deutlich, dass die sehr breite Dokumentation von Nebendiagnosen mit äußerst geringem Aufwand (z.B. Gabe einer einzelnen Acetylsalicylsäure-Tablette) im Ergebnis dazu führen kann, dass sich zwischen den Fällen mit und ohne Nebendiagnose innerhalb einer Basis-DRG keine relevanten Kostenunterschiede bei der Kalkulation mehr nachweisen lassen. Das könnte in Folge dazu führen, dass nun auch Fälle mit sehr aufwendig zu behandelnder Nebendiagnose keiner höher bewerteteren DRG mehr zugeordnet werden können und diese Fälle somit nicht mehr sachgerecht im System abgebildet werden. Aus diesem Grunde erscheint es sinnvoll, die Dokumentation einer Nebendiagnose unter Berücksichtigung dieser Systemwirkung in jedem Einzelfall abzuwägen.

Die CCL-Matrix setzt Diagnosekodes bezüglich ihrer schweregradsteigernden Wirkung ins Verhältnis zu den DRGs und dient der Abbildung der Erkrankungsschwere. Auch für das G-DRG-System 2020 wurde die CCL-Matrix überarbeitet. Bei der Überarbeitung wird untersucht, ob die mit CCL-Werten versehenen Diagnosen/Symptome auch tatsächlich Aufwandsunterschiede beschreiben und ob bisher noch nicht CCL-relevante Diagnosen/Symptome identifiziert werden können.

Für das G-DRG-System 2020 wurden mit knapp 600 Neubewertungen von Diagnosen erneut umfangreiche Änderungen in der DRG-Matrix vorgenommen. Bei der Überarbeitung der CCL-Matrix wurde die erstmals im G-DRG-System 2013 angewendete DRG-spezifische Vorgehensweise fortgeführt. Das heißt, die Bewertung von Nebendiagnosen erfolgte DRG-spezifischer und weniger im Sinne globaler Änderungen. Die Umsetzung erfolgte in den einzelnen DRGs nur bei eindeutig systemverbessernder Wirkung.

2016 wurde die Formel zur Ermittlung des Gesamtschweregrades angepasst. Seither können Schweregrade der Stufe 5 und 6 (schwerste CC) erreicht werden. Diese Kategorien waren zunächst nur für 12 Basis-DRGs relevant und sollen allerschwerste Behandlungsverläufe abzubilden helfen.

./.

./.

Auch für die Abrechnung von Zusatzentgelten ist die Angabe der dazugehörigen behandlungsbedürftigen (Neben-)diagnosen nicht zu vergessen. Seit 2013 gibt es eine Anlage 7 der Fallpauschalenvereinbarung zur Abrechnung der Behandlung von Blutern mit Blutgerinnungsfaktoren (ZE2020-97) und Gabe von Blutgerinnungsfaktoren (ZE2020-137, ZE2020-138 und ZE2020-139). Neben Prozeduren müssen hier auch Diagnosen zur Ermittlung des korrekten Zusatztgeltes angegeben werden.

Neben der CC-Matrix haben die Komplizierenden Konstellationen im DRG-System eine besondere Bedeutung. Auch 2020 wurden weitere auf Basis-DRGs ausgelegte individuell angepasste Funktionen, wie z.B. bei der DRG W04A *Polytrauma mit anderen Eingriffen oder Beatmung > 24 Stunden, mit komplizierender Konstellation oder Eingriffen an mehreren Lokalisationen,* aufgenommen.

Symptome als Nebendiagnose

Für Symptome gelten die Regelungen zur Kodierung von Nebendiagnosen entsprechend.

Beispiel 6

Ein Patient wird zur Behandlung einer fortgeschrittenen alkoholischen Leberzirrhose stationär aufgenommen. Es besteht ein ausgeprägter Aszites, der Auswirkungen u. a. auf die Atmung sowie auf die Nierenfunktion hat. Er wird u. a. mittels Entlastungspunktionen behandelt.

Hauptdiagnose: Alkoholische Leberzirrhose

Nebendiagnose(n):   Aszites

Kommentar

Man beachte den Unterschied zu Beispiel 4 der DKR D002!

Kommentar

Die Kodierung von Symptomen als Nebendiagnose wurde bereits für 2010 deutlich vereinfacht. Die in 2009 gültige Kodierrichtlinie schrieb vor, dass ein Symptom als Nebendiagnose nicht kodiert wird, wenn es im Regelfall als eindeutige und unmittelbare Folge mit der zugrunde liegenden Krankheit vergesellschaftet ist. Stellte ein Symptom jedoch ein eigenständiges, wichtiges Problem für die medizinische Betreuung dar, so wurde es als Nebendiagnose kodiert. Da der Begriff „Symptom" in der Medizin nicht verbindlich definiert ist und zudem der Übergang zwischen Symptomen und Diagnosen fließend sein kann, gab es wiederholte Auseinandersetzungen zwischen Krankenhäusern und Krankenkassen bzw. dem MD darüber, ob es sich bei einer Nebendiagnose um eine Diagnose oder ein Symptom handelt und daraus folgend, welche Regelungen für die Kodierung anzuwenden waren.

Wenn es sich um eine Diagnose handelte, waren die Regelungen für die Kodierung von Nebendiagnosen, und bei Symptomen die oben genannten Regelungen für die Kodierung von Symptomen als Nebendiagnose anzuwenden. Darüber hinaus zeigte sich eine zunehmend abweichende Interpretation des MD bezüglich der ursprünglich intendierten Kodiervorschrift, sodass eine Anpassung unausweichlich wurde.

./.

D003

./.

Somit lautet seit 2010 die Vorschrift für die Kodierung von Symptomen als Nebendiagnose:

„Für Symptome gelten die Regelungen zur Kodierung von Nebendiagnosen entsprechend."

Das bedeutet, dass für Kodierzwecke sowohl Nebendiagnosen als auch Symptome als Zustände interpretiert werden müssen, die das Patientenmanagement in der Weise beeinflussen, dass irgendeiner der folgenden Faktoren erforderlich ist:

- therapeutische Maßnahmen

- diagnostische Maßnahmen

- erhöhter Betreuungs-, Pflege- und/oder Überwachungsaufwand.

Bei der Kodierung von Symptomen als Nebendiagnose ist somit nicht mehr die Frage zu stellen, ob es sich um eine Diagnose oder um ein Symptom handelt. Sowohl Nebendiagnosen als auch Symptome, die einen Aufwand verursachen, können kodiert werden. Dadurch wird eine Vereinfachung der Regelungen erreicht. Darüber hinaus wird durch die Kodiervorschrift eine sachgerechtere medizinische Abbildung bzw. genauere Beschreibung komplexer Krankheitszustände und damit eine bessere Kalkulation und Vergütung der Fälle erreicht. Um dem potentiellen Risiko zu begegnen, dass wenig relevante Symptome mit hohem Dokumentationsaufwand unnötig kodiert werden, was von der Selbstverwaltung nicht intendiert ist, empfehlen die Vertragspartner auf Bundesebene, eine Überdokumentation von Symptomen zu vermeiden. Dieses wurde im Anhang B der DKR 2010 zum Ausdruck gebracht. Demnach ist beispielsweise die zusätzliche Kodierung von Kopfschmerzen bei Migräne mit der neuen Regelung nicht beabsichtigt. Die Kodierung eines ausgeprägten Aszites bei Leberzirrhose mit Entlastungspunktion ist für eine sachgerechte Fallabbildung hingegen erforderlich. Bei der Kodierung von Symptomen sollte man sich von der Devise leiten lassen, dass Symptome, die in der Regel mit einer Erkrankung vergesellschaftet sind (z.B. Bauchschmerzen bei Appendizitis, Kopfschmerzen bei Migräne) durch die zusätzliche Kodierung zu keiner besseren Fallabbildung führen.

Sind Symptome hingegen nicht in der Regel mit der Erkrankung vergesellschaftet, dann liegen sie auch nicht bei allen Fällen vor und können somit ein wichtiger Indikator für einen höheren Aufwand oder eine besondere Fallkonstellation darstellen. In diesem Sinne ist eine reflektierte Anwendung der Kodiervorschrift für Symptome als Nebendiagnose zur Vermeidung eines unnötigen Dokumentationsaufwandes im Krankenhaus erforderlich.

Die bestehende Kodiervorschrift für Symptome als Hauptdiagnose in der DKR D002 *Hauptdiagnose*

„Wenn sich ein Patient mit einem Symptom vorstellt und die zugrunde liegende Krankheit zum Zeitpunkt der Aufnahme bekannt ist, jedoch nur das Symptom behandelt wird, ist das Symptom als Hauptdiagnose und die zugrunde liegende Krankheit als Nebendiagnose zu kodieren"

bleibt hingegen unverändert.

Reihenfolge der Nebendiagnosen

Es gibt keine Kodierrichtlinie, die die Reihenfolge der Nebendiagnosen regelt. Jedoch sollten die bedeutenderen Nebendiagnosen, insbesondere Komplikationen und Komorbiditäten, zuerst angegeben werden, da die Anzahl der zur Verfügung stehenden Schlüsselnummer-Felder begrenzt ist. Wird zur Verschlüsselung einer Diagnose mehr als ein Kode benötigt (z.B. Kreuz-Stern-System), so ist für die Reihenfolge DKR D012 *Mehrfachkodierung* (Seite 34) zu beachten.

Abnorme Befunde

Abnorme Labor-, Röntgen-, Pathologie- und andere diagnostische Befunde werden nicht kodiert, es sei denn, sie haben eine klinische Bedeutung im Sinne einer therapeutischen Konsequenz oder einer weiterführenden Diagnostik (nicht allein Kontrolle der abnormen Werte).

Beispiel 7

Ein Patient wird wegen einer Pneumonie stationär aufgenommen. Im Labortest wird eine leicht erhöhte Gamma-GT, die ausschließlich kontrolliert wird und keine weiteren diagnostischen oder therapeutischen Maßnahmen nach sich zieht, gefunden.

Hauptdiagnose: Pneumonie

Anmerkung: Die erhöhte Gamma-GT erfüllt nicht die Definition einer Nebendiagnose und wird deshalb für das DRG-System nicht dokumentiert. Sie ist jedoch für die medizinische Dokumentation und die ärztliche Kommunikation von Bedeutung.

Kommentar

Diese Regelung schließt aus, dass einfache Laborkontrollen von nicht weiter diagnostik- oder behandlungsbedürftigen abnormen Werten zur Dokumentation einer Nebendiagnose führen. Selbstverständlich können abnorme Befunde weiter als Nebendiagnose kodiert werden, wenn bspw. ein Laborwert oder pathologischer Röntgenbefund aus medizinischer Sicht eine relevante Abweichung aufweist und Kontrollen zur sicheren Bestätigung oder zum Ausschluss einer Erkrankung durchgeführt werden, z.B. um über die Notwendigkeit weiterer Maßnahmen abschließend entscheiden zu können. Erhöhte Leberwerte (insbes. Gamma-GT) können beispielsweise zur Dokumentation als Nebendiagnose führen, wenn ein ausführliches beratendes Gespräch mit dem Patienten und ggf. Angehörigen geführt wurde. Auch dürfen keinesfalls pathologische Befunde, die einer Verlaufskontrolle bedürfen (z.B. Pleuraerguss mit sonographischen/radiologischen Kontrollen), im Sinne von abnormen Befunden fehlgedeutet werden. Hier handelt es sich um eine Nebendiagnose, die aufgrund des diagnostischen Aufwands als solche zu kodieren ist. Die Beratung, Untersuchung oder Behandlung sollte in der Krankenakte entsprechend dokumentiert werden.

Reine Zufallsbefunde aber, wie zum Beispiel in der Sonographie entdeckte solitäre Nierenzysten oder eine nicht behandlungsbedürftige Hypercholesterinämie, können nicht kodiert werden, wenn sie nicht die Kriterien der Nebendiagnosedefinition erfüllen.

Etwaige Empfehlungen, breite Laboranalysen ausschließlich zum Zweck der Identifikation dokumentierbarer Nebendiagnosen durchzuführen, sollten keine ernsthafte Beachtung finden. Sie schaden über die Kalkulation der DRGs im Ergebnis nur den Krankenhäusern, nämlich dann, wenn diese Diagnosen auch bei aufwendiger Behandlung zu keiner ausreichenden Vergütung mehr führen.

D004d Syndrome

Wenn es für ein Syndrom in den ICD-10-Verzeichnissen einen spezifischen Kode gibt, so ist er für dieses Syndrom zu verwenden. Grundsätzlich ist dabei die Definition der Hauptdiagnose zu beachten, so dass bei einer im Vordergrund stehenden spezifischen Manifestation des Syndroms (z.B. Herzfehler) die Kodierung des Behandlungsanlasses zur Hauptdiagnose wird (siehe DKR D002 *Hauptdiagnose* (Seite 5)).

Beispiel 1

Ein dysmorphes Kind wird zur Syndromabklärung stationär aufgenommen. Die Untersuchungen bestätigen die Diagnose Trisomie 21, meiotische Non-disjunction (Down-Syndrom).

Hauptdiagnose:	Q90.0	*Trisomie 21, meiotische Non-disjunction*

Beispiel 2

Ein Kind mit Trisomie 21, meiotische Non-disjunction (Down-Syndrom) wird wegen eines angeborenen Ventrikelseptumdefektes zur Herz-Operation aufgenommen.

Hauptdiagnose:	Q21.0	*Ventrikelseptumdefekt*
Nebendiagnose(n):	Q90.0	*Trisomie 21, meiotische Non-disjunction*

Sehen die ICD-10-Verzeichnisse keine spezifische Schlüsselnummer für das Syndrom vor, so sind die einzelnen Manifestationen zu verschlüsseln.

Sobald zwei Manifestationen der Definition der Hauptdiagnose entsprechen, ist bei der Kodierung nach DKR D002 *Hauptdiagnose* Absatz *„Zwei oder mehr Diagnosen, die gleichermaßen der Definition der Hauptdiagnose entsprechen"* (Seite 9) zu verfahren.

Bei angeborenem Syndrom ist eine zusätzliche Schlüsselnummer aus der Kategorie Q87.– *Sonstige näher bezeichnete angeborene Fehlbildungssyndrome mit Beteiligung mehrerer Systeme* als Nebendiagnose zu den bereits kodierten benannten Manifestationen zu kodieren. Die Zusatzschlüsselnummer dient als Hinweis, dass dies ein Syndrom ist, dem keine spezifische Schlüsselnummer der ICD-10-GM zugewiesen ist.

Beispiel 3

Ein Kind mit Galloway-Mowat-Syndrom (Symptomenkombination aus Mikrozephalie, Hiatushernie und Nephrose, autosomal-rezessiv vererbt) wird zur Nierenbiopsie aufgenommen. Histologisch finden sich fokale und segmentale glomeruläre Läsionen.

Hauptdiagnose:	N04.1	*Nephrotisches Syndrom, fokale und segmentale glomeruläre Läsionen*
Nebendiagnose(n):	Q40.1	*Angeborene Hiatushernie*
	Q02	*Mikrozephalie*
	Q87.8	*Sonstige näher bezeichnete angeborene Fehlbildungssyndrome, anderenorts nicht klassifiziert*
Prozedur:	1-463.0	*Perkutane (Nadel-)Biopsie an Harnorganen und männlichen Geschlechtsorganen, Niere*

Kommentar

Diese Regel sollte auch im Nebendiagnosebereich Beachtung finden: Wird zum Beispiel ein Kind mit Down-Syndrom am Blinddarm operiert, dann reicht als Nebendiagnose der M. Down und die einzelnen Manifestationen brauchen nicht angegeben zu werden (es sei denn, das Kind hat beispielsweise während des Aufenthaltes kardiale Symptome entwickelt, die behandlungsbedürftig wurden). Der allgemein übliche höhere Betreuungs- und Versorgungsaufwand ist durch die Nebendiagnose M. Down ausreichend abgebildet.

D005d Folgezustände und geplante Folgeeingriffe

Folgezustände oder Spätfolgen einer Krankheit sind **aktuelle** Krankheitszustände, die durch eine frühere Krankheit hervorgerufen wurden.

Es gibt keine allgemeine zeitliche Beschränkung für die Verwendung der Schlüsselnummern für Folgezustände. Der Folgezustand kann schon im Frühstadium des Krankheitsprozesses offenbar werden, z.B. neurologische Defizite als Folge eines Hirninfarktes, oder er zeigt sich Jahre später, z.B. die chronische Niereninsuffizienz als Folge einer früheren Nierentuberkulose.

Die Kodierung der Folgezustände von Krankheiten erfordert zwei Schlüsselnummern:

- eine für den aktuellen Rest-/Folgezustand und
- eine Schlüsselnummer („Folgen von …"), die ausdrückt, dass dieser Zustand Folge einer früheren Krankheit ist.

Der Restzustand oder die Art der Folgezustände werden an erster Stelle angegeben, gefolgt von der Schlüsselnummer „Folgen von …".

Beispiel 1

Einseitige Erblindung aufgrund eines früheren Trachoms

| H54.4 | *Blindheit und hochgradige Sehbehinderung, monokular* |
| B94.0 | *Folgezustände des Trachoms* |

Beispiel 2

Monoplegie des Oberarms aufgrund einer früheren akuten Poliomyelitis

| G83.2 | *Monoparese und Monoplegie einer oberen Extremität* |
| B91 | *Folgezustände der Poliomyelitis* |

Beispiel 3

Spastische Hemiplegie aufgrund einer früheren Hirnembolie

| G81.1 | *Spastische Hemiparese und Hemiplegie* |
| I69.4 | *Folgen eines Schlaganfalls, nicht als Blutung oder Infarkt bezeichnet* |

Beispiel 4

Ein Patient wird zur Behandlung einer Fehlstellung, die Folge einer abgeheilten Radiusfraktur ist, stationär aufgenommen.

Hauptdiagnose: M84.03 *Frakturheilung in Fehlstellung, Unterarm*

Nebendiagnose(n): T92.1 *Folgen einer Fraktur des Armes*

Wird ein Patient dagegen beispielsweise zu einer Sehnenoperation bei einem vor zwei Wochen stattgefundenen Sehnenriss im Fingerbereich aufgenommen, ist dies **nicht** als „Folge-erscheinung" zu kodieren, da der Riss immer noch behandelt wird.

Spezifische Schlüsselnummern für die Ursachen von Spätfolgen sind:

B90.– *Folgezustände der Tuberkulose*

B91 *Folgezustände der Poliomyelitis*

B92 *Folgezustände der Lepra*

B94.– *Folgezustände sonstiger und nicht näher bezeichneter infektiöser und parasitärer Krankheiten*

E64.– *Folgen von Mangelernährung oder sonstigen alimentären Mangelzuständen*

E68 *Folgen der Überernährung*

G09 *Folgen entzündlicher Krankheiten des Zentralnervensystems*

I69.– *Folgen einer zerebrovaskulären Krankheit*

O94 *Folgen von Komplikationen während Schwangerschaft, Geburt und Wochenbett*

T90–T98 *Folgen von Verletzungen, Vergiftungen und sonstigen Auswirkungen äußerer Ursachen*

Kommentar

Weitere Beispiele für in Folge auftretende Erkrankungen sind:

- *Folgen der Syphilis* siehe auch unter *Spätsyphilis* A52.-
- *Postenzephalitisches Parkinson-Syndrom* G21.3
- *Degeneration des Nervensystems durch Alkohol* G31.2
- *Vaskuläre Demenz* F01.-
- *Postthrombotisches Syndrom ohne Ulzeration* I87.00
- *Postthrombotisches Syndrom mit Ulzeration* I87.01

Behandlung einer akuten Verletzung/Verbrennung und geplanter Folgeeingriff

Für die initiale und nachfolgende Behandlung einer aktuellen Verletzung/Verbrennung ist der Kode für die Verletzung/Verbrennung (weiterhin) als Hauptdiagnose zu verwenden.

Auch bei einer Aufnahme zu einer zweiten oder weiteren Operation nach einem Ersteingriff, die zum Zeitpunkt des Ersteingriffs im Rahmen der Gesamtbehandlung bereits als Folgeeingriff geplant war, wird die ursprüngliche Krankheit als Hauptdiagnose kodiert. Das gilt auch dann, wenn die ursprüngliche Krankheit nicht mehr vorhanden ist (siehe Beispiel 5 und 6).

Beispiel 5

Ein Patient wird zur geplanten Rückverlagerung eines Kolostomas, das bei einer früheren Operation wegen einer Sigmadivertikulitis angelegt wurde, stationär aufgenommen. Die Sigmadivertikulitis ist inzwischen abgeheilt.

Hauptdiagnose:	Sigmadivertikulitis
Nebendiagnose(n):	Versorgung eines Kolostomas

Metallentfernungen und andere **weitere Behandlungen** einer Verletzung (z.B. Entfernung eines orthopädischen Nagels) sind zu unterscheiden von der Behandlung einer Folgeerscheinung der ursprünglichen Verletzung (siehe Beispiel 4). Diese Fälle sind mit dem passenden Kode für die ursprüngliche Verletzung als Hauptdiagnose gefolgt von einem zutreffenden Kode aus Kapitel XXI (z.B. Z47.0 *Entfernung einer Metallplatte oder einer anderen inneren Fixationsvorrichtung*) als Nebendiagnose zu verschlüsseln, der zusammen mit dem entsprechenden Kode für die Prozedur den Bedarf einer <u>weiteren</u> Behandlung anzeigt.

Beispiel 6

Ein Patient wird zur Metallentfernung ein Jahr nach einer distalen Radiusfraktur (mit Luxation des Ulnakopfes), die mit einer Platte versorgt wurde, stationär aufgenommen.

Hauptdiagnose:	S52.31	*Fraktur des distalen Radiusschaftes mit Luxation des Ulnakopfes*
Nebendiagnose(n):	Z47.0	*Entfernung einer Metallplatte oder einer anderen inneren Fixationsvorrichtung*
Prozedur(en):	5-787.35	*Entfernung von Osteosynthesematerial, Platte, Radiusschaft*

D006e Akute und chronische Krankheiten

Leidet ein Patient gleichzeitig an der chronischen und akuten Form derselben Krankheit, wie z.B. akute Exazerbation einer chronischen Krankheit, so wird nur dann die akute Form der Krankheit als Hauptdiagnose und die chronische Form als Nebendiagnose kodiert, wenn es für die akute und chronische Form dieser Krankheit unterschiedliche Schlüsselnummern gibt.

Beispiel 1

Ein Patient wird wegen akuten Schubs bei chronischer idiopathischer Pankreatitis ohne Organkomplikationen aufgenommen.

Hauptdiagnose:	K85.00	*Idiopathische akute Pankreatitis ohne Angabe einer Organkomplikation*
Nebendiagnose(n):	K86.1	*Sonstige chronische Pankreatitis*

Kommentar

Weitere Beispiele für verschlüsselbare akute Verschlechterungen chronischer Erkrankungen wären:

Das akute Nierenversagen (N17.-) bei chronischer Nierenkrankheit (N18.-) oder eine akute Hyperkapnie (J96.01) bei chronischer Hypoxämie (J96.10).

Ausnahmen: Dieses Kriterium darf nicht verwendet werden, wenn:

a) die ICD-10-GM für die Kombination eine eigene Schlüsselnummer vorsieht, z.B.:

J44.1- *Chronische obstruktive Lungenkrankheit mit **akuter** Exazerbation, nicht näher bezeichnet*

b) die ICD-10-GM eine gegenteilige Anweisung gibt, z.B.:

C92.0- ***Akute** myeloblastische Leukämie [AML]*
*Exkl.: **Akute** Exazerbation einer **chronischen** myeloischen Leukämie (C92.1-)*

C92.1- *Chronische myeloische Leukämie [CML], BCR/ABL-positiv*

Hier wird nur C92.1- und der Remissionsstatus an fünfter Stelle kodiert.

c) die ICD-10-GM darauf hinweist, dass nur eine Schlüsselnummer erforderlich ist. Zum Beispiel weist bei der Kodierung von „akuter Schub bei chronischer mesenterialer Lymphadenitis" das Alphabetische Verzeichnis darauf hin, dass die **akute** Krankheit nicht getrennt kodiert werden muss, da sie in runden Klammern nach dem Hauptbegriff aufgeführt ist (d.h. als nicht wesentlicher Modifizierer):

Mesenteriale Lymphadenitis (akut) (chronisch) I88.0

D007f Aufnahme zur Operation/Prozedur, nicht durchgeführt

Wenn ein Patient für eine Operation/Prozedur stationär aufgenommen wurde, die aus irgendeinem Grund nicht durchgeführt und der Patient entlassen wurde, ist wie folgt zu kodieren:

a) Wenn die Operation/Prozedur aus technischen Gründen nicht ausgeführt wurde:

Beispiel 1

Ein Patient wurde aufgenommen zwecks Insertion von Paukenröhrchen bei Seromukotympanon. Die Operation wurde aus technischen Gründen verschoben.

| Hauptdiagnose: | H65.3 | *Chronische muköse Otitis media* |
| Nebendiagnose(n): | Z53 | *Personen, die Einrichtungen des Gesundheitswesens wegen spezifischer Maßnahmen aufgesucht haben, die aber nicht durchgeführt wurden* |

b) Wenn die Operation/Prozedur auf Grund einer Krankheit oder einer Komplikation, die nach Aufnahme aufgetreten ist, nicht ausgeführt wurde:

Beispiel 2

Ein Patient mit Tonsillitis wurde zur Tonsillektomie aufgenommen. Die Operation wurde aufgrund einer akuten Sinusitis frontalis verschoben.

Hauptdiagnose:	J35.0	*Chronische Tonsillitis*
Nebendiagnose(n):	Z53	*Personen, die Einrichtungen des Gesundheitswesens wegen spezifischer Maßnahmen aufgesucht haben, die aber nicht durchgeführt wurden*
	J01.1	*Akute Sinusitis frontalis*

Kommentar

Bei Nichtdurchführbarkeit einer geplanten Maßnahme ist die Kodierung der Diagnosen für Fälle mit operativen Eingriffen und Fälle mit nicht-operativen Prozeduren gleichgestellt.

Kommentar

Wenn ein Patient zu einer elektiven Maßnahme eingewiesen wird und zum Zeitpunkt der Aufnahme eine andere schon bestehende stationär behandlungspflichtige Erkrankung den elektiven Eingriff unmöglich macht, kann auch die „andere" Erkrankung zur Hauptdiagnose werden. Diese Erkrankung muss (mit einem geänderten Behandlungsplan ohne elektiven Eingriff) den stationären Aufenthalt veranlasst haben (bzw. begründen). Wird beispielsweise bei einem zur elektiven Hüft-Totalendoprothese eingewiesenen Patienten im Rahmen der Aufnahme eine schwere Stoffwechselentgleisung bei Diabetes mellitus festgestellt, die selbst eine stationäre Behandlung notwendig macht und die die Hüftoperation derzeit ausschließt, kann der Diabetes mellitus als Hauptdiagnose kodiert werden. Wichtig ist hierbei, dass die stationäre Behandlungsbedürftigkeit für den Diabetes mellitus zweifelsfrei feststeht und dass dieser im Rahmen der Aufnahme zu einer gegenüber der Einweisung geänderten Behandlungsplanung führt.

Die Erfahrungen zeigen, dass die stationäre Behandlungsbedürftigkeit bei geändertem Behandlungsplan bei Elektiveinweisungen dennoch häufig von den Krankenkassen angezweifelt wird. Eine eindeutige Dokumentation in der Krankenakte schon bei der Aufnahme ist daher dringend zu empfehlen.

D008b Verdachtsdiagnosen

Verdachtsdiagnosen im Sinne dieser Kodierrichtlinie sind Diagnosen, die **am Ende eines stationären Aufenthaltes** weder sicher bestätigt noch sicher ausgeschlossen sind.

Verdachtsdiagnosen werden unterschiedlich kodiert, abhängig davon, ob der Patient nach Hause entlassen oder in ein anderes Krankenhaus verlegt wurde.

Entlassung nach Hause

Wenn Untersuchungen vorgenommen, aber **keine** Behandlung in Bezug auf die Verdachtsdiagnose eingeleitet wurde, ist/sind das/die **Symptom/e** zu kodieren (siehe Beispiel 1 und DKR D002 *Hauptdiagnose* (Seite 5)).

Beispiel 1

Ein Kind wurde wegen rechtseitigen Schmerzen im Unterbauch mit Verdacht auf Appendizitis aufgenommen. Die Untersuchungen während des stationären Aufenthaltes haben die Diagnose einer Appendizitis nicht bestätigt. Eine spezifische Behandlung der Appendizitis wurde nicht durchgeführt.

Hauptdiagnose: R10.3   *Schmerzen mit Lokalisation in anderen Teilen des Unterbauches*

Kommentar

Dies setzt voraus, dass **keine** die Symptome erklärende Ursache für die Erkrankung gefunden und auch keine spezifische Behandlung der vermuteten Verdachtsdiagnose durchgeführt wurde.

Wenn eine **Behandlung** eingeleitet wurde und die Untersuchungsergebnisse nicht eindeutig waren, ist die **Verdachtsdiagnose** zu kodieren.

Beispiel 2

Ein Patient wurde mit Verdacht auf Meningitis wegen starken Kopfschmerzen aufgenommen. Die Untersuchungen während des stationären Aufenthaltes haben die Diagnose einer Meningitis weder bestätigt noch sicher ausgeschlossen. Eine spezifische Behandlung der Meningitis wurde jedoch eingeleitet.

Hauptdiagnose: G03.9   *Meningitis, nicht näher bezeichnet*

Kommentar

Siehe hierzu auch unter den Kommentierungen der DKR D001 *Allgemeine Kodierrichtlinien* und D002 *Hauptdiagnose*.

Abzugrenzen ist hiervon die Regelung, dass nach der Entlassung eingegangene Befunde für die Kodierung relevant sind. Für die Kodierung der Verdachtsdiagnose ist von besonderer Relevanz, dass sich die Diagnose weder bestätigt hat noch ausgeschlossen wurde. Im Beispiel 2 wurde im Gegensatz zu Beispiel 1 eine spezifische Behandlung durchgeführt. Daher ist die nicht sicher bestätigte Diagnose Meningitis hier anstelle des Symptoms zu kodieren.

Verlegung in ein anderes Krankenhaus

Wenn ein Patient mit einer Verdachtsdiagnose verlegt wird, ist vom verlegenden Krankenhaus die Verdachtsdiagnose-Schlüsselnummer zu kodieren.

Von dem verlegenden Krankenhaus dürfen zur Kodierung nur die zum Zeitpunkt der Verlegung erhältlichen Informationen verwendet werden. Spätere Informationen aus dem Krankenhaus, in welches der Patient verlegt wurde, dürfen die Kodierungsentscheidung nachträglich nicht beeinflussen.

Wird beispielsweise ein Patient mit der Verdachtsdiagnose Meningitis verlegt und der Fall vom verlegenden Krankenhaus als Meningitis kodiert, so ist die Schlüsselnummer für Meningitis vom verlegenden Krankenhaus nachträglich nicht zu ändern. Dies gilt auch dann, wenn vom zweitbehandelnden Krankenhaus der Entlassungsbericht zugesandt wird und sich daraus ergibt, dass der Patient laut Untersuchung keine Meningitis hatte.

D009a „Sonstige" und „nicht näher bezeichnete" Schlüsselnummern

Die Resteklasse „Sonstige ..." ist dann bei der Kodierung zu verwenden, wenn eine genau bezeichnete Krankheit vorliegt, für die es aber in der ICD-10 keine eigene Klasse gibt.

Die Resteklasse „Nicht näher bezeichnete ..." ist dann zu verwenden, wenn eine Krankheit nur mit ihrem Oberbegriff, wie z.B. Katarakt, beschrieben ist und/oder eine weitere Differenzierung nach den Klassifikationskriterien der ICD-10 an entsprechender Stelle nicht möglich ist (siehe Beispiel 3).

„Sonstige" und „nicht näher bezeichnete" Schlüsselnummern bzw. „Resteklassen" haben im Allgemeinen eine spezifische Kennzeichnung.

Auf der **vierstelligen Ebene** ist die Zuordnung in der Regel wie folgt:

„.0 – .7" spezifische Krankheiten (im Kapitel XIX „*Verletzungen und Vergiftungen*" wird „.7" häufig für „multiple Verletzungen" verwendet)

„.8" spezifische Krankheiten, die unter „.0 – .7" nicht klassifiziert sind (oder „sonstige")

„.9" „nicht näher bezeichnet"

Beispiel 1	**Vierstellige Subkategorie**	
	Unterteilung der Schlüsselnummern	
L50.–	*Urtikaria*	Kategorie
L50.0	*Allergische Urtikaria*	Spezifische Subkategorie
L50.1	*Idiopathische Urtikaria*	Spezifische Subkategorie
L50.2	*Urtikaria durch Kälte oder Wärme*	Spezifische Subkategorie
L50.3	*Urticaria facticia*	Spezifische Subkategorie
L50.4	*Urticaria mechanica*	Spezifische Subkategorie
L50.5	*Cholinergische Urtikaria*	Spezifische Subkategorie
L50.6	*Kontakturtikaria*	Spezifische Subkategorie
L50.8	*sonstige Urtikaria* *Urtikaria:* • *chronisch* • *rezidivierend periodisch*	anderenorts nicht klassifizierte Urtikaria
L50.9	*Urtikaria, nicht näher bezeichnet*	unspezifische Subkategorie

Gelegentlich werden die zwei **Resteklassen** „.8" und „.9" in einer Schlüsselnummer kombiniert und beinhalten sowohl „sonstige" als auch „nicht näher bezeichnete" Zustände.

Auf der **fünfstelligen Ebene** ist die Zuordnung nicht einheitlich.

Die Resteklassen dürfen nicht verwendet werden, um Diagnosen „aufzufangen", die **scheinbar** nicht anderenorts klassifiziert sind. Die ICD-10-Verzeichnisse sind zu verwenden, um die korrekte Schlüsselnummer-Zuordnung zu bestimmen (s.a. DKR D013 *Im Systematischen Verzeichnis verwendete formale Vereinbarungen* (Seite 45) und DKR D014 *Im Alphabetischen Verzeichnis verwendete formale Vereinbarungen* (Seite 51)).

Wenn eine Bezeichnung benutzt wird, die nicht in den ICD-10-Verzeichnissen auffindbar ist, sind darin verfügbare alternative Bezeichnungen zu prüfen. Sofern keine andere Beschreibung zur Verfügung steht, ist für die Verschlüsselung eine der folgenden Strategien anzuwenden:

Beispiel 2

Diagnose: Leukoplakie am Augenlid

Kode: H02.8 *Sonstige näher bezeichnete Affektionen des Augenlides*

Es gibt im Alphabetischen Verzeichnis unter Leukoplakie keinen Unterbegriff „Augenlid". Deshalb muss unter dem Begriff „Krankheit" nachgeschlagen werden. Dort findet man:

Krankheit
- Auge, Augen- H57.9
- - Lid- H02.9
- - - näher bez. a.n.k. H02.8

Da die Leukoplakie eine „näher bezeichnete Krankheit" ist und im Alphabetischen Verzeichnis ein entsprechender Hinweis angegeben ist, ist H02.8 die korrekte Schlüsselnummer.

Beispiel 3

Diagnose: 37 Jahre alter Mann mit subluxierter Katarakt

Kode: H26.9 *Katarakt, nicht näher bezeichnet*

Im Alphabetischen Verzeichnis gibt es unter Katarakt keinen Unterbegriff „subluxiert" und keinen Untereintrag „- näher bez. a.n.k.". Deshalb ist H26.9 die korrekte Schlüsselnummer.

Kommentar

Diese Kodierrichtlinie kann in bestimmten Fällen Erlösrelevanz entfalten. Im Zuge der Weiterentwicklung des G-DRG-Systems wurden zunehmend unspezifische Diagnosen sowohl aus der CCL-Matrix als auch aus anderen Komponenten des G-DRG-Systems, die Einfluss auf die Eingruppierung in DRGs besitzen, wie „komplexe" oder „komplizierende" Diagnosen, ausgenommen.

Bei „seltenen Erkrankungen" kann eine dieser Schlüsselnummern jedoch die einzige Alternative sein. (Vgl. einleitenden Kommentar zu den Allgemeineinen Kodierrichtlininen für Krankheiten!)

D010a   Kombinations-Schlüsselnummern

Eine einzelne Schlüsselnummer, die zur Klassifikation von zwei Diagnosen oder einer Diagnose mit einer Manifestation oder einer mit ihr zusammenhängenden Komplikation verwendet wird, wird als Kombinations-Schlüsselnummer bezeichnet. Kombinations-Schlüsselnummern werden durch Überprüfung der Einträge von eingerückten Begriffen im Alphabetischen Verzeichnis ermittelt und durch Nachlesen der Ein- und Ausschlusshinweise im Systematischen Verzeichnis der ICD-10-GM bestimmt (siehe DKR D013 *Im Systematischen Verzeichnis verwendete formale Vereinbarungen* (Seite 45) und DKR D014 *Im Alphabetischen Verzeichnis verwendete formale Vereinbarungen* (Seite 51)).

Die Kombinations-Schlüsselnummer ist nur dann zu verwenden, wenn diese Schlüsselnummer die betreffende diagnostische Information vollständig wiedergibt und wenn das Alphabetische Verzeichnis eine entsprechende Anweisung gibt.

Mehrfachkodierungen (siehe DKR D012 *Mehrfachkodierung* (Seite 34)) dürfen nicht verwendet werden, wenn die Klassifikation eine Kombinations-Schlüsselnummer bereitstellt, die eindeutig alle in der Diagnose dokumentierten Elemente umfasst.

Beispiel 1

Arteriosklerose der Extremitäten mit Gangrän

Richtig: **I70.25** *Atherosklerose der Extremitätenarterien, Becken-Bein-Typ, mit Gangrän*

Falsch: I70.29 *Sonstige und nicht näher bezeichnete Atherosklerose der Extremitätenarterien*

R02.8 *Sonstige und nicht näher bezeichnete Gangrän, anderenorts nicht klassifiziert*

Kommentar

Bei den Kombinationsschlüsselnummern ist auf eine präzise Auswahl zu achten.

Ein weiteres Beispiel ist die Verschlüsselung von Gallenblasenerkrankungen. Hier ist z.B. **exakt** zu klären, ob ein Stein, eine Obstruktion und/ oder eine Entzündung vorliegen, um den korrekten Kode aus K80.- *Cholelithiasis* oder K81.- *Cholezystitis* auszuwählen. Ferner ist auf den genauen anatomischen Abschnitt zu achten (Gallen**blase** oder Gallen**gang**). Eine Entzündung der Gallenblase mit Stein in der Gallenblase wäre mit K80.0- und eine Entzündung der Gallenblase ohne Stein mit K81.0- zu kodieren. Bei K80.- werden in der 5. Stelle 0 *Ohne Angabe einer Gallenwegsobstruktion* von 1 *Mit Gallenwegsobstruktion* unterschieden.

D011d Doppelkodierung

Manifestiert sich eine Krankheit an zwei oder mehreren Lokalisationen, so gelten für die Diagnosenkodierung folgende Regeln:

1. Dieselbe Schlüsselnummer für die Diagnose wird nur einmal angegeben.

2. Gibt es in der ICD eine eigene Schlüsselnummer für eine doppelseitige Erkrankung, so ist diese zu verwenden (siehe Beispiel 1).

3. Fehlen in der ICD Angaben zur Lokalisation, so kann das Zusatzkennzeichen „B" für „beidseitig" hinter der Schlüsselnummer angegeben werden (siehe Beispiel 2).

Beispiel 1

Ein Patient mit **doppelseitiger** Hernia inguinalis, ohne Einklemmung und ohne Gangrän, wird aufgenommen. Es wird in einer Sitzung ein laparoskopischer transperitonealer Verschluss beider Hernien durchgeführt.

Hauptdiagnose: K40.20 *Doppelseitige Hernia inguinalis, ohne Einklemmung und ohne Gangrän, nicht als Rezidivhernie bezeichnet.*

Prozedur(en): 5-530.31 B *Verschluss einer Hernia inguinalis mit alloplastischem, allogenem oder xenogenem Material, laparoskopisch transperitoneal [TAPP], beidseitig*

Beispiel 2

Ein Patient mit beidseitiger Radius-Fraktur (Colles) wird aufgenommen. Es wird in einer Sitzung eine geschlossene Reposition der Radius-Frakturen mit Spickung **beidseitig** durchgeführt.

Hauptdiagnose: S52.51 **B** *Distale Fraktur des Radius, Extensionsfraktur, Colles-Fraktur,*
                                                   beidseitig

Prozedur(en):   5-790.16 **B** *Geschlossene Reposition einer Fraktur oder Epiphysenlösung*
                                       mit Osteosynthese, durch Draht oder Zuggurtung/Cerclage,
                                       Radius distal, **beidseitig**

Zur bilateralen und mehrfachen Kodierung s.a. DKR D012 *Mehrfachkodierung* (Seite 34).

Kommentar

Während die Seitenangabe bei Diagnosen freiwillig ist, muss sie bei Prozeduren verpflichtend angegeben werden. Beidseitige Erkrankungen und Eingriffe sollten jedoch korrekt und stimmig kodiert werden. Im OPS wurden ab der Version 2005 für zahlreiche Eingriffe die Möglichkeit geschaffen, einseitige und beidseitige Eingriffe durch die Zusatzkennzeichen R = rechts, L = links, B = beidseits genau zu dokumentieren. Eine zweifache Eingabe des Prozedurenkodes erübrigt sich durch die zusätzliche Angabe von B = beidseits für die vom DIMDI im OPS mit ↔ gekennzeichneten Kodes.

D012i Mehrfachkodierung

Anmerkung: Erläuterungen, die mit den entsprechenden Abschnitten aus dem Regelwerk für die WHO-Ausgabe der ICD-10 (Band II) identisch sind, sind am Ende mit „(WHO)" gekennzeichnet.

Mehrfachkodierung ist in den folgenden Fällen erforderlich:

Kommentar

Bei der Mehrfachkodierung unterscheidet man grundsätzlich zwischen folgenden Kennzeichen für Diagnosenschlüssel: !, †, *

Diagnosenschlüssel mit !:   Dieser Sekundärschlüssel muss mit einem Primärschlüssel kombiniert werden.

Diagnosenschlüssel mit † (Ätiologie):   Dieser Primärschlüssel kann (zumeist muss) mit einem Sekundärschlüssel kombiniert werden.

Diagnosenschlüssel mit * (Manifestation): Dieser Sekundärschlüssel muss mit einem Primärschlüssel kombiniert werden.

1. Ätiologie- und Manifestationsverschlüsselung: „Kreuz - Stern - System"

Schlüsselnummern für Ätiologie (zugrunde liegende Ursache) werden durch das Kreuz-Symbol (†) und Manifestations-Schlüsselnummern durch das Stern-Symbol (*) gekennzeichnet. Zu kodieren ist **in derselben Reihenfolge, in der sie im Alphabetischen Verzeichnis oder im Systematischen Verzeichnis der ICD-10-GM erscheinen**, d.h. die Ätiologie-Schlüsselnummer, gefolgt von der Manifestations-Schlüsselnummer.

Diese Reihenfolge für die Ätiologie-/Manifestationsverschlüsselung gilt nur für das Kreuz-/Stern-System. Die Hauptdiagnosenregelung der DKR D002 erfährt somit außerhalb der Kreuz-/Stern-Systematik in Bezug auf die Reihenfolge von Ätiologie-/Manifestationskodes keine Einschränkung.

Kommentar

Die Reihenfolge der Kodes bei der Verschlüsselung von Ätiologie und Manifestation ist lediglich für die Kreuz-/Stern-Systematik innerhalb der ICD-10-GM festgelegt. Darüber hinaus erfährt die Hauptdiagnosenregelung außerhalb der Kreuz-/Stern-Systematik in Bezug auf die Reihenfolge von Ätiologie- und Manifestationskodes keine Einschränkung, das heißt, die Regelungen für die Festlegung der Hauptdiagnose gelten.

Sofern nicht die Möglichkeit besteht, eine Erkrankung mit einem einzelnen Diagnosekode inhaltlich ausreichend und abschließend abzubilden, ist die Kodierung mehrerer beschreibender ICD-10-GM-Kodes auch außerhalb definitiv vorgesehener Kodekombinationen (z.B. Kreuz-/Stern-System) möglich und ICD- sowie Kodierrichtlinienkonform.

Beispiel 1

Diagnose: Bursitis durch Gonokokken

ICD-10-GM Alphabetisches Verzeichnis:	**Bursitis** durch Gonokokken A54.4† M73.09*

ICD-10-GM Systematisches Verzeichnis:	**A54.4†**	***Gonokokkeninfektion des Muskel-Skelett-Systems***
		Gonokokken:
		Bursitis (M73.0-*)

	M73.0-*	***Bursitis gonorrhoica (A54.4†)***

Rubriken, die Diagnosebezeichnungen mit einer Kreuz-Kennung enthalten, treten in unterschiedlichen Formen auf (WHO):

a) Das Symbol (†) und die zugehörige Sternschlüsselnummer erscheinen beide in der Rubriküberschrift. Sämtliche in dieser Rubrik zu klassifizierenden Bezeichnungen unterliegen der Doppelklassifizierung und haben alle dieselbe Sternschlüsselnummer, zum Beispiel:

Beispiel 2

A17.0†	***Tuberkulöse Meningitis (G01*)***
	Tuberkulöse Leptomeningitis
	Tuberkulose der Meningen (zerebral) (spinal)

b) In der Rubriküberschrift erscheint das Symbol (†), aber nicht die zugehörige Sternschlüsselnummer. Sämtliche in dieser Rubrik zu klassifizierenden Bezeichnungen unterliegen der Doppelklassifizierung, haben jedoch unterschiedliche Sternschlüsselnummern (die bei jeder Bezeichnung aufgeführt sind), zum Beispiel:

Beispiel 3

A18.0†   *Tuberkulose der Knochen und Gelenke*
Tuberkulös:
- *Arthritis (M01.1-*)*
- *Knochennekrose (M90.0-*)*
- *Mastoiditis (H75.0*)*
- *Osteomyelitis (M90.0-*)*
- *Ostitis (M90.0-*)*
- *Synovitis (M68.0-*)*
- *Tenosynovitis (M68.0-*)*

Tuberkulose:
- *Hüfte (M01.15*)*
- *Knie (M01.16*)*
- *Wirbelsäule (M49.0-*)*

c)   In der Rubriküberschrift erscheinen weder das Symbol (†) noch die zugehörige Sternschlüsselnummer. Die Rubrik als Ganzes unterliegt nicht der Doppelklassifizierung, jedoch können einzelne darunter aufgeführte Bezeichnungen doppelt klassifiziert werden. In diesen Fällen sind die Bezeichnungen mit dem Symbol (†) und ihrer Sternschlüsselnummer gekennzeichnet, zum Beispiel:

Beispiel 4

A54.8   *Sonstige Gonokokkeninfektionen*
durch Gonokokken:
- *Peritonitis† (K67.1*)*
- *Pneumonie† (J17.0*)*
- *Sepsis*
- *Hautläsionen*

d)   Wenn bei der Verschlüsselung der Diagnose die ICD-10-Verzeichnisse auf einen Stern-Kode (Manifestation) führen, dann muss anschließend die Ätiologie geklärt werden. Dazu sind in der Systematik und im Alphabetischen Verzeichnis für viele Schlüsselnummern Hinweise aufgenommen worden (siehe Beispiel 5). Dabei können auch Schlüsselnummern zur Kodierung der Ätiologie benutzt werden, die in der ICD-Systematik keine Kreuz-Kodes sind. Auch sie werden in diesem Fall mit einem Kreuz (†) gekennzeichnet.

Beispiel 5

G63.3*   *Polyneuropathie bei sonstigen endokrinen und Stoffwechselkrankheiten*
(E00–E07†, E15–E16†, E20–E34†, E70–E89†)
Hier findet sich in der Systematik ein Hinweis auf mögliche Schlüsselnummern zur Kodierung der Ätiologie, und zwar mit einem † gekennzeichnet, obwohl diese Schlüsselnummern, wie z.B. E05.0 *Hyperthyreose mit diffuser Struma*, in der Systematik nicht als Kreuzkode definiert sind.

e)   An anderer Stelle (siehe Beispiel 6) fehlen Hinweise auf mögliche Schlüsselnummern zur Kodierung der Ätiologie. Hier ist dann vom behandelnden Arzt die zugrunde liegende Krankheit zu bestimmen.

Beispiel 6

J91*   *Pleuraerguss bei anderenorts klassifizierten Krankheiten*

Hier findet sich kein Hinweis auf entsprechende Kreuzkodes. Jede Schlüsselnummer, die die Ätiologie des Pleuraergusses kodiert, kann verwendet werden, wie z.B. I50.1- *Linksherzinsuffizienz,* und wird mit einem Kreuz (†) gekennzeichnet.

Kommentar

Die Kodierung des malignen Pleuraergusses hat sich mit der ICD-10-GM Version 2007 geändert. Bei dem Kode C78.2 *Sekundäre bösartige Neubildung der Pleura* wurde das Inklusivum „Maligner Pleuraerguss" gestrichen. Der CCL-relevante Sekundärkode J91* *Pleuraerguss bei anderenorts klassifizierten Krankheiten* kann somit für einen malignen Pleuraerguss im Rahmen der Kreuz-/Stern-Systematik z.B. zusammen mit der malignen Grundkrankheit kodiert werden.

Die ähnliche Konstellation „Aszites bei Peritonealkarzinose" wird mit dem CCL-relevanten Kode R18 *Aszites* in Kombination mit C78.6 *Sekundäre bösartige Neubildung des Retroperitoneums und des Peritoneums* verschlüsselt.

2. Hinweise zur Doppelklassifizierung

Für bestimmte Situationen ist eine andere Form der Doppelklassifizierung als die des Kreuz-Stern-Systems anwendbar, um den Gesundheitszustand einer Person vollständig zu beschreiben. Der Hinweis im Systematischen Verzeichnis „Soll ... angegeben werden, ist eine zusätzliche Schlüsselnummer zu benutzen", kennzeichnet viele solcher Situationen (WHO).

Hier sind aufzuzählen:

- Lokale Infektionen bei Zuständen, die den Kapiteln der „Organkrankheiten" zuzuordnen sind. Schlüsselnummern des Kapitels I zur Identifizierung des Infektionserregers werden hinzugefügt, sofern dieser im Rubriktitel nicht enthalten ist. Am Ende von Kapitel I steht für diesen Zweck die Kategoriengruppe B95!–B98! zur Verfügung (siehe Tabelle 2 (Seite 41)).

- Neubildungen mit funktioneller Aktivität. Eine geeignete Schlüsselnummer aus Kapitel IV kann zur Kennzeichnung der funktionellen Aktivität einer Neubildung der jeweiligen Schlüsselnummer aus Kapitel II hinzugefügt werden.

- Morphologie von Neubildungen. Obwohl die ICD-O nicht Bestandteil der Hauptklassifikation ICD ist, kann sie zur Kennzeichnung der Morphologie (Histologie) von Tumoren zusätzlich einer Schlüsselnummer von Kapitel II hinzugefügt werden.

- Ergänzungen für Zustände, die Kapitel V, F00–F09 (Organische, einschließlich symptomatischer psychischer Störungen) betreffen. Die zugrunde liegende Krankheit, Verletzung oder andere Hirnschädigung kann durch Hinzufügen einer Schlüsselnummer aus einem anderen Kapitel angegeben werden.

- Zwei Schlüsselnummern zur Beschreibung einer Verletzung, einer Vergiftung oder einer sonstigen Nebenwirkung. Zu einer Schlüsselnummer aus Kapitel XIX, die die Art der Verletzung beschreibt, kann auch eine Schlüsselnummer aus Kapitel XX für die Ursache zusätzlich angegeben werden.

Anmerkung: Sowohl die Kodes für die Morphologie von Neubildungen als auch die Kodes aus Kapitel XX sind für die DRG-Gruppierung nicht relevant.

Kommentar

Durch die Hinweise wird zum Ausdruck gebracht, dass neben der Kreuz-Stern-Systematik auch weitere Kombinationen geboten sein können.

Viele solcher Situationen sind im Systematischen Verzeichnis gekennzeichnet; dies gilt aber nicht für alle möglichen Konstellationen. Auch fordern mehrere, insbesondere spezielle Kodierrichtlinien direkt zur Doppelkodierung auf.

Reihenfolge von Diagnoseschlüsseln bei Mehrfachkodierung

ICD-Kodes **ohne Kennzeichen** oder **mit einem Kreuz** (Ätiologie, „†") als Kennzeichen werden im Folgenden als **Primär-Diagnoseschlüssel** bezeichnet, da diese alleine verwendet werden dürfen.

ICD-Kodes **mit einem Stern** (Manifestation, „*") oder **mit einem Ausrufezeichen** (Sonstiges, „!") als Kennzeichen werden im Folgenden als **Sekundär-Diagnoseschlüssel** bezeichnet, da sie nie alleine verwendet werden dürfen, sondern nur in Kombination mit einem Primär-Kode.

Für die Reihenfolge der ICD-Kodes bei Mehrfachverschlüsselung mit Primär- und Sekundär-Diagnoseschlüssel gelten folgende Regeln:

- Primär-Diagnoseschlüssel vor Sekundär-Diagnoseschlüssel
- Ein Primär-Diagnoseschlüssel gilt für alle folgenden Sekundär-Diagnoseschlüssel bis zum Auftreten eines neuen Primär-Diagnoseschlüssels.
- Ein Sekundär-Diagnoseschlüssel darf nie einem Sekundär-Diagnoseschlüssel zugeordnet werden. (D.h. ein Ausrufezeichenkode darf nie einem Sternkode zugeordnet werden und umgekehrt.)

Kreuz-Stern-System

In den Kodierrichtlinien, insbesondere in den Beispielen, sind die Diagnoseschlüssel gemäß obiger Regeln angeordnet.

Beispiel 7   (aus DKR 0401 *Diabetes mellitus*)

Ein Patient mit Diabetes Typ 1 mit peripheren vaskulären Komplikationen in Form einer Atherosklerose der Extremitätenarterien mit Ruheschmerz wird zur Bypass-Operation aufgenommen. Zusätzlich besteht eine Retinopathie mit erheblicher Einschränkung des Sehvermögens.

Hauptdiagnose:	E10.50†	*Diabetes mellitus, Typ 1 mit peripheren vaskulären Komplikationen, nicht als entgleist bezeichnet*
Nebendiagnose(n):	I79.2*	*Periphere Angiopathie bei anderenorts klassifizierten Krankheiten*
	I70.23	*Atherosklerose der Extremitätenarterien, Becken-Bein-Typ, mit Ruheschmerz*
	E10.30†	*Diabetes mellitus, Typ 1 mit Augenkomplikationen, nicht als entgleist bezeichnet*
	H36.0*	*Retinopathia diabetica*

Hinweis: Der Kode I70.23 *Atherosklerose der Extremitätenarterien, Becken-Bein-Typ, mit Ruheschmerz* dient in diesem Beispiel zur näheren Spezifizierung der durch das Kreuz-Stern-System beschriebenen Diagnose. Er ist nicht als Hauptdiagnose anzugeben.

Das Beispiel 7 ist gemäß Datenübermittlungsvereinbarung nach § 301 SGB V für die Entlassungsanzeige in der Segmentgruppe SG 1 (ETL-NDG) wie folgt aufzubereiten (siehe auch *Redaktionelle Hinweise* (Seite XXI)):

Diagnosen	Primär-Diagnoseschlüssel	Sekundär-Diagnoseschlüssel
	(Primär-Diagnose)	(Sekundär-Diagnose)
Hauptdiagnose	E10.50†	I79.2*
Nebendiagnose	I70.23	
Nebendiagnose	E10.30†	H36.0*

Beispiel 8 (aus DKR 0401 *Diabetes mellitus*)

Ein Patient mit Diabetes Typ 1 mit multiplen Komplikationen in Form einer Atherosklerose der Extremitätenarterien, einer Retinopathie und einer Nephropathie wird wegen einer schweren Entgleisung der Stoffwechsellage aufgenommen.

Hauptdiagnose:	E10.73†	*Diabetes mellitus, Typ 1 mit multiplen Komplikationen, mit sonstigen multiplen Komplikationen, als entgleist bezeichnet*
Nebendiagnose(n):	I79.2*	*Periphere Angiopathie bei anderenorts klassifizierten Krankheiten*
	H36.0*	*Retinopathia diabetica*
	N08.3*	*Glomeruläre Krankheiten bei Diabetes mellitus*

Anmerkung: Der Kode E10.73 ist mit einem „†" zu kennzeichnen, da er die Ätiologie der nachfolgenden Stern-Kodes (Manifestationen) kodiert. Gemäß den Regeln ist der „Ätiologiekode" stets vor den „Manifestationskodes" anzugeben. Gilt ein Ätiologiekode für mehrere Manifestationen, wie in diesem Beispiel, so gilt er für alle folgenden Stern-Kodes (Manifestationen) bis zum Auftreten eines neuen Kreuz-Kodes oder eines Kodes ohne Kennzeichen. Somit ist mit E10.73† die Ätiologie der Manifestationen I79.2*, H36.0* und N08.3* kodiert.

Das Beispiel 8 ist gemäß Datenübermittlungsvereinbarung nach § 301 SGB V für die Entlassungsanzeige in der Segmentgruppe SG 1 (ETL-NDG) wie folgt aufzubereiten (siehe auch *Redaktionelle Hinweise* (Seite XXI)):

Diagnosen	Primär-Diagnoseschlüssel (Primär-Diagnose)	Sekundär-Diagnoseschlüssel (Sekundär-Diagnose)
Hauptdiagnose	E10.73†	I79.2*
Nebendiagnose	E10.73†	H36.0*
Nebendiagnose	E10.73†	N08.3*

Ausrufezeichenkodes

Sowohl in der ICD-10-GM als auch in der Datenübermittlungsvereinbarung nach § 301 SGB V werden die Ausrufezeichenkodes (z.B. S31.83!) als „optionale" Schlüsselnummern bezeichnet. Mit einem Ausrufezeichen gekennzeichnete sekundäre Schlüsselnummern sind zum Teil optional, in anderen Fällen obligatorisch anzugeben.

Einen Überblick über die mit Ausrufezeichen gekennzeichneten ICD-Kodes/Kategorien bieten Tabelle 1 und 2.

Die in Tabelle 1 aufgeführten Ausrufezeichenkodes können angegeben werden, wenn dies aus klinischer Sicht sinnvoll ist.

Tabelle 1: **Optional anzugebende** mit einem Ausrufezeichen gekennzeichnete Kategorien/Kodes:

U99.–!	*Nicht belegte Schlüsselnummer U99*
V, W, X, Y	Alle Schlüsselnummern aus **Kapitel XX** (Äußere Ursachen von Morbidität und Mortalität)
Z33!	*Schwangerschaftsfeststellung als Nebenbefund*
Z50.–!	*Rehabilitationsmaßnahmen*
Z54.–!	*Rekonvaleszenz*

Beispiel 9

Eine Patientin wird mit Mittelhandfraktur aufgenommen. Nebenbefundlich wird eine Schwangerschaft in der 6. Schwangerschaftswoche festgestellt und überwacht.

Hauptdiagnose:	S62.32	*Fraktur eines sonstigen Mittelhandknochens, Schaft*
Nebendiagnose(n):	Z33!	*Schwangerschaftsfeststellung als Nebenbefund*
	O09.1!	*Schwangerschaftsdauer 5 bis 13 vollendete Wochen*
	Z34	*Überwachung einer normalen Schwangerschaft*

Alle Ausrufezeichenkodes, die in Tabelle 2 aufgeführt sind, sind obligat anzugeben.

Tabelle 2: Mit einem Ausrufezeichen gekennzeichnete Kategorien/Kodes, die **obligatorisch** anzugeben sind **(nicht optional)**:

B95.–!	*Streptokokken und Staphylokokken als Ursache von Krankheiten, die in anderen Kapiteln klassifiziert sind*
B96.–!	*Sonstige näher bezeichnete Bakterien als Ursache von Krankheiten, die in anderen Kapiteln klassifiziert sind*
B97.–!	*Viren als Ursache von Krankheiten, die in anderen Kapiteln klassifiziert sind*
B98.–!	*Sonstige näher bezeichnete infektiöse Erreger als Ursache von Krankheiten, die in anderen Kapiteln klassifiziert sind*
C94.8!	*Blastenkrise bei chronischer myeloischer Leukämie [CML]*
C95.8!	*Leukämie, refraktär auf Standard-Induktionstherapie*
C97!	*Bösartige Neubildungen als Primärtumoren an mehreren Lokalisationen*
G82.6-!	*Funktionale Höhe der Schädigung des Rückenmarkes*
I50.02!	*Rechtsherzinsuffizienz ohne Beschwerden*
I50.03!	*Rechtsherzinsuffizienz mit Beschwerden bei stärkerer Belastung*
I50.04!	*Rechtsherzinsuffizienz mit Beschwerden bei leichterer Belastung*
I50.05!	*Rechtsherzinsuffizienz mit Beschwerden in Ruhe*

Hinweis: Bei einer globalen Herzinsuffizienz kommen die Schlüsselnummern I50.02!–I50.05! nicht zur Anwendung. Es ist in diesem Fall die Schlüsselnummer I50.01 in Kombination mit einer Schlüsselnummer aus I50.1- zur Angabe des Stadiums der Herzinsuffizienz anzugeben.

I67.80!	*Vasospasmen bei Subarachnoidalblutung*
K72.7-!	*Hepatische Enzephalopathie und Coma hepaticum*
K74.7-!	*Klinische Stadien der Leberzirrhose*
L40.7-!	*Schweregrad der Psoriasis*
N39.47!	*Rezidivinkontinenz*
O09.–!	*Schwangerschaftsdauer*
R65.–!	*Systemisches inflammatorisches Response-Syndrom [SIRS]*
S06.7-!	*Bewusstlosigkeit bei Schädel-Hirn-Trauma*
S14.7-! S24.7-! S34.7-!	*Funktionale Höhe einer Verletzung des zervikalen/thorakalen/lumbosakralen Rückenmarkes*
S01.83! S21.83! S31.83!	*Offene Wunde (jeder Teil des Kopfes/Thorax/Abdomens, der Lumbosakralgegend und des Becken) mit Verbindung zu einer intrakraniellen/intrathorakalen/intraabdominellen Verletzung*
Sx1.84!	*Weichteilschaden I. Grades bei geschlossener Fraktur oder Luxation (nach Lokalisation)*
Sx1.85!	*Weichteilschaden II. Grades bei geschlossener Fraktur oder Luxation (nach Lokalisation)*
Sx1.86!	*Weichteilschaden III. Grades bei geschlossener Fraktur oder Luxation (nach Lokalisation)*
Sx1.87!	*Weichteilschaden I. Grades bei offener Fraktur oder Luxation (nach Lokalisation)*
Sx1.88!	*Weichteilschaden II. Grades bei offener Fraktur oder Luxation (nach Lokalisation)*
Sx1.89!	*Weichteilschaden III. Grades bei offener Fraktur oder Luxation (nach Lokalisation)*
T31.–!	*Verbrennungen, klassifiziert nach dem Ausmaß der betroffenen Körperoberfläche*
T32.–!	*Verätzungen, klassifiziert nach dem Ausmaß der betroffenen Körperoberfläche*
U60.–!	*Klinische Kategorien der HIV-Krankheit*
U61.–!	*Anzahl der T-Helferzellen bei HIV-Krankheit*
U69.0-!	*Anderenorts klassifizierte, im Krankenhaus erworbene Pneumonie*

Hinweis: Die Schlüsselnummern sind nur von Krankenhäusern, die zur externen Qualitätssicherung nach § 137 SGB V verpflichtet sind, und nur für vollstationär behandelte, erwachsene Patienten (18 Jahre und älter) anzugeben.

U69.10!	*Anderenorts klassifizierte Krankheit, für die der Verdacht besteht, dass sie Folge einer medizinisch nicht indizierten ästhetischen Operation, einer Tätowierung oder eines Piercings ist*
U69.11!	*Dauerhaft erworbene Blutgerinnungsstörung*
U69.12!	*Temporäre Blutgerinnungsstörung*
U69.13!	*Herz-Kreislauf-Stillstand vor Aufnahme in das Krankenhaus*
U69.20!	*Influenza A/H1N1 Pandemie 2009 [Schweinegrippe]*
U69.21!	*Influenza A/H5N1 Epidemie [Vogelgrippe]*

U69.40!	*Rekurrente Infektion mit Clostridium difficile*
U80.–!	*Grampositive Erreger mit bestimmten Antibiotikaresistenzen, die besondere therapeutische oder hygienische Maßnahmen erfordern*
U81.–!	*Gramnegative Erreger mit bestimmten Antibiotikaresistenzen, die besondere therapeutische oder hygienische Maßnahmen erfordern*
U82.–!	*Mykobakterien mit Resistenz gegen Antituberkulotika (Erstrangmedikamente)*
U83!	*Candida mit Resistenz gegen Fluconazol oder Voriconazol*
U84!	*Herpesviren mit Resistenz gegen Virustatika*
U85!	*Humanes Immundefizienz-Virus mit Resistenz gegen Virustatika oder Proteinaseinhibitoren*
Z37.–!	*Resultat der Entbindung*

Kommentar

Der seit 17.02.2020 zu verwendende Kode U07.1! *COVID-19, Virus nachgewiesen* sollte sinngemäß als obligater Zusatzkode angesehen und verschlüsselt werden. Gleiches gilt für den seit 23.03.2020 verfügbaren Kode U07.2! *COVID-19, Virus nicht nachgewiesen.*

Kommentar

Schon für 2010 wurde klargestellt, dass die Kodes aus der Tabelle 2 **obligat** anzugeben sind und die Kodes aus Tabelle 1 **angegeben werden können**, wenn dies aus klinischer Sicht sinnvoll ist. Durch die Festlegung „obligat anzugeben" ist klar festgelegt, dass die Kodes aus Tabelle 2 immer anzugeben sind, unabhängig davon, ob sie die Bedingungen der Nebendiagnose erfüllen oder nicht.

Zunehmend wichtig werden die Kodes U80.–! bis U85! bei Infektionen mit resistenten Errergern. Seit 2017 orientieren sich diese Kodes an der geltenden Nomenklatur der KRINKO. Bei symptomfreien Bakterienträgern, die im Krankenhaus einen erheblichen Aufwand verursachen können, wird der entsprechende Kode in Kombination mit Z22.3 *Keimträger anderer näher bezeichneter bakterieller Krankheiten* verschlüsselt.

Wichtig ist der Kode U69.0–! *Anderenorts klassifizierte, im Krankenhaus erworbene Pneumonie.* Die Schlüsselnummer wird ausschließlich bei vollstationären Fällen nur von Krankenhäusern kodiert, die zur externen Qualitätssicherung nach § 137 SGB V verpflichtet sind. Sie dient der Abgrenzung zu ambulant erworbenen Pneumonien.

Der Kode wird nur genutzt, wenn sich Symptome und Befunde frühestens 48 h nach der Aufnahme oder bis 90 Tage nach Entlassung manifestieren und eine Pneumonie entsprechend den folgenden modifizierten CDC-Kriterien (Centers for Disease Control and Prevention, USA) diagnostiziert wird:

- eine Röntgenuntersuchung ein neues oder progressives und persistierendes Infiltrat, eine Verdichtung, eine Kavitation oder einen pleuralen Erguss aufweist,

zusätzlich mindestens eines der folgenden Kriterien erfüllt ist:

- Fieber $\geq$ 38,3 Grad C ohne andere mögliche Ursachen,

- Leukopenie < 4.000 Leukozyten/mm^3 oder Leukozytose > 12.000 Leukozyten/mm^3,

- bei Alter > 70 Jahre veränderter mentaler Status, der keine andere Ursache haben kann,

./.

./.

und darüber hinaus noch mindestens zwei der folgenden Kriterien erfüllt sind:

- neues Auftreten von eitrigem Sputum oder Veränderung der Charekteristika des Sputums,
- neu aufgetretener oder verschlimmerter Husten, Dyspnoe oder Tachypnoe,
- Rasselgeräusche oder bronchiale Atemgeräusche,
- Verschlechterung des Gasaustausches ($PaO_2/FiO_2 \leq 240$), gesteigerter Sauerstoffbedarf oder Beatmungsnotwendigkeit.

Der Kode begründet nicht den Verdacht auf einen Behandlungsfehler.

Es ist selbstverständlich, dass die oben genannten Kriterien in der Akte dokumentiert sein sollten. Vor allem die Diskrepanz zwischen Aufnahmebefund und Befund während des stationären Aufenthaltes ist hier von Interesse.

Kommentar

Die Übermittlung des Kodes U69.10! *Anderenorts klassifizierte Krankheit, für die der Verdacht besteht, dass sie Folge einer medizinisch nicht indizierten ästhetischen Operation, einer Tätowierung oder eines Piercings ist* an die Krankenkasse wurde mit dem Pflege-Weiterentwicklungsgesetz zum 01.07.2008 durch Ergänzung des § 294a SGB V (Mitteilung von Krankheitsursachen und drittverursachten Gesundheitsschäden) auf eine gesetzliche Grundlage gestellt. In Verbindung mit § 52 SGB V (Leistungsbeschränkung bei Selbstverschulden) ist die Angabe nunmehr verpflichtend. Die Kodierung hat demnach Auswirkungen auf das Verhältnis zwischen Versicherung und Versichertem, nicht aber auf das Verhältnis zwischen Versicherung und Krankenhaus. Das bedeutet, dass die Krankenhausrechnung wie bisher von der gesetzlichen Krankenversicherung zu bezahlen ist, die Versicherung aber einen Teil der Kosten vom Patienten zurückfordern kann. *„Weiß der Behandelnde, dass eine vollständige Übernahme der Behandlungskosten durch einen Dritten nicht gesichert ist oder ergeben sich nach den Umständen hierfür hinreichende Anhaltspunkte, muss er den Patienten vor Beginn der Behandlung über die voraussichtlichen Kosten der Behandlung in Textform informieren. Weitergehende Formanforderungen aus anderen Vorschriften bleiben unberührt."* (§ 630c Abs. 3 BGB)

Im Jahr 2014 wurde die DKR D012 *Mehrfachkodierung* an die neue Diagnosenklassifikation angepasst. Die seit 2014 eingeführten Zusatzkodes für die Angabe einer dauerhaft erworbenen (U69.11!) oder temporären Blutgerinnungsstörung (U69.12!) wurden in die Tabelle 2 aufgenommen, in der alle Ausrufezeichenkodes aufgeführt sind, die obligat anzugeben sind. Diese Änderung steht im Zusammenhang mit den seit 2013 differenzierten Zusatzentgelten für Blutgerinnungsfaktoren. Seit 2014 wird im Zusatzentgelte-Katalog für Blutgerinnungsstörungen (Anlage 7) der Hinweis präzisiert, dass bei den nach dauerhaft erworbenen und temporären zu differenzierenden ICD-Kodes (Tabelle 3 der Anlage 7) dauerhaft erworbene Blutgerinnungsstörungen, die dem extrabudgetären ZE2020-97 *Behandlung von Blutern mit Blutgerinnungsfaktoren* zuzuordnen sind, mit dem Zusatzkode (U69.11!) und temporäre Blutgerinnungsstörungen, die dem intrabudgetären ZE2020-137/138/139 *Gabe von Blutgerinnungsfaktoren* zuzuordnen sind, mit dem Zusatzkode (U69.12!) zu kennzeichnen sind. Diese Zusatzkodes dürfen nur in Verbindung mit einer primären Schlüsselnummer (Tabelle 3 der Anlage 7) verwendet werden, um dadurch die abrechenbaren Zusatzentgelte ZE2020-97 oder ZE-2020-137/138/139 über die Kodierung eindeutig zu bestimmen und die Kalkulation zu ermöglichen.

Es kann vorkommen, dass ein Ausrufezeichenkode unter klinischen Aspekten mehreren Primär-Diagnoseschlüsseln zugeordnet werden kann (siehe Beispiel 10). In diesem Fall ist es notwendig den Sekundär-Diagnoseschlüssel einmal anzugeben und ihn ans Ende der Liste der zutreffenden Primär-Diagnoseschlüssel zu stellen.

Kommentar

Die für sein Fachgebiet/die Pflege relevanten Kodes dieser Liste sollte jeder Kodierende kennen. Sie machen die medizinisch richtige Kodierung einiger Fälle erst möglich und betreffen insbesondere die differenzierte Kodierung ökonomisch aufwendiger Patienten.

Stern-Schlüsselnummern und Ausrufezeichen-Schlüsselnummern sind Sekundärkodes, die nicht als alleinige Schlüsselnummern verwendet werden dürfen, sondern nur zusammen mit einem Primärkode.

Beispiel 10   (aus DKR 1905 *Offene Wunden/Verletzungen*)

Ein Patient wird mit vollständiger Zerreißung des Nierenparenchyms, Milzriss mit Parenchymbeteiligung und kleinen Risswunden an mehreren Dünndarmabschnitten sowie Heraustreten von Eingeweiden durch die Bauchwand aufgenommen.

Hauptdiagnose: S37.03   *Komplette Ruptur des Nierenparenchyms*

Nebendiagnose(n): S36.03   *Rissverletzung der Milz mit Beteiligung des Parenchyms*

                             S36.49   *Verletzung des Dünndarmes, sonstiger und mehrere Teile des Dünndarmes*

                             S31.83!   *Offene Wunde (jeder Teil des Abdomens, der Lumbosakralgegend und des Beckens) mit Verbindung zu einer intraabdominalen Verletzung*

Das Beispiel 10 ist gemäß Datenübermittlungsvereinbarung nach § 301 SGB V für die Entlassungsanzeige in der Segmentgruppe SG 1 (ETL-NDG) wie folgt aufzubereiten (siehe auch *Redaktionelle Hinweise* (Seite XXI)):

Diagnosen	Primär-Diagnoseschlüssel	Sekundär-Diagnoseschlüssel
	(Primär-Diagnose)	(Sekundär-Diagnose)
Hauptdiagnose	S37.03	S31.83!
Nebendiagnose	S36.03	S31.83!
Nebendiagnose	S36.49	S31.83!

D013c Im Systematischen Verzeichnis verwendete formale Vereinbarungen

Einige formale Vereinbarungen der ICD-10-GM sind für die Kodierung und für die Interpretation verschlüsselter Daten wichtig. Die hier dargestellten formalen Vereinbarungen orientieren sich an den entsprechenden Abschnitten des Regelwerks für die WHO-Ausgabe der ICD-10 (Band II). Identische Textpassagen sind deshalb durch „(WHO)" gekennzeichnet.

Inklusiva (WHO)

Innerhalb der 3- und 4-stelligen Rubriken ist gewöhnlich eine Reihe anderer Diagnosebezeichnungen aufgeführt. Sie heißen Inklusiva [Einschlussbezeichnungen, „Inkl."] und sind ergänzend zum Titel als Beispiele für diagnostische Feststellungen angegeben, die in dieser Rubrik zu klassifizieren sind. Sie können sich auf verschiedenartige Zustände beziehen oder Synonyme sein. Sie stellen keine Untergliederung der Rubrik dar (siehe Beispiel 1: K31.0 *Akute Magendilatation*).

Inklusiva sind vorrangig als Hinweis auf den Inhalt der Rubrik aufgeführt. Viele der Angaben beziehen sich auf wichtige oder geläufige Bezeichnungen, die der Rubrik angehören. Andere sind als Krankheitszustand oder als Lokalisation Grenzfälle, die die inhaltliche Grenze zwischen den einzelnen Subkategorien kennzeichnen sollen. Die Liste der Inklusiva ist keineswegs erschöpfend; alternative Diagnosebezeichnungen sind im Alphabetischen Teil aufgeführt. Bei der Verschlüsselung einer vorgegebenen Diagnose sollte als erstes dort nachgeschlagen werden.

Beispiel 1

K31.–   *Sonstige Krankheiten des Magens und des Duodenums*
    Inkl.:   *Funktionelle Magenkrankheiten*
    Exkl.:   *Divertikel des Duodenums (K57.0–K57.1)*
          Gastrointestinale Blutung (K92.0–K92.2)

K31.0   *Akute Magendilatation*
    Akute Distension des Magens

K31.1   *Hypertrophische Pylorusstenose beim Erwachsenen*
    Pylorusstenose o.n.A.
    Exkl.:   *Angeborene oder infantile Pylorusstenose (Q40.0)*

Allgemeine diagnostische Beschreibungen, die für eine Reihe von Kategorien oder für sämtliche Subkategorien einer 3-stelligen Kategorie gelten, sind jeweils im Anschluss an eine Kapitel-, Gruppen- oder Kategorienüberschrift aufgeführt und durch „Inkl.:" gekennzeichnet (siehe Beispiel 1: K31.– *Sonstige Krankheiten des Magens und des Duodenums*).

Exklusiva (WHO)

Bestimmte Rubriken enthalten Angaben über Krankheitszustände, die durch „Exkl.:" gekennzeichnet sind. Dabei handelt es sich um Bezeichnungen, die – selbst wenn der Titel der Rubrik vermuten lässt, dass sie an dieser Stelle zu klassifizieren wären – tatsächlich an anderer Stelle klassifiziert sind. Ein solches Beispiel ist die Kategorie A46 *„Erysipel [Wundrose]"*, in der das postpartale oder puerperale Erysipel ausgeschlossen ist. Bei den Exklusiva steht in Klammern die Schlüsselnummer derjenigen Kategorie oder Subkategorie, der die Ausschlussbezeichnung zuzuordnen ist (siehe Beispiel 1: K31.1 *Hypertrophische Pylorusstenose beim Erwachsenen*).

Allgemeine Ausschlüsse für eine Vielzahl von Kategorien oder für alle Subkategorien einer 3-stelligen Kategorie sind direkt nach dem Titel des Kapitels, der Gruppe oder der Kategorie aufgeführt und ebenfalls durch „Exkl.:" gekennzeichnet (siehe Beispiel 1: K31.– *Sonstige Krankheiten des Magens und des Duodenums*).

Kommentar

Zu der Frage, ob Kodes, die im „Exkl." eines Kodes genannt werden, gleichzeitig mit diesem verwendet werden dürfen, erläutert das Deutsche Institut für Medizinische Dokumentation und Information (DIMDI) Folgendes:

„Das „Exkl." eines Kodes besagt, dass mit dem im Exklusivum genannten Kode eine Erkrankung anderer Genese bzw. ein nicht regelhaft enthaltener Zustand abgegrenzt (klassifiziert) wird. Folglich können beide Kodes nebeneinander verwendet werden, wenn die Erkrankungen/Zustände sowohl als auch beim Patienten vorliegen und diagnostisch voneinander abgrenzbar sind."

Dies soll an folgendem Beispiel erläutert werden:

Kode	Klassentitel
P22.-	**Atemnot [Respiratory distress] beim Neugeborenen**
	Exkl.: Respiratorisches Versagen beim Neugeborenen (P28.5)
P22.0	**Atemnotsyndrom [Respiratory distress syndrome] des Neugeborenen**
	Atemnotsyndrom [Respiratory distress syndrome] des Säuglings
	Hyaline Membrankrankheit
P28.5	**Respiratorisches Versagen beim Neugeborenen**

Für dieses Beispiel lautet die Frage also: Dürfen das „Atemnotsyndrom [Respiratory distress syndrome] des Neugeborenen" (P22.0) und das „Respiratorische Versagen beim Neugeborene" (P28.5) bei einem Patienten nebeneinander kodiert werden?

Hier liegt eine Konstellation wie oben beschrieben vor, da nach allgemeinem medizinischen Verständnis ein „Atemnotsyndrom [Respiratory distress syndrome] des Neugeborenen" (P22.0) nicht notwendigerweise mit einem „Respiratorischen Versagen beim Neugeborenen" (P28.5) vergesellschaftet ist. Darüber hinaus können beide Zustände diagnostisch voneinander abgegrenzt werden.

Glossar

Kapitel V „Psychische und Verhaltensstörungen" enthält außer den Ein- und Ausschluss-bezeichnungen ein Glossar mit inhaltlichen Hinweisen zu den Rubriken. Es wurde desh alb eingesetzt, weil die Terminologie der psychischen Störungen unterschiedlich ist, insbesondere in den verschiedenen Ländern. Zur Beschreibung gänzlich unterschiedlicher Krankheitszustände werden oft dieselben Bezeichnungen verwendet.

Runde Klammern „( )"

1. Runde Klammern (Parenthesen) umschließen zusätzliche Wörter, die bei einer Diagnoseangabe stehen können, ohne dass dadurch die Verschlüsselung beeinflusst wird.

Beispiel 2

In den Einschlussbegriffen bei I12.– *Hypertensive Nierenkrankheit* bedeutet die Zeile „Arteriosklerotische Nephritis (chronisch) (interstitiell)", dass I12.– die Schlüsselnummer für die Bezeichnung „Arteriosklerotische Nephritis" ist, sei es allein oder mit den Worten „chronisch" oder „interstitiell" (oder beiden) konkretisiert.

2. Runde Klammern werden zur Angabe der zutreffenden Schlüsselnummer bei Exklusiva benutzt.

Beispiel 3

I88.– ***Unspezifische Lymphadenitis***
    Exkl.: *Lymphknotenvergrößerung o.n.A.* (R59.–)

3. Runde Klammern bei den Gruppenbezeichnungen umschließen die 3-stelligen Schlüsselnummern der Kategorien, die in diese Gruppe fallen.
4. Schließlich werden runde Klammern für das Kreuz-Stern-System benutzt. Runde Klammern werden zur Angabe des Kreuzkodes bei Sternkodes oder des Sternkodes bei Bezeichnungen mit Kreuzkode benutzt.

Beispiel 4

A32.1† ***Meningitis und Meningoenzephalitis durch Listerien***
    durch Listerien:
    • *Meningitis (G01*)*
    • *Meningoenzephalitis (G05.0*)*

G01* ***Meningitis bei anderenorts klassifizierten bakteriellen Krankheiten***
    Meningitis (bei) (durch):
    • *Anthrax [Milzbrand] (A22.8†)*
    • *Gonokokken (A54.8†)*
    • *Leptospirose (A27.–†)*
    • *Listerien (A32.1†)*

Eckige Klammern „[ ]"

Eckige Klammern werden benutzt zur Bezeichnung von Synonyma, alternativen Formulierungen oder erläuternden Ausdrücken, zum Beispiel:

Beispiel 5

A30.– ***Lepra [Aussatz]***
A46 ***Erysipel [Wundrose]***

Doppelpunkt „:"

Ein Doppelpunkt wird bei Aufzählungen von Inklusiva und Exklusiva verwendet, wenn das vorangestellte Wort für die Zuordnung zu der betreffenden Rubrik keine vollständige Bezeichnung darstellt. Ein oder mehrere der nach dem Doppelpunkt stehenden modifizierenden oder genauer beschreibenden Wörter werden benötigt, damit der Begriff der Rubrik zugeordnet werden kann.

Beispiel 6

In K36 *Sonstige Appendizitis* ist die Diagnose „Appendizitis" nur dann einzuordnen, wenn sie durch die Wörter „chronische" oder „rezidivierende" genauer beschrieben ist.

> **K36** **Sonstige Appendizitis**
> *Appendizitis:*
> * *chronisch*
> * *rezidivierend*

Senkrechter Strich „|"

Ein senkrechter Strich wird bei Aufzählungen von Inklusiva und Exklusiva benutzt, wenn we der das vorangegangene Wort noch das folgende Wort vollständige Bezeichnungen sind. Jede vor dem senkrechten Strich stehende Bezeichnung muss mit einer oder mehreren der dahinter stehenden Bezeichnungen kombiniert werden.

Beispiel 7

O71.6 **Schädigung von Beckengelenken und -bändern unter der Geburt**	
Abriss des inneren Symphysenknorpels	
Schädigung des Steißbeins	unter der Geburt
Traumatische Symphysenruptur	

Ohne nähere Angabe „o.n.A."

„o.n.A." ist eine Abkürzung für „ohne nähere Angabe". Sie ist praktisch gleichbedeutend mit „n.n.bez." = „nicht näher bezeichnet".

Manchmal wird ein ungenau bezeichneter Begriff dennoch zusammen mit spezifischeren Begriffen unter derselben Schlüsselnummer klassifiziert. Das hängt damit zusammen, dass in der medizinischen Terminologie oft der allgemeine Begriff für die üblicherweise vorkommende Form einer Krankheit benutzt wird, während die weniger häufig vorkommenden Arten näher bezeichnet werden. Zum Beispiel wird gewöhnlich „Mitralklappenstenose" als Bezeichnung für die „rheumatische Mitralklappenstenose" benutzt und deshalb mit ihr zusammen klassifiziert; eine Pulmonalstenose wird jedoch nur dann als rheumatisch verschlüsselt, wenn sie auch so bezeichnet ist, da sie meist anderer Genese ist.

Beispiel 8

> **I05.–** **Rheumatische Mitralklappenkrankheiten**
> *Inkl.:* *Zustände, die unter I05.0 und I05.2–I05.9 klassifizierbar sind, unabhängig davon, ob als rheumatisch bezeichnet oder nicht*
> *Exkl.:* *Als nichtrheumatisch bezeichnet (I34.–)*
>
> **I05.0** **Mitralklappenstenose**
> *Mitralklappenobstruktion (rheumatisch)*
>
> **I05.1** **Rheumatische Mitralklappeninsuffizienz**

Solche impliziten Annahmen müssen zur Vermeidung einer falschen Verschlüsselung berücksichtigt werden. Eine sorgfältige Durchsicht der Inklusiva wird deutlich zeigen, wo solche Ursachen vorausgesetzt wurden. Eine Bezeichnung sollte solange nicht unter „nicht näher bezeichnet" verschlüsselt werden, bis genau feststeht, dass keine weiteren Angaben vorhanden sind, die eine spezifische Zuordnung an anderer Stelle zulassen.

Bei der Interpretation von Statistiken auf ICD-Basis ist darauf zu achten, dass es immer wieder einige „nicht näher bezeichnete" Krankheiten gibt, die offensichtlich mit einer Schlüsselnummer für „näher bezeichnet" kodiert wurden, die aber in den Unterlagen, nach denen verschlüsselt wurde, nicht eindeutig spezifiziert waren. Für Zeitreihen und die Interpretation von Statistiken ist es wichtig zu bedenken, dass sich solche Annahmen von einer ICD-Revision zur anderen ändern können. So wurde zum Beispiel vor der 8. Revision der ICD angenommen, dass ein „nicht näher bezeichnetes" Aortenaneurysma syphilitischen Ursprungs sei.

Anderenorts nicht klassifziert „a.n.k."

Werden in einer 3-stelligen Kategorienbezeichnung die Worte „anderenorts nicht klassifiziert" oder die Abkürzung „a.n.k." benutzt, so dienen sie als eine Art Warnung: Bestimmte näher bezeichnete Varianten der aufgeführten Krankheitszustände sind möglicherweise anderen Teilen der Klassifikation zuzuordnen. Zum Beispiel:

Beispiel 9

J16.– *Pneumonie durch sonstige Infektionserreger, anderenorts nicht klassifiziert*
Exkl.: Ornithose (A70)
Plasmazelluläre interstitielle Pneumonie (B48.5)
Pneumonie:
• angeboren (P23.–)
• o.n.A. (J18.9)

J16.0 *Pneumonie durch Chlamydien*

J16.8 *Pneumonie durch sonstige näher bezeichnete Infektionserreger*

Auch andere Kategorien, wie in Kapitel I (z.B. B05.2 „Masernpneumonie"), Kapitel X (z.B. J10–J15) oder in anderen Kapiteln (z.B. P23.– angeborene Pneumonie) dienen der Verschlüsselung von Pneumonien durch näher bezeichnete Infektionserreger. Die Kategorie J18.– „Pneumonie, Erreger nicht näher bezeichnet", enthält Pneumonien, für die ein Infektionserreger nicht angegeben wurde.

„Und" in Titeln

„Und" steht für „und/oder". Zum Beispiel sind in der Schlüsselnummer A18.0† *Tuberkulose der Knochen und Gelenke* die Fälle „Tuberkulose der Knochen", „Tuberkulose der Gelenke" und „Tuberkulose der Knochen und Gelenke" zu klassifizieren.

Punkt Strich „.–" und Strich „-" am Ende von Schlüsselnummern

Alle 3-stelligen Schlüsselnummern, die in 4- oder 5-stellige Schlüsselnummern unterteilt sind, sind an 4. und 5. Stelle durch einen „.–" gekennzeichnet. Alle 4-stelligen Schlüsselnummern, die in 5-stellige Schlüsselnummern unterteilt sind, sind an 5. Stelle durch „-" gekennzeichnet (s. Beispiel 10).

Beispiel 10

G90. –	*Krankheiten des autonomen Nervensystems*
G90.0-	*Idiopathische periphere autonome Neuropathie*
G90.00	*Karotissinus-Syndrom (Synkope)*
G90.08	*Sonstige idiopathische periphere autonome Neuropathie*
G90.1	*Familiäre Dysautonomie [Riley-Day-Syndrom]*

Dadurch wird darauf hingewiesen, dass es für diese 3-stelligen/4-stelligen Kategorien 4-stellige/5-stellige Subkategorien gibt, die beim Kodieren verwendet werden müssen. Diese Übereinkunft gilt für alle ICD-10-Verzeichnisse.

D014d Im Alphabetischen Verzeichnis verwendete formale Vereinbarungen

Das Alphabetische Verzeichnis der ICD-10-GM unterstützt die Verschlüsselung nach dem Systematischen Verzeichnis inkl. des Kreuz-Stern-Systems und der Zusatzschlüsselnummern. Die im Alphabetischen Verzeichnis verwendeten formalen Vereinbarungen sind dort beschrieben. Maßgeblich für die Kodierung ist stets das Systematische Verzeichnis. Soweit das Alphabetische Verzeichnis zu einem unspezifischen Kode (z.B. „.9-Kode") führt, ist deshalb im Systematischen Verzeichnis zu prüfen, ob eine spezifischere Kodierung möglich ist.

D015n Erkrankungen bzw. Störungen nach medizinischen Maßnahmen

Kommentar

2013 wurde diese Kodierrichtlinie eigenständig und aus dem Kontext der D002 herausgelöst. Die hier beschriebenen Regelungen gelten nunmehr für Haupt- und Nebendiagnosen.

Folgende Suchstrategie kann bei der Kodierung von Erkrankungen bzw. Störungen nach medizinischen Maßnahmen verfolgt werden:

1. Gibt es einen spezifischen Kode z.B. im jeweiligen Organkapitel (inkl. *Verletzungen S00–S99*)? Wenn nein, dann:

2. Gibt es einen passenden Kode in den in Tabelle 1 ausgewiesenen Kategorien? Wenn nein, dann:

3. Gibt es einen passenden Kode aus der Kategorie T80–T88 *Komplikationen bei chirurgischen Eingriffen und medizinischer Behandlung, anderenorts nicht klassifiziert?*

Speziell bei der Beschreibung von Problemen mit Implantaten etc. ist die Kategorie unter Punkt 3 häufig sehr spezifisch (vgl. z.B. DKR 0911). Im weiteren Zusammenhang sei an dieser Stelle auch auf den Exkl.-Hinweis des Kodes M96.6: *Andere Komplikation durch ein internes orthopädisches Gerät, durch Implantate oder Transplantate (T84.-)* verwiesen.

„Spezifität" bedeutet in diesem Kontext, die „passenden Diagnosen" zu einem medizinischen Zustand (im Sinne einer Erkrankung oder Störung) zu finden und **nicht** „den Verursacher" für ein Problem zu identifizieren.

Beispiel: Ein versehentlicher Milzriss während eines Abdominaleingriffs, der eine Splenektomie nach sich zieht, sollte demnach mit S36.03 *Rissverletzung der Milz mit Beteiligung des Parenchyms* verschlüsselt werden.

Erkrankungen bzw. Störungen nach medizinischen Maßnahmen als Hauptdiagnose

Kodes für die spezifische Verschlüsselung von Erkrankungen bzw. Störungen nach medizinischen Maßnahmen finden sich beispielsweise in den folgenden Kategorien:

Tabelle 1:

E89.– *Endokrine und Stoffwechselstörungen nach medizinischen Maßnahmen, anderenorts nicht klassifiziert*

G97.– *Krankheiten des Nervensystems nach medizinischen Maßnahmen, anderenorts nicht klassifiziert*

H59.– *Affektionen des Auges und der Augenanhangsgebilde nach medizinischen Maßnahmen, anderenorts nicht klassifiziert*

H95.– *Krankheiten des Ohres und des Warzenfortsatzes nach medizinischen Maßnahmen, anderenorts nicht klassifiziert*

I97.– *Kreislaufkomplikationen nach medizinischen Maßnahmen, anderenorts nicht klassifiziert*

J95.– *Krankheiten der Atemwege nach medizinischen Maßnahmen, anderenorts nicht klassifiziert*

K91.– *Krankheiten des Verdauungssystem nach medizinischen Maßnahmen, anderenorts nicht klassifiziert*

M96.– *Krankheiten des Muskel-Skelett-Systems nach medizinischen Maßnahmen, anderenorts nicht klassifiziert*

Kommentar

Seit 2016 ist klargestellt, dass der Kode M96.6 *Knochenfraktur nach Einsetzen eines orthopädischen Implantates, einer Gelenkprothese oder einer Knochenplatte* **ausschließlich** bei einer beim Einsetzen eines orthopädischen Implantates, einer Gelenkprothese oder einer Knochenplatte aufgetretenen Fraktur anzugeben ist. Zusätzlich kann ein Kode für die Fraktur (z.B. aus S72.- *Fraktur des Femurs*) benutzt werden.

N99.– *Krankheiten des Urogenitalsystems nach medizinischen Maßnahmen, anderenorts nicht klassifiziert*

Diese Kodes sind nur dann als Hauptdiagnose zu verschlüsseln, wenn kein spezifischerer Kode in Bezug auf die Erkrankung bzw. Störung existiert. Gleiches gilt für die Kategorien T80–T88 *Komplikationen bei chirurgischen Eingriffen und medizinischer Behandlung, anderenorts nicht klassifiziert*. Die Kodes aus Tabelle 1 sind Kodes aus T80–T88 vorzuziehen, soweit letztere die Erkrankung bzw. Störung nicht spezifischer beschreiben.

Beispiel 1

Ein Patient wird wegen einer Hypothyreose nach Thyreoidektomie vor einem Jahr stationär aufgenommen.

Hauptdiagnose: E89.0   *Hypothyreose nach medizinischen Maßnahmen*

Beispiel 2

Ein Herzschrittmacherträger wird wegen einer Elektrodendislokation stationär aufgenommen.

Hauptdiagnose: T82.1   *Mechanische Komplikation durch ein kardiales elektronisches Gerät*

Anmerkung: I97.89 *Sonstige Kreislaufkomplikationen nach medizinischen Maßnahmen, anderenorts nicht klassifiziert* ist nicht als Hauptdiagnose zu verschlüsseln, da der Kode T82.1 *Mechanische Komplikation durch ein kardiales elektronisches Gerät* (samt seiner Inklusiva) spezifisch die Art der Störung beschreibt.

Beispiel 3

Ein Patient wird nach vorangegangener Behandlung einer Fersenbeinfraktur nun wegen einer tiefen Beinvenenthrombose stationär aufgenommen.

Hauptdiagnose: I80.28   *Thrombose, Phlebitis und Thrombophlebitis sonstiger tiefer Gefäße der unteren Extremitäten*

Anmerkung: I97.89 *Sonstige Kreislaufkomplikationen nach medizinischen Maßnahmen, anderenorts nicht klassifiziert* ist nicht als Hauptdiagnose zu verschlüsseln, da der Kode I80.28 *Thrombose, Phlebitis und Thrombophlebitis sonstiger tiefer Gefäße der unteren Extremitäten* spezifisch die Art der Kreislaufkomplikation beschreibt.

Kommentar

Auch das folgende Beispiel zeigt, wie zu kodieren ist, wenn spezifischere Kodes für die Verschlüsselung der Erkrankung vorliegen:

Beispiel:

Ein Patient wird nach Hüft-TEP wegen einer Femoralis-Parese stationär aufgenommen.

Hauptdiagnose: S74.1 *Verletzung des N. femoralis in Höhe der Hüfte und des Oberschenkels*

Als Nebendiagnose könnte Z96.64 *Vorhandensein einer Hüftgelenkprothese* verschlüsselt werden.

Beispielhaft sei in diesem Kontext auch auf die speziellen DKR 1916 *Vergiftung durch Arzneimittel, Drogen und biologisch aktive Substanzen* und DKR 1917 *Unerwünsschte Nebenwirkungen von Arzneimitteln (bei Einnahme gemäß Verordnung)* verwiesen.

Hinweis:

Ab 2020 sind bei den Kodes M00.- *Eitrige Arthritis* sowie M86.- *Osteomyelitis* folgende Hinweise hinzugekommen: *„Benutze eine zusätzliche Schlüsselnummer (T84.5–T84.7), um das Vorliegen einer Osteomyelitis im Rahmen einer periimplantären (implantatassoziierten) Infektion zu kodieren."* Korrespondierende Hinweise gibt es bei den Kodes T84.5 bis T84.7 auf die zuvor genannten M-Kodes.

Erkrankungen bzw. Störungen nach medizinischen Maßnahmen als Nebendiagnose

Die Regelungen gelten für die Kodierung als Nebendiagnose entsprechend. Die Kriterien der Nebendiagnosendefinition (siehe DKR *D003 Nebendiagnosen* (Seite 17)) sind zu beachten.

ALLGEMEINE KODIERRICHTLINIEN FÜR PROZEDUREN

Diese Kodierrichtlinien beziehen sich auf den **amtlichen Operationen- und Prozedurenschlüssel OPS Version 2020.**

Kommentar

Auch für 2020 wurden Änderungen im OPS vorgenommen, die jeweils fachgebietsspezifisch berücksichtigt werden sollten.

Für die Anpassung 2020 sind gemäß Aktualisierungsliste des DIMDI zum OPS 2020 beispielhaft hervorzuheben:

- Einführung neuer Kodes für die hochauflösende Elektroenzephalographie, unterteilt nach dem Ziel der Untersuchung (1-20d ff.)

- Unterteilung der Kodes für die endoskopische Biopsie an Trachea, Bronchus und Lunge sowie für die Stufenbiopsie nach der Art der durchgeführten Biopsie (1-430.0 ff., 1-430.1 ff., 1-430.2 ff., 1-430.3 ff.)

- Einführung neuer Kodes für die transrektale Stanzbiopsie der Prostata mit Steuerung durch bildgebende Verfahren, unterteilt nach der Anzahl der entnommenen Zylinder (1-466.0 ff.)

- Einführung eines neuen Kodes für die transrektale Biopsie der Vesiculae seminales mit Steuerung durch bildgebende Verfahren (1-466.1)

- Unterteilung des Kodes für die Anwendung diagnostischer Navigationssysteme nach der Art des Systems (1-999.0 ff.)

- Unterteilung des Kodes für die Szintigraphie der Blutgefäße mit intraarterieller Applikation nach der Evaluation der selektiven intravaskulären Radionuklidtherapie mit verschiedenen Markern (3-708.0 ff.)

- Unterteilung des Kodes für die planare Lymphszintigraphie zur Lokalisationsdiagnostik nach der Art der radioaktiv markierten Substanzen (3-709.0 ff.)

- Unterteilung des Kodes für die Tumorszintigraphie nach der Art der tumorselektiven Substanzen (3-70c.1 ff.)

- Einführung eines neuen Kodes für die partielle transorale Tonsillektomie mit Adenotomie (5-282.1). Dieser Kode ist im Geltungsbereich des G-DRG-Systems (§ 17b KHG) **nicht** zu verwenden! Es ist eine hiervon abweichende Kodierung in der stationären Versorgung gefordert.

- Einführung eines neuen Zusatzkodes für die Anwendung einer Kryosonde (5-31a.0)

- Einführung eines neuen Zusatzkodes für die Anwendung eines Ballonkatheters (5-31a.1)

- Einführung neuer Kodes für die bronchoskopische Radiofrequenzablation zur Denervierung des Bronchus, unterteilt nach der **Anzahl** der verwendeten Katheter (5-320.6 ff.)

./.

./.

- Weitere Unterteilung des Kodes für die endoskopische Implantation oder den endoskopischen Wechsel eines endobronchialen Klappensystems nach der Anzahl der Ventile (5-339.5 ff.)

- Weitere Unterteilung des Kodes für die Implantation von Bestrahlungsmarkern an der Lunge nach weiteren Zugängen (5-339.9 ff.)

- Einführung eines neuen Kodes für den transapikalen Verschluss einer paravalvulären Leckage (5-35a.7)

- Einführung eines neuen Kodes für die Venenokklusion durch Venenkleber (5-385.e)

- Einführung neuer Kodes für die Implantation von Bestrahlungsmarkern an einem oder mehreren Lymphknoten, unterteilt nach der Art des Zuganges (5-408.9 ff.)

- Einführung neuer Kodes für die Anzahl der entfernten Polypen mit mehr als **2 cm** Durchmesser am Ösophagus, am Magen, am Dünndarm, am Dickdarm und am Rektum (5-422.6 ff., 5-433.6 ff., 5-451.b ff., 5-452.a ff., 5-482.f ff.)

- Einführung neuer Kodes für die Implantation von Bestrahlungsmarkern am Ösophagus, unterteilt nach der Art des Zuganges (5-42a.0 ff.)

- Einführung neuer Kodes für die endoskopische Vollwandexzision [EFTR] am Magen und am Dünndarm (5-433.25, 5-451.75)

- Einführung neuer Kodes für die Implantation von Bestrahlungsmarkern am Magen, unterteilt nach der Art des Zuganges (5-449.w ff.)

- Einführung neuer Kodes für die Implantation von Bestrahlungsmarkern am Rektum und am Anus (5-489.n, 5-499.f)

- Unterteilung des Kodes für die Implantation von Bestrahlungsmarkern an der Leber und am Pankreas nach der Art des Zuganges (5-509.0 ff., 5-529.q ff.)

- Einführung eines neuen Kodes für die transgastrale oder transduodenale Punktion der Gallengänge (5-513.r)

- Weitere Unterteilung der Kodes für den laparoskopisch transperitonealen Verschluss einer Hernia umbilicalis, Hernia epigastrica und Narbenhernie mit alloplastischem, allogenem oder xenogenem Material nach der Art der angewendeten Technik (5-534.36, 5-534.37, 5-535.36, 5-535.37, 5-536.49, 5-536.4a)

- Einführung neuer Kodes für den endoskopischen (assistierten), total extraperitonealen Verschluss einer Hernia umbilicalis, Hernia epigastrica und Narbenhernie mit alloplastischem, allogenem oder xenogenem Material, unterteilt nach der Art der verwendeten Technik (5-534.38, 5-534.39, 5-535.38, 5-535.39, 5-536.4b, 5-536.4c)

- Einführung eines neuen Kodes 5-549.c ff. zur Implantation von Bestrahlungsmarkern in den Bauchraum

- Unterteilung des Kodes für die transurethrale Exzision der Harnblase nach nicht fluoreszenzgestützt und fluoreszenzgestützt (5-573.2 ff.)

- Streichung der Kodes für die interstitielle Laserdestruktion der Prostata (5-601.40), die visuell kontrollierte laserunterstützte Ablation der Prostata (5-601.41) und die Nadelablation der Prostata (5-601.5)

- Verschiebung des Kodes für die Destruktion der Prostata durch irreversible Elektroporation vom Kode 5-601.8 zum Kode 5-602.6

./.

./.

- Einführung neuer Zusatzkodes für die Elektroresektion, elektrische Vaporisation und Laserdestruktion im Rahmen eines anderen Eingriffs (5-601.b, 5-601.c, 5-601.d)
- Einführung neuer Kodes für die Stabilisierung eines **frakturgefährdeten** Gesichtsschädelknochens, unterteilt nach der Lokalisation und der Art der Osteosynthese (5-779.9 ff.)
- Einführung neuer Kodes für die Stabilisierung einer Pseudarthrose ohne weitere Maßnahmen, unterteilt nach der Lokalisation (5-789.c ff.)
- Einführung neuer Kodes für den Verschluss eines Bandscheibendefektes durch Naht, unterteilt nach der Anzahl der Segmente (5-839.n ff.)
- Einführung neuer Zusatzkodes für die computergestützte Planung von Wirbelsäulenoperationen mit Verwendung von patientenindividuell angepasstem Zielinstrumentarium oder mit Verwendung von patientenindividuell angepassten Implantaten und Zielinstrumentarium (5-83w.22, 5-83w.23)
- Einführung neuer Kodes für das Einlegen oder Entfernen eines Medikamententrägers an den Faszien eines oder mehrerer Finger (5-842.a ff., 5-842.b ff.)
- Einführung neuer Kodes für das Einlegen oder Entfernen eines Medikamententrägers an den Muskeln der Hand (5-843.d, 5-843.e)
- Einführung neuer Kodes für das Einlegen oder Entfernen eines subfaszialen Medikamententrägers, unterteilt nach der Lokalisation (5-850.h ff., 5-850.j ff.)
- Einführung eines neuen Kodes für die Resektion von Schnürringen mit plastischer Rekonstruktion bei kongenitalen Anomalien des Fußes (5-867.0)
- Einführung neuer Kodes für die Resektion von Schnürringen mit plastischer Rekonstruktion bei kongenitalen Anomalien der oberen oder unteren Extremitäten (5-868.1 ff.)
- Unterteilung des Kodes für die plastische Rekonstruktion des Sinus pilonidalis nach der Art der Rekonstruktion (5-897.1 ff.)
- Einführung neuer Zusatzkodes für die Art der Konditionierung von entnommenen Gefäßen zur Transplantation, unterteilt nach ohne und mit Verwendung von Chelatoren (5-93a.0, 5-93a.1)
- Verschiebung der Kodes für die Anzahl der Kryoablationsnadeln von den Kodes 5-98g ff. zu den Kodes 5-98h.0 ff.
- Einführung neuer Zusatzkodes für die Anzahl der Nadeln zur irreversiblen Elektroporation (5-98h.1 ff.)
- Erweiterung der Dosisklassen bei den Wirkstoffen/Medikamenten Abatacept, subkutan (6-003.t ff.), Tocilizumab, intravenös (6-005.m ff.) und Ipilimumab, parenteral (Streichung von 6-006.h ff. und Überleitung auf 6-006.j ff.)
- Einführung von Dosisklassen für die Wirkstoffe/Medikamente Isavuconazol, parenteral (6-008.g ff.), Isavuconazol, oral (6-008.h ff.), Daratumumab, parenteral (6-009.a ff.) und Liposomales Irinotecan, parenteral (6-009.e ff.)
- Einführung neuer Kodes für bestimmte Wirkstoffe/ Medikamente (6-00b.0 bis 6-00b.p), die ab 2020 erstmals kodiert werden und i.d.R. NUB-Relevanz haben können.
- Unterteilung des Kodes für die Fremdkörperentfernung durch Tracheoskopie nach der Art der Technik (8-100.3 ff.)
- Unterteilung der Kodes für die Fremdkörperentfernung durch Bronchoskopie mit flexiblem und starrem Instrument nach der Art der Technik (8-100.4 ff., 8-100.5 ff.)

./.

./.

- Neue Unterteilung des Kodes für die intravenöse Therapie mit radioaktiven rezeptorgerichteten Substanzen nach der Art der Herstellung der Chelator-konjugierten Somatostatinanaloga (8-530.6 ff.)

- Einführung eines neuen Zusatzkodes für die intratherapeutische Dosimetrie bei Ho-166-basierter Therapie (8-539.03)

- Unterteilung des Kodes für die Einstellung eines Systems zur Hypoglossusnerv-Stimulation in Ersteinstellung und Nachprogrammierung (8-631.3 ff.)

- Überarbeitung der Mindestmerkmale der Kodes für die Beatmungsentwöhnung [Weaning] bei maschineller Beatmung (8-718) mit näherer Definition der Mindestanforderungen pro Behandlungstag und der Dokumentationserfordernisse mindestens alle 8 Stunden. Die Änderungen der Deutschen Kodierrichtlinien (DKR 1001) für die maschinelle Beatmung sind in diesem Zusammenhang zu beachten!

- Einführung eines neuen Kodes für die Transfusion von Lymphozyten ohne erneute Gewinnung vom gleichen Spender nach Transplantation von hämatopoetischen Stammzellen mit gentechnischer In-vitro-Aufbereitung (8-802.45)

- Einführung eines neuen Kodes für die Transfusion von Lymphozyten nach erneuter Gewinnung vom gleichen Spender nach Transplantation von hämatopoetischen Stammzellen mit gentechnischer In-vitro-Aufbereitung (8-802.74)

- Erweiterung der Dosisklassen bei den Plasmabestandteilen/Plasmaproteinen Human-Immunglobulin, spezifisch gegen Hepatitis-B-surface-Antigen (HBsAg), und Human-Immunglobulin, spezifisch gegen Zytomegalie-Virus (CMV) (8-810.q ff., 8-810.s ff.)

- **Streichung** der Kodes für die Atherektomie unter peripherem Embolieschutz (8-836.w ff.)

- **Streichung** der Kodes für die Implantation oder die Entfernung einer univentrikulären oder biventrikulären axialen Pumpe und Einführung neuer Kodes für die Implantation oder die Entfernung einer linksventrikulären oder rechtsventrikulären axialen Pumpe (8-839.4 ff.)

- Weitere Unterteilung des Kodes für die Dauer der Behandlung mit einer transvasal platzierten axialen Pumpe zur Kreislaufunterstützung (8-83a.3 ff.)

- Einführung eines neuen Zusatzkodes für Ethiodol als Flüssigkeit zur selektiven Embolisation (8-83b.25)

- Einführung neuer Zusatzkodes für die Anzahl der Ballons zur adventitiellen Mikroinjektion (8-83b.b ff.)

- Einführung eines neuen Zusatzkodes für die Verwendung eines temporären remodellierenden Drahtgeflechts bei neurovaskulären Eingriffen (8-83b.q)

- Einführung neuer Zusatzkodes für die Anzahl der verwendeten Okkluder (8-83b.r ff.)

- Einführung eines neuen Kodes für den perkutan-transluminalen Verschluss einer paravalvulären Leckage (8-83d.7)

- Unterteilung des Kodes für die periphere mesenchymale Stammzelltherapie nach der Art der verwendeten Stammzellen (8-863.0 ff.)

- Überarbeitung der Mindestmerkmale der Kodes für die palliativmedizinische Komplexbehandlung (8-982 ff.), für die spezialisierte stationäre palliativmedizinische Komplexbehandlung (8-98e ff.) und für die spezialisierte palliativmedizinische Komplexbehandlung durch einen Palliativdienst (8-98h ff.). Des Weiteren Überarbeitung der nachfolgenden Kodes: 8-550 ff., 8-552 ff., 8-553 ff., 8-559 ff., 8-980 ff., 8-98d ff., 8-98f ff., 8-98j ff.

P001f Allgemeine Kodierrichtlinien für Prozeduren

Alle signifikanten Prozeduren, die vom Zeitpunkt der Aufnahme bis zum Zeitpunkt der Entlassung vorgenommen wurden und im OPS abbildbar sind, sind zu kodieren. Dieses schließt diagnostische, therapeutische und pflegerische Prozeduren ein.

Die Definition einer signifikanten Prozedur ist, dass sie entweder

- chirurgischer Natur ist
- ein Eingriffsrisiko birgt
- ein Anästhesierisiko birgt
- Spezialeinrichtungen oder Geräte oder spezielle Ausbildung erfordert.

Es ist besonders wichtig, dass alle signifikanten und kodierbaren Prozeduren, einschließlich traditioneller „nicht-chirurgischer" Prozeduren verschlüsselt werden.

Kommentar

Besondere Bedeutung gewann seit 2018 die „pflegerische Prozedur" 9-984.-*Pflegebedürftigkeit*. Ab Pflegegrad 3, einer Verweildauer von mindestens 5 Tagen sowie in Kombination mit in der FPV ausgewiesenen DRGs (Tabelle 1 oder 2) können spezifische Zusatzentgelte (ZE 162 oder ZE 163) abgerechnet werden. Analog zu DKR D002 sollte bei im Krankenhaus beantragter (Neu- oder Änderungs-) Einstufung gelten: „Für die Abrechnung relevante Befunde, die nach der Entlassung eingehen, sind für die Kodierung heranzuziehen." Gemäß dem Hinweistext im OPS-Katalog gilt: „Wechselt während des stationären Aufenthaltes der Pflegegrad, ist der Kode für die höhere Pflegebedürftigkeit anzugeben."

Das ist insofern bedeutsam, da die meisten Pflegebegutachtungen außerhalb der Krankenhäuser und zudem meist nach Beendigung der stationären Behandlung stattfinden.

Ferner sei darauf hingewiesen, dass die Kodierung des Pflegegrads an **keine** weiteren Voraussetzungen (z.B. Mindestmerkmale oder Dokumentation) geknüpft ist!

Seit 2019 werden die Pflegegrade kassenseitig per Datenträgeraustausch (DTA, gem. § 301 SGB V) mit Schlüssel 8 im Merkmal Kostenübernahme übermittelt.

Auch nach Ausgliederung der Pflegepersonalkosten „am Bett" im aG-DRG-Jahr 2020 sind diese Prozeduren nicht nur weiter kodierfähig, sondern auch weiter erlösrelevant. Gleichwohl haben sie durch die Ausgliederung eine deutliche Absenkung erfahren.

Es gibt keine Kodierrichtlinie, die die Reihenfolge der Prozeduren regelt. Jedoch sollten die aufwändigeren Prozeduren zuerst angegeben werden, da die Anzahl der zur Verfügung stehenden Schlüsselnummer-Felder begrenzt ist.

Die Reihenfolge der Prozeduren hat keinen Einfluss auf die DRG-Gruppierung.

Prozedurenkomponenten

Normalerweise ist eine Prozedur vollständig mit all ihren Komponenten, wie z.B. Vorbereitung, Lagerung, Anästhesie, Zugang, Naht, usw., in einem Kode abgebildet (siehe Beispiel 1 und 2). Abweichungen davon sind in den Hinweisen beschrieben. Bei den Operationen am Nervensystem zum Beispiel ist gewöhnlich der Zugang zusätzlich zu kodieren.

Deshalb werden diese individuellen Komponenten einer bereits kodierten Prozedur nicht noch einmal gesondert verschlüsselt.

Ebenso sind eingriffsverwandte diagnostische Maßnahmen nicht gesondert zu kodieren, wenn diese in derselben Sitzung durchgeführt werden und regelhaft Bestandteil der interventionell-therapeutischen Prozeduren sind und dies im OPS nicht anders geregelt ist (z.B. diagnostische Arthroskopie vor arthroskopischer Meniskektomie wird nicht verschlüsselt).

Auch andere Prozeduren, wie z.B. Schmerztherapie (mit Ausnahme des OPS-Kodes 8-919 *Komplexe Akutschmerzbehandlung*), sind nur dann zu kodieren, wenn sie als alleinige Maßnahmen durchgeführt wurden (siehe Beispiel 3).

Beispiel 1

Die Laparotomie als operativer Zugang ist enthalten in

5-511.02   *Cholezystektomie, einfach, offen chirurgisch, mit operativer Revision der Gallengänge*

Eine Episiotomie als Prozedurenkomponente ist enthalten in

5-720.1   *Zangenentbindung aus Beckenmitte*

Beispiel 2

Eine Schmerztherapie bei operativen Eingriffen und diagnostischen Maßnahmen ist im Kode enthalten (mit Ausnahme des OPS-Kodes 8-919 *Komplexe Akutschmerzbehandlung*), während eine Schmerztherapie als alleinige Maßnahme mit einem Kode aus 8-91 verschlüsselt wird.

Die prä- und postoperative Schmerztherapie ist bei einer offen chirurgischen radikalen Uterus-exstirpation mit pelviner und paraaortaler Lymphadenektomie im Kode enthalten.

5-685.3   *Radikale Uterusexstirpation mit pelviner und paraaortaler Lymphadenektomie*

Beispiel 3

Eine epidurale Schmerztherapie als alleinige therapeutische Maßnahme (ohne direkten Zusammenhang mit einer anderen Prozedur), zum Beispiel während eines stationären Aufenthaltes mit Chemotherapie (3 Tage, 2 Medikamente) bei metastasierendem Karzinom, wird gesondert kodiert.

8-543.32   *Mittelgradig komplexe und intensive Blockchemotherapie, 3 Tage, 2 Medikamente*

8-910   *Epidurale Injektion und Infusion zur Schmerztherapie*

Kommentar

In Beispiel 3 wird klargestellt, dass die epidurale Schmerztherapie als alleinige therapeutische Maßnahme auch dann kodiert werden kann, wenn weitere kodierbare Prozeduren beim gleichen stationären Aufenthalt durchgeführt werden. Voraussetzung ist jedoch, dass sie nicht die Prozedurenkomponente einer anderen Leistung darstellt. Der Begriff „alleinige" therapeutische Maßnahme ist also nicht im Sinne von „einzige" therapeutische Maßnahme zu verstehen (s.a. DKR 1806).

Entsprechendes gilt zum Beispiel für die enterale oder parenterale Ernährung. Eine Epidural-anästhesie im Zusammenhang mit einer Geburt ist ebenfalls gesondert zu kodieren.

Eigenständige Prozeduren, die nicht im direkten Zusammenhang mit einer operativen Prozedur stehen, werden getrennt kodiert.

Beispiel 4

Ein präoperatives CT des Abdomens mit Kontrastmittel und eine Hemikolektomie links werden beide kodiert.

3-225	*Computertomographie des Abdomens mit Kontrastmittel*
5-455.64	*Partielle Resektion des Dickdarmes, Resektion des Colon descendens mit linker Flexur [Hemikolektomie links], offen chirurgisch mit Anastomosen-Anus praeter*

Kommentar

Schwierig erscheint die Entscheidung bezüglich der Kodierung durchgeführter CT´s, Angiographien etc. im OP, da diese mit einem erheblichen Aufwand einhergehen, zumeist nicht regelhaft als Prozedurenkomponente und „normalerweise" nicht in allen Krankenhäusern anfallen und daher auch nicht sachgerecht einkalkuliert sind. Aus diesem Grunde sollten solche Maßnahmen stets gesondert kodiert werden.

Kommentar

Im Zusammenhang mit der Einführung der DRGs konnte mehrfach der Aussage begegnet werden, dass mit den DRGs nur diejenigen Leistungen vergütet werden, die vom Arzt mittels OPS auch dokumentiert sind. Grundsätzlich kann festgehalten werden, dass selbstverständlich relevante Maßnahmen vollständig zu kodieren sind, um die Leistungen sachgerecht abzubilden bzw. einen DRG-Splitt herbeiführen zu können. Um eine Vorstellung davon zu entwickeln, was unter dem Begriff „relevante Maßnahmen" zu verstehen ist, bietet es sich für den eigenen Fachbereich an, die OPS-Kodelisten zu den einzelnen DRGs im Definitionshandbuch näher zu betrachten, da diese für die Ermittlung der zutreffenden DRG von besonderer Relevanz sind.

Bei der Kalkulation der DRGs geht es nicht um die Dokumentation jeder kleinsten Einzelleistung, sondern primär um die Identifikation besonderer „Markerkodes", die regelhaft auf einen gewissen Ressourcenverbrauch hinweisen. So nimmt beispielsweise die Beatmung im G-DRG-System eine erhebliche Steuerungswirkung ein. Sie ist zumeist ein wichtiger Indikator für eine intensivmedizinische und damit kostenintensive Behandlung. Dezidierte Angaben über sämtliche intensivmedizinische Einzelleistungen werden hierdurch überflüssig. Bei der Kostenträgerrechnung im Krankenhaus können dennoch die auf der Intensivstation verursachten Kosten den Patienten mehr oder weniger eindeutig zugeordnet werden, ohne dass jede kleinste Einzelleistung über einen OPS dokumentiert ist. Der zusätzliche Aufwand für die Kodierung aller Einzelleistungen stünde darüber hinaus in keiner Relation zu dem erzielten Nutzen.

./.

./.

Zunehmend problematisch gestaltet sich der Umgang mit den OPS-Kodes für Komplexbehandlungen. Ursprünglich festgelegt, um eine differenzierte und aufwandsgerechte Abbildung sowohl von Struktur- als auch von Leistungsmerkmalen zu ermöglichen, führen die umfänglichen Rechnungsprüfungen der Kostenträger zu einer überbordenden Dokumentation, die ausschließlich der Erlössicherung dient und ohne medizinische Relevanz ist. Krankenhäuser beugen sich zumeist bis auf weiteres dieser Dokumentationsflut und halten die extrem formalistischen Einzelvorgaben sämtlicher Komplexbehandlungen in den Akten fest. Auch medizinisch relevante und zusätzlich aufwendige Tatbestände wie die Durchführung von aufwendigen Untersuchungen oder notwendige Therapien von Begleiterkrankungen, die zu einer Unterbrechung der Versorgung im Rahmen der Komplexbehandlung führen, können den Gesamterlös durch nicht erfüllte Formalien (z.B. Unterbrechung der kontinuierlichen Überwachung, nicht Einhalten der nötigen Therapieeinheiten etc.) unnötiger Weise, bei überzogener und patientenferner Prüfung gefährden. Die Patientenakten von Fällen mit Komplexbehandlungen sollten daher besonders sorgfältig geführt werden.

Diesbezüglich sind relevante Änderungen zu erwarten.

Gemäß § 275d SGB V (zuletzt geändert durch das COVID-19-Krankenhausentlastungsgesetz) haben Krankenhäuser *„die Einhaltung von Strukturmerkmalen auf Grund des vom Deutschen Institut für Medizinische Dokumentation und Information herausgegebenen Operationen- und Prozedurenschlüssels nach § 301 Absatz 2 durch den Medizinischen Dienst begutachten zu lassen,* **bevor** *sie entsprechende Leistungen abrechnen. [...]*

(3) Die Krankenhäuser haben die Bescheinigung nach Absatz 2 den Landesverbänden der Krankenkassen und den Ersatzkassen jeweils anlässlich der Vereinbarungen nach § 11 des Krankenhausentgeltgesetzes oder nach § 11 der Bundespflegesatzverordnung auf elektronischem Wege zu übermitteln. Für die Vereinbarung für das Jahr 2022 ist die Bescheinigung spätestens bis zum **31. Dezember 2021** *zu übermitteln. [...]*

(4) Krankenhäuser, die die strukturellen Voraussetzungen nach Absatz 1 nicht erfüllen, dürfen die Leistungen ab dem Jahr 2022 nicht vereinbaren und nicht abrechnen. Soweit Krankenhäusern die Bescheinigung über die Einhaltung der Strukturmerkmale nach Absatz 2 aus von ihnen nicht zu vertretenden Gründen erst nach dem 31. Dezember 2021 vorliegt, können diese Krankenhäuser bis zum Abschluss einer Strukturprüfung bislang erbrachte Leistungen weiterhin vereinbaren und abrechnen.“

Die Regeln dieser Prüfungen, welche Kodes und welche Inhalte der Kodes konkret wie geprüft werden, hat der MDS zwischenzeitlich in dem Entwurf einer Richtlinie gemäß § 283 Abs. 2 Satz 2 Nr. 3 SGB V bekanntgegeben. Leider zeigt sich auch hierin erneut eine fortgesetzte Misstrauensbürokratie, die für erheblichen Aufwand in den Krankenhäusern sorgen wird, sofern das BMG nicht relevante Änderungen an der Richtlinie fordert.

Kommentar Zusatzentgelte:

Einige Leistungen, die nicht sachgerecht über DRG-Fallgruppen vergütet werden, beispielsweise weil sie nur in wenigen Krankenhäusern erbracht werden oder wenn die Kosten einzelner Leistungen innerhalb einer DRG erheblichen Kostenunterschieden unterliegen, können teilweise in Ergänzung zu einer DRG finanziert werden. Klassische Beispiele hierfür sind die in den Anlagen 2 und 4 der „Fallpauschalenvereinbarung 2020 (FPV 2020)" aufgeführten Zusatzengelte (siehe Anlagen im Anschluss an Anhang B). Zur näheren Beschreibung dieser Zusatzengelte werden in den Anlagen 5, 6 und 7 der FPV 2020 OPS-Kodes aufgeführt (siehe Anlagen im Anschluss an Anhang B). Die im Jahr 2013 neu aufgenommene Anlage 7 regelt die Abrechnung von Blutgerinnungsfaktoren. Neben der Verschlüsselung von Prozeduren ist hier eine entsprechende Diagnosenverschlüsselung zwingend erforderlich. Aus diesem Grunde bietet es sich an, für den eigenen Fachbereich auch diese Listen (Anlagen der FPV) näher zu betrachten.

§ 5
Zusatzentgelte

(1) Zusätzlich zu einer Fallpauschale oder zu den Entgelten nach § 6 Abs. 1 KHEntgG dürfen bundeseinheitliche Zusatzengelte nach dem Zusatzengelte-Katalog nach Anlage 2 bzw. 5 abgerechnet werden. Die Zusatzengelte nach Satz 1 sind mit Inkrafttreten der Vereinbarung (§ 13) abrechenbar.

(2) Für die in Anlage 4 bzw. 6 benannten, mit dem bundeseinheitlichen Zusatzengelte-Katalog nicht vergüteten Leistungen vereinbaren die Vertragsparteien nach § 11 KHEntgG krankenhausindividuelle Zusatzengelte nach § 6 Abs. 1 KHEntgG. Diese können zusätzlich zu den DRG-Fallpauschalen oder den nach § 6 Abs. 1 KHEntgG vereinbarten Entgelten abgerechnet werden. Für die in Anlage 4 bzw. 6 gekennzeichneten Zusatzengelte gilt § 15 Abs. 2 Satz 3 KHEntgG entsprechend. Können für die Leistungen nach Anlage 4 bzw. 6 auf Grund einer fehlenden Vereinbarung für den Vereinbarungszeitraum 2020 noch keine krankenhausindividuellen Zusatzengelte abgerechnet werden, sind für jedes Zusatzengelt 600,00 Euro abzurechnen. Wurden für Leistungen nach Anlage 4 bzw. 6 für das Jahr 2020 keine Zusatzengelte vereinbart, sind im Einzelfall auf der Grundlage von § 8 Abs. 1 Satz 3 KHEntgG für jedes Zusatzengelt 600,00 Euro abzurechnen.

(3) Zusatzengelte für Dialysen können zusätzlich zu einer DRG-Fallpauschale oder zu einem Entgelt nach § 6 Abs. 1 KHEntgG abgerechnet werden; dies gilt nicht für die Fallpauschalen der Basis-DRG L60 oder L71 oder der DRG L90B / L90C und dem nach Anlage 3b krankenhausindividuell zu vereinbarenden Entgelt L90A, bei denen die Behandlung des Nierenversagens die Hauptleistung ist.

P003s Hinweise und formale Vereinbarungen für die Benutzung des OPS

Dieser Abschnitt der Kodierrichtlinien ist weitgehend identisch mit den Hinweisen zur Benutzung des OPS und ist insbesondere durch Beispiele erweitert.

Aufbau und Kodestruktur

Der Operationen- und Prozedurenschlüssel ist ein überwiegend numerischer, hierarchisch strukturierter Schlüssel. Er weist überwiegend einen 5-stelligen Differenzierungsgrad auf, bezogen auf die International Classification of Procedures in Medicine (ICPM) der WHO. Einige Kodes sind jedoch nur 4-stellig differenziert.

Es gibt folgende Hierarchieebenen:

Kapitel
Bereichsüberschriften
3-Steller
4-Steller
5-Steller
6-Steller

3-Steller-Klassen werden auch als Kategorien, 4- bis 6-Steller als (Sub)kategorien bezeichnet.

In einigen Kodebereichen wird eine alphanumerische Gliederungsstruktur verwendet, da die zur Verfügung stehenden 10 numerischen Untergliederungen für die erforderlichen Inhalte nicht ausreichend waren. Die alphanumerischen Notationen finden sich in der 4., 5. und 6. Stelle der Systematik.

Eine alphanumerische Angabe wurde ebenfalls für die Bezeichnung der Resteklassen „Sonstige ...“ und „Nicht näher bezeichnete ...“ gewählt. Dadurch war es möglich, zwei weitere numerische Positionen für fachspezifische Inhalte zu gewinnen. Die Position „x“ beinhaltet dabei sonstige Prozeduren, die Position „y“ nicht näher bezeichnete Prozeduren. Der 4-stellige Kode „Andere ...“ ist als Platzhalter für spätere Erweiterungen durch Neuentwicklungen und bisher nicht berücksichtigte Prozeduren gedacht.

Die Textbeschreibung auf der 5. und 6. Gliederungsstelle ist in Buchausgaben oft aus Gründen der Übersichtlichkeit verkürzt angegeben. Sie enthält nur die wesentlichen Unterscheidungsmerkmale gegenüber der zugehörigen Textbeschreibung der jeweils übergeordneten Gliederungsstelle. In der EDV-Version und in den Metadaten des DIMDI ist der OPS in allen Gliederungstellen vollständig ausformuliert.

Kommentar

Auch hier gilt, dass unspezifische Kodes nur im Ausnahmefall kodiert werden sollten. Jedes Jahr wird der OPS spezifischer und genauer, Abbildungen des eigenen Leistungsspektrums werden damit immer einfacher. Kliniken mit speziellen Operationsspektren, die sich im OPS nur unvollständig wiederfinden, können auf die „x“ und in Ausnahmefällen auf die „y“ Kodes ausweichen, sollten aber über ihre Fachgesellschaften eine Erweiterung des OPS prüfen lassen und ggf. das Vorschlagsverfahren beim DIMDI für Ergänzungsvorschläge nutzen.

Buchausgabe:

5-44   **Andere Operationen am Magen**
Inkl.: Innere Schienung

...

5-448   **Andere Rekonstruktion am Magen**
Hinw.: Der Zugang ist für die mit ** gekennzeichneten Kodes in der 6. Stelle nach folgender Liste zu kodieren:

0	Offen chirurgisch abdominal
1	Offen chirurgisch thorakal
2	Laparoskopisch
3	Umsteigen laparoskopisch - offen chirurgisch
x	Sonstige

** 5-448.0   Naht (nach Verletzung)
** 5-448.1   Verschluss einer Gastrostomie oder (Ernährungs-)Fistel
** 5-448.2   Gastropexie
** 5-448.3   Kardiaplastik (z.B. nach Belsey)
** 5-448.4   Fundoplikatio
   5-448.5   Hemifundoplikatio
      .50   Offen chirurgisch abdominal
      .51   Offen chirurgisch thorakal
      .52   Laparoskopisch
      .53   Umsteigen laparoskopisch - offen chirurgisch
      .54   Endoskopisch
      .5x   Sonstige
** 5-448.6   Hemifundoplikatio mit Hiatusnaht
** 5-448.a   Vertikale Gastroplastik nach Mason
** 5-448.b   Implantation oder Wechsel eines nicht anpassbaren Magenbandes
** 5-448.c   Implantation oder Wechsel eines anpassbaren Magenbandes
** 5-448.d   Neufixierung eines dislozierten Magenbandes
** 5-448.e   Entfernung eines Magenbandes
   5-448.f   Magenplikatur
      .f0   Offen chirurgisch
      .f1   Laparoskopisch
      .f2   Umsteigen laparoskopisch - offen chirurgisch
      .f3   Endoskopisch
      .fx   Sonstige
** 5-448.x   Sonstige
   5-448.y   N.n.bez.

P003

EDV (Metadaten):

Neu dazu kommende Textpassagen sind durch Fettdruck gekennzeichnet.

5-44	**Andere Operationen am Magen**
...	
5-448	Andere Operationen am Magen: **Andere Rekonstruktion am Magen**
5-448.0	Andere Operationen am Magen: Andere Rekonstruktion am Magen: **Naht (nach Verletzung)**
5-448.00	Andere Operationen am Magen: Andere Rekonstruktion am Magen: Naht (nach Verletzung): **Offen chirurgisch abdominal**
5-448.01	Andere Operationen am Magen: Andere Rekonstruktion am Magen: Naht (nach Verletzung): **Offen chirurgisch thorakal**
5-448.02	Andere Operationen am Magen: Andere Rekonstruktion am Magen: Naht (nach Verletzung): **Laparoskopisch**
5-448.03	Andere Operationen am Magen: Andere Rekonstruktion am Magen: Naht (nach Verletzung): **Umsteigen laparoskopisch - offen chirurgisch**
5-448.0x	Andere Operationen am Magen: Andere Rekonstruktion am Magen: Naht (nach Verletzung): **Sonstige**
5-448.1	Andere Operationen am Magen: Andere Rekonstruktion am Magen: **Verschluss einer Gastrostomie oder (Ernährungs-)Fistel**
5-448.10	Andere Operationen am Magen: Andere Rekonstruktion am Magen: Verschluss einer Gastrostomie oder (Ernährungs-)Fistel: **Offen chirurgisch abdominal**
5-448.x	Andere Operationen am Magen: Andere Rekonstruktion am Magen: **Sonstige**
5-448.x0	Andere Operationen am Magen: Andere Rekonstruktion am Magen: Sonstige: **Offen chirurgisch abdominal**
...	
5-448.y	Andere Operationen am Magen: Andere Rekonstruktion am Magen: **N.n.bez.**

Achtung: Hinweise, Inklusiva und Exklusiva fehlen in den Metadaten.

Reihenfolge und Besetzung der Kodes

Im vorliegenden Schlüssel sind nicht alle 4-stelligen Kodepositionen besetzt. Auf ein „Aufrücken" der nachfolgenden Kodes wurde aus Gründen der Vergleichbarkeit mit der ICPM der WHO verzichtet. Die freien Kodes stehen für ggf. später erforderliche Erweiterungen zur Verfügung.

Topographische Gliederung

Der Operationen- und Prozedurenschlüssel weist in Kapitel 5 Operationen eine topographisch-anatomische Gliederung auf. Auf eine fachgebietsbezogene Gliederung wurde verzichtet. Dies bedeutet, dass Eingriffe, die von mehreren Fachgebieten durchgeführt werden, unter dem jeweiligen Organkapitel zu finden sind. So wurden z.B. die kinderchirurgischen Prozeduren in die jeweiligen organbezogenen Kapitel integriert. Es gibt demnach keine altersbezogene Gliederung mit Ausnahme einiger weniger Schlüsselnummern in Kapitel 8 (Neugeborene).

Abweichend von Kapitel 5 Operationen sind die Kapitel 1, 3, 6, 8 und 9 des Operationen- und Prozedurenschlüssels nach medizinischen Verfahren strukturiert.

Informationsgehalt eines Einzelkodes

Grundprinzip des OPS ist die Abbildung eines durchgeführten Eingriffes möglichst mit einem Kode (monokausale Kodierung). Das bedeutet: jeder Einzelkode enthält normalerweise alle Informationen für eine Prozedur mit allen notwendigen Komponenten, wie z.B. Vorbereitung, Lagerung, Anästhesie, Zugang, die eigentliche Operation, Naht, usw. (s.a. den Abschnitt „Prozedurenkomponenten" in DKR P001 *Allgemeine Kodierrichtlinien für Prozeduren* (Seite 55)).

Beispiel 1

5-351.12   *Mitralklappenersatz, offen chirurgisch, durch Xenotransplantat (Bioprothese)*

Dieser Kode enthält die präoperative Vorbereitung, die Anästhesie, die Lagerung, den Zugang, die eigentliche Operation, die Klappenprothese, ..., die Hautnaht sowie die übliche postoperative Versorgung ggf. mit Weiterführung der Beatmung bis zu einer Dauer von 24 Stunden. Außerdem legt ein Hinweis bei 5-351 fest, dass die Anwendung der Herz-Lungen-Maschine im Kode enthalten ist. Dies gilt nicht für die Anwendung der Herz-Lungen-Maschine in tiefer oder profunder Hypothermie und nicht für die Anwendung der Herz-Lungen-Maschine mit intraaortaler Ballonokklusion (s.a. DKR 0908 *Zusätzliche Prozeduren im Zusammenhang mit Herzoperationen* (Seite 180)).

Kombinationskodes

Es gibt aber auch Kodes für kombinierte Eingriffe einschließlich ihrer Komponenten, bei denen mehrere einzeln durchführbare Eingriffe in einer Sitzung vorgenommen werden. Sie sind dann zu verwenden, wenn sie den kombinierten Eingriff vollständig beschreiben und die Kodierrichtlinien bzw. Hinweise nichts anderes vorschreiben.

Beispiel 2

5-063.2   *Thyreoidektomie **mit** Parathyreoidektomie*

Mehrfachkodierung

In einigen Bereichen ist eine Kodierung von Operationen mit mehreren Kodes vorgesehen. Dies ist insbesondere für die Abbildung komplexer Eingriffe erforderlich. In diesen Fällen wurden im OPS Hinweise formuliert, die auf eine gesonderte Kodierung der einzeln durchgeführten Eingriffe verweisen.

Beispiel 3

5-820	***Implantation einer Endoprothese am Hüftgelenk***

Hinw: Eine durchgeführte Pfannendachplastik ist gesondert zu kodieren (5-829.1)
Eine durchgeführte Pfannenbodenplastik ist gesondert zu kodieren (5-829.h)
Eine durchgeführte Spongiosaplastik ist gesondert zu kodieren (5-784 ff.)
Die zusätzliche Verwendung von Osteosynthesematerial ist gesondert zu kodieren (5-786 ff.)
Die Verwendung einer Gelenkschnapp-Pfanne ist gesondert zu kodieren (5-820.7 ff.)
Die komplexe Erstimplantation einer Endoprothese z.B. mit Femurersatz oder mit Ersatz benachbarter Gelenke ist gesondert zu kodieren (5-829.a)
Die Verwendung einer Tumorendoprothese ist gesondert zu kodieren (5-829.c)
Die Verwendung einer hypoallergenen Prothese ist gesondert zu kodieren (5-829.e)
Aufwendige Gipsverbände sind gesondert zu kodieren (8-310 ff.)
Die Implantation einer Endoprothese nach vorheriger Explantation ist gesondert zu kodieren (5-829.n)
Ein durchgeführter alloplastischer Knochenersatz ist gesondert zu kodieren (5-785 ff.)
Die Implantation einer CAD-CAM-Prothese ist mit dem jeweiligen Kode für die Implantation der Endoprothese und den Zusatzkodes 5-829.m oder 5-829.p zu kodieren

Die Angabe zur Verwendung von Zement ist in der 6. Stelle nach folgender Liste zu kodieren:

0	Nicht zementiert
1	Zementiert
2	Hybrid (teilzementiert)

** 5-820.0 *Totalendoprothese*

** 5-820.2 *Totalendoprothese, Sonderprothese*

Inkl.: Langschaft, Tumorprothese

Beispiel 4

Unter Beachtung der Hinweise aus 5-820 ergeben sich zum Beispiel für die Kodierung einer Implantation einer Totalendoprothese am Hüftgelenk mit Spongiosaplastik folgende Kodes:

5-820.00	*Totalendoprothese, nicht zementiert*
5-784.0d	*Transplantation von Spongiosa, autogen, offen chirurgisch: Becken*
5-783.0d	*Entnahme eines Knochentransplantates: Spongiosa, eine Entnahmestelle, Becken*

Eingeschränkte Gültigkeit von Kodes

Bestimmte Kodes in den Kapiteln 1 und 8 des Operationen- und Prozedurenschlüssels bilden für ein spezifisches Patientenklientel bzw. für eine spezifische Altersgruppe ein Unterscheidungskriterium für die Zuordnung zu unterschiedlichen Fallgruppen in Entgeltsystemen. Diese Kodes sind deshalb mit einem Hinweis auf ihre eingeschränkte Anwendung versehen. Eine breite Anwendung dieser Kodes für den gesamten Krankenhausbereich hätte eine Überdokumentation zur Folge, die nicht sinnvoll ist.

Kommentar

Andere Formen der eingeschränkten Gültigkeit betreffen Kodes des Kapitels 6 *Medikamente des OPS*, z.B. bei Dosierungsangaben nur für Kinder, aber auch im Bereich der Epilepsiediagnostik, im Schlaflabor, im Bereich der zytostatischen Chemotherapien, bei den Frührehabilitationen, im Bereich der Neurostimulationen, im Bereich der Schmerztherapie, auf den Intensiveinheiten, in der Stroke Unit, in den naturheilkundlichen Einheiten, im Bereich Rheumatologie, bei der Behandlung Schwerstbehinderter und im Bereich der Komplexbehandlung bei Querschnittlähmung. Hier gibt es klare zeitliche, inhaltliche und qualitative Vorgaben, die bei der Kodierung zu beachten sind. Nur wenn die im OPS beschriebenen Anforderungen erfüllt sind, können diese Kodes genutzt werden. Wenn die jeweiligen Leistungsmerkmale erfüllt sind und erbracht wurden, können zwei verschiedene Komplexbehandlungen auch parallel kodiert werden. Diese Kodes wurden schon für die OPS-Version 2007 an vielen Stellen überarbeitet und ergänzt. Besonders erwähnenswert ist die differenzierte Kodierung der neurologischen Komplexbehandlung des akuten Schlaganfalls, aber auch der eigene Kode für die multimodale intensivmedizinische Überwachung und Behandlung bei zerebrovaskulären Vasospasmen und bei neuromuskulären Erkrankungen. Wichtig ist ebenfalls die Kodierung von chirurgischen Komplexbehandlungen bei schweren Infektionen je nach Behandlungsdauer.

In 2008 kamen die Komplexbehandlung des Morbus Parkinson und die intensivmedizinische Komplexbehandlung im Kindesalter hinzu, in 2009 weitere Differenzierungen der Schmerztherapie und die Behandlung der Spätphase des Morbus Parkinson, die auch 2010 weiter angepasst wurde.

Seit 2017 gibt es die *Spezialisierte palliativmedizinische Komplexbehandlung durch einen Palliativdienst* (8-98h ff.).

Bei Interpretationsspielraum in den Definitionen sollte in Zweifelsfällen die gewünschte Intention der Differenzierung berücksichtigt werden, um spätere Streitigkeiten zu vermeiden.

Hinweis

Darüber hinaus sind bei speziellen Leistungen (z.B. minimalinvasiven Herzklappeninterventionen) u.a. auch die jeweils gültigen G-BA-Richtlinien zu beachten.

Versorgung intraoperativer Komplikationen

Die Versorgung von intraoperativen Komplikationen wird gesondert kodiert.

Kommentar

Um Streitigkeiten zu vermeiden, empfiehlt es sich, intraoperative Komplikationen im OP-Bericht zu benennen. So sind z.B. bei Gefäßnähten diese von der Hauptmaßnahme abzugrenzen. Dass bei einer Resektion von Organen/ Organteilen Gefäße unterbunden werden, gehört bis zu einem gewissen Grad zur Resektionsoperation dazu, nicht jedoch, wenn es sich nicht um direkt versorgende Gefäße handelt. Dies sollte stets separat kodiert werden.

P003

Zusatzkodes

Der Operationen- und Prozedurenschlüssel sieht vor, weitere ergänzende Angaben zu einer Operation oder Maßnahme zusätzlich zu kodieren.

Diese Zusatzkodes sind ergänzend zu verwenden, sofern die Information nicht schon im Kode selbst enthalten ist. Zusatzkodes sind sekundäre Kodes und dürfen nicht selbständig, sondern nur zusätzlich zu einem primären Kode benutzt werden. Sie sind also nur in Kombination mit dem durchgeführten, inhaltlich leitenden Eingriff zulässig.

Dabei kann der Primärkode auch durch zwei oder mehr Zusatzkodes ergänzt werden.

Zusatzkodes sind durch die Verwendung von Begriffen wie „Zusatzkode", „Zusatzkodierung", „Zusatzinformation" o.Ä. im Klassentitel oder im Hinweis zu erkennen.

Zusatzinformationen

Zusatzkodes können außer als Einzelkodes in Form von speziellen Bereichen (z.B. am Ende des Kapitels 5: *Zusatzinformationen zu Operationen* (5-93 bis 5-99)) vorhanden sein.

Nachfolgend ist eine Auswahl interessanter Zusatzinformationen aufgeführt:

- Art des verwendeten Materials für Gewebeersatz und Gewebeverstärkung nach der Größe der Fläche des verwendeten Materials (5-932 ff.).
- Verwendung von Membranen oder sonstigen Materialien zur Prophylaxe von Adhäsionen (5-933 ff.)
- Art der Beschichtung von Gefäßprothesen (5-938 ff.)
- Art der Konservierung von Organtransplantaten (5 939 ff.)
- Anwendung mikrochirurgischer Technik (5-984)
  (Unter einem mikrochirurgischen Eingriff werden Operationen verstanden, die mit Hilfe eines Mikroinstrumentariums und einer optischen Vergrößerung in entsprechender Operationstechnik unter maximaler Gewebeschonung durchgeführt werden.)
- Durchführung der Operation im Rahmen der Versorgung einer Mehrfachverletzung (5-981) (Dieser Zusatzkode ist nur für die Versorgung von Patienten anzuwenden, bei denen als Unfallfolge eine Mehrfachverletzung vorliegt, aber keine Lebensgefahr besteht.)
- Durchführung der Operation im Rahmen der Versorgung eines Polytraumas (5-982) (Dieser Zusatzkode ist nur für die Versorgung von Patienten anzuwenden, bei denen als Unfallfolge eine Verletzung mehrerer Organsysteme mit akuter Lebensgefahr besteht.)
- Anwendung von Lasertechnik (5 985) Anwendung von minimalinvasiver Technik (5 986)
- Anwendung eines Navigationssystems (5 988)
- Anwendung von Robotertechnik (5 987)
- Durchführung einer Reoperation (5 983)
- Vorzeitiger Abbruch einer Operation (5 995)
- Fluoreszenzgestützte Therapieverfahren (5-989)
- Anwendung der Hybridchirurgie (5-98a.0)
- Anwendung eines Navigationssystems 8-990 als Zusatzinformation bei nicht operativen Maßnahmen.

./.

./.

- Verwendung MRT-fähiger Materialien (5-934) und Anwendung eines flexiblen Ureterorenoskops (5-98b).

- Verwendung von beschichtetem Osteosynthesematerial (5-935), Verwendung von Arzneimitteln für neuartige Therapien (5-936), Einsatz eines Single-Port-Systems bei laparoskopischen Operationen (5-986.2),

- Zusatzkodes für die Anwendung eines endoskopischen Nahtsystems (5-98c.5)

- Knotenersatzverfahren mit Clip-Fixierung (5-98c.6)

- Anwendung von CAD-CAM-Schnittblöcken (5-98d.0) und intraoperative Blutfluss-messung in Gefäßen (5-98e).

- Verwendung von thermomechanischem Osteosynthesematerial (5-937) und Anwendung eines Gerätes zur Fixierung von Stent-Prothesen durch Verschraubung (5-98c.4).

- Einsatz von Shavertechnik zur Weichteil- und Knochenabtragung bei Operationen an Nase, Nasennebenhöhlen und Gesichtsschädelknochen (5-98f).

- Angabe der Anzahl der eingesetzten Kryoablationsnadeln (z.B. in der Bronchologie und Urologie, 5-98h.-)

- Durch das Einfügen eines Hinweises unter den „Zusatzinformationen zu Prozeduren" wird klargestellt, dass für ergänzende Angaben zu Prozeduren auch andere Zusatzkodes als 5-93…5-99 verwendet werden können und somit der oftmals postulierten Auffassung entgegengewirkt wird, dass nur bei dem Vorhandensein von konkreten Hinweisen auf die Option einer Mehrfachkodierung im OPS die Verwendung zusätzlicher Kodes gestattet sei.

Für 2020 sind folgende Zusatzinformationen im OPS-Katalog aufgenommen/ geändert worden:

Zusatzinformationen zu **diagnostischen Maßnahmen**:

- Unterteilung des Kodes für die Anwendung diagnostischer Navigationssysteme nach der Art des Systems (1-999.0 ff.)

Zusatzinformationen zu **Operationen**:

- Einführung neuer Zusatzkodes 5-433.6- *Anzahl der Polypen mit mehr als 2 cm Durchmesser*

- Einführung neuer Zusatzkodes für die Art der Konditionierung von entnommenen Gefäßen zur Transplantation, unterteilt nach ohne und mit Verwendung von Chelatoren (5-93a.0, 5-93a.1)

- Einführung neuer Zusatzkodes für die Anzahl der Nadeln zur irreversiblen Elektroporation (5-98h.1 ff.)

Therapeutische Katheterisierung und Kanüleneinlage in Gefäße:

- Einführung eines neuen Zusatzkodes für Ethiodol als Flüssigkeit zur selektiven Embolisation (8-83b.25)

- Einführung neuer Zusatzkodes für die Anzahl der Ballons zur adventitiellen Mikroinjektion (8-83b.b ff.)

- Einführung eines neuen Zusatzkodes für die Verwendung eines temporären remodellierenden Drahtgeflechts bei neurovaskulären Eingriffen (8-83b.q)

- Einführung neuer Zusatzkodes für die Anzahl der verwendeten Okkluder (8-83b.r ff.)

Ein- und Ausschlussbemerkungen und Hinweise

Zur korrekten Anwendung des Schlüssels wurden Hinweise, Einschluss- und Ausschlussbemerkungen formuliert. Diese kann es auf jeder Hierarchieebene geben: nach Kapitelüberschriften, nach Bereichsüberschriften und nach Kategorien und Subkategorien. Beim Kodieren ist daher für jeden Kode/jede Kategorie jeweils bis zur höchstmöglichen Hierarchieebene zu prüfen, ob sich dort Ein- und Ausschlussbemerkungen und Hinweise finden, die auf den Kode/die Kategorie anzuwenden sind.

Folgende Begriffe und Symbole werden dafür verwendet:

Einschlussbemerkungen („Inkl.:")

Die Einschlussbemerkungen eines Kodes dienen der näheren Beschreibung des Inhaltes des Kodes, z.B. Nennung von Bestandteilen der Prozedur, die enthalten sind und nicht zusätzlich kodiert werden, oder geben Beispiele für Maßnahmen, die diesem Kode (ebenfalls) zugeordnet sind.

Grundsätzlich gilt, dass regelhafte Bestandteile einer Prozedur (Blutstillung, Drainage, Verband etc.) nicht explizit als Inklusivum aufgeführt sind, eine explizite Nennung kann aber zur Verdeutlichung erfolgen. Ausnahmen für Subkodes können über Hinweise (*Hinw.:*) angezeigt werden.

Beispiele für ein Inklusivum zur näheren Beschreibung:

Beispiel 5

1-415   *Biopsie ohne Inzision an der Gesichtshaut*
            Inkl.:   Kopfhaut

Die Biopsie ohne Inzision an der Kopfhaut ist mit dem Kode 1-415 zu verschlüsseln.

Beispiel 6

5-038.4   *Implantation oder Wechsel einer Medikamentenpumpe zur intrathekalen*
            und/oder epiduralen Infusion
            Inkl.:   Ersteinstellung

Die Ersteinstellung der Medikamentenpumpe ist in den Kodes im Bereich 5-038.4 enthalten und nicht gesondert zu kodieren.

Beispiel für ein Inklusivum mit beispielhaft genannten Maßnahmen:

Beispiel 7

3-035   *Komplexe differenzialdiagnostische Sonographie des Gefäßsystems mit*
            quantitativer Auswertung
            Inkl.:   B-Flow-Verfahren, Farbdopplersonographie/Farbduplexsonographie,
            fetomaternale Dopplersonographie

Das B-Flow-Verfahren, die Farbdopplersonographie, die Farbduplexsonographie und die fetomaternale Dopplersonographie sind mit dem Kode 3-035 zu kodieren.

Kommentar

Das Inklusivum des Beispiels 7 umfasst eine nicht abschließende Liste typischer Verfahren, die als „komplexe differentialdiagnostische Sonographie" gelten. Es reicht bereits aus, **eines** der genannten Verfahren erbracht zu haben, um den Kode kodieren zu können.

Es kann auch ein und dasselbe Inklusivum entweder als Bestandteil der Prozedur im Kode enthalten sein oder, sofern die Art der Durchführung dem Kode entspricht, als eigenständige Maßnahme mit diesem Kode verschlüsselt werden.

Beispiel 8

5-451   *Lokale Exzision und Destruktion von erkranktem Gewebe des Dünndarmes*
         Inkl.:   Blutstillung

Die im Rahmen einer lokalen Exzision oder Destruktion von erkranktem Gewebe des Dünndarmes erfolgte Blutstillung ist in den Kodes im Bereich 5-451 enthalten und nicht gesondert zu kodieren; eine Ausnahme hiervon wird für den Subkode 5-451.7 durch einen Hinweis (*Hinw.:*) angezeigt.

Die lokale Destruktion von erkranktem Gewebe des Dünndarmes ausschließlich zum Zweck der Blutstillung und nicht im Rahmen eines anderen Eingriffs ist ebenfalls mit einem Kode aus 5-451 zu verschlüsseln.

Kommentar

Zwei weitere Beispiele:

1. Eine bronchoskopische Blutstillung bei Exzision und Destruktion von erkranktem Gewebe eines Bronchus durch Bronchoskopie ist analog unter Beachtung der Hinweise des Kodes mit 5-320.0 *Exzision und Destruktion von erkranktem Gewebe eines Bronchus, durch Bronchoskopie* zu verschlüsseln.

2. Eine endoskopische Blutstillung des Ösophagus wird zunächst mit 5-422.2- *Lokale Exzision von erkranktem Gewebe des Ösophagus, endoskopisch* verschlüsselt. Die Blutstillung durch einen auf ein Endoskop aufgesteckten ringförmigen Clip (5-429.u) oder durch Auftragen absorbierender Substanzen (5-429.v) ist in diesen Fällen (Ösophagus) gesondert zu kodieren.

Ausschlussbemerkungen („Exkl.:")

Die Ausschlussbemerkungen eines Kodes dienen der Abgrenzung des Inhaltes des Kodes und nennen Maßnahmen, die einem oder mehreren **anderen** Kodes zuzuordnen sind; der oder die zutreffenden anderen Kodes sind jeweils angegeben.

Ausschlussbemerkungen werden i.d.R. nicht angegeben, wenn der auszuschließende Inhalt in der unmittelbar nachfolgenden Kodeliste enthalten ist.

Eine als Ausschluss genannte Maßnahme ist eine – gegenüber der im Kode selbst klassifizierten Maßnahme – abgrenzbare und andersartige Maßnahme, die folglich auch anders klassifiziert wird. Werden beide Maßnahmen am Patienten durchgeführt, können auch beide Kodes nebeneinander verwendet werden.

Beispiel 9

5-784	*Knochentransplantation und -transposition*
	Exkl.: Knorpeltransplantation (5-801.b ff., 5-812.9 ff.)

Eine Knorpeltransplantation ist mit einem Kode aus den Bereichen 5-801.b ff. oder 5-812.9 ff. zu kodieren.

Wurden bei einem Patienten z.B. eine offene autogene Spongiosa-Transplantation **und** eine offene Knorpeltransplantation durchgeführt, sind ein Kode aus dem Bereich 5-784 **und** ein Kode aus 5-801.b ff. anzugeben.

Wenn eine Ausschlussbemerkung keine Kodeangabe enthält, ist die Maßnahme im OPS nicht zu kodieren.

Beispiel 10

1-334	*Urodynamische Untersuchung*
	Exkl.: Uroflowmetrie

Hinweise („Hinw.:")

Die aufgeführten Hinweise haben z.B. folgende Funktion:

- Anmerkung zur gesonderten Kodierung von Teilkomponenten einer komplexen Operation (siehe Abschnitt Mehrfachkodierung, Beispiel 3 (Seite 67))

- Anmerkung zur zusätzlichen Kodierung von ergänzenden Angaben einer Operation (siehe Abschnitte Zusatzkodes und Zusatzinformationen)

- Hinweis auf die gesonderte Kodierung des Zuganges

- Hinweis, wann dieser Kode verwendet werden kann

- Hinweis, dass der Kode nur einmal pro stationären Aufenthalt anzugeben ist

und folgende („ff.")

In den Ausschlussbemerkungen und Hinweisen kann auf einzelne Kodes oder Kodegruppen verwiesen werden. Das „ff." wird verwandt, um alle untergeordneten Kodes des jeweiligen Schlüssels zu bezeichnen. So bedeutet 1-212 ff. alle endständigen Kodes unter 1-212, also 1-212.0 bis 1-212.y. Das „ff." kann ab den vierstelligen Kodes abwärts angewendet werden.

Listen

Listen wurden eingeführt, um für einen oder mehrere Kodes geltende, einheitliche Unter-gliederungen in der 6. Stelle aus Gründen der Übersicht zusammenzufassen. Listen werden z. B. in folgenden Bereichen verwendet:

- Lokalisationsangaben für die Bezeichnung der Blutgefäße

- Bezeichnungen von Knochen und Gelenken

- Angaben zu Zugängen und Verfahren

Wird in den Listen mit Lokalisationsangaben ein „und" verwendet, ist dies immer sowohl im Sinne von „und" als auch im Sinne von „oder" zu verstehen. (s.a. Verwendung von „und")

Auf die Gültigkeit einer Liste für einen Kode wird jeweils durch einen Hinweis aufmerksam gemacht. Listen gelten generell nur für die im Kode ausgewiesenen spezifischen Kode-positionen, nicht jedoch für die Resteklasse „.y Nicht näher bezeichnet".

An einigen Stellen ist darauf zu achten, dass nicht jede Listenposition mit jedem 5-Steller kombinierbar ist.

Verwendete Begriffe und Symbole

Verwendung von „und"

Der Begriff „und" wird in folgenden Fällen im Sinne von „und/oder" verwendet:

- bei 3- und 4-stelligen Kodes, z.B. bei der Aufzählung von Prozeduren wie „Inzision, Exzision und Destruktion ..." oder von Lokalisationen wie „... Naht eines Nerven und Nervenplexus"

- bei nicht endständigen 5-stelligen Kodes, deren Klassentitel ausschließlich Lokalisationsangaben ohne weiteren Zusatz enthält und die ihre 6. Stelle über eine Lokalisationsliste erhalten (Bsp. 5-380.1 ** *Arterien Schulter und Oberarm*)

- bei endständigen 5-stelligen Kodes, deren Klassentitel ausschließlich Lokalisationsangaben ohne weiteren Zusatz enthält (Bsp. 1-502.2 *Oberarm und Ellenbogen*)

- in den Lokalisationslisten für die 6. Stellen (z.B. Liste unter 5-89)

Bei nicht endständigen 5-stelligen Kodes mit Lokalisationsangaben, die ihre 6. Stelle nicht über eine Lokalisationsliste erhalten, sondern z.B. über eine Zugangsliste, wird „und" also ausschließlich im Sinne von „und" verwendet. Dasselbe gilt für endständige und nicht endständige 5-stellige Kodes, deren Klassentitel außer Lokalisationsangaben weitere Zusätze enthält, hier ist das „und" tatsächlich als kumulatives „und" zu verstehen (Bsp. 5-016.4 *Schädelbasis und Hirnhäute, Tumorgewebe*; 5-455.9** *Resektion des Colon ascendens mit Coecum und rechter Flexur und Colon transversum [Hemikolektomie rechts mit Transversumresektion]*).

Verwendete Symbole

**   Ein Doppelstern (**) links neben dem jeweiligen Kode kennzeichnet 5-Steller, bei denen für die Kodierung eine 6-stellige Untergliederung zu benutzen ist, die durch die Kombination des 5-Stellers mit einer Liste entsteht.

( )   Runde Klammern innerhalb einer Prozedurbezeichnung enthalten ergänzende Bezeichnungen oder Erläuterungen zu dieser Prozedurenbezeichnung. Diese Angaben können vorliegen, aber auch fehlen, ohne dass die Verschlüsselung dadurch beeinflusst wird. Runde Klammern nicht innerhalb einer Prozedurenbezeichnung enthalten ergänzende Angaben wie Erläuterungen oder Beispiele.

      Runde Klammern umschließen Angaben von Kodes oder Kodebereichen in Hinweisen und Exklusiva.

[ ]   Eckige Klammern enthalten Synonyme, alternative Formulierungen, andere Schreibweisen und Abkürzungen zu einer Bezeichnung. Eckige Klammern umschließen Angaben zu den gültigen 6. Stellen bei postkombinierten Kodes.

⇄/↔   Alle Schlüsselnummern, die mit einem Zusatzkennzeichen (**R**=rechts, **L**=links, **B**=beidseitig) versehen werden müssen, sind in dieser Fassung mit dem Zeichen (⇄ oder ↔) gekennzeichnet.

Verwendete Schreibweisen

Die Nomenklatur im vorliegenden Schlüssel lehnt sich an die deutsche Fassung der ICD-10 an. Entsprechend werden Prozedurenbezeichnungen sowie Fachbezeichnungen der Anatomie in der Regel in deutscher Schreibweise angegeben. Sofern es sich um Fachbezeichnungen aus mehreren Wörtern oder um lateinische Termini technici handelt, wurde die lateinische Schreibweise verwendet. Trivialbezeichnungen sind in deutscher Schreibweise angegeben.

Deutsch-lateinische Mischformen wurden nach Möglichkeit vermieden. Grundsätzlich wurde die im medizinischen Duden verwendete Schreibweise übernommen.

P004f Nicht vollendete oder unterbrochene Prozedur

Wenn eine Prozedur aus irgendeinem Grund unterbrochen oder nicht vollendet wurde, ist wie folgt vorzugehen:

1. Wenn von einem laparoskopisch/endoskopischen Verfahren auf „offen chirurgisch" umgestiegen wird, so ist zu prüfen, ob es für den Umstieg einen eigenen Kode im OPS gibt.

   a. Gibt es einen spezifischen Kode für „Umsteigen auf offen chirurgisch", so ist dieser zu verwenden (siehe Beispiel 1).

   b. Gibt es dafür keinen spezifischen Umsteigekode, so wird **nur** die offen chirurgische Prozedur kodiert (siehe Beispiel 2).

2. Gibt es einen spezifischen Kode für eine misslungene Prozedur (siehe Beispiel 3), so ist dieser zu verwenden. In diesen Fall ist der Zusatzkode 5-995 *Vorzeitiger Abbruch einer Operation (Eingriff nicht komplett durchgeführt)* nicht anzugeben.

3. Lässt sich die bisher erbrachte Teilleistung mit dem OPS kodieren, so wird nur die Teilleistung kodiert (siehe Beispiele 4 und 5).

4. Wird eine Prozedur nahezu vollständig erbracht, so wird sie ohne Zusatzkode 5-995 kodiert.

5. In allen anderen Fällen ist die geplante, aber nicht komplett durchgeführte Prozedur zu kodieren; bei Operationen ist zusätzlich der OPS-Kode 5-995 anzugeben.

Beispiel 1

Eine laparoskopisch begonnene Hysterektomie wird fortgesetzt als (offen chirurgische) abdominale Hysterektomie. Als Prozedur wird in diesem Fall kodiert:

5-683.04 *Uterusexstirpation [Hysterektomie], ohne Salpingoovarektomie, Umsteigen endoskopisch – offen chirurgisch*

Beispiel 2

Versuchte endoskopische Erweiterung des Karpal-Tunnels, Umwandlung in einen offen chirurgischen Eingriff. Als Prozedur wird in diesem Fall kodiert:

5-056.40 *Neurolyse und Dekompression eines Nerven, Nerven Hand, offen chirurgisch*

Beispiel 3

Für einige misslungene Prozeduren gibt es spezifische Kodes.

5-733 *Misslungene vaginale operative Entbindung und zugehörige 5-Steller*

8-510.1 *Misslungene äußere Wendung*

Beispiel 4

Wenn eine Laparotomie vorgenommen wurde, um eine Appendektomie durchzuführen, aber die Appendektomie aufgrund eines Herzstillstandes nicht ausgeführt wurde, wird nur die Laparotomie kodiert.

5-541.0   *Explorative Laparotomie*

Beispiel 5

Wenn die Operation eines Ösophagus-Ca vor der Präparation des Ösophagus wegen Inoperabilität abgebrochen wurde, wird nur die durchgeführte Thorakotomie kodiert.

5-340.1   *Explorative Thorakotomie*

Kommentar

Mit der Änderung in der DKR P004 *Nicht vollendete oder unterbrochene Prozedur* wurde in 2007 ähnlich der Vorgehensweise in der DKR D007 klargestellt, dass auch nicht vollendete oder unterbrochene nicht-operative Prozeduren genau wie chirurgische Prozeduren nach dieser Kodiervorschrift zu kodieren sind. Unterschieden wird jetzt lediglich die Nutzung des OPS-Kodes 5-995 *Vorzeitiger Abbruch einer Operation (Eingriff nicht komplett durchgeführt)*. Dieser besitzt laut Auskunft des DIMDI nur für Operationen Gültigkeit, sodass die bei einigen operativen Fällen geforderte zusätzliche Kodierung bei nicht-operativen Prozeduren entfällt.

Voraussetzung ist, dass der Eingriff auch tatsächlich begonnen wurde.

P005s   Multiple Prozeduren/Prozeduren, unterschieden auf der Basis von Größe, Zeit oder Anzahl/Bilaterale Prozeduren

Multiple Prozeduren/Prozeduren, unterschieden auf der Basis von Größe, Zeit oder Anzahl

Kommentar

In der bis zum Jahr 2011 bestehenden DKR P005 *Multiple/Bilaterale Prozeduren* bestand für einige OPS-Kodes ein scheinbarer Widerspruch zwischen der Grundregel „Die Prozedurenkodierung soll, wo es möglich ist, den Aufwand widerspiegeln, und daher sind allgemein multiple Prozeduren so oft zu kodieren, wie sie während der Behandlungsphase durchgeführt wurden." und der Ausnahmeregel „Wenn Verfahren Mengenangaben (zum Beispiel Bluttransfusionen) oder Zeitangaben im Kode enthalten, ist der Kode für dieses Verfahren nur einmal während einer stationären Behandlung anzugeben.". Es gibt Leistungen, die theoretisch unter beide Regelungen fallen. Die zählbare Leistung (zum Beispiel Stent) stellt nur eine Teilkomponente der umfassenderen, den OPS insgesamt definierenden Leistung (zum Beispiel PTCA) dar. Die den OPS maßgeblich definierende Leistung (zum Beispiel PTCA) ist so oft zu kodieren, wie sie während eines stationären Aufenthaltes durchgeführt wird, um den Aufwand sachgerecht abzubilden. Die zählbare Teilleistung (zum Beispiel Stent) ist für jede einzelne PTCA-Sitzung zu addieren und zu kodieren. Eine Summe über den gesamten stationären Aufenthalt wird hingegen nicht gebildet.

./.

P005

./.

Aufgrund des scheinbaren Widerspruchs zwischen der Grundregel und der Ausnahmeregel innerhalb der DKR P005 und der Tatsache, dass sowohl in der DKR P005 als auch in der bis zum Jahr 2011 bestehenden DKR P012 Prozeduren, unterschieden auf der Basis von Größe, Zeit oder Anzahl Regeln für die entsprechende Kodierung enthalten waren, wurden diese beiden Kodierrichtlinien zu einer klaren und in sich schlüssigen Kodierrichtlinie zusammengefasst. In der neuen DKR P005k Multiple Prozeduren/Prozeduren, unterschieden auf der Basis von Größe, Zeit oder Anzahl/Bilaterale Prozeduren wurde damit die Kodierung von multiplen Prozeduren und von Prozeduren, unterschieden auf der Basis von Größe, Zeit oder Anzahl klargestellt. Darüber hinaus erfolgte eine Anpassung der Tabelle 1 „Prozeduren, die jeweils nur einmal pro stationärem Aufenthalt zu kodieren sind" an den OPS 2012. Sowohl die Therapiesitzung der Elektrokrampftherapie (8-630.3) als auch die sozialpädiatrische, neuropädiatrische und pädiatrisch-psychosomatische Therapie (9-403) sind ab 2012 nicht mehr nur einmal pro stationärem Aufenthalt zu kodieren, sondern so oft, wie sie erbracht wurden.

Die Prozedurenkodierung soll, wo es möglich ist, den Aufwand widerspiegeln, und daher sind allgemein multiple Prozeduren so oft zu kodieren, wie sie während der Behandlungsphase durchgeführt wurden.

Beispiel 1

Bei einem Patienten mit chronisch ischämischer Herzkrankheit wird in unterschiedlichen Sitzungen jeweils ein nicht medikamentefreisetzender Stent in unterschiedliche Koronararterien eingebracht.

Prozeduren: 8-837.k0   *Perkutan-transluminale Gefäßintervention an Herz und Koronargefäßen, Einlegen eines nicht medikamentefreisetzenden Stents, ein Stent in eine Koronararterie*

                        8-837.k0   *Perkutan-transluminale Gefäßintervention an Herz und Koronargefäßen, Einlegen eines nicht medikamentefreisetzenden Stents, ein Stent in eine Koronararterie*

Anmerkung: Mehrere Sitzungen während eines stationären Aufenthaltes sind mit mehreren Kodes zu verschlüsseln.

Ausnahmen:

1. Nur **einmal** während einer **Sitzung** zu kodieren sind: z.B. multiple Exzisionen von Hautläsionen, multiple Biopsien oder ähnlich aufwändige Prozeduren, wenn diese bzgl. der Lokalisation an gleicher Stelle kodierbar sind (siehe Beispiel 2).

Beispiel 2

Ein Patient wird zur Exzision von zehn Läsionen aufgenommen: eine bei rezidivierendem Basalzellkarzinom der Nase, drei Läsionen bei Basalzellkarzinom am Unterarm, drei Läsionen bei Keratosis solaris am Rücken, eine Läsion bei Keratosis solaris am Unterschenkel und zwei Läsionen bei Basalzellkarzinom am Ohr.

Hauptdiagnose:	C44.3	*Basalzellkarzinom, Nase, rezidivierend*
Nebendiagnose(n):	C44.2	*Basalzellkarzinom, Ohr*
	C44.6	*Basalzellkarzinom, Unterarm*
	C97!	*Bösartige Neubildungen als Primärtumoren an mehreren Lokalisationen*
	L57.0	*Keratosis solaris*

Prozeduren:	5-212.0	*Exzision und Destruktion von erkranktem Gewebe an der äußeren Nase*
	5-181.0	*Exzision und Destruktion von erkranktem Gewebe des äußeren Ohres*
	5-894.08	*Lokale Exzision von erkranktem Gewebe an Haut und Unterhaut, Unterarm*
	5-919.0	*Operative Versorgung von Mehrfachtumoren an einer Lokalisation der Haut in einer Sitzung, 3-5 Tumoren*
	5-894.0a	*dto., Rücken*
	5-894.0f	*dto., Unterschenkel*

2. Nur **einmal** während einer **stationären Behandlung** zu kodierende Prozeduren sind aus pragmatischen Gründen **unter Angabe des Datums der ersten Leistung** anzugeben,

    2.1 wenn Hinweise oder Richtlinien anweisen, einen Kode nur einmal anzugeben bzw. wenn Verfahren während einer stationären Behandlung grundsätzlich wiederholt durchgeführt werden (s.a. nachfolgende, nicht abschließende Liste in Tabelle 1).

Tabelle 1:	Prozeduren, die jeweils nur einmal pro stationärem Aufenthalt zu kodieren sind

- Verband bei großflächigen und schwerwiegenden Hauterkrankungen (8-191)
- Applikation von Medikamenten und Nahrung (8-01)
- Diagnostische perkutane Punktion der Pleurahöhle (1-844)
- Therapeutische perkutane Punktion von Organen des Thorax, Pleurahöhle (8-152.1)
- Diagnostische (perkutane) Punktion und Aspiration der Bauchhöhle, Aszitespunktion (1-853.2)
- Therapeutische perkutane Punktion der Bauchhöhle (8-153)
- Spülung (Lavage) (8-17)
- Entfernung von erkranktem Gewebe an Haut und Unterhaut ohne Anästhesie (im Rahmen eines Verbandwechsels) bei Vorliegen einer Wunde (8-192)
- Lagerungsbehandlung (8-390)
- Frührehabilitative Komplexbehandlung (8-55)
- Physikalisch-therapeutische Einzelmaßnahmen (8-56)
- Elektrostimulation, Elektrotherapie und Dauer der Behandlung durch fokussierten Ultraschall (8-63 bis 8-66, außer 8-630.3)
- Offenhalten der oberen Atemwege (8-700)
- Sauerstoffzufuhr bei Neugeborenen (8-720)
- Schmerztherapie (8-91)
- Patientenmonitoring (8-920 bis 8-924, 8-930 bis 8-932)❶, (8-925, 8-933)
- Phoniatrische und pädaudiologische Komplexbehandlung (9-31)
- Psychosoziale, psychosomatische und neuropsychologische Therapie (9-40, außer 9-403)

Anmerkung:

❶ Patientenmonitoring ist nur dann zu kodieren, wenn es sich um eine intensivmedizinische Überwachung oder Behandlung handelt und wenn es nicht Komponente einer anderen Prozedur (z.B. Beatmung, Narkose) ist.

Kommentar

Die Zuordnung der Anmerkung wurde 2020 präzisiert, da es aufgrund von Auslegungsunterschieden zu Problemen gekommen war.

2.2 wenn Verfahren Mengenangaben (z.B. Bluttransfusionen) oder Zeitangaben im Kode enthalten (s.a. nicht abschließende Liste in Tabelle 2)

Kommentar

In 2009 wurde der Kodebereich 8-60 *Hyperthermie und Hypothermie* aus der Liste der nur einmal zu kodierenden Leistungen gestrichen. Die Verfahren können auch mehrfach in verschiedenen Sitzungen Anwendung finden und sind damit auch mehrfach je Aufenthalt kodierbar.

In 2013 wurde aus der Tabelle 1 der Kode 1-265 *Untersuchung der elektrophysiologischen Aktivität des Herzens, kathetergestützt* mit der Folge gestrichen, dass diese bei wiederholter Durchführung mehrfach pro stationärem Aufenthalt zu kodieren ist.

Beachtet werden sollte, dass bei einer Fallzusammenführung ggf. doppelt kodierte Maßnahmen korrigiert werden müssen.

Bestimmte Prozeduren des OPS, insbesondere aus Kapitel 6 und 8, werden auf der Basis von **Größe, Zeit oder Anzahl** unterschieden.

Hier sind die Mengen- bzw. Zeitangaben zu addieren und die Summe ist einmal pro Aufenthalt zu kodieren.

Soweit der OPS für die Gabe von Medikamenten oder Blutprodukten eine Dosis- bzw. Mengenangabe vorsieht, ist nur die dem Patienten tatsächlich verabreichte Dosis bzw. Menge zu kodieren (siehe Beispiel 3).

Kommentar

In 2009 fand sich hier noch ein missverständlicher Satz: „*Sind keine Größen-, Mengen- oder Zeitangaben verfügbar, so ist der Kode für die kleinste bzw. zeitlich kürzeste Einheit zu verwenden.*" Da dies zu der nicht intendierten Auslegung führen konnte, dass auch die Gabe sehr kleiner Mengen in jedem Fall zur Kodierung des Prozedurenkodes mit der niedrigsten Mengenangabe und somit ggf. auch zur Berechnung eines entsprechenden Zusatzentgeltes berechtigt, wurde der Satz gestrichen. So ist klargestellt, dass nur die tatsächlich erreichte Größe, Anzahl oder Zeiteinheit zu kodieren ist.

Da insgesamt doch hilfreich, soll hier noch einmal aus den Allgemeinen Kodierrichtlinien der DKR eine Klarstellung wiedergegeben werden:

„*Die Deutschen Kodierrichtlinien beziehen sich aus Gründen der Übersichtlichkeit zumeist auf einen durchgängigen stationären Aufenthalt. Gleichwohl muss ein stationärer Aufenthalt nicht zwingend einem Abrechnungsfall gemäß Abrechnungsbestimmungen entsprechen. Bei einer Zusammenführung mehrerer Krankenhausaufenthalte zu einem Abrechnungsfall bzw. bei der Einbeziehung vor- oder nachstationärer Leistungen nach den geltenden Abrechnungs-bestimmungen, sind sämtliche Diagnosen und Prozeduren auf den gesamten Abrechnungsfall zu beziehen. Das hat gegebenenfalls zur Folge, dass mehrere Prozeduren unter Addition der jeweiligen Mengenangaben zu einer Prozedur zusammenzuführen sind.*"

Tabelle 2:	Prozeduren, die jeweils nur einmal pro stationärem Aufenthalt als Summe zu kodieren sind

- Applikation von Medikamenten (6-00)
- Maschinelle Beatmung und Atemunterstützung über Maske oder Tubus und Beatmungsentwöhnung (8-71)
- Transfusionen von Vollblut, Erythrozytenkonzentrat und Thrombozytenkonzentrat (8-800)
- Transfusion von Leukozyten (8-802)
- Transfusion von Plasma, Plasmabestandteilen und Infusion von Volumenersatzmitteln (8-81)

Beispiel 3

8-810.8	*Transfusion von rekombinantem Faktor VIII*
8-810.83	*Bis unter 500 Einheiten*
8-810.84	*500 Einheiten bis unter 1.000 Einheiten*
...	...
8-810.8z	*280.000 oder mehr Einheiten*

Kommentar

Der Abschnitt zu Bluttransfusionen konnte in 2006 gestrichen werden, da Bluttransfusionen sowie die Infusion von Blutprodukten nicht mehr als Standardmaßnahme beim Einsatz der Herz-Lungen-Maschine (HLM) gelten und daher zukünftig nicht mehr als Prozedurenkomponente der HLM verstanden werden.

Bei der Gabe von Bluttransfusionen oder der Infusion von Blutprodukten werden alle Einheiten für einen Patienten, auch die während des Einsatzes der HLM, für den gesamten Aufenthalt addiert (bei Fallzusammenführungen sollte dies besonders berücksichtigt werden) und mit dem Datum der ersten Gabe kodiert. Die alleinige Bereitstellung von Blutkonserven ohne nachfolgende Applikation rechtfertigt selbstverständlich nicht den Kode für eine Anämie oder für die Transfusion.

Beachtet werden muss, dass bei Einsetzen der Herz-Lungen-Maschine klargestellt wurde, dass eine Volumenreduktion nicht extra zu kodieren ist, sondern im Kode für die Anwendung der Herz-Lungen-Maschine inkludiert ist. Siehe hierzu auch DKR 0908.

Bilaterale Prozeduren

Der OPS sieht ab der Version 2005 für Prozeduren an paarigen Organen oder Körperteilen die Angabe eines Zusatzkennzeichens für die Seitigkeit (**R**=rechts, **L**=links, **B**=beidseitig) verpflichtend vor. Wenn eine Prozedur in einer Sitzung beidseitig durchgeführt wird, ist diese demnach mit dem Zusatzkennzeichen „**B**" zu versehen. Anderenfalls wird die jeweilige Seite (**R, L**) angegeben.

Beispiel 4

Amputation **beider** Unterschenkel

5-864.8 B   *Unterschenkelamputation n.n.bez, **beidseitig***

Kommentar

Der Aspekt der Seitenlokalisation sowie die korrekte Zuweisung des Eingriffsdatums zum OPS-Kode sind u.a. bei globalen Funktionen des DRG-Systems wie z.B. „Eingriff an mehreren Lokalisationen" und „mehrzeitiger Eingriff" besonders relevant.

P006a   Laparoskopische/arthroskopische/endoskopische Prozeduren

Die Art des Eingriffes (laparoskopisch, arthroskopisch oder endoskopisch) ist im OPS in der Regel bei den Prozeduren durch eine Differenzierung auf der 5. oder 6. Stelle ausgewiesen.

Beispiel 1

Laparoskopische Entfernung der Gallenblase ohne Revision der Gallengänge

5-511.11   *Cholezystektomie, einfach, **laparoskopisch,** ohne laparoskopische Revision der Gallengänge*

Beispiel 2

5-448   ***Andere Rekonstruktion am Magen***
Hinw.:   *Der Zugang ist für die mit ** gekennzeichneten Kodes in der 6. Stelle nach folgender Liste zu kodieren*
    0   *Offen chirurgisch abdominal*
    1   *Offen chirurgisch thorakal*
    2   ***Laparoskopisch***
    3   *Umsteigen laparoskopisch - offen chirurgisch*
    x   *Sonstige*

** 5-448.0   *Naht (nach Verletzung)*
** 5-448.1   *Verschluss einer Gastrostomie oder (Ernährungs-)Fistel*
** 5-448.2   *Gastropexie*
** 5-448.3   *Kardiaplastik (z.B. nach Belsey)*

Sollte diese Unterscheidung fehlen, was auch durch Weiterentwicklung von Operationstechniken möglich ist, so ist die Prozedur zu verschlüsseln und für die Art des Eingriffes (Zugangs) ist der entsprechende Zusatzkode anzugeben.

Beispiel 3

Endoskopisches Anlegen eines Liquorshuntes

5-023.00   *Anlegen eines Liquorshuntes [Shunt-Implantation], Ableitung in den Herzvorhof, ventrikuloatrial*

5-059.b   ***Andere Operationen an Nerven und Ganglien: Anwendung eines Endoskopiesystems***

Kommentar

In 2013 wurde klargestellt, dass neben dem bisher in dieser DKR für die Art des Eingriffes (Zugang) angegebenen Kodebereich 5-986 *Minimalinvasive* Technik auch in anderen Kapiteln des OPS Zugangskodes zur Verfügung stehen wie z.B. der Kode 5-059.b *Andere Operationen an Nerven und Ganglien: Anwendung eines Endoskopiesystems*. Das Beispiel 3 wurde entsprechend angepasst.

P007a   Endoskopie multipler Gebiete (Panendoskopie)

Endoskopien multipler Gebiete sind nach dem am weitesten eingesehenen bzw. tiefsten Gebiet zu kodieren.

Beispiel 1

Eine einfache Ösophago-, Gastro-, Duodeno-, Jejuno- und Ileoskopie wird kodiert als

1-636.0   *Diagnostische Intestinoskopie (Endoskopie des tiefen Jejunums und Ileums), einfach (durch Push-Technik)*

Beispiel 2

Eine Endoskopie der oberen Atemwege mit Pharyngoskopie, Tracheoskopie und Broncho-skopie wird kodiert als

1-620.00   *Diagnostische Tracheobronchoskopie mit flexiblem Instrument, ohne weitere Maßnahmen*

Kommentar

Die Kodierrichtlinien P008 und P009 dienen der sachgerechten Abbildung spezieller Fallkon-stellationen und Situationen, zum Beispiel bei Kindern oder nicht-kooperativen Patienten. D.h. wenn eine klinische Untersuchung, die üblicherweise keiner Allgemeinanästhesie bedarf, aufgrund der spezifischen Patientensituation dennoch in Allgemeinanästhesie durchgeführt werden muss, wird sie mit dem OPS 1-100 *Klinische Untersuchung in Allgemeinanästhesie* verschlüsselt. Wird bei einer diagnostischen Maßnahme unter den gleichen Umständen eine Narkose nötig, wird diese z.B. mit dem OPS 8-900 *Intravenöse Anästhesie* kodiert.

Die Gründe für das Vorgehen in Narkose sollten in der Akte dokumentiert werden.

P008a Klinische Untersuchung in Allgemeinanästhesie

Eine klinische Untersuchung in Allgemeinanästhesie ist nur dann als eigene Prozedur zu kodieren, wenn die Untersuchung in Allgemeinanästhesie als selbständige Maßnahme durchgeführt wird. Sofern der OPS keinen spezifischen Schlüssel für diese Untersuchung enthält, so ist dann – und nur dann – der Schlüssel 1-100 *Klinische Untersuchung in Allgemeinanästhesie* zu verwenden (siehe Beispiel 2).

Erfolgt in der gleichen Sitzung ein invasiver oder operativer Eingriff, der eine Anästhesie erfordert, so ist die klinische Untersuchung nicht gesondert zu kodieren (siehe Beispiel 1).

Beispiel 1

Exzision einer Vaginalzyste und Untersuchung unter Anästhesie.

5-702.1   *Exzision von erkranktem Gewebe der Vagina*

Beispiel 2

Manuelle rektale Untersuchung unter intravenöser Allgemeinanästhesie.

1-100   *Klinische Untersuchung in Allgemeinanästhesie*

P009a Anästhesie

Die Kodierung der Anästhesie mit einem Kode aus 8-90 sollte sich auf Ausnahmesituationen beschränken. Dies gilt beispielsweise dann, wenn Schockpatienten, Kleinkinder oder nicht kooperative Patienten eine Anästhesie erhalten, damit eine diagnostische oder therapeutische Prozedur durchgeführt werden kann, die normalerweise ohne Anästhesie erbracht wird.

Gibt es einen Kode für die durchgeführte Prozedur, so ist dieser zusammen mit einem Kode aus 8-90 für die Anästhesie anzugeben (siehe Beispiel 1). Gibt es keinen Kode für die durchgeführte Prozedur, so ist der Kode aus 8-90 für Anästhesie alleine anzugeben.

Beispiel 1

Ein Kleinkind wird zur Abklärung eines Verdachtes auf Hirntumor aufgenommen. Es wird ein Kernspintomogramm des Schädels unter Narkose durchgeführt.

3-820   *Magnetresonanztomographie des Schädels mit Kontrastmittel*
8-900   *Intravenöse Anästhesie*

P013k Wiedereröffnung eines Operationsgebietes/Reoperation

Bei der Wiedereröffnung eines Operationsgebietes zur

- Behandlung einer Komplikation
- Durchführung einer Rezidivtherapie
- Durchführung einer anderen Operation in diesem Operationsgebiet

ist zunächst zu prüfen, ob die durchgeführte Operation mit Wiedereröffnung des Operationsgebietes im OPS durch einen spezifischen Kode im betreffenden Organkapitel kodiert werden kann, wie z.B.:

5-289.1	*Operative Blutstillung **nach Tonsillektomie***
5-821.12	*Wechsel einer Femurkopfprothese in Totalendoprothese, nicht zementiert*

Gibt es keinen spezifischen Kode, dann ist die durchgeführte Operation zusammen mit einem Kode, wie z.B.

5-349.6	***Reoperation** an Lunge, Bronchus, Brustwand, Pleura, Mediastinum oder Zwerchfell*

Kommentar

Der Kode 5-349.6 kann grundsätzlich auch bei **endoskopischen** Operationen verwendet werden.

Im Falle von *Insuffizienzen von Anastomosen und Nähten nach Operationen an Trachea, Bronchien und Lunge* kann der Diagnose-Kode J95.82 verschlüsselt werden.

5-379.5	***Reoperation** an Herz und Perikard*
5-559.3	***Revisionsoperation** an der Niere*
5-749.0	***Resectio***
5-983	***Reoperation***

für die Reoperation anzugeben (siehe Beispiel 1 und 2).

In einigen Kapiteln des OPS gibt es eigene Kodes für eine Reoperation, die als eigenständige Kodes ausgewiesen sind, aber im Allgemeinen wie Zusatzkodes verwendet werden (siehe DKR 0909 *Revisionen oder Reoperationen an Herz und Perikard* (Seite 181)).

Beispiel 1

5-062.8	*Andere partielle Schilddrüsenresektion: Subtotale Resektion*
5-983	***Reoperation***

Beispiel 2

5-340.d	*Thorakoskopie zur Hämatomausräumung*
5-349.6	***Reoperation an Lunge, Bronchus, Brustwand, Pleura, Mediastinum oder Zwerchfell***

Kommentar

Im ersten Abschnitt der Kodierrichtlinie ist vorgeschrieben, dass bei der Wiedereröffnung eines Operationsgebietes zunächst zu prüfen ist, ob die durchgeführte Operation durch einen spezifischen Kode verschlüsselt werden kann. Beispielhaft war hier neben der operativen Blutstillung nach Tonsillektomie (5-289.1) auch die Rethorakotomie (5-340.3) als spezifischer Kode beschrieben. Aufgrund der Streichung dieses Kodes im OPS 2012 musste die Rethorakotomie (5-340.3) als spezifischer Kode auch in der Kodierrichtlinie gestrichen werden. Ferner wurde ein Kode für einen Femurkopfprothesenwechsel (5-821.12) als spezifischer Kode aufgenommen. Im zweiten Abschnitt dieser Kodierrichtlinie waren die aufgeführten Kodes als Zusatzkodes beschrieben, was sie aber zum Teil nicht sind. Deshalb wurde im zweiten Abschnitt zur Richtigstellung der erste Satz geändert in: „Gibt es keinen spezifischen Kode, dann ist die durchgeführte Operation zusammen mit einem Kode, wie zum Beispiel ... für die Reoperation anzugeben (siehe Beispiel 1 und 2)." Aufgrund der Neuaufnahme des Zusatzkodes für *Reoperationen an Lunge, Bronchus, Brustwand, Pleura, Mediastinum oder Zwerchfell* (5-349.6) in den OPS 2012 ist dieser auch hier in die Kodierrichtlinie aufgenommen worden. Darüber hinaus wurde im zweiten Abschnitt der Kodierrichtlinie aufgrund der Änderungen des OPS der Absatz über Beispiel 1 angepasst sowie zur Klarstellung ein Beispiel (Beispiel 2) für die Kodierung von Rethorakotomien mit den neuen Kodes aufgenommen. Ab 2012 sind Rethorakotomien mit einem Kode für den jeweils durchgeführten Eingriff in Verbindung mit dem neuen Zusatzkode zu verschlüsseln. Die durchgeführten Eingriffe werden so spezifischer abbildbar und in den Datensätzen weiterhin als Rethorakotomien identifizierbar sein. Zu beachten ist, dass der Kode 5-349.6 nicht nur auf Rethorakotomien beschränkt ist, sondern Eingriffe des gesamten Brustraums umfasst.

P014o Prozeduren, die normalerweise nicht verschlüsselt werden

Prozeduren, die routinemäßig bei den meisten Patienten und/oder mehrfach während eines Krankenhausaufenthaltes durchgeführt werden, werden nicht verschlüsselt, da sich der Aufwand für diese Prozeduren in der Diagnose oder in den anderen angewendeten Prozeduren widerspiegelt (siehe Beispiel 1). Sie wurden aus diesem Grunde auch nicht in den OPS aufgenommen. Diese sollen auch nicht mit den Resteklassen „Andere ..." verschlüsselt werden (s.a. DKR P003 *Hinweise und formale Vereinbarungen für die Benutzung des OPS* (Seite 63)).

Tabelle 1: Beispiele für nicht kodierbare Prozeduren

- Gipsverbände mit Ausnahme aufwändiger Gipsverbände (8-310)
- Verbände, außer bei großflächigen und schwerwiegenden Hauterkrankungen (8-191)
- Kardioplegie
- Kardiotokographie (CTG)
- Medikamentöse Therapie mit folgenden Ausnahmen:
  - bei Neugeborenen
  - nicht-antibiotische Chemotherapie
  - systemische Thrombolyse
  - Immunglobulingabe
  - Gabe von Gerinnungsfaktoren
  - Andere Immuntherapie (8-547)
  - antiretrovirale Therapie
  - Medikamente aus 6-00
- Ruhe-EKG
- Langzeit-EKG
- Belastungs-EKG
- 24-Stunden-Blutdruckmessung
- Legen einer Magensonde
- Legen eines transurethralen Blasenkatheters
- Subkutane Medikamentengabe, z. B. Heparin
- Blutentnahme
- Aufnahme- und Kontrolluntersuchung
- Visite
- Konsiliaruntersuchung
- Konventionelle Röntgenuntersuchungen
- Lungenfunktionstest mit Ausnahme von pneumologischen Funktionsuntersuchungen (1-71)
- Blutgasanalyse in Ruhe
- Atemgasanalyse
- Sonographien mit Ausnahme der Endosonographie und der komplexen differenzialdiagnostischen Sonographie mit digitaler Bild- und Videodokumentation

Beispiel 1

- Eine Röntgenaufnahme und ein Gipsverband sind bei der Diagnose einer Radius-Fraktur (Colles) üblich.
- Die intravenöse Gabe von Antibiotika wird bei der Diagnose einer Sepsis erwartet.
- Die Kardioplegie gehört zu einem herzchirurgischen Eingriff.

Es handelt sich also um Standardmaßnahmen bei bestimmten Diagnosen und Prozeduren, deren gesonderte Kodierung deshalb nicht erforderlich ist.

Verfahren, die sich bei der Entwicklung der DRGs doch als gruppierungsrelevant herausstellen sollten, werden im Rahmen der Pflege des OPS und der Kodierrichtlinien berücksichtigt.

Kommentar

„Gruppierungsrelevant" ist in diesem Zusammenhang im Kontext des „Ressourcen-verbrauches" zu sehen. Kleinste oder kleine Leistungen sollten praktischer Weise (auch wenn sie häufig an einem Patienten erfolgen) in einem pauschalierten Entgeltsystem keiner gesonderten Kodierung bedürfen, nur aufwendigere bzw. teurere Leistungen sollten im differenzierten Fallgruppensystem identifizierbar (und also auch kodierbar) sein.

P015r Organentnahme und Transplantation

Bei Organentnahme und Transplantation ist zwischen Spender und Empfänger zu unter-scheiden. Bei der Spende wird zwischen einer Lebendspende und einer postmortalen Spende unterschieden. Bei autogener Spende sind Spender und Empfänger identisch.

1. Untersuchung eines potenziellen Organ- oder Gewebespenders

Wird ein potenzieller Spender zu Voruntersuchungen vor einer möglichen Lebendspende stationär aufgenommen, ist als Hauptdiagnose

Z00.5   *Untersuchung eines potentiellen Organ- oder Gewebespenders*

zu kodieren, sofern die Organ- oder Gewebeentnahme nicht während desselben stationä-ren Aufenthaltes erfolgt. Kodes aus Z52.– *Spender von Organen und Gewebe* sind **nicht** anzugeben.

2. Lebendspende

Für Lebendspender, die zur Spende von Organen oder Gewebe aufgenommen werden, ist als Hauptdiagnose ein Kode aus

Z52.–   *Spender von Organen und Gewebe*

anzugeben, wenn während desselben stationären Aufenthaltes die Organ- oder Gewebe-entnahme durchgeführt wird. Ebenfalls sind die entsprechenden Prozedurenkodes zur Entnahme des Transplantates zu kodieren (siehe auch folgende Tabelle).

Beispiel 1

Ein Fremdspender wird zur Lebendspende einer Niere aufgenommen. Eine Nephrektomie zur Transplantation wird durchgeführt. Behandlungsrelevante Nebendiagnosen bestehen nicht.

Hauptdiagnose: Z52.4   *Nierenspender*

Prozedur(en):   5-554.8   *Nephrektomie zur Transplantation, Lebendspender*

Beispiel 2

Ein Fremdspender wird zur Lebendspende von Stammzellen aus peripherem Blut aufgenommen. Behandlungsrelevante Nebendiagnosen bestehen nicht.

Hauptdiagnose: Z52.01   *Stammzellenspender*

Prozedur(en):   5-410.11   *Entnahme von hämatopoetischen Stammzellen aus peripherem Blut zur Transplantation, zur allogenen Spende (verwandt oder nicht-verwandt)*

Bei **autogener Spende und Transplantation** während eines stationären Aufenthaltes sind Kodes aus Z52.– *Spender von Organen und Gewebe* **nicht** anzugeben. Die Haupt- und Nebendiagnosen sowie die OPS-Kodes für die Entnahme des Transplantates und die Kodes für die eigentliche Transplantation sind anzugeben.

Kommentar

Bei der Kodierung der Z52.- *Spender von Organen oder Geweben* und auch der Z00.5 *Untersuchung eines potentiellen Organ- oder Gewebespenders* als Hauptdiagnose ist zu berücksichtigen, dass Kostenträger in diesen Fällen nicht die Krankenversicherung des Spenders, sondern die des Empfängers ist. Dies ist bei Aufnahme des Patienten und Rechnungslegung zu berücksichtigen (siehe auch § 4 FPV 2020).

3. Postmortale Spende nach Gehirntod im Krankenhaus

(Kriterien für eine mögliche postmortale Spende sind: Gehirntod nach den Richtlinien der Bundesärztekammer, Einwilligung und klinische Eignung)

Die Kodierung bei einem Patienten, der als Organspender in Frage kommt, unterscheidet sich nicht vom üblichen Vorgehen bei der Verschlüsselung von Diagnosen und Prozeduren: als Hauptdiagnose ist diejenige Erkrankung oder Verletzung zu kodieren, die die Aufnahme veranlasst hat, hinzukommen vorliegende Nebendiagnosen und die durchgeführten Prozeduren.

Der entsprechende Kode für die Organentnahme bzw. der Kode 8-978 *Aufrechterhaltung der Homöostase für die postmortale Organspende* sind **nicht** zu kodieren (siehe auch Hinweise hierzu im OPS). Ebenso ist der Kode Z00.5 *Untersuchung eines potentiellen Spenders eines Organs oder Gewebes* **nicht** anzugeben.

Kommentar

Vereinfacht kann man sagen: Die Behandlung eines Patienten zu Lasten seiner Krankenversicherung endet unmittelbar vor dem festgestellten Hirntod. Alle danach erbrachten Leistungen bei potentiellen Organspendern, wie z.B. Beatmungsstunden, Aufrechterhaltung der Homöostase für die postmortale Organspende, für Explantation, werden nicht mehr für die Abrechnung mit der Krankenkasse und für die DRG-Gruppierung kodiert (für interne Zwecke bzw. die Rechnungslegung gegenüber der DSO (= Deutsche Stiftung Organtransplantation) erscheint die Dokumentation dennoch sinnvoll). Findet aus vorher nicht absehbaren Gründen (z.B. Ablehnung durch Angehörige) zuletzt keine Organentnahme statt, ändert dies nichts am Vorgehen, auch hier wird mit der DSO abgerechnet.

4. Transplantation

Kommentar

Evaluierung vor der Transplantation

Um die Eignung eines Patienten für eine Transplantation festzustellen, sind zahlreiche Untersuchungen notwendig. Für die Kode-Gruppe 1-920 *Medizinische Evaluation und Entscheidung über die Indikation zur Transplantation* gilt ab 2012 der Hinweis: „Der Zeitpunkt der Aufnahme auf die Warteliste kann auch **nach** dem stationären Aufenthalt liegen, in dem die **vollständige** Evaluation durchgeführt wurde." Wurden also während eines Aufenthaltes die Untersuchungen soweit abgeschlossen, dass eine Meldung zur Transplantation möglich wurde, berechtigt dies zur OPS-Verschlüsselung.

Besondere Bedeutung haben bestimmte Kodes aus 1-920 *Medizinische Evaluation und Entscheidung über die Indikation zur Transplantation* (1-920.0 und 1-920.2), da sie in spezielle hochpreisige „Evaluierungsaufenthalts"-DRGs triggern. Der Kode 1-920.2 darf pro geplanter Transplantation nur **einmal** angegeben werden. Das ist bei der Fallhistorie und mehreren Aufenthalten solcher Patienten unbedingt zu beachten.

Bei längeren Wartezeiten können vor einer Transplantation Reevaluierungen notwendig werden. Hierfür stehen abhängig vom Ergebnis die Kodes 1-920.3- *Re-Evaluation, mit Aufnahme oder **Verbleib** eines Patienten auf eine(r) Warteliste zur Organtransplantation* und 1-920.4- *Re-Evaluation, mit **Herausnahme** eines Patienten aus einer Warteliste zur Organtransplantation* zur Verfügung.

Bei solchen Aufenthalten sollten, wenn zutreffend, ferner die Diagnosen U55.- *Erfolgte Registrierung zur Organtransplantation* bzw. Z75.6- *Erfolgte Registrierung zur Organtransplantation **ohne** Dringlichkeitsstufe HU (High Urgency)* oder Z75.7- *Erfolgte Registrierung zur Organtransplantation **mit** Dringlichkeitsstufe HU (High Urgency)* je nach Organ verschlüsselt werden.

Empfänger des transplantierten Organs bekommen als Hauptdiagnose den Grund der Aufnahme und den entsprechenden Prozedurenkode für die Transplantation. Es ist nicht notwendig, die Entfernung des erkrankten Organs zu kodieren. Domino-Transplantationspatienten (wenn der Patient während der Behandlungsphase ein Organ sowohl erhält als auch spendet (z.B. Herz/Lunge)) erhalten eine Spender-Nebendiagnose aus Z52.- *Spender von Organen und Geweben* und die Prozedurenkodes für die Transplantation und für die Entnahme (mit der Transplantation als Hauptprozedur).

Kommentar

Bezüglich der Abrechnung von Leistungen in Verbindung mit Transplantationen regelt die „Vereinbarung zum Fallpauschalensystem für Krankenhäuser für das Jahr 2020 (Fallpauschalenvereinbarung 2020 – FPV 2020)" in § 4 Folgendes:

./.

./.

§ 4
Fallpauschalen bei bestimmten Transplantationen

(1) Mit Fallpauschalen nach Anlage 1 bzw. Entgelten nach Anlage 3a bei Transplantationen von Organen nach § 1a Nr. 1 des Transplantationsgesetzes (TPG), bei Transplantationen von Geweben nach § 1a Nr. 4 TPG sowie bei Transplantationen von hämatopoetischen Stammzellen werden die allgemeinen Krankenhausleistungen nach § 2 KHEntgG für die stationäre Versorgung eines Transplantatempfängers, einer Transplantatempfängerin oder bei der Lebendspende vergütet. Nicht mit den Fallpauschalen nach Anlage 1 bzw. Entgelten nach Anlage 3a vergütet und folglich gesondert abrechenbar sind insbesondere folgende Leistungen:

1. *Leistungen des Krankenhauses für eine Organentnahme bei möglichen postmortalen Organspendern oder Organspenderinnen*

2. *Leistungen der Koordinierungsstelle nach § 11 TPG für die Bereitstellung eines postmortal gespendeten Organs zur Transplantation einschließlich eines dafür erforderlichen Transports des Organs*

3. *Leistungen der Vermittlungsstelle nach § 12 TPG für die Vermittlung eines postmortal gespendeten Organs*

4. *Gutachtenerstellung durch die Kommission nach § 8 Abs. 3 Satz 2 TPG vor einer möglichen Lebendorganspende*

5. *ambulanten Voruntersuchungen gemäß § 8 Abs. 1 Satz 1 Nr. 1 Buchstabe c TPG, die im Hinblick auf die Transplantation eines bestimmten Transplantatempfängers durchgeführt werden, bei möglichen Lebendspendern oder Lebendspenderinnen, nicht jedoch die entsprechenden Untersuchungen bei tatsächlichen Lebendspendern oder Lebendspenderinnen*

6. *Transport von Knochenmark oder hämatopoetischen Stammzellen*

7. *Kontrolluntersuchungen nach § 115a Abs. 2 Satz 4 SGB V bei einem Transplantatempfänger oder einer Transplantatempfängerin; § 8 Abs. 2 Satz 3 Nr. 3 KHEntgG bleibt unberührt*

8. *Kontrolluntersuchungen nach § 115a Abs. 2 Satz 7 in Verbindung mit Satz 4 SGB V bei einem Lebendorganspender oder einer Lebendorganspenderin; § 8 Abs. 2 Satz 3 Nr. 3 KHEntgG bleibt unberührt*

Krankengeld bzw. Verdienstausfallerstattung sowie Fahrkosten für Lebendspender oder Lebendspenderinnen sind keine allgemeinen Krankenhausleistungen und daher weder mit den Fallpauschalen nach Anlage 1 bzw. Entgelten nach Anlage 3a vergütet noch gesondert seitens des Krankenhauses abrechenbar.

(2) Für Transplantationen nach Absatz 1 Satz 1 ist jeweils eine Fallpauschale nach Anlage 1 bzw. ein Entgelt nach Anlage 3a gegenüber den Transplantatempfängern, den Transplantatempfängerinnen oder deren Sozialleistungsträgern abzurechnen.

./.

./.

(3) Für zum Zwecke einer Organ- oder Gewebeentnahme für einen bestimmten Transplantatempfänger stationär aufgenommene Lebendspender oder Lebendspenderinnen, bei denen

1. *eine Organ- oder Gewebeentnahme vorgenommen wird oder*

2. *sich erst während der Entnahme herausstellt, dass das Organ oder das Gewebe nicht entnommen werden kann, oder*

3. *sich erst nach der Organ- oder Gewebeentnahme herausstellt, dass das Organ oder Gewebe nicht transplantiert werden kann,*

ist eine Fallpauschale nach Anlage 1 bzw. ein Entgelt nach Anlage 3a abzurechnen. Bei erfolgter Transplantation ist die jeweilige Fallpauschale nach Anlage 1 bzw. das jeweilige Entgelt nach Anlage 3a gegenüber den Transplantatempfängern, den Transplantatempfängerinnen oder deren Sozialleistungsträgern abzurechnen. Kommt es nicht zur Transplantation, ist die jeweilige Fallpauschale nach Anlage 1 bzw. das jeweilige Entgelt nach Anlage 3a gegenüber der Person, die zum Transplantatempfang vorgesehen war, oder gegenüber deren Sozialleistungsträger abzurechnen. Auf der Rechnung ist die Versichertennummer der Person, die das Transplantat empfangen hat oder für die Transplantation vorgesehen war, anzugeben. Werden hämatopoetische Stammzellen bei Familienspendern aus dem Ausland oder bei nicht-verwandten Spendern über in- oder ausländische Spenderdateien bezogen, wird anstelle der Fallpauschale nach Anlage 1 bzw. dem Entgelt nach Anlage 3a ein entsprechendes Zusatzentgelt abgerechnet.

(4) Die Leistungen des Krankenhauses nach Absatz 1 Satz 2 Nr. 1 sind gegenüber der Koordinierungsstelle nach § 11 TPG abzurechnen. Die Leistungen des Krankenhauses nach Absatz 1 Satz 2 Nr. 5 sind gegenüber den Personen, die zum Transplantatempfang vorgesehen waren oder gegenüber deren Sozialleistungsträgern abzurechnen.

5. Versagen und Abstoßungsreaktion nach Transplantation

Wird ein Patient aufgrund eines Versagens oder einer Abstoßungsreaktion nach Transplantation eines Organs oder Gewebes oder einer Graft-versus-host-Krankheit (GVHD) aufgenommen, wird ein Kode aus T86.– *Versagen und Abstoßung von transplantierten Organen und Geweben* als Hauptdiagnose zugewiesen.

Im Falle einer Transplantation von hämatopoetischen Stammzellen sind die Organmanifestationen einer GVHD unter Beachtung des Kreuz/Stern-Systems zu kodieren. Anschließend ist die (z.B. maligne) Grunderkrankung als Nebendiagnose anzugeben (Diese Regelung hat Vorrang vor DKR 0201 *Auswahl und Reihenfolge der Kodes* (Seite 115)).

Kommentar

Hauptdiagnose ist in diesen Fällen abweichend von DKR 0201 die T86.- *Versagen und Abstoßung von transplantierten Organen und Geweben.*

Für die Dokumentation der **akuten** Graft-versus-Host-Krankheit (GVHD) nach einer erfolgten Transplantation von hämatopoetischen Stammzellen wurde zuerst für die akute GVHD, seit 2016 auch für die chronische GVHD die Kreuz-Stern-Systematik eingeführt. Die Graduierung der GVHD ist abhängig von den Stadien der Beteiligung der betroffenen Organe (Haut, Leber, Verdauungstrakt). Der Grad der GVHD ist mit einem Kode aus T86.0- *Versagen des Transplantates hämatopoetischer Stammzellen und Graft-versus-host-Krankheit* als Kreuzkode zu kodieren, ergänzend sind als Sternkodes die Stadien der Beteiligung der betroffenen Organe anzugeben. Für die **akute** GVHD sind dies bei Beteiligung des Verdauungstrakts Kodes aus K93.2-, bei Beteiligung der Leber Kodes aus K77.1- und bei Beteiligung der Haut Kodes aus L99.1-. Im Falle der 2016 umfassend geänderten Kodes für die **chronische** Graft-versus-Host-Krankheit sind zusätzlich zu den genannten Organsystemen auch Beteiligungen der Augen, der Lunge, der Mundschleimheit sowie die Vulvovaginal-GVHD über neu geschaffene Sternkodes spezifisch abbildbar.

Seit 2014 kann die Retransplantation von hämatopoetischen Stammzellen aus dem Knochenmark **während desselben stationären Aufenthalts** mit 5-411.6 sowie die Retransfusion von peripher gewonnenen hämatopoetischen Stammzellen während desselben stationären Aufenthalts mit 8-805.7 verschlüsselt werden.

Erfolgt die Aufnahme aus einem anderen Grund als des Versagens oder der Abstoßungsreaktion nach Transplantation, so ist T86.– *Versagen und Abstoßung von transplantierten Organen und Geweben* nicht als Hauptdiagnose anzugeben.

Kommentar

Im Jahr 2014 wurden vor dem Hintergrund der Einführung einer neuen unbewerteten DRG (Z04Z) für die Lungenspende (Lebendspende) in die DKR P015 *Organentnahme und Transplantation* in Teil 1 der Tabelle für die Organ-/Gewebeentnahme und Transplantation die neuen Diagnosen- und Prozedurenkodes für die Lungenlebendspende (Z52.80 *Spender sonstiger Organe oder Gewebe, Lungenspender* und 5-324.c *Lobektomie zur Lebend-Organspende, offen-chirurgisch*) und die neuen Prozedurenkodes für die Transplantation bei Lungenlebendspende (5-335.2- *Lungentransplantation* und 5-335.3- *Lungen-Retransplantation während desselben stationären Aufenthaltes*) aufgenommen.

Organ-/Gewebeentnahme und Transplantationstabelle – Teil 1
(Diese Tabelle ist nicht als vollständige Auflistung anzusehen)

ORGAN/ GEWEBE	SPENDE Diagnosekode für Lebendspender	ENTNAHME Prozedurenkode (aus) OPS		TRANSPLANTATION Prozedurenkode (aus) OPS: Empfänger	
Stammzellen	Z52.01	5-410.1	Entnahme von hämatopoetischen Stammzellen aus peripherem Blut zur Transplantation	8-805	Transfusion von peripher gewonnenen hämatopoetischen Stammzellen
Knochenmark	Z52.3	5-410.0	Entnahme von hämatopoetischen Stammzellen aus Knochenmark zur Transplantation	5-411	Transplantation von hämatopoetischen Stammzellen aus Knochenmark
Lymphozyten	Z52.08	5-410.3	Entnahme von peripheren Blutzellen, Lymphozyten zur Transfusion	Geeigneter Kode aus 8-802 Transfusion von Leukozyten	
Haut	Z52.1	5-901, 5-904, 5-924	Freie Hauttransplantation, Entnahmestelle / Lappenplastik an Haut und Unterhaut, Entnahmestelle / Freie Hauttransplantation und Lappenplastik an Haut und Unterhaut bei Verbrennungen, Entnahmestelle	Geeigneter Kode aus 5-89...5-92 Operationen an Haut und Unterhaut	
Knochen	Z52.2	5-783	Entnahme eines Knochentransplantates	5-784	Knochentransplantation
Niere	Z52.4	5-554.8	Nephrektomie zur Transplantation, Lebendspender	5-555	Nierentransplantation
Lunge	Z52.80	5-324.c	Lobektomie zur Lebend-Organspende, offen-chirurgisch	5-335.2, 5-335.3	Lungentransplantation / Lungen-Retransplantation während desselben stationären Aufenthaltes
Limbus-Stammzellen/ Konjunktiva	Z52.88	5-112	Exzision und Destruktion von (erkranktem) Gewebe der Konjunktiva	5-113.0	Transplantation von Bindehaut oder Stammzellen des Limbus
Leber	Z52.6	5-503.3, 5-503.4, 5-503.5, 5-503.6	Bisegmentektomie [Lobektomie links] [Resektion der Segmente 2 und 3] zur Lebend-Organspende / Hemihepatektomie links [Resektion der Segmente 1, 2, 3, 4a und 4b] zur Lebend-Organspende / Hemihepatektomie rechts [Resektion der Segmente 5 bis 8] zur Lebend-Organspende / Resektion sonstiger Segmentkombinationen zur Lebend-Organspende	5-504, 8-862	Lebertransplantation / Hepatozytentransplantation

Organ-/Gewebeentnahme und Transplantationstabelle – Teil 2

(Diese Tabelle ist nicht als vollständige Auflistung anzusehen)

OPS-KODES FÜR DIE TRANSPLANTATION VON POSTMORTAL ENTNOMMENEN ORGANEN

ORGAN/GEWEBE			TRANSPLANTATION Prozedurenkode (aus) OPS: Empfänger
Herz			5-375.0 *Herztransplantation, orthotop* 5-375.1 *Herztransplantation, heterotop* 5-375.3 *Herz-Retransplantation während desselben stationären Aufenthaltes*
Lunge			5-335.2 *Lungentransplantation* 5-335.3 *Lungen-Retransplantation während desselben stationären Aufenthaltes*
Herz und Lunge			5-375.2 *Herz- und Lungentransplantation* 5-375.4 *Herz-Lungen-Retransplantation (En-bloc) während desselben stationären Aufenthaltes*
Pankreas			5-528 *Transplantation von Pankreas(gewebe)*
Leber			5-504 *Lebertransplantation* 8-862.0 *Allogene Hepatozytentransplantation*
Kornea			5-125 *Hornhauttransplantation und Keratoprothetik*
Niere			5-555 *Nierentransplantation*
Dünndarm			5-467.61 *Dünndarmtransplantation, Jejunum* 5-467.62 *Dünndarmtransplantation, Ileum* 5-467.91 *Dünndarm-Retransplantation während desselben stationären Aufenthaltes, Jejunum* 5-467.92 *Dünndarm-Retransplantation während desselben stationären Aufenthaltes, Ileum*

P016d Verbringung

Prozeduren im Rahmen einer Verbringung werden durch das verbringende Krankenhaus kodiert.

Kommentar

In Verbringungsfällen (z.B. für Diagnostik oder Therapie) stellt der zwischenzeitlich „konsiliarisch" tätige Leistungserbringer eine Rechnung an das verbringende Krankenhaus aus. Das verbringende Krankenhaus rechnet den Gesamtfall nach Entlassung des Patienten mit der Krankenkasse ab, wobei darauf zu achten ist, dass die Diagnosen- und Leistungskodes des konsiliarisch tätigen Leistungserbringers in die Kodierung und Rechnungslegung des verbringenden Krankenhauses einfließen. Die Kodierung ist unabhängig davon, ob es sich bei dem externen Leistungserbringer um einen anderen Krankenhausarzt oder einen Arzt aus dem niedergelassenen Bereich handelt.

P017q Klinische Obduktion bzw. Obduktion zur Qualitätssicherung

Der Kode 9-990 für eine *Klinische Obduktion bzw. Obduktion zur Qualitätssicherung* ist unter Angabe des Datums, an dem der Patient verstorben ist (Entlassungstag), anzugeben.

Kommentar

Dieses Vorgehen ist aus sozialrechtlichen Gründen notwendig, da mit dem Tod die Mitgliedschaft in der Krankenversicherung endet.

SPEZIELLE KODIERRICHTLINIEN

Kommentar

Grundsätzlich gilt, dass die Speziellen Kodierrichtlinien den Allgemeinen Kodierrichtlinien übergeordnet sind. Dies ist dann von Bedeutung, wenn sich spezielle Kodierrichtlinien und allgemeine Kodierrichtlinien scheinbar widersprechen. Eine Ausnahme hierzu stellt die DKR P015 *Organentnahme und Transplantation* bei Versagen und Abstoßungsreaktion nach Transplantation dar.

1 BESTIMMTE INFEKTIÖSE UND PARASITÄRE KRANKHEITEN

Kommentar

Häufig sind bei der Verschlüsselung von Infektionskrankheiten Kodekombinationen notwendig. Auch wenn es sich teilweise um **noch** nicht entgeltrelevante Tatbestände handelt, sollte die Dokumentation sorgfältig und umfassend erfolgen.

Der ab 17.02.2020 verfügbare Zusatzkode U07.1! *COVID-19, Virus nachgewiesen* sollte zwingend bei allen Coronavirus-Krankheitsfällen verschlüsselt werden. Bei Verdachtsfällen ist der ab 23.03.2020 verfügbare Zusatzkode U07.2! *COVID-19, Virus nicht nachgewiesen* anzugeben. Diese Schlüsselnummer ist zu benutzen, wenn COVID-19 klinisch-epidemiologisch bestätigt ist und das Virus nicht durch einen Labortest nachgewiesen wurde oder kein Labortest zur Verfügung steht.

Seit 2008 wurde aus Gründen der externen Qualitätssicherung (Modul: Ambulant erworbene Pneumonie) der Sekundärkode U69.0-! *Andernorts klassifizierte, im Krankenhaus erworbene Pneumonie* zur Verschlüsselung neu aufgenommen, um nosokomiale von ambulant erworbenen Pneumonien abgrenzen zu können (siehe Kommentar zu DKR D012). Dieser Kode wurde zum Jahr 2019 überarbeitet, sodass man über die 5. Stelle die Zeiträume der stationären Behandlung vor Auftreten der Pneumonie berücksichtigen muss.

Seit 2004 stehen die Kodes U80.-! bis U85! *Infektionserreger mit Resistenzen gegen bestimmte Antibiotika oder Chemotherapeutika* zur zusätzlichen Verschlüsselung von besonderen **Resistenzen** oder **Multiresistenzen** (vgl. D012) zur Verfügung. Einige dieser Kodes sind CCL-wirksam. Seit 2017 werden die multiresistenten gramnegativen Erreger (MRGN) in der ICD gemäß der KRINKO-Nomenklatur-Empfehlungen anhand der Resistenzen differenziert.

Ferner sollten weitere Gegebenheiten wie z.B. Hygienemaßnahmen, sofern sie die Kriterien einer Nebendiagnose erfüllen (vgl. D003) nicht unbeachtet bleiben. Beispielhaft seien aufgezählt:

- Z11 *Spezielle Verfahren zur Untersuchung auf infektiöse und parasitäre Krankheiten*
  - z.B. MRSA, Tbc
- Z22.3 *Keimträger anderer näher bezeichneter bakterieller Krankheiten*
  - z.B. MRSA
- Z29.0 *Isolierung als prophylaktische Maßnahme*
  - z.B. bei Agranulozytose, MRSA, Tbc, Norwalkvirus
- Z29.21 *Systemische prophylaktische Chemotherapie*
  - z.B. bei Agranulozytose

Auch sollte beachtet werden, dass bei einem durchgeführten Keimnachweis ein Kode aus B95! – B98! *Bakterien, Viren und sonstige Infektionserreger als Ursache von Krankheiten, die in anderen Kapiteln klassifiziert sind* zusätzlich zu verschlüsseln ist.

Seit 2006 kann man mit 8-987.- eine *Komplexbehandlung bei Besiedlung oder Infektion mit multiresistenten Erregern [MRE]* verschlüsseln.

Seit 2016 liegt abgrenzend ein neuer Kode 8-98g *Komplexbehandlung bei Besiedelung oder Infektion mit **nicht** multiresistenten isolationspflichtigen Erregern* vor.

Die im OPS angegeben Mindestmerkmale sind dabei zu beachten.

./.

./.

Seit 2018 wird diese Art der Komplexbehandlung ab 10 Tagen in den Basis-DRGs E77, E79 und G77 erlösrelevant.

Beispiele mit Vorschlägen zur Verschlüsselung:

a) Es besteht dringender Verdacht auf eine MRSA-Besiedlung. Bis zum Ausschluss erfolgt prophylaktisch eine Isolierung. Letztendlich wurde kein MRSA nachgewiesen: Z11; Z29.0

b) Ein asymptomatischer Keimträger mit Erregernachweis MRSA: Z22.3 und U80.00!

c) MRSA-Nachweis im Nasenschleimhautabstrich ohne Infektion, eine Isolierung ist indiziert: Z22.3; U80.00!; Z29.0

d) MRSA-Wundinfektion eines Amputationsstumpfes, eine Isolierung ist indiziert: T87.4 *Infektion des Amputationsstumpfes*; B95.6! *Staphylococcus aureus als Ursache von Krankheiten, die in anderen Kapiteln klassifiziert sind*; U80.00!; Z29.0

e) Pneumonie durch MRSA, eine Isolierung ist indiziert: J15.2 *Pneumonie durch Staphylokokken*; U80.00!; Z29.0

f) Eine Ösophagitis durch Candida albicans mit Resistenz gegen Fluconazol: B37.81 *Candida-Ösophagitis*; U83! *Candida mit Resistenz gegen Fluconazol oder Voriconazol*

Damit Kodes ihre Fähigkeit zur Differenzierung unterschiedlicher Ressourcenaufwände behalten, ist in der täglichen Praxis ein sorgfältiger Umgang mit diesen nötig. Bei inflationärem und unspezifischem Gebrauch droht der Verlust als Differenzierungsmerkmal.

Beispiel: Harnwegsinfektionen

Wenn möglich, sollte der unspezifische Kode N39.0 *Harnwegsinfektion, Lokalisation nicht näher bezeichnet* nicht kodiert werden. Seit 2008 ist dieser Kode nicht mehr CCL-relevant. Je nach Lokalisation bietet sich alternativ an: N34.1 *Unspezifische Urethritis*, N30.0 *Akute Zystitis*, bei der akuten Pyelonephritis oder Pyelitis N10 *Akute tubulointerstitielle Nephritis*, bei der klassischen Infektion durch Dauerkatheter T83.5 *Infektion und entzündliche Reaktion durch Prothese, Implantat oder Transplantat im Harntrakt*, etc. Ist ein Keimnachweis erfolgt, so ist der Erreger obligat zusätzlich als Sekundärdiagnose aus B95.! - B98! zu kodieren. Sehr häufig handelt es sich um E. coli B96.2! oder Streptokokken, Gruppe B B95.1!.

Zur Verschlüsselung einer Infektion des Urogenitaltraktes mit Candida stehen z.T. feste Kode-Kombinationen zur Verfügung, z.B. Candida-Urethritis: B37.4† *Kandidose an sonstigen Lokalisationen des Urogenitalsystems* mit N37.0* *Urethritis bei anderenorts klassifizierten Krankheiten*.

Beispiel: Pneumonie

In zahlreichen organspezifischen Kodes des Kapitels X der ICD-10-GM „Krankheiten des Atmungssystems" ist für Infektionskrankheiten der Erreger bereits enthalten:

Beispiel: J13 *Pneumonie durch Streptococcus pneumoniae*

In diesen Fällen sollte kein zusätzlicher Kode aus B95.! – B98! (beispielhaft B95.3!) verschlüsselt werden. Handelt es sich um eine im Krankenhaus erworbene Pneumonie, so ist seit 2008 zusätzlich U69.0-! zu verschlüsseln (s.o.).

./.

./.

Die Unterscheidung zwischen nachgewiesenem und nicht nachgewiesenem Erreger ist nicht durchgängig vorhanden. Daher sollte man Infektionen bei fehlendem Erregernachweis grundsätzlich nach klinischem Bild, Epidemiologie oder kalkulierter Therapie klassifizieren und in diesen Fällen nicht auf Resteklassen ausweichen.

Beispiel: Bei jüngeren Patienten handelt es sich bei ambulant erworbenen bakteriellen Pneumonien häufig um Haemophilus influenzae. Passen Klinik und Röntgenbefunde zu dieser Vermutung, sollte J14 *Pneumonie durch Haemophilus influenzae* verschlüsselt werden.

0101f HIV/AIDS

Anmerkung: Wird in dieser Richtlinie auf die Kode-Gruppe „B20–B24" hingewiesen, so sind damit alle Kodes dieser Gruppe mit Ausnahme von **B23.0** *Akutes HIV-Infektionssyndrom* gemeint.

HIV-Kodes sind folgende:

R75	*Laborhinweis auf Humanes Immundefizienz-Virus [HIV]* (d.h. unsicherer Nachweis nach nicht eindeutigem serologischem Test)
B23.0	*Akutes HIV-Infektionssyndrom*
Z21	*Asymptomatische HIV-Infektion [Humane Immundefizienz-Virusinfektion]* (d.h. Infektionsstatus HIV-positiv o.n.A.)
B20–B24	*Humane Immundefizienz-Viruskrankheit [HIV]*
O98.7	*HIV-Krankheit [Humane Immundefizienz-Viruskrankheit], die Schwangerschaft, Geburt und Wochenbett kompliziert*

Die Kodes R75, Z21, B23.0 und die Gruppe B20–B24 schließen sich gegenseitig aus und sind während desselben stationären Aufenthaltes nicht zusammen aufzuführen.

Kommentar

Die Kodes R75, Z21 und B23.0 sind nicht als DRG-Hauptdiagnose zu verwenden.

Seit 2006 können bei HIV-Infektionen die klinischen Kategorien und die T-Helferzellenanzahl mit 2 zusätzlichen Kodes gemäß der Stadieneinteilung der CDC (Centers for Disease Control and Prevention) verschlüsselt werden: Die *Klinische Kategorie der HIV-Krankheit* mit U60.-! (Kategorie A–C und nicht näher bezeichnet) und die *Anzahl der T-Helferzellen bei HIV-Krankheit* mit U61.-! (Kategorie 1–3 und nicht näher bezeichnet). Mit der ICD-10-GM Version 2007 wurde für den Kode U61.-! klargestellt, dass hier der niedrigste je gemessene Wert (Nadir) zu kodieren ist, der nicht mit einem aktuell gemessenen Wert übereinstimmen muss. Beide Kodes führen zu einer besseren Abbildung des Krankheitsstadiums und sollten bei Vorliegen der notwendigen Informationen kodiert werden.

Laborhinweis auf HIV – R75

Dieser Kode ist nur bei den Patienten zuzuweisen, deren HIV-Antikörper-Tests nicht sicher positiv sind. Dies ist gewöhnlich dann der Fall, wenn zwar ein Screening-Test für HIV positiv, der Bestätigungstest aber entweder negativ oder nicht eindeutig ist. Der Kode R75 *Laborhinweis auf Humanes Immundefizienz-Virus [HIV]* ist nicht als Hauptdiagnose zuzuweisen.

Kommentar

Ab 2020 steht der Kode Z29.22 *HIV-Präexpositionsprophylaxe* in entsprechenden Fällen zur Verfügung.

Akutes HIV-Infektions-Syndrom – B23.0

Kommentar

Synonym: „Akute symptomatische HIV–Primärinfektion"

Bei einem „akuten HIV-Infektionssyndrom" (entweder bestätigt oder vermutet) ist der Kode B23.0 *Akutes HIV-Infektionssyndrom* als Nebendiagnose zu den Kodes der bestehenden Symptome (z.B. Lymphadenopathie, Fieber) oder der Komplikation (z.B. Meningitis) hinzuzufügen.

Hinweis: Im Allgemeinen sind Symptome nur dann zu kodieren, wenn ihre Ursache unbekannt ist. Diese Kodieranweisung stellt somit eine <u>Ausnahme</u> zu Abschnitt „Schlüsselnummern für Symptome, Befunde und ungenau bezeichnete Zustände" in DKR D002 *Hauptdiagnose* (Seite 5) dar.

Kommentar

Des Weiteren wird (werden) entgegen den ICD-Grundsätzen (z.B. der Kreuz-Stern-Systematik) die Manifestation(en) vor der Ätiologie verschlüsselt.

Um den Ausprägungsgrad sinnvoll zu beschreiben, sollte man alle aufgetretenen Allgemein-symptome, welche die Behandlung entsprechend der Nebendiagnosedefinition beeinflussen, kodieren. Die häufigsten sind:

- Fieber/-krampf, z.B. R50.-; R56.0
- Pharyngitis, z.B. J02.8
- Lymphadenopathie, z.B. R59.1 *Lymphknotenvergrößerung, generalisiert*
- Arthralgien und Myalgien, z.B. M25.50/ M79.10
- Gewichtsverlust, z.B. R63.4
- Übelkeit und Erbrechen, z.B. R11
- Diarrhoe und Gastroenteritis, vermutlich infektiösen Ursprungs, z.B. A09.0

ZNS–Manifestationen, wie

- Meningitis, Enzephalitis, z.B. G03.8; G04.8
- Periphere Neuropathie, z.B. G62.88
- Myelopathie, z.B. G95.8-

sowie Haut–Erscheinungen, wie

- Hautausschlag und sonstige unspezifische Hauteruptionen, z.B. R21
- sonstige Formen der Stomatitis, z.B. K12.1

Je nach Ressourcenverbrauch ist bei einem akuten HIV-Infektionssyndrom aus dieser (nicht abschließenden) Liste eine Hauptdiagnose auszuwählen.

Beispiel 1

Ein HIV-positiver Patient wird mit Lymphadenopathie aufgenommen. Es wird die Diagnose eines akuten HIV-Infektionssyndroms gestellt.

Hauptdiagnose:	R59.1	*Lymphknotenvergrößerung, generalisiert*
Nebendiagnose(n):	B23.0	*Akutes HIV-Infektionssyndrom*

Nach kompletter Rückbildung der primären Erkrankung werden fast alle Patienten asymptomatisch und bleiben es für mehrere Jahre. Im Falle von zukünftigen Aufnahmen ist entsprechend der existierenden Richtlinien zu kodieren. Der Kode für das „Akute HIV-Infektionssyndrom" (B23.0) wird nicht mehr verwendet, sobald die entsprechende Symptomatik nicht mehr besteht.

Kommentar

Entsprechend der Latenzphase

Asymptomatischer HIV-Status – Z21

Z21   *Asymptomatische HIV-Infektion (Humane Immundefizienz-Virusinfektion)*

ist **nicht routinemäßig, sondern nur dann** als Nebendiagnose zuzuweisen, wenn ein HIV-positiver Patient zwar keine Symptome der Infektion zeigt, die Infektion aber trotzdem den Behandlungsaufwand erhöht (siehe DKR D003 *Nebendiagnosen* (Seite 17)).

Kommentar

Ein Aufwand erhöhender Tatbestand könnte z.B. eine HIV–RNA–Messung oder eine Augenhintergrunduntersuchung sein, um das Progressionsrisiko abzuschätzen.

Da sich Z21 auf Patienten bezieht, die asymptomatisch sind und zur Behandlung einer nicht in Beziehung zur HIV-Infektion stehenden Erkrankung aufgenommen wurden, wird der Kode Z21 **nicht als Hauptdiagnose** zugewiesen.

HIV-Krankheit (AIDS) – B20, B21, B22, B23.8, B24

Zur Kodierung von Patienten mit einer HIV-assoziierten Erkrankung (dies kann eine AIDS-definierende Erkrankung sein oder nicht) stehen folgende Kodes zur Verfügung:

B20	*Infektiöse und Parasitäre Krankheiten infolge HIV-Krankheit [Humane Immundefizienz-Viruskrankheit]*
B21	*Bösartige Neubildungen infolge HIV-Krankheit [Humane Immundefizienz-Viruskrankheit]*
B22	*Sonstige näher bezeichnete Krankheiten infolge HIV-Krankheit [Humane Immundefizienz-Viruskrankheit]*
B23.8	*Sonstige näher bezeichnete Krankheitszustände infolge HIV-Krankheit*
B24	*Nicht näher bezeichnete HIV-Krankheit [Humane Immundefizienz-Viruskrankheit]*

Die Kodes R75 und Z21 sind in diesem Fall nicht zu verwenden.

Reihenfolge und Auswahl der Kodes

Sofern die Erkrankung, die hauptsächlich für die Veranlassung des Krankenhausaufenthaltes des Patienten verantwortlich ist, die HIV-Krankheit ist, ist der entsprechende Kode aus B20–B24 (außer B23.0) oder O98.7 (siehe auch DKR 1510 *Komplikationen in der Schwangerschaft* (Seite 226)) als Hauptdiagnose zu verwenden. Ein Beispiel hierfür ist ein Patient, der stationär zur antiretroviralen Chemotherapie der HIV-Erkrankung aufgenommen wird.

Kommentar

Eine Resistenz gegen Virustatika oder Proteinaseinhibitoren wird zusätzlich mit U85! *Humanes Immundefizienz-Virus mit Resistenz gegen Virustatika oder Proteinaseinhibitoren* verschlüsselt (vgl. D012).

Sofern die Erkrankung, die hauptsächlich für die Veranlassung des Krankenhausaufenthaltes des Patienten verantwortlich ist, eine Manifestation der bereits bekannten HIV-Krankheit ist, ist die Manifestation als Hauptdiagnose zu kodieren. Ein Kode aus B20–B24 (außer B23.0) ist als Nebendiagnose anzugeben.

Beispiel 2

Ein Patient wird mit Mundsoor aufgrund einer bereits bekannten HIV-Infektion aufgenommen.

Hauptdiagnose: B37.0   *Candida-Stomatitis*

Nebendiagnose(n):   B20   *Infektiöse und parasitäre Krankheit infolge HIV-Krankheit [Humane Immundefizienz-Viruskrankheit]*

Kommentar

Im Beispiel 2 handelt es sich um eine Symptomatik, die (typischerweise) auf eine HIV–Infektion (noch kein AIDS) zurückzuführen ist. Eine **Candida-Ösophagitis** wäre eine „AIDS-definierende Erkrankung". Würde ein Patient hauptsächlich wegen dieser Manifestation behandelt, ändert sich lediglich die Hauptdiagnose in: *Candida-Ösophagitis* B37.81. Die Nebendiagnose bleibt gleich, weil die Kodes der Gruppe B20-B24 **keine** Unterscheidung zwischen „auf HIV zurückzuführen" und „AIDS-definierende Erkrankungen" vornehmen.

Grundsätzlich sind entgegen der Definition einer Nebendiagnose (DKR D003 *Nebendiagnosen* (Seite 17)) alle bestehenden Manifestationen der HIV-Krankheit (AIDS) zu kodieren.

Kommentar

Seit 2006 sind antiretrovirale Therapien als OPS verschlüsselbar: 8-548.- *Hochaktive antiretrovirale Therapie [HAART].* Es müssen mindestens 2 verschiedene Einzelsubstanzen eingesetzt werden (z.B. Proteasehemmer, Fusionsinhibitoren, Nukleosidanaloga, nicht nukleosidale RT-Inhibitoren), um diesen Kode angeben zu können.

Mit Beginn einer hochaktiven antiretroviralen Therapie kann es zu einem Immunrekonstitutionssyndrom kommen. Seit 2010 ist hierfür der Kode D89.3 *Immunrekonstitutionssyndrom* verfügbar. Die mit diesem Syndrom einhergehenden paradoxen Infektionen sollten zusätzlich verschlüsselt werden.

0103s Bakteriämie, Sepsis, SIRS und Neutropenie

Kommentar

Die in dieser Kodierrichtlinie zu unterscheidenden Begriffe werden wie folgt definiert:

Bakteriämie: Vorkommen lebensfähiger Bakterien im Blut

Systemic Inflammatory Response Syndrome (SIRS): Generalisierte hyperinflammatorische Reaktion verschiedener Ursachen (z.B. Infektion, Verbrennung, Trauma)

Sepsis: Eine lebensbedrohliche Organdysfunktion, die durch eine inadäquate Wirtsantwort auf eine Infektion verursacht wird. Dabei liegt eine Organdysfunktion bei einer akuten Änderung des Sequential-Organ-Failure-Assessment(SOFA)-Scores (s. Tab. 1) um mindestens 2 Punkte vor (Sepsis-3-Definition).

SOFA-Score	1	2	3	4
Respiration PaO_2/FIO_2 mmHg (kPa)	< 400 (53,3)	< 300 (40)	< 200 (26,7) mit respiratorischer Unterstützung	< 100 (13,3) mit respiratorischer Unterstützung
Koagulation: Thrombozyten (x 10^9/l)	< 150	< 100	< 50	< 20
Leber Bilirubin (µmol/l)	20 – 32	33 – 101	102 – 204	204
Kardiovaskular	MAP < 70 mmHg	Dopamin < 5 oder Dobutamin	Dopamin 5,1 – 15,0 oder (Nor)Adrenalin ≤ 0,1	Dopamin >15 oder (Nor)Adrenalin > 0,1
Zentrales Nervensystem Glasgow Coma Score	13 – 14	10 – 12	6 – 9	< 6
Niere Kreatinin (µmol/l) oder Urin-Output	110 – 170	171 – 299	300 – 440 < 500 ml/Tag	440 < 200 ml/Tag

Tab. 1: Sequential-Organ-Failure-Assessment(SOFA)-Score (Quelle: https://www.rki.de/DE/Content/Infekt/EpidBull/Archiv/2017/Ausgaben/37_17.pdf)

Septischer Schock: Der septische Schock ist gekennzeichnet durch das parallele Vorliegen eines Serumlaktatwertes von > 2 mmol/l und einer trotz adäquater Volumentherapie persistierenden arteriellen Hypotension, die den Einsatz von Vasopressoren notwendig macht, um einen mittleren arteriellen Blutdruck (MAD) von ≥ 65 mmHg zu erreichen.

Bakteriämie

Eine **Bakteriämie** ist mit einem Kode aus

A49.– *Bakterielle Infektion, nicht näher bezeichneter Lokalisation*

oder einem anderen Kode, der spezifisch den Erreger benennt z.B. A54.9 *Gonokokkeninfektion, nicht näher bezeichnet* zu kodieren. Sie ist nicht mit einem Sepsis-Kode (siehe Tabelle 1) zu verschlüsseln.

Eine Ausnahme hiervon stellt die Meningokokken-Bakteriämie dar, die mit

A39.4 *Meningokokkensepsis, nicht näher bezeichnet*

zu verschlüsseln ist.

Sepsis (Septikämie)

Kommentar

Im Jahr 2020 wurde die Sepsis-3-Definition veröffentlicht.

Die Deutsche Sepsis-Gesellschaft hat hierzu im Januar 2020 Folgendes publiziert:

„Sepsis wird demnach immer durch eine akut lebensbedrohliche, weil dysregulierte Wirtsreaktion (Organdysfunktion) auf eine Infektion verursacht. Der Begriff der „schweren" Sepsis entfällt, weil es eine „leichte" Sepsis in diesem Konzept nicht gibt. [...]

Für die Erfassung der Sepsis-assoziierten Organdysfunktion wird eine Veränderung des Sequential Organ Failure Assessment (SOFA) Score um ≥ 2 Punkte vorgeschlagen. Dieser etablierte Score, der 6 Organsysteme nach 4 Schweregraden der Organdysfunktion einstuft und 0–24 Punkte umfasst, ist jedoch aufwändig und daher in der klinischen Routine außerhalb der Intensivstation zum bettseitigen Screening ungeeignet. [...]

Die Abnahme von Blutkulturen und die Diagnostik und Dokumentation von Organdysfunktionen sind elementare Voraussetzungen für die Diagnose einer Sepsis.

Bei Verdacht auf eine Sepsis sind regelhaft geeignete Materialien für die mikrobiologische Diagnostik (einschließlich Blutkulturen!) zu entnehmen, bevor die antimikrobielle Therapie begonnen wird. Dies darf allerdings zu keiner wesentlichen Verzögerung in Bezug auf den Beginn der antimikrobiellen Therapie führen. Blutkulturen sind in der Regel ohne wesentlichen Zeitverzug zu gewinnen.

Bemerkungen: Geeignete Materialien für die routinemäßige mikrobiologische Blutkultur-Diagnostik umfassen immer mindestens zwei (sowohl aerobe als auch anaerobe) Blutkultur-Sets (bestehend aus mindestens aerober und anaerober Flasche). [...]

Die Organdysfunktion kann gemäß den SOFA-Score-Variablen definiert werden. [...] Der schlechteste Parameterwert jedes einzelnen Tages wird in die Wertung eingebracht. Der SOFA-Score berechnet sich hierbei aus der Summe der unten aufgeführten Bewertungspunkte der einzelnen Organsysteme."

Quelle: https://www.sepsis-gesellschaft.de/sepsisdefinition-und-kodierung

Zusammengefasst liegt unstrittig eine Sepsis vor, wenn mindestens 2 SOFA-Score-Werte vorliegen, deren Differenz mindestens **2** ergibt.

Leider wurde bislang nicht definiert, in welchem Abstand die Erhebungen durchzuführen sind.

Ferner wäre sachlogisch, dass anhaltend hohe Werte (z.B. bei einem Patienten, der notfallmäßig in die Klinik kommt mit initial 11 SOFA-Punkten, am Folgetag 12, am dritten Tag 11 Punkten, der dann verstirbt) ebenfalls als „Sepsis" gezählt werden sollten.

Im Gegensatz dazu wird eine Sepsis mit einem passenden Sepsis-Kode z.B. aus Tabelle 1 kodiert. Dies trifft auch auf eine klinisch manifeste **Urosepsis** zu.

Tabelle 1:

A02.1	Salmonellensepsis
A32.7	Listeriensepsis
A39.2	Akute Meningokokkensepsis
A39.3	Chronische Meningokokkensepsis
A39.4	Meningokokkensepsis, nicht näher bezeichnet
A40.–	Streptokokkensepsis
A41.–	Sonstige Sepsis
B37.7	Candida-Sepsis
P36.–	Bakterielle Sepsis beim Neugeborenen

Sepsis im Zusammenhang mit Abort, ektoper Schwangerschaft, Molenschwangerschaft, Geburt oder Wochenbett ist mit dem passenden Kode aus Tabelle 2 zu verschlüsseln. Zusätzlich ist ein Sepsis-Kode z.B. aus Tabelle 1 anzugeben, um auf den Erreger und das Vorliegen einer Sepsis hinzuweisen.

Tabelle 2:

O03–O07	Schwangerschaft mit abortivem Ausgang
O08.0	Infektion des Genitaltraktes und des Beckens nach Abort, Extrauteringravidität und Molenschwangerschaft
O75.3	Sonstige Infektion unter der Geburt
O85	Puerperalfieber

Kommentar

Für die Kodierung der Organkomplikationen bei Sepsis können z.B. eine oder mehrere der nachfolgend aufgeführten Schlüsselnummern verwendet werden:

R57.2 *Septischer Schock*

N17.- *Akutes Nierenversagen*

J96.0- *Akute respiratorische Insuffizienz, andernorts nicht klassifiziert*

D65.- *Disseminierte intravasale Gerinnung*

G93.4 *Enzephalopathie, nicht näher bezeichnet*

K72.- *Leberversagen, andernorts nicht klassifiziert*

0103

Neutropenie (Agranulozytose)

Sepsis bei Neutropenie-Patienten ist in folgender Reihenfolge zu kodieren:

1. Ein Kode für „Sepsis"

2. Ein Kode aus D70.– *Agranulozytose und Neutropenie*

Systemisches inflammatorisches Response-Syndrom [SIRS]

Für die Verschlüsselung eines SIRS stehen in der ICD-10-GM folgende Kodes zur Verfügung:

R65.0! *Systemisches inflammatorisches Response-Syndrom [SIRS] infektiöser Genese ohne Organkomplikationen*

R65.1! *Systemisches inflammatorisches Response-Syndrom [SIRS] infektiöser Genese mit Organkomplikationen.*

R65.2! *Systemisches inflammatorisches Response-Syndrom [SIRS] nichtinfektiöser Genese ohne Organkomplikationen.*

R65.3! *Systemisches inflammatorisches Response-Syndrom [SIRS] nichtinfektiöser Genese mit Organkomplikationen.*

R65.9! *Systemisches inflammatorisches Response-Syndrom [SIRS], nicht näher bezeichnet.*

Dabei ist zunächst ein Kode für die ein SIRS auslösende Grundkrankheit anzugeben, gefolgt von einem Kode aus R65.–! *Systemisches inflammatorisches Response-Syndrom [SIRS]*. Zur Angabe von Organkomplikationen, Erregern und deren Resistenzlage sind zusätzliche Schlüsselnummern zu verwenden.

Kommentar

Aufgrund einer Überarbeitung des Kodebereiches R65.–! in der ICD-10-GM Version 2020 durch das DIMDI, mit Annäherung der Kodes an die WHO-Version unter Berücksichtigung der neuen Sepsis-Definition, mussten die Kodes gleichermaßen in den DKR angepasst werden. Das DIMDI hat durch die Änderungen die verbindliche klassifikatorische Verknüpfung von SIRS und Sepsis aufgehoben. Hierdurch wird die gemeinsame Kodierung von SIRS und Sepsis nicht ausgeschlossen, sofern beide Diagnosen bei einem Patienten vorliegen. Demnach kann die Sepsis auch weiter eine das SIRS auslösende Grunderkrankung darstellen. Ergänzend hat das DIMDI bekanntgegeben, dass mit Inkrafttreten der ICD-10-GM Version 2020 die FAQ 1007 *„Was versteht man unter SIRS (Systemisches inflammatorisches Response-Syndrom?)"* die Gültigkeit verliert. Letztere Maßnahme ist erfolgt, obwohl innerhalb der Fachwelt nach wie vor unterschiedliche Positionen zum Stellenwert der Sepsis-3-Definition bestanden.

Kommentar

Die SIRS-Kriterien sind **nicht** mehr Bestandteil der Sepsis-Definition!

Gemäß der Sepsis-3-Definition sollen SIRS-Kriterien fortan nur noch zur klinischen Identifikation von Infektionen herangezogen werden, deren frühzeitige Behandlung die Entwicklung einer Sepsis zu vermeiden hilft. In diesem Kontext ist auch zu betonen, dass die Therapie einer Infektion zeitnah eingeleitet werden muss und nicht erst bei Auftreten einer Organdysfunktion erfolgen darf.

Die Regelungen zum Systemischen Inflammatorischen Response-Syndrom basieren auf bis 2019 verfügbaren Hinweisen der ICD-10-GM zur Anwendung der Kodes aus R65.-! *Systemisches inflammatorisches Response-Syndrom [SIRS]* und weiterer Empfehlungen der Fachgesellschaften Deutsche Interdisziplinäre Vereinigung für Intensiv- und Notfallmedizin (DIVI) und Deutsche Sepsis-Gesellschaft (DSG). Ab 2020 gilt, dass – sobald zwei Kriterien eines SIRS erfüllt sind – ein Schlüssel aus R65.-! kodiert werden kann. In diesem Fall wird zunächst ein Kode für eine Infektion oder die ein SIRS nichtinfektiöser Genese auslösende Grundkrankheit vor einem SIRS-Kode aus R65.-! angegeben.

Beispiel: Ein Patient mit einer akuten Zystitis infolge einer E. coli-Infektion entwickelt ein SIRS infektiöser Genese. Ab 2020 wäre in diesem Fall kodierbar:

N30.0   *Akute Zystitis*

B96.2!   *Escherichia coli und andere Enterobacterales als Ursache von Krankheiten, die in anderen Kapiteln klassifiziert sind*

R65.0!   *Systemisches inflammatorisches Response-Syndrom [SIRS] infektiöser Genese ohne Organkomplikationen*

Da SIRS im DRG-System 2020 aus kalkulatorischen Gründen weiter Erlös-triggernd ist, werden die aus 2007 stammenden Empfehlungen im Folgenden weiterhin aufgeführt.

Was versteht man unter SIRS (Systemisches inflammatorisches Response-Syndrom)?

Die Deutsche Interdisziplinäre Vereinigung für Intensiv- und Notfallmedizin (DIVI) und die Deutsche Sepsis-Gesellschaft (DSG) beschrieben SIRS bzw. dessen Organkomplikationen folgendermaßen:

Die nachfolgenden SIRS-Kriterien sind nur auf Patienten ab dem vollendeten 16. Lebensjahr (≥16 Jahre) anwendbar!

Der Nachweis der nachfolgenden Kriterien (einschließlich derjenigen der Organkomplikationen) muss im Einzelfall unter Würdigung ggf. anderer, gleichzeitig bestehender Krankheitszustände bewertet werden.

Die jeweiligen Kriterien eines SIRS **infektiöser** Genese ohne Organkomplikation(en) (Sepsis) sowie derjenigen eines SIRS **infektiöser** Genese mit Organkomplikation(en) (schwere Sepsis) müssen maßgeblich durch die Infektion begründet sein. Dies gilt auch für die Kriterien der Organkomplikation(en) eines SIRS **infektiöser** Genese.

Voraussetzung für ein SIRS **infektiöser** Genese ist immer die Diagnose einer Infektion über den mikrobiologischen Nachweis oder durch klinische Kriterien.

Für das Vorliegen eines SIRS **infektiöser** Genese **ohne** Organkomplikation(en) müssen folgende Faktoren erfüllt sein:

- Abnahme von mindestens 2 Blutkulturen (jeweils aerobes und anaerobes Pärchen)[1]

Kommentar: Auch bei Nachweis eines Erregers in der 1. Blutkultur ist **stets** -unabhängig vom weiteren Verlauf- ein **2.** Blutkulturpärchen abzunehmen!

Die beiden folgenden Konstellationen werden unterschieden:

1. Negative Blutkultur, jedoch Erfüllung aller vier der folgenden Kriterien

- Fieber (größer oder gleich 38,0°C) oder Hypothermie (kleiner oder gleich 36,0°C) bestätigt durch eine rektale, intravasale oder intravesikale Messung
- Tachykardie mit Herzfrequenz größer oder gleich 90/min
- Tachypnoe (Frequenz größer oder gleich 20/min) oder Hyperventilation (bestätigt durch Abnahme einer arteriellen Blutgasanalyse mit $PaCO_2$ weniger oder gleich 4,3 kPa bzw. 33 mmHg)
- Leukozytose (größer oder gleich 12.000/mm^3) oder Leukopenie (kleiner oder gleich 4.000/mm^3) oder 10% oder mehr unreife Neutrophile im Differentialblutbild

2. Positive Blutkultur, und Erfüllung von mindestens zwei der folgenden Kriterien:

- Fieber (größer oder gleich 38,0°C) oder Hypothermie (kleiner oder gleich 36,0°C) bestätigt durch eine rektale, intravasale oder intravesikale Messung
- Tachykardie mit Herzfrequenz größer oder gleich 90/min
- Tachypnoe (Frequenz größer oder gleich 20/min) oder Hyperventilation (bestätigt durch Abnahme einer arteriellen Blutgasanalyse mit $PaCO_2$ weniger oder gleich 4,3 kPa bzw. 33 mmHg)
- Leukozytose (größer oder gleich 12.000/mm^3) oder Leukopenie (kleiner oder gleich 4.000/mm^3) oder 10% oder mehr unreife Neutrophile im Differentialblutbild

Für das Vorliegen eines SIRS **infektiöser** Genese **mit** Organkomplikation(en) sowie eines SIRS **nicht-infektiöser** Genese **ohne** oder **mit** Organkomplikation(en) müssen mindestens zwei der folgenden vier Kriterien erfüllt sein:

- Fieber (größer oder gleich 38,0°C) oder Hypothermie (kleiner oder gleich 36,0°C) bestätigt durch eine rektale, intravasale oder intravesikale Messung
- Tachykardie mit Herzfrequenz größer oder gleich 90/min

./.

./.

- Tachypnoe (Frequenz größer oder gleich 20/min) oder Hyperventilation (bestätigt durch Abnahme einer arteriellen Blutgasanalyse mit $PaCO_2$ weniger oder gleich $PaCO_2$ 4,3 kPa bzw. 33 mmHg)

- Leukozytose (mind. 12.000/mm³) oder Leukopenie (4.000/mm³ od. weniger) oder 10% oder mehr unreife Neutrophile im Differentialblutbild

Bezüglich der Angabe von **Organkomplikationen** gilt, dass einer dieser Organfunktionsausfälle oder die Kombination aus mehreren Organfunktionsausfällen lebensbedrohlich ist:

- **Akute Enzephalopathie:**
Eingeschränkte Vigilanz, Desorientiertheit, Unruhe, Delirium

- **Arterielle Hypotension; Schock:**
Systolischer Blutdruck 90 mmHg od. weniger oder mittlerer arterieller Blutdruck 70 mmHg od. weniger für mind. 1 Stunde trotz adäquater Volumenzufuhr; andere Schockursachen ausgeschlossen.
oder
für wenigstens 2 Stunden systolischer arterieller Blutdruck bei mind. 90 mmHg bzw. mittlerer arterieller Blutdruck 70 mmHg od. weniger oder notwendiger Einsatz von Vasopressoren[2], um den systolischen arteriellen Blutdruck mind. 90 mmHg oder den arteriellen Mitteldruck mind. 70 mmHg zu halten. Die Hypotonie besteht trotz adäquater Volumengabe und ist nicht durch eine andere Schockform zu erklären.

- **Relative oder absolute Thrombozytopenie:**
Abfall der Thrombozyten um mehr als 30% innerhalb von 24 Stunden oder Thrombozytenzahl 100.000/mm³ od. weniger. Eine Thrombozytopenie durch akute Blutung muss ausgeschlossen sein.

- **Arterielle Hypoxämie:**
PaO_2 10 kPa od. weniger (75 mmHg od. weniger) unter Raumluft oder ein PaO_2/FiO_2- Verhältnis von 33 kPa od. weniger (250 mmHg od. weniger) unter Sauerstoffapplikation. Eine manifeste Herz- oder Lungenerkrankung muss als Ursache der Hypoxämie ausgeschlossen sein.

- **Renale Dysfunktion:**
Eine Diurese von 0.5 ml/kg/h od. weniger für wenigstens 2 Stunden trotz ausreichender Volumensubstitution und/oder ein Anstieg des Serumkreatinins auf mehr als 2x oberhalb des lokal üblichen Referenzbereiches.

- **Metabolische Azidose:**
Base Excess -5 mmol/l od. weniger oder eine Laktatkonzentration über 1,5x oberhalb des lokal üblichen Referenzbereiches.

---

[1] Blutkulturen müssen nach adäquater Hautdesinfektion über eine periphere Venenpunktion erfolgen. Aufgrund des zweifach höheren Kontaminationsrisikos sollten Blutkulturen nur in Ausnahmefällen über einen zentralen Venenkatheter bzw. einen arteriellen Zugang abgenommen werden. Für die Befüllung der Kulturflasche (mindestens 10 ml) muss eine sterile Nadel benutzt werden. Es sollten 2 bis 3 Kulturen (jeweils aerobes und anaerobes Blutkulturpärchen) entnommen werden, wobei bei Intensivpatienten auf ein definiertes zeitliches Intervall zwischen den Abnahmen verzichtet werden kann.
Blutkulturen müssen schnellstmöglich vor Einleitung einer antimikrobiellen Therapie abgenommen werden. Bei Patienten unter vorbestehender antimikrobieller Therapie sollten die Blutkulturen unmittelbar vor der nächsten Gabe abgenommen werden.

[2] Dopamin mind. 5 µg/kg/min bzw. Noradrenalin, Adrenalin, Phenylepinephrin oder Vaopressin unabhängig von der verabreichten Dosierung

Quelle: Prävention, Diagnose, Therapie und Nachsorge der Sepsis; Final Version 3, 22. Februar 2010_FMB, Empfehlungen der Deutschen Sepsis-Gesellschaft e.V.

Kommentar

Abschließend noch folgender Hinweis:

Da es sich bei der SOFA-Erfassung und den SIRS-Kriterien um zwei parallele Erhebungen handelt, kann es im Einzelfall sein, dass SIRS-Kriterien auch im Rahmen einer Sepsis erfüllt sind. Aufgrund der neuen Sepsis-Definition sollte in diesen Fällen konsequenterweise stets R65.1! *Systemisches inflammatorisches Response-Syndrom [SIRS] infektiöser Genese* **mit** *Organkomplikationen* verwendet werden.

Beispiel:

Ein Patient mit Pneumokokkensepsis bei SOFA-Score-Anstieg um 5 Punkte entwickelt einen septischen Schock und ein akutes dialysepflichtiges Nierenversagen, Temperaturanstieg bis zu 40,3°C sowie ein PaCO2 von 30 mmHg. Folgendes wäre in diesem Fall zu kodieren:

A40.3   *Sepsis durch Streptococcus pneumoniae*

R65.1! *Systemisches inflammatorisches Response-Syndrom [SIRS] infektiöser Genese mit Organkomplikationen*

R57.2   *Septischer Schock*

N17.93 *Akutes Nierenversagen, nicht näher bezeichnet Stadium 3*

2   NEUBILDUNGEN

0201n   Auswahl und Reihenfolge der Kodes

Diagnosen

Die Reihenfolge der anzugebenden Kodes hängt von der Behandlung während des betreffenden Krankenhausaufenthaltes ab.

Erfolgt die Aufnahme zur Diagnostik/Behandlung des primären Malignoms, ist das primäre Malignom als Hauptdiagnose-Kode zuzuweisen.

Beispiel 1

Ein Patient wird zur Behandlung eines malignen Gehirntumors im Frontallappen stationär aufgenommen.

Hauptdiagnose: C71.1   *Bösartige Neubildung des Gehirns, Frontallappen*

Der Malignom-Kode ist als Hauptdiagnose für **jeden** Krankenhausaufenthalt **zur Behandlung der bösartigen Neubildung und zu notwendigen Folgebehandlungen** (z.B. Operationen, Chemo-/Strahlentherapie, sonstige Therapie) (siehe Beispiel 2) sowie **zur Diagnostik** (z.B. Staging) (siehe Beispiel 3) anzugeben, bis die Behandlung **endgültig** abgeschlossen ist, also auch bei den stationären Aufenthalten, die beispielsweise auf die chirurgische Entfernung eines Malignoms folgen. Denn obwohl das Malignom operativ entfernt worden ist, wird der Patient nach wie vor wegen des Malignoms behandelt. War der Aufnahmegrund weder die maligne Erkrankung noch die Chemo-/Strahlentherapie, so ist die Hauptdiagnose gemäß DKR D002 *Hauptdiagnose* (Seite 5) zu wählen.[1]

Beispiel 2

Eine Patientin wird bei vorangegangener Mastektomie bei Mammakarzinom (oberer äußerer Quadrant) anschließend erneut für drei Tage zur Strahlentherapie stationär aufgenommen.

Hauptdiagnose: C50.4   *Bösartige Neubildung der Brustdrüse, oberer äußerer Quadrant*

Beispiel 3

Ein Patient wird zum Staging eines Morbus Hodgkin (lymphozytenreiche klassische Form) nach vorangegangener Chemotherapie stationär aufgenommen.

Hauptdiagnose: C81.4   *Lymphozytenreiches (klassisches) Hodgkin-Lymphom*

---

[1] *Siehe hierzu auch den Beschluss des Schlichtungsausschusses Bund gem. § 17c Abs. 3 KHG, AZ 01/2015 vom 04.07.2016, der am 27.07.2016 mit Veröffentlichung in Kraft getreten ist. (https://www.dkgev.de/fileadmin/default/Beschluss_Schlichtungsausschuss_Bund_gem.____17c_Abs._3 _KHG.pdf)*

Beispiel 4

Bei einer 34-jährigen Patientin erfolgte vor zwei Jahren eine Ablatio mammae links mit Axilladissektion bei Mammakarzinom. Im postoperativen Verlauf wurde eine adjuvante Chemotherapie durchgeführt. Die Patientin wird nun im Rahmen der geplanten Gesamtbehandlung für einen Mammaaufbau mittels Expander und Musculus latissimus dorsi-Lappen aufgenommen. Andere therapeutische und/oder diagnostische Maßnahmen bezüglich der malignen Grunderkrankung erfolgen nicht.

Hauptdiagnose:	C50.4	*Bösartige Neubildung der Brustdrüse [Mamma]: Oberer äußerer Quadrant der Brustdrüse*

Kommentar

In einem älteren Urteil des Landessozialgerichts (LSG) Sachsen vom 12. Juli 2011 (Az.: L 1 KR 63/08) war ein Brustaufbau nach Brustentfernung beim Mammakarzinom als nicht mehr zur eigentlichen Tumorbehandlung gehörig eingestuft worden. Hierzu war eine Klarstellung erforderlich, da dieses Urteil nach einheitlicher Auffassung der Selbstverwaltung der Intention der Kodierrichtlinien entgegensteht. Aus diesem Anlass wurde in die Kodierrichtlinie Beispiel 4 aufgenommen.

Sofern ein Patient eine auf mehrere Eingriffe verteilte chirurgische Behandlung eines Malignoms/von Metastasen benötigt, ist jedem weiteren Krankenhausaufenthalt, bei dem eine Folge-Operation durchgeführt wird, das Malignom/die Metastasen ebenfalls als Hauptdiagnose-Kode zuzuweisen. Obwohl das Malignom/die Metastasen möglicherweise durch die erste Operation entfernt worden ist/sind, wird der **Patient** während des darauf folgenden Krankenhausaufenthaltes **nach wie vor wegen der Folgen des Malignoms/der Metastasen behandelt**, d.h. das Malignom/die Metastasen ist/sind auch der Anlass zur Folge-Operation.

Erfolgt die Aufnahme nur zur Behandlung von Metastasen, ist/sind die Metastase(n) als Hauptdiagnose-Kode anzugeben und zusätzlich, sofern bekannt, eine bzw. mehrere Nebendiagnose(n) für den Primärtumor (siehe Beispiel 5). Das primäre Malignom ist selbst einige Jahre nach der Resektion des Primärtumors Nebendiagnose, da der Patient nach wie vor wegen dieses Malignoms behandelt wird. Ist die Lokalisation des Primärtumors unbekannt, ist ein Kode aus C80.– *Bösartige Neubildung ohne Angabe der Lokalisation* zu kodieren.

Beispiel 5

Ein Patient wird zur Resektion von Lebermetastasen stationär aufgenommen. Drei Monate zuvor war ein Karzinom am Colon transversum operativ entfernt worden.

Hauptdiagnose:	C78.7	*Sekundäre bösartige Neubildung der Leber*
Nebendiagnose(n):	C18.4	*Bösartige Neubildung des Kolons, Colon transversum*

Erfolgt die Aufnahme des Patienten primär zur systemischen Chemotherapie, „systemischen" Strahlentherapie (siehe Tabelle 1) oder zur systemischen Therapie mit Antikörpern oder Zytokinen (siehe Tabelle 1)

Tabelle 1:	Prozeduren für systemische Strahlentherapie und systemische Therapie mit Antikörpern oder Zytokinen
8-523.4	*Ganzkörperbestrahlung*
8-530.2	*Therapie der blutbildenden Organe mit offenen Radionukliden*
8-530.5	*Sonstige systemische Therapie mit offenen Radionukliden*
8-530.6	*Intravenöse Therapie mit radioaktiven rezeptorgerichteten Substanzen*
8-530.7	*Intravenöse Therapie mit radioaktiven Antikörpern*
8-530.9	*Intravenöse Therapie mit radioaktiv markierten metabolischen Substanzen*
8-531	*Radiojodtherapie*
8-547.0	*Andere Immuntherapie: Mit nicht modifizierten Antikörpern*
8-547.1	*Andere Immuntherapie: Mit modifizierten Antikörpern*
8-547.2	*Andere Immuntherapie: Mit Immunmodulatoren*

des Primärtumors und/oder der Metastasen, ist das primäre Malignom als Hauptdiagnose zuzuweisen. Erfolgt die Aufnahme des Patienten primär zur systemischen Chemotherapie und ist ausnahmsweise der Primärtumor nicht bekannt, wird ein Kode aus C80.– *Bösartige Neubildung ohne Angabe der Lokalisation* als Hauptdiagnose angegeben.

Beispiel 6

Ein Patient mit Prostatakarzinom wird zur Tages-Chemotherapie aufgenommen. Es wird eine nicht komplexe Chemotherapie mit einem Medikament durchgeführt. Die Entlassung erfolgt am selben Tag.

Hauptdiagnose:	C61	*Bösartige Neubildung der Prostata*
Prozedur(en):	8-542.11	*Zytostatische Chemotherapie, Immuntherapie und antiretrovirale Therapie, nicht komplexe Chemotherapie, 1 Tag, 1 Medikament*

Beispiel 7

Ein Patient wird zur systemischen Chemotherapie von Lebermetastasen stationär aufgenommen. Drei Monate zuvor war ein Karzinom am Colon transversum operativ entfernt worden.

Hauptdiagnose:	C18.4	*Bösartige Neubildung des Kolons, Colon transversum*
Nebendiagnose(n):	C78.7	*Sekundäre bösartige Neubildung der Leber und der intrahepatischen Gallengänge*

Erfolgt hingegen die Aufnahme zur lokalen Chemotherapie oder lokalen Bestrahlungstherapie der Metastase(n), ist/sind die Metastase(n) als Hauptdiagnose und der Primärtumor als Nebendiagnose anzugeben (siehe Kodierung in Beispiel 5).

Erfolgt die Aufnahme des Patienten sowohl zur Behandlung des Primärtumors als auch der Metastasen, ist gemäß DKR D002 *Hauptdiagnose* (Seite 5) (zwei Diagnosen erfüllen gleichzeitig das Kriterium der Hauptdiagnose) diejenige Diagnose als Hauptdiagnose auszuwählen, die die meisten Ressourcen verbraucht hat.

Kommentar

Bei primärer Aufnahme zur systemischen Therapie (Chemotherapie, Zytokinen, Antikörper- oder Strahlentherapie) ist der Primärtumor als Hauptdiagnose anzugeben. Die systemische Therapie mit Zytokinen und Antikörpern wurde 2013 ergänzt. Bei Aufnahme zur lokalen Therapie von Metastasen (z.B. bei externer Strahlentherapie) wird die Metastasierung zur Hauptdiagnose.

In 2011 wurde klargestellt, dass bei Patienten mit unbekanntem Primärtumor (sogenanntes CUP-Syndrom, Cancer of unknown primary), die primär zur systemischen Chemotherapie aufgenommen werden, ein ICD-10-GM-Kode aus C80.- *Bösartige Neubildung ohne Angabe der Lokalisation* als Haupt- und die Metastase (C77.- bzw. C78.-) als Nebendiagnose zu verschlüsseln sind. Somit wird das CUP-Syndrom in Bezug auf die Aufnahme zur primär systemischen Chemotherapie anderen metastasierenden Tumoren mit bekanntem Primärherd gleichgestellt. Seit 2010 wird unterschieden zwischen einem CUP im engeren Sinne (C80.0) und einer nicht näher bezeichneten Neoplasie, bei der eine genaue Diagnosestellung unterblieben ist, aber evtl. möglich wäre (C80.9 *Bösartige Neubildung, nicht näher bezeichnet*).

Bei einer Kombination von lokaler Therapie von Metastasen (z.B. Bestrahlung) und systemischer Therapie (z.B. Chemotherapie) kann in Analogie zum unten folgenden Beispiel 8 die Zuordnung von Haupt- und Nebendiagnose nach Ressourcenverbrauch entschieden werden. Steht die lokale Bestrahlung einer Metastase im Vordergrund und wird eine systemische Chemotherapie nur sekundär appliziert, so wird i.d.R. die Metastase als Hauptdiagnose zu kodieren sein.

Bei Behandlung von Tumorschmerzen können die schmerzverursachenden Metastasen als Hauptdiagnose verschlüsselt werden, auch wenn hier keine Lokaltherapie im engeren Sinne durchgeführt wird (s. Beispiel 3 in DKR 1806). Die Tumordiagnose ist dann Nebendiagnose.

Beispiel 8

Ein Patient wird wegen eines sonografischen Verdachts auf Lebermetastasen zur Primärtumorsuche und weiterer Abklärung stationär aufgenommen. Dabei findet sich ein Kolonkarzinom mit Lebermetastasen. Es wird sowohl eine Hemikolektomie als auch eine Leberteilresektion durchgeführt.

Hauptdiagnose:
Nebendiagnose(n):   Wird vom behandelnden Arzt entschieden

Wenn sich ein Patient mit einem Symptom vorstellt und die zugrunde liegende Erkrankung zum Zeitpunkt der Aufnahme bekannt ist, ist das Symptom als Hauptdiagnose zu kodieren, sofern ausschließlich das Symptom behandelt wird. Die zugrunde liegende Erkrankung ist als Nebendiagnose-Kode anzugeben.

Kommentar

Die Festlegung der Hauptdiagnose war Thema eines Verfahrens des Schlichtungsausschusses Bund nach § 17c Abs. 3 KHG von 2016, das unter Fußnote 1 zitiert ist. Der Beschlusstext lautet:

„Wird bei einem Patienten – mit zum Zeitpunkt der Aufnahme bekanntem Malignom und bevor die Malignom-Behandlung endgültig abgeschlossen ist – während des stationären Aufenthaltes ausschließlich eine einzelne Erkrankung (oder Komplikation) als Folge einer Tumortherapie oder eines Tumors behandelt, wird in diesem Fall die behandelte Erkrankung als Hauptdiagnose angegeben und der Tumor als Nebendiagnose.

Hiervon ausgenommen sind solche Fälle, bei denen weitere diagnostische oder therapeutische Maßnahmen in direktem Zusammenhang mit der Tumorerkrankung durchgeführt werden."

Ausgangspunkt des Verfahrens war eine unterschiedliche Auffassung in der Frage, ob bei Folgebehandlungen von Patienten mit malignen Erkrankungen sinnvoll zwischen Behandlung des Tumors und Behandlung von Therapiefolgen unterschieden werden kann.

Ein typisches, häufig strittiges Beispiel wäre zum Beispiel die Therapie eines Infektes in Neutropenie nach Chemotherapie. Nach oben stehendem, für alle Beteiligten verbindlichem Beschlusstext ist der Infekt Hauptdiagnose, wenn nur dieser behandelt wird. Werden jedoch im gleichen Aufenthalt die Tumorerkrankung behandelt (z.B. palliativmedizinisch oder mit Chemotherapie) oder diagnostische Maßnahmen in direktem Zusammenhang mit der Tumorerkrankung durchgeführt, so ist die Tumordiagnose Hauptdiagnose.

Kommentar

In den Kodierrichtlinien bis 2004 fanden sich an dieser Stelle Hinweise zu Komplikationen im Zusammenhang mit Neubildungen. Diese sind 2005 entfallen oder teilweise in den allgemeinen Kodierrichtlinien (insbesondere D002 und D003) aufgegangen. Es sei hier betont, dass Symptome und Komplikationen von Malignomen nur dann als Nebendiagnosen kodiert werden sollten, wenn sie eigenständigen Krankheitswert besitzen, einen Mehraufwand verursachen oder nicht zu den ohnehin üblichen Symptomen der Tumordiagnose gehören.

Häufige Komplikationen bei Tumorpatienten sind **Zytopenien** und **Infektionen**. Hierzu die nachfolgenden Hinweise:

Nicht jede Anämie bei Tumorpatienten ist in erster Linie eine Tumoranämie D63.0* *Anämie bei Neubildungen*. Eine reine Tumoranämie ist oft nur mäßig ausgeprägt und muss nicht kodiert werden, wenn sie keinen Mehraufwand verursacht. Eine Zytostatika-induzierte Anämie ist wesentlich häufiger und kann seit 2006 eindeutig als D61.10 *Aplastische Anämie infolge zytostatischer Therapie* verschlüsselt werden. 2010 wurde in den Erläuterungen zum Kode D61.- der ICD-10-GM klargestellt, dass mehrere Zytopenien (z.B. Anämie und Neutropenie) parallel mit separaten Kodes verschlüsselt werden sollen. Eine D62 *Akute Blutungsanämie* sollte ebenfalls spezifisch verschlüsselt werden.

./.

./.

Eine der häufigsten Komplikationen nach Tumortherapie ist Fieber in der Neutropenie. Eine Infektion kann oft nicht mit Sicherheit bewiesen werden. Wenn die Patienten antibiotisch therapiert werden, sollte dennoch eine Diagnose für eine infektiöse Erkrankung verschlüsselt werden, was auch durch den Absatz „Verdachtsdiagnosen" D008 der DKR gestützt wird. Die in der Praxis häufigen Episoden febriler Neutropenien ohne klare Ursache sind sinnvollerweise entweder als B99 *Sonstige und nicht näher bezeichnete Infektionskrankheiten* oder bei V.a. bakterielle Infektion und Appikation einer antibiotischen Therapie als A49.9 *Bakterielle Infektion, nicht näher bezeichnet* und ggf. ergänzt um einen in 2010 nochmals deutlich ausdifferenzierteren Kode aus D70.1- *Arzneimittelinduzierte Agranulozytose und Neutropenie* zu verschlüsseln. Bei „unvermeidbaren Nebenwirkungen von Chemotherapien und Strahlentherapien im Rahmen onkologischer Behandlungen" ist <u>keine</u> Zusammenfassung der Falldaten zu einem Fall und Neueinstufung im Sinne der Wiederaufnahmeregelung (§ 2 FPV) vorzunehmen. Dies wurde in der Fallpauschalenvereinbarung seit 2008 explizit klargestellt (s. auch entsprechenden Kommentar zu DKR D002).

Bakteriämien oder Sepsis sowie SIRS sind wie in den Richtlinien zu den infektiösen Erkrankungen beschrieben (DKR 0103) zu verschlüsseln. Eine Klassifikation mit Hilfe eines spezifischen Schlüssels für eine Infektion hat immer Vorrang vor dem unspezifischen Schlüssel B99 und ersetzt diesen, auch wenn kein Erreger nachgewiesen werden konnte. Beispiel: *Bronchopneumonie, nicht näher bezeichnet* J18.0 ersetzt B99, wieder ggf. in Kombination mit einem Kode aus D70.1-. Ausnahme: Eine unabhängige zweite Infektion, die nicht als Fieberursache gesehen wird, kann zusätzlich zu B99 verschlüsselt werden.

Bei schwer immunsupprimierten fiebernden Patienten wird empirisch mit systemisch wirksamen Antimykotika therapiert. Es wird vorgeschlagen, bei konkretem Hinweis auf invasive Mykosen diese entsprechend zu kodieren. Die unkritische Kodierung einer invasiven Mykose allein aufgrund des Einsatzes von Antimykotika bei Antibiotika-resistentem Fieber scheint jedoch nicht sinnvoll.

Beispiel 9

Ein Patient, bei dem drei Monate vorher ein großer, mehrere Bereiche überlappender maligner Gehirntumor diagnostiziert wurde, wird wegen rezidivierender Krampfanfälle aufgenommen. Es werden **nur die Krampfanfälle** behandelt.

Hauptdiagnose:	R56.8	*Sonstige und nicht näher bezeichnete Krämpfe*
Nebendiagnose(n):	C71.8	*Bösartige Neubildung des Gehirns, mehrere Teilbereiche überlappend*

Rezidiv eines primären Malignoms

Sofern ein primäres Malignom, das bereits früher aus dem selben Organ oder Gewebe radikal entfernt wurde, rezidiviert, ist es als primäres Malignom des angegebenen Gebietes zu verschlüsseln, d.h. ein Rezidiv ist wie ein Primärtumor zu kodieren.

Beispiel 10

Ein Patient wird nach zwei Jahren wegen eines Rezidivs eines voroperierten Magenkarzinoms im Corpus ventriculi stationär aufgenommen.

Hauptdiagnose: C16.2   *Bösartige Neubildung des Magens, Corpus ventriculi*

Ausgedehnte Exzision eines Tumorgebietes

Bei Aufnahmen zur ausgedehnten Exzision eines bereits früher entfernten Tumors ist der Kode für den Tumor zuzuweisen, selbst wenn der histopathologische Befund keinen Hinweis auf einen Resttumor ergibt.

Malignomnachweis nur in der Biopsie

Wenn das Ergebnis einer Biopsie zur Diagnose eines Malignoms führt, sich aber im Operationsmaterial keine malignen Zellen finden, ist die ursprüngliche Diagnose, die aufgrund der Biopsie gestellt wurde, zu kodieren.

Kommentar

Bis 2008 fanden sich an dieser Stelle in den DKR **Hinweise zur Kodierung von Chemo- und Strahlentherapie.** Bei diesen Prozeduren sind die Angaben im OPS zu beachten, ob sie jeweils mehrfach oder nur einmal pro Aufenthalt kodiert werden dürfen.

Die Differenzierung der Prozeduren 8-542 *Nicht komplexe Chemotherapie*, 8-543 *Mittelgradig komplexe und intensive Blockchemotherapie* und 8-544 *Hochgradig komplexe und intensive Blockchemotherapie* folgt dem Bestreben, unterschiedlich intensive chemotherapeutische Maßnahmen unterschiedlich abzubilden. Die Unterteilung trennt nach medizinischer Therapieintensität und personellem Aufwand und nicht nach Kosten der Medikamente. Für weitere Zytostatika und Medikamente können zusätzlich Prozeduren aus dem OPS-Kapitel 6 (Medikamente) kodiert werden, die ggf. zu Zusatzentgelten führen.

Die derzeitige Einteilung des DIMDI listet für die unterschiedlichen Intensitätsstufen eine Anzahl klassischer Beispielregime auf. Seit 2010 wird die Dauer der Chemotherapie und Zahl der Zytostatika mit erfasst (5. und 6. Stelle bei 8-542.- und 8-543.-). Für die Eingruppierung der akuten Leukämien und einige andere maligne Erkrankungen hat die Kodierung der Chemotherapie erheblichen Einfluss auf das Relativgewicht. Dies ist auch medizinisch sachgerecht, da die Intensität der Therapie wesentlich Verweildauer und Aufwand beeinflusst.

0206a   Benachbarte Gebiete

Bekannte Primärlokalisation

Sofern sich die Ausbreitung eines Tumors von einer bekannten Primärlokalisation auf ein Nachbarorgan oder -gebiet (z.B. vom Darm auf die Blase oder vom Jejunum zum Ileum) fortsetzt, ist nur die Primärlokalisation zu kodieren. Die Ausbreitung im Nachbargebiet wird nicht verschlüsselt.

Beispiel 1

Eine Patientin mit einem Karzinom der Ektozervix, das auf die Vagina übergreift, wird zur Operation aufgenommen.

Hauptdiagnose: C53.1   *Bösartige Neubildung der Ektozervix*

Unbekannte Primärlokalisation

Eine Neubildung, die zwei oder mehr anatomisch-topographisch aneinandergrenzende Teilbereiche **innerhalb einer dreistelligen** ICD-Kategorie überlappt und deren Ursprungsort nicht bestimmt werden kann, ist entsprechend der Subkategorie .8 („mehrere Teilbereiche überlappend") zu klassifizieren (s.a. ICD-10-GM Hinweise zu Kapitel II), vorausgesetzt, dass die Kombination nicht speziell an anderer Stelle aufgeführt ist, wie zum Beispiel C16.0 *Bösartige Neubildung der Kardia (Ösophagus und Magen)*.

Beispiel 2

Eine Patientin mit einem Karzinom der Endo- und Ektozervix wird zur Operation auf-genommen.

Hauptdiagnose: C53.8   *Bösartige Neubildung der Cervix uteri, mehrere Teilbereiche überlappend*

Die ICD-10-GM stellt für bestimmte bösartige Neubildungen, deren **Entstehungsort** nicht festgestellt werden kann und deren angegebene Lokalisation **zwei oder mehr dreistellige Kategorien** überlappt, eigene Kodes zur Verfügung.

Beispiel 3

Eine Patientin mit einem Karzinom der Zervix und der Vagina wird zur Strahlentherapie mehrtägig aufgenommen. Der Entstehungsort des Malignoms konnte nicht festgestellt werden.

Hauptdiagnose: C57.8   *Bösartige Neubildung der weiblichen Genitalorgane, mehrere Teilbereiche überlappend*

Anmerkung: In diesem Fall liegt ein Karzinom der Zervix (C53.–) und ein Karzinom der Vagina (C52) vor. Da der **Entstehungsort** nicht festgestellt werden kann und die angegebene Lokalisation **zwei oder mehr dreistellige Kategorien** überlappt, ist

C57.8   *Bösartige Neubildung der weiblichen Genitalorgane, mehrere Teilbereiche überlappend*

zuzuweisen.

Ungenau/nicht näher bezeichnete Lokalisationen

Für ein Malignom, dessen Ursprungsort unbekannt ist und das sich über benachbarte Gebiete erstreckt (mehrere Bereiche überlappt) und dessen Lokalisation ungenau bezeichnet oder **anderenorts nicht klassifiziert** ist, steht der Kode

C76.–   *Bösartige Neubildungen sonstiger und ungenau bezeichneter Lokalisation*

zur Verfügung.

Anmerkung: Die Verwendung dieser Kategorie ist nur dann zulässig, wenn keine spezifische Information bezüglich der Art der Neubildung (z.B. bösartige Neubildung des Thorax) verfügbar ist.

Kommentar

In der ICD-10-GM wurde 2009 klargestellt, dass der Schlüssel C97! für bösartige Neubildungen als Primärtumoren an mehreren Lokalisationen auch dann verwendet werden kann, wenn die einzelnen Primärtumoren nur durch eine einzige Schlüsselnummer kodiert werden können. Beispielsweise wird bei Vorliegen von zwei bösartigen Melanomen des Rumpfes (C43.5) wie folgt verschlüsselt:

C43.5   *Bösartiges Melanom des Rumpfes*

C97!   *Bösartige Neubildungen als Primärtumoren an mehreren Lokalisationen*

0208c   Remission bei malignen immunoproliferativen Erkrankungen und Leukämie

Die Kodes

C88.–   *Bösartige immunoproliferative Krankheiten,*

C90.–   *Plasmozytom und bösartige Plasmazellen-Neubildungen* und

C91–C95 *Leukämie*

stellen zur **Verschlüsselung des Remissionsstatus** an fünfter Stelle

0   *Ohne Angabe einer kompletten Remission*   oder
1   *In kompletter Remission*

zur Verfügung.

Hierbei ist zu beachten:

.x0 Ohne Angabe einer kompletten Remission
Ohne Angabe einer Remission
In partieller Remission

ist zuzuweisen,

- wenn es sich um das erste Auftreten und die Erstdiagnose der Erkrankung handelt,

- wenn **keine** Remission vorliegt oder trotz eines Rückgangs der Krankheitserscheinungen die Erkrankung nach wie vor existiert (**partielle** Remission),

oder

- wenn der Remissionsstatus nicht bekannt ist

.x1 In kompletter Remission

ist zuzuweisen,

wenn es sich um eine **komplette** Remission handelt, d.h. **keine Anzeichen oder Symptome eines Malignoms nachweisbar** sind.

Kommentar

Die Kodierung „in kompletter Remission" sollte auch für Patienten vergeben werden, bei denen eine weitere konsolidierende Tumortherapie durchgeführt wird.

Die Definition einer kompletten Remission ist bei Leukämien und Lymphomen nicht trivial, da mit sensitiven (z.B. molekularbiologischen) Untersuchungsmethoden häufig noch Krankheitszeichen nachgewiesen werden können, wenn dies beim gleichen Patienten mit Standardmethoden nicht mehr der Fall ist.

Der Begriff „in kompletter Remission" ist nicht eindeutig definiert. Folgende Leitschnur, nach der sich auch in der Regel die Beurteilung der Remissionsraten in wissenschaftlichen Studien richtet, erscheint nach der einschlägigen Literatur sinnvoll:

„In kompletter Remission" ist eine Erkrankung, bei der mit üblichen klinischen und apparativen Routinemethoden keine Krankheitsaktivität nachweisbar ist. Eine nur mit Spezialmethoden (z.B. mit der Polymerase-Ketten-Reaktion oder Immunzytologie) nachweisbare Resterkrankung ist mit der Klassifizierung „in kompletter Remission" noch vereinbar.

Angewendet auf die verschiedenen Diagnosen kann nach o.g. Regel „in kompletter Remission" zugewiesen werden, wenn keine klinischen Zeichen der Grundkrankheit vorhanden sind und:

- bei akuten Leukämien keine Blasten im Blut nachweisbar sind, zytologisch < 5% Blasten im Knochenmark und sich Granulozyten auf > 1,5/nl, Thrombozyten > 100/nl, Hb > 10g/dl erholt haben,

- bei der Chronischen Myeloischen Leukämie mittels konventioneller Zytogenetik kein Philadelphia-Chromosom nachweisbar ist,

- beim Multiplen Myelom mittels Immunfixation ein Paraprotein weder im Blut noch im Urin nachweisbar ist, weniger als 5% Plasmazellen im Knochmark zu finden sind und weder Weichteilplasmozytome noch progrediente Osteolysen gesehen werden und

- bei Lymphomen keine Lymphome und Organmanifestationen mehr nachweisbar sind. Kleine Restbefunde (komplette Remission mit Restbefunden, „CRr" bzw. „CRu") sind mit Kodierung als Remission vereinbar, wenn über 3 Monate keine Progredienz und keine Krankheitsaktivität auftreten.

Als Ausnahme zu dieser Empfehlung ist sinnvollerweise eine Resterkrankung einzustufen, die zwar nur mit Spezialmethoden nachweisbar ist, aber auf diesem Detektionsniveau eindeutig progredient ist. In diesem Fall sollte „in kompletter Remission" nicht zugewiesen werden. Beispiel: Bei einem Patienten wird eine CML erfolgreich therapiert und der Patient ist in zytogenetischer Remission. In der RT-PCR wird jetzt eine kontinuierliche Zunahme der bcr-abl Translokation gefunden und eine Therapieumstellung in die Wege geleitet. Zu diesem Zeitpunkt ist die CML nicht mehr „in kompletter Remission" zu kodieren.

Zur Kodierung von bösartigen Neubildungen in der Eigenanamnese siehe DKR 0209 *Malignom in der Eigenanamnese.*

Für Leukämien mit einem Kode aus C91–C95, die auf eine Standard-Induktionstherapie refraktär sind, ist die zusätzliche Schlüsselnummer

C95.8!   *Leukämie, refraktär auf Standard-Induktionstherapie*

anzugeben.

0209d   Malignom in der Eigenanamnese

Bösartige Neubildung in der Eigenanamnese

Ein „Anamnese-Kode" wird dann zugewiesen, wenn man von einer definitiven Heilung ausgehen kann. Wann dies bei einem Patienten möglich ist, hängt von der jeweiligen Erkrankung ab. Da die Feststellung eigentlich nur retrospektiv möglich ist, wird die Unterscheidung eher „klinisch" auf der Basis einer fortgesetzten Behandlung des Malignoms als nach einem festgelegten Zeitrahmen getroffen.

In Fällen, in denen die Behandlung des Malignoms endgültig abgeschlossen ist, ist ein Kode aus

Z85.–   *Bösartige Neubildung in der Eigenanamnese*

als **Nebendiagnose** zuzuweisen, sofern dies den Behandlungsaufwand beim aktuellen Aufenthalt erhöht (s.a. DKR D003 *Nebendiagnosen* (Seite 17).

Sofern der Patient für einen gewissen Zeitraum keine Behandlung des primären Malignoms erhalten hat, anschließend aber ausgehend von dieser Primärlokalisation Metastasen entwickelt, **sind die Kodes aus Z85.– nicht zuzuweisen.**

Nachuntersuchungen bei Patienten mit Malignom in der Eigenanamnese

Kodes der Kategorie

Z08.–   *Nachuntersuchung nach Behandlung wegen bösartiger Neubildung*

sind als **Hauptdiagnose** nur dann zuzuweisen, wenn ein Patient zur Nachuntersuchung eines Malignoms aufgenommen wurde und **kein Tumor mehr nachweisbar ist**. Als Nebendiagnose ist der passende Kode aus Kategorie Z85.– *Bösartige Neubildung in der Eigenanamnese* anzugeben.

Beispiel 1

Ein Patient wurde zur Nachuntersuchung bei vorbestrahltem Blasenkarzinom (laterale Harnblasenwand) aufgenommen. Dabei fand sich kein Rezidiv des Malignoms.

Hauptdiagnose: Z08.1   *Nachuntersuchung nach Strahlentherapie wegen bösartiger Neubildung*

Nebendiagnose(n):   Z85.5   *Bösartige Neubildung der Harnorgane in der Eigenanamnese*

Prozedur(en):   1-661   *Diagnostische Urethrozystoskopie*

0212d   Instillation von zytotoxischen Materialien in die Harnblase

Diagnosen

Bei Patienten, die zur Instillation von Zytostatika oder BCG (Bacillus Calmette-Guérin) in die Blase aufgenommen werden, ist die zu behandelnde Neubildung als Hauptdiagnose zu verschlüsseln.

Der Kode Z51.1 *Chemotherapiesitzung wegen bösartiger Neubildung* ist **nicht** zuzuweisen.

Prozeduren

Der Prozedurenkode

8-541.4   *Instillation von und lokoregionale Therapie mit zytotoxischen Materialien und Immunmodulatoren in die Harnblase*

ist einmal pro Krankenhausaufenthalt zuzuweisen.

0214d   Lymphangiosis carcinomatosa

Eine Lymphangiosis carcinomatosa wird analog einer Metastasierung (s.a. DKR 0201 *Auswahl und Reihenfolge der Kodes* (Seite 115)) kodiert.

Die Lymphangiosis carcinomatosa z.B. der Pleura wird mit

C78.2   *Sekundäre bösartige Neubildung der Pleura*

verschlüsselt.

Kommentar

Medizinisch ist die Lymphangiosis als Metastasierung zu sehen, was hier bestätigt wird. Das Beispiel Pleura erscheint etwas unglücklich. Häufig findet sich die Lymphangiosis in der Lunge und ist dann als *Sekundäre bösartige Neubildung der Lunge* C78.0 zu kodieren.

0215q   Lymphom

Kommentar

Mit der ICD-10-GM Version von 2011 wurde die Benennung der Kodes für die hämatologischen Neoplasien grundlegend geändert und überwiegend auf die heute übliche Form gebracht. Da die Revision der ICD-10 sich über einige Jahre hingezogen hat, entspricht die Nomenklatur jetzt im Wesentlichen dem Stand des „blauen Buchs" der WHO[2] von 2001, d.h. einzelne neuere Subklassifikationen sind nicht kodierbar. Es sei bei der Kodierung dringend empfohlen, sich an die Definitionen des systematischen Verzeichnisses der ICD-10 zu halten, da sich in den zugehörigen Einträgen im alphabetischen Verzeichnis möglicherweise Fehler verbergen.

Lymphomen, die als „extranodal" ausgewiesen werden oder die sich in einem anderen Gebiet als den Lymphdrüsen befinden (z.B. das MALT-Lymphom des Magens), ist der entsprechende Kode aus den **Kategorien** C81 bis C88 zuzuweisen.

Ein Lymphom wird, unabhängig von der Anzahl der betroffenen Gebiete, nicht als metastatisch betrachtet.

---

[2]   E.S. Jaffe, N.L. Harris, H. Stein, J.W. Vardiman (eds). World Health Organization Classification of Tumours: Pathology and Genetics of Tumours of Haematopoietic and Lymphoid Tissues. IARC Press, Lyon, 2001

Bei Lymphomen sind die folgenden Kodes <u>nicht</u> zuzuordnen:

C77.–   *Sekundäre und nicht näher bezeichnete bösartige Neubildung der Lymphknoten*

C78.–   *Sekundäre bösartige Neubildung der Atmungs- und Verdauungsorgane*

C79.0   *Sekundäre bösartige Neubildung der Niere und des Nierenbeckens*

C79.1   *Sekundäre bösartige Neubildung der Harnblase sowie sonstiger und nicht näher bezeichneter Harnorgane*

C79.2   *Sekundäre bösartige Neubildung der Haut*

C79.4   *Sekundäre bösartige Neubildung sonstiger und nicht näher bezeichneter Teile des Nervensystems*

C79.6   *Sekundäre bösartige Neubildung des Ovars*

C79.7   *Sekundäre bösartige Neubildung der Nebenniere*

C79.8-   *Sekundäre bösartige Neubildung sonstiger näher bezeichneter Lokalisationen*

C79.9   *Sekundäre bösartige Neubildung nicht näher bezeichneter Lokalisation*

Für die Verschlüsselung einer Knochenbeteiligung bei malignen Lymphomen ist

C79.5   *Sekundäre bösartige Neubildung des Knochens und des Knochenmarkes*
        Knochen(mark)herde bei malignen Lymphomen (Zustände klassifizierbar unter C81–C88)

anzugeben.

Für die Verschlüsselung einer Beteiligung des Gehirns oder der Hirnhäute bei Neoplasien des lymphatischen, blutbildenden und verwandten Gewebes ist

C79.3   *Sekundäre bösartige Neubildung des Gehirns und der Hirnhäute*

anzugeben.

Hinsichtlich der Festlegung der Haupt- bzw. Nebendiagnosen bei Lymphomen mit Knochenbeteiligung bzw. mit Beteiligung des Gehirns oder der Hirnhäute sind die Regelungen in der Kodierrichtlinie 0201 *Auswahl und Reihenfolge der Kodes* (Seite 115) zu beachten.

Kommentar

Lymphome und andere hämatologische Neoplasien werden nach der Histologie und nicht mit den (organbezogenen) Malignom-Kodes C00 bis C76 oder C80 kodiert, auch wenn sie lokal und organbezogen wachsen.

Ebenso werden die Kodes für Metastasierung nicht verwendet. Ausnahmen: als Organbeteiligung bei Lymphomen sind eine Knochen(mark)infiltration und/oder ein Befall von Gehirn und Meningen kodierfähig. Der Verweis auf die Kodierrichtlinie 0201 erinnert daran, dass bei Aufnahme zur lokalen Therapie von Knochen oder Gehirn der entsprechende Befall als Hauptdiagnose anzugeben ist.

Nur ein kleiner Teil der extranodalen Lymphome lässt sich durch eine spezifische Schlüsselnummer kodieren, nämlich dann, wenn gleichzeitig eine spezifische Histologie vorliegt, wie zum Beispiel bei der *Mycosis fungoides* C84.0.

3 KRANKHEITEN DES BLUTES UND DER BLUT-BILDENDEN ORGANE SOWIE BESTIMMTE STÖRUNGEN MIT BETEILIGUNG DES IMMUNSYSTEMS

Kapitel 3 derzeit nicht besetzt.

4 ENDOKRINE, ERNÄHRUNGS- UND STOFFWECHSEL-KRANKHEITEN

0401h Diabetes mellitus

Kommentar

Nachfolgend wird aus dem InEK-Abschlussbericht G-DRG-System 2015 zitiert:

„Die Behandlung eines Patienten mit Diabetes mellitus wird vornehmlich in der MDC 10 *Endokrine, Ernährungs- und Stoffwechselkrankheiten* abgebildet, während Komplikationen und Folgeerkrankungen in Abhängigkeit von der zu behandelnden Morbidität in unterschiedlichen MDCs im G-DRG-System abgebildet werden.

Diabetes mellitus	MDC-Zuordnung über Hauptdiagnose	
Mit Koma Mit Ketoazidose Mit sonst. näher bez. Komplikationen Mit sonstigen multiplen Komplikationen Mit diabetischem Fußsyndrom Mit nicht näher bezeichneten Komplikationen Ohne Komplikationen	MDC 10	*Endokrine, Ernährungs- und Stoffwechselkrankheiten*
Mit neurologischen Komplikationen	MDC 01	*Krankheiten und Störungen des Nervensystems*
Mit Augenkomplikationen	MDC 02	*Krankheiten und Störungen des Auges*
Mit peripheren vaskulären Komplikationen	MDC 05	*Krankheiten und Störungen des Kreislaufsystems*
Mit Nierenkomplikationen	MDC 11	*Krankheiten und Störungen der Harnorgane*

Eine rein diagnoseabhängige MDC-Zuweisung wird der Komplexität der klinischen und ökonomischen Verläufe nicht in jedem Fall gerecht. Dies betrifft vor allem Fälle, deren Verlauf durch die Kombination mehrerer diabetesassoziierter Begleiterkrankungen bestimmt wird. So besteht für die Abbildung von Fällen mit diabetischem Fußsyndrom bereits seit vielen Jahren eine hochdifferenzierte Abbildung.

Bei einem Fall mit der Hauptdiagnose diabetisches Fußsyndrom kann entweder die konservative Behandlung der Grunderkrankung im Vordergrund stehen oder aber die operative oder interventionelle Behandlung einer Gefäßkomplikation. Im ersten Fall bietet die MDC 10, im zweiten Fall die operative Partition der MDC 05 hochdifferenzierte Abbildungsmöglichkeiten. Hierzu wurden in den vergangenen Jahren verschiedene Umleitungen von der MDC 10 in die MDC 05 erstellt. Des Weiteren wurde innerhalb der MDC 05 die Basis-DRG F27 *Verschiedene Eingriffe bei Diabetes mellitus mit Komplikationen* etabliert.

./.

./.

Für Fälle, bei denen der Diabetes mellitus nur als Nebendiagnose vorliegt, erfolgt eine MDC-Zuordnung entsprechend der zu kodierenden Hauptdiagnose. So wird beispielsweise ein Fall mit bestimmten orthopädisch-chirurgischen Behandlungen am Fuß bei einem Patienten mit der Nebendiagnose diabetisches Fußsyndrom in der Basis-DRG I20 Eingriffe am Fuß (MDC08) abgebildet. Dies betrifft sowohl Patienten mit Erkrankungen am Muskel-Skelett-System, deren Pathogenese in einem engeren Zusammenhang mit der diabetischen Grunderkrankung stehen kann, wie beispielsweise bestimmte erworbene Deformationen der Zehen, als auch Fälle mit Erkrankungen, deren Pathogenese zwar gewöhnlich nicht auf eine Diabeteserkrankung zurückgeführt wird, wie z.B. Frakturen im Bereich der Fußknochen, deren Behandlungsverlauf aber durch die diabetische Grunderkrankung beeinflusst werden kann." (Quelle: InEK Abschlussbericht G-DRG System 2015, siehe Seiten 124/125)

Die Verschlüsselung des Diabetes mellitus ist sehr komplex. In den meisten Fällen des klinischen Alltags ist zunächst zwischen einem Typ 1 (E10.-) oder Typ 2 (E11.-) Diabetes mellitus zu unterscheiden. Damit sind schon einmal die ersten 3 Stellen klar.

Danach sollte man die Entscheidung über die 5. Stelle treffen: 1/3/5 […] *entgleist* oder 0/2/4 […] *nicht entgleist*. Kriterien, welche diese Entscheidung erleichtern, sind weiter unten kommentiert aufgeführt. Seit 2009 wird mit der 5. Stelle neben der Stoffwechsellage das diabetische Fußsyndrom (4 *nicht entgleist* oder 5 *entgleist*) von sonstigen multiplen Komplikationen (2 *nicht entgleist* oder 3 *entgleist*) unterschieden. Beide werden an der 4. Stelle mit 7 verschlüsselt, so dass in diesen Fällen die endständige Kodierung (4. und 5. Stelle) nur .72 oder .73 oder .74 oder .75 lauten kann (vgl. ICD-10-GM und Abschnitt Diabetisches Fußsyndrom).

Die Wahl der 4. Stelle ist davon abhängig, ob die Stoffwechseleinstellung oder eine diabetesassoziierte Folgeerkrankung im Vordergrund steht und ferner, ob der Diabetes die Haupt- oder Nebenleistung darstellt.

Typen des Diabetes mellitus

Es gibt verschiedene Typen des Diabetes mellitus, die in der ICD-10-GM wie folgt klassifiziert sind:

Kommentar

Frage: Welcher 3-Steller ist richtig?

E10.- und E11.- sind sehr häufig:

| E10.– | *Diabetes mellitus, Typ 1* |
| E11.– | *Diabetes mellitus, Typ 2* |

Kommentar

E12.- bis E14.- sind eher selten. E13.- wird bei Patienten ohne Pankreas (typischerweise nach Resektion) verschlüsselt.

E12.–	*Diabetes mellitus in Verbindung mit Fehl- oder Mangelernährung (Malnutrition)*
E13.–	*Sonstiger näher bezeichneter Diabetes mellitus*
E14.–	*Nicht näher bezeichneter Diabetes mellitus*

Kommentar

Seit 2014 soll bei Schwangeren sowohl ein Schlüssel aus O24.- als auch ein Schlüssel aus E10.- bis E14.- sowie ggf. Kodes für spezifische Manifestationen kodiert werden (siehe auch DKR 1510).

O24.0 bis O24.3	*Diabetes mellitus in der Schwangerschaft, vorher bestehend*
O24.4	*Gestationsdiabetes*
P70.0	*Syndrom des Kindes einer Mutter mit gestationsbedingtem Diabetes mellitus*
P70.1	*Syndrom des Kindes einer diabetischen Mutter*
P70.2	*Diabetes mellitus beim Neugeborenen*
R73.0	*Abnormer Glukosetoleranztest*

Kommentar

Einfacher Merksatz: Der Schlüssel P hat Vorrang vor E.

Es ist allerdings anzumerken, dass mit dem Kode P70.2 die passagere Stoffwechselstörung des Neugeborenen kodiert wird („transitorische Störungen des Kohlenhydratstoffwechsels, die für den Feten und das Neugeborene spezifisch sind"). Sollte also ein Kind den extrem seltenen neonatalen Typ I DM haben, wäre auch dieser unter E10 ff. zu verschlüsseln.

Anmerkung: Die Behandlung mit Insulin bestimmt **nicht** den Diabetes-Typ und ist kein Nachweis einer Insulinabhängigkeit.

Die Kategorien E10–E14

verschlüsseln an **4. Stelle** mögliche Komplikationen (z.B. Koma, Nierenkomplikationen).

An **5. Stelle** steht

0   für *nicht als entgleist bezeichneten* Diabetes mellitus,

1   für *als entgleist bezeichneten* Diabetes mellitus,

2   für Diabetes mellitus *mit sonstigen multiplen Komplikationen, nicht als entgleist bezeichnet,*

3   für Diabetes mellitus *mit sonstigen multiplen Komplikationen, als entgleist bezeichnet,*

4   für Diabetes mellitus *mit diabetischem Fußsyndrom, nicht als entgleist bezeichnet* oder

5   für Diabetes mellitus *mit diabetischem Fußsyndrom, als entgleist bezeichnet.*

Die fünften Stellen 0 und 1 sind mit den vierten Stellen „.2-.6" sowie „.8" und „.9" zu benutzen. Die fünften Stellen 2-5 gelten ausschließlich für die vierte Stelle „.7". Dabei ist zu beachten, dass nicht alle Kombinationen der jeweiligen 4-stelligen Kodes mit den 5. Stellen medizinisch sinnvoll sind.

Kommentar

Wird die 4. Stelle mit .0 *„mit Koma"* oder .1 *„mit Ketoazidose"* angegeben, so ist die 5. Stelle immer mit 1 *„entgleist"* zu verschlüsseln (vgl. Hinweis in Kapitel IV der ICD-10-GM).

Hinweis: Seit 2005 wird das *„hypoglykämische Koma"* mit der 6 in der 4. Stelle verschlüsselt. Wird die Schlüsselnummer 6 in der 4. Stelle in diesem Sinne gebraucht, so sollte die 5. Stelle mit 1 *„entgleist"* verschlüsselt werden.

Weitere Hinweise zur Verschlüsselung der 5. Stelle sind unter „Entgleister Diabetes mellitus" (s.u.) zu finden.

Kommentar

Nachfolgend findet man Entscheidungshilfen für die selteneren Kategorien:

Diabetes mellitus durch Fehl- oder Mangelernährung

Diabetes mellitus durch Mangelernährung kommt überwiegend bei Patienten aus Entwicklungsländern vor. Er tritt mit oder ohne offensichtliche Merkmale einer Pankreaserkrankung auf und ist im Wesentlichen eine klinische Diagnose. Ein Diabetes mellitus im Rahmen eines metabolischen Syndroms ist hierunter nicht zu verschlüsseln.

Kommentar

Für diese Konstellation sollte der Kode E12.- *Diabetes mellitus in Verbindung mit Fehl- oder Mangelernährung [Malnutrition]* verwendet werden.

Beim Vorliegen eines metabolischen Syndroms kommen eher die Kodes E10.- oder E11.- in Frage.

Diabetes mellitus nach medizinischen Maßnahmen

Bei Vorliegen eines Diabetes mellitus nach medizinischen Maßnahmen ist zunächst ein Kode aus

E13.–   *Sonstiger näher bezeichneter Diabetes mellitus*
         Inkl.:   *Pankreopriver Diabetes mellitus*

gefolgt von dem Kode

E89.1   *Hypoinsulinämie nach medizinischen Maßnahmen*

zu verschlüsseln.

Kommentar

Um bei einem pankreopriven Diabetes mellitus, z.B. nach einer Pankreatektomie, eine sachgerechte Eingruppierung im G-DRG-System zu erreichen, wurden im Jahr 2005 die In- und Exklusiva in der ICD-10-GM angepasst. Der Diabetes mellitus kann seitdem als Hauptdiagnose verschlüsselt werden und somit wie der Diabetes mellitus Typ 1 oder Typ 2 abgebildet werden.

Kommentar

Nachfolgend findet man Entscheidungshilfen für die 5. Stelle:

Entgleister Diabetes mellitus

Weder bei Diabetes mellitus Typ 1 noch bei Diabetes mellitus Typ 2 ist der Blutzuckerspiegel zum Zeitpunkt der Aufnahme als Kontrollindikator für die Diagnose „entgleister Diabetes mellitus" zu nehmen. Die Einstufung als „entgleist" oder „nicht entgleist" wird generell in Kenntnis des gesamten Behandlungsverlaufs vorgenommen (retrospektiv). Der Begriff „entgleist" bezieht sich dabei auf die Stoffwechsellage.

Kommentar

Zu unterscheiden sind Hypoglykämien und Hyperglykämien.

Die derzeit international gebräuchliche Einteilung der Hypoglykämien in milde und schwere Hypoglykämien ist **nicht** an speziellen Blutglukosewerten ausgerichtet, sondern ausschließlich an der Fähigkeit zur Selbsttherapie:

Milde Hypoglykämie: Die Hypoglykämie kann durch den Patienten selbständig durch Kohlenhydrateinnahme therapiert werden.

Schwere Hypoglykämie: Der Patient ist bei der Therapie der Hypoglykämie auf Fremdhilfe (z.B. durch Angehörige oder medizinisches Personal) angewiesen. (Quelle: S3-Leitlinie Therapie des Typ-1-Diabetes – Version 1.0; September/2011)

Für die Feststellung von Hypoglykämieepisoden im Vorfeld eines Krankenhausaufenthaltes ist eine Zeitdauer von drei Monaten relevant.

Gemäß einer Stellungnahme der Deutschen Diabetes Gesellschaft vom 01.03.2012 soll eine Hypoglykämie diagnostiziert werden

- im Falle einer oder mehrerer schwerer Hypoglykämien,
- einer oder mehrerer Episoden mit Symptomen und gemessenen Blutzuckerwerten < 75 mg/dl (4,2 mmol/l), d.h. 65 mg/dl (3,6 mmol/l) + 15% Toleranz,
- bei Hypoglykämie-Wahrnehmungsstörungen bei einem Blutzucker < 90 mg/dl (5 mmol/l).
- Bei nach oben verschobener Hypoglykämie-Wahrnehmungsschwelle muss eine Hypoglykämie auch bei höheren Blutzuckerwerten diagnostiziert werden, wenn der Gesamtzusammenhang dies nahe legt. Gleiches gilt für die „Hypoglykämieangst".

Gemäß einer Stellungnahme der Deutschen Diabetes Gesellschaft vom 01.03.2012 sollte eine Entgleisung im Sinne einer Dekompensation (vgl. Herzinsuffizienz) der Stoffwechsellage betrachtet werden.

./.

./.

Aus wissenschaftlicher Sicht erscheint es sinnvoll, drei Formen der Stoffwechsel-Dekompensation („Entgleisung") zu unterscheiden:

1. Akute Stoffwechselentgleisung, wobei die klinische Situation vorwiegend durch die Hauptdiagnose Diabetes mellitus bestimmt wird

Den Verlust der therapeutischen Kontrolle über die Blutzuckerwerte (und assoziierte Stoffwechselveränderungen wie erhöhte Konzentrationen freier Fettsäuren und von Triglyzeriden, ggf. Ketose bzw. Ketoazidose), die mit einem deutlich erhöhten Risiko für eine hyperosmolare oder ketoazidotische Notfallsituation einhergeht.

Eine akute Stoffwechsel-Dekompensation liegt vor, wenn mehrfach täglich Blutzuckerwerte > 300 mg/dl (16,7 mmol/l) gemessen werden, die unter der üblichen Therapie (nach Therapieplan), d.h. zum Beispiel mit der üblichen Dosis des vorgesehenen Korrekturinsulins, nicht ohne weiteres in den Zielbereich zu bringen sind. Gleichzeitig können klinische Symptome oder Messwerte für eine Exsikkose vorliegen oder es kann eine Ketose mit Urinteststreifen bzw. Blutmessungen nachgewiesen werden.

2. Akute Stoffwechselentgleisung bei Patienten mit anderen Primärerkrankungen/ Hauptdiagnosen und der komplizierenden Nebendiagnose Diabetes mellitus

In diesen Fällen wird die Primärerkrankung bzw. daraus abzuleitende Therapiemaßnahmen (z.B. chirurgische Eingriffe) den Zielkorridor für angestrebte Blutzucker-Konzentrationen wesentlich bestimmen. Dieser kann von den Zielwerten, wie sie sich allein aus der Diagnose Diabetes ergeben würden, erheblich abweichen. Eine Entgleisung ist dann festzustellen, wenn die aktuelle Stoffwechsellage den Erfordernissen der Primärerkrankung/Hauptdiagnose bzw. den in diesem Rahmen notwendigen Therapiemaßnahmen **nicht** entspricht, auch wenn die Stoffwechselsituation ohne die komplizierende Erkrankung anders bewertet würde.

Primärerkrankungen, die beispielsweise höhere Anforderungen an die Stoffwechselkontrolle stellen, sind Infektionserkrankungen (z.B. Sepsis, Pneumonie), akute Ischämien, sowohl kardial (akutes Koronarsyndrom) als auch zerebro-vaskulär (ischämische Insulte), und Wundheilungsprozesse nach chirurgischen Eingriffen oder bei chronischen Wunden. Bei Vorliegen dieser Erkrankungen ist bei nicht Norm-naher Blutzuckerkontrolle mit einer deutlich erhöhten Morbidität und Mortalität zu rechnen. Hinzu kommt typischerweise eine krankheitsbedingte Verschlechterung der Stoffwechselkontrolle (z.B. Stress-Hyperglykämie, Insulinresistenz bei Entzündungsreaktionen). Deshalb ist der prä-morbide HbA1c-Wert zur Einschätzung der aktuellen Stoffwechsel-Kontrolle unter diesen Umständen nicht aussagekräftig.

3. Die chronische Stoffwechseldekompensation, die mit einem erhöhten mittelfristigen Risiko für typische Diabeteskomplikationen mikro- und makrovaskulärer Natur einhergeht

Eine dauerhafte Messung von Blutzucker- und HbA1c-Werten oberhalb des individuell vereinbarten Zielbereichs über mehr als sechs Monate (ggf. trotz therapeutischer Maßnahmen zur Verbesserung der Stoffwechsellage) zeigt eine chronische Stoffwechseldekompensation an.

Liegt mindestens eines der o.g. Kriterien vor, sollte an der 5. Stelle mit „1", „3" oder „5" verschlüsselt werden.

Beispiel 1

Ein Patient mit Diabetes mellitus Typ 1 wird wegen einer schweren Entgleisung der Stoffwechsellage stationär aufgenommen. Es bestehen keine Komplikationen.

Hauptdiagnose:	E10.91	*Diabetes mellitus, Typ 1 ohne Komplikationen, als entgleist bezeichnet*
Nebendiagnose(n):	keine	

Kommentar

Nachfolgend findet man Entscheidungshilfen für die Verschlüsselung der 4. Stelle. Dabei ist zunächst zu unterscheiden, ob der Diabetes mellitus als **Haupt-** oder **Nebendiagnose** verschlüsselt werden soll. Von dieser Wahl hängt ab, in welcher Weise diabetesassoziierte „Komplikationen" i.S. von Folgeerkrankungen verschlüsselt werden.

Als erstes folgt die Systematik für den Diabetes mellitus als Hauptdiagnose.

Hauptdiagnose Diabetes mellitus mit Komplikationen

Liegt eine Form des Diabetes mellitus vor, die mit einem Kode aus E10.– bis E14.– verschlüsselt wird, und bestehen Komplikationen des Diabetes, so ist für die korrekte Verschlüsselung zunächst festzustellen, ob

- die **Behandlung der Grunderkrankung Diabetes mellitus** oder
- die **Behandlung einer oder mehrerer Komplikationen**

hauptsächlich die stationäre Aufnahme veranlasst hat. Des Weiteren ist für die Kodierung von Bedeutung, **wie viele Komplikationen** des Diabetes mellitus vorliegen, und ob diese die **Nebendiagnosendefinition** erfüllen.

Kommentar

In Abhängigkeit davon, ob die Behandlung der Grunderkrankung (Stoffwechseleinstellung, vgl. Bsp. 2-4) oder die Behandlung einer oder mehrerer Komplikationen (im Sinne diabetes-assoziierter Folgeerkrankung(en), vgl. Bsp. 5, 8, 9) im Vordergrund der stationären Behandlung steht, ergeben sich im Falle einer **Hauptdiagnose** die verschiedenen unten genannten Kombinationen in der 4. und 5. Stelle der Kategorie E10-14:

Die Grunderkrankung steht im Vordergrund	Die Komplikation(en) steht(en) im Vordergrund
01 diabetisches Koma (stets entgleist)	20/21 mit Nierenkomplikationen (nicht entgleist oder entgleist)
11 mit Ketoazidose (stets entgleist)	30/31 mit Augenkomplikationen (nicht entgleist oder entgleist)
60/61 bei nur einer bestehenden Komplikation (Manifestation, nicht entgleist oder entgleist)	40/41 mit neurologischen Komplikationen (nicht entgleist oder entgleist)
61 Sonderfall: hypoglykämisches Koma (stets entgleist)/ Insulinüberdosierung*	50/51 mit peripheren vaskulären Komplikationen (nicht entgleist oder entgleist)
72/73 bei multiplen Komplikationen/ Manifestationen (nicht entgleist oder entgleist) 73 = Sonderfall: Ketoazidose kombiniert mit Lactatazidose (stets entgleist)	74/75 **Diabetisches Fußsyndrom** (nicht entgleist oder entgleist)
90/91 ohne Komplikationen (nicht entgleist oder entgleist)	

Fazit: Verschlüsselung der 4. und 5. Stelle gemäß Priorität in der Behandlung.

Die dazugehörigen Manifestationen (Sternkodes) sind nur dann zu verschlüsseln, wenn sie den Nebendiagnosekriterien entsprechen.

* Ggf. in Kombination mit T38.3 *Vergiftung durch Insulin und orale blutzuckersenkende Arzneimittel [Antidiabetika]*) als Nebendiagnose (vgl. DKR 1916).

Kommentar

Zunächst folgen Beispiele, bei denen die Grunderkrankung im Vordergrund steht (linker Teil der Tabelle des zuvorigen Kommentars).

Sofern die Grunderkrankung Diabetes mellitus behandelt wird und **nur eine Komplikation** (Manifestation) des Diabetes mellitus vorliegt, ist E10–E14, vierte Stelle „.6" zu kodieren (siehe Beispiel 2) (Siehe anders lautende Regelung zur Nebendiagnose auf Seite 141). Außerdem ist ein Kode für die Manifestation anzugeben, sofern diese die Nebendiagnosedefinition erfüllt (siehe Beispiel 3).

Beispiel 2

Ein Patient mit Diabetes mellitus Typ 1 wird wegen einer schweren Entgleisung der Stoffwechsellage stationär aufgenommen. Anamnestisch ist als einzige Komplikation eine diabetische Retinopathie bekannt, die keinen Behandlungsaufwand zur Folge hat.

Hauptdiagnose: E10.61   *Diabetes mellitus, Typ 1 mit sonstigen näher*
                              bezeichneten Komplikationen, als entgleist bezeichnet

Nebendiagnose(n):   keine

Durch diese Kodierung wird angezeigt, dass eine bekannte, nicht behandlungsbedürftige Komplikation (Manifestation) des Diabetes mellitus vorliegt, die die Kriterien der Nebendiagnosendefinition nicht erfüllt und somit nicht gesondert kodiert wird.

Beispiel 3

Ein Patient mit Diabetes mellitus Typ 1 wird wegen einer schweren Entgleisung der Stoffwechsellage stationär aufgenommen. Zusätzlich besteht als einzige Komplikation eine diabetische Nephropathie, die ebenfalls behandelt wird.

Hauptdiagnose: E10.61†   *Diabetes mellitus, Typ 1 mit sonstigen näher*
                              bezeichneten Komplikationen, als entgleist bezeichnet

Nebendiagnose(n):   N08.3*   *Glomeruläre Krankheiten bei Diabetes mellitus*

Anmerkung: Der Kode E10.61 gilt hier als „Ätiologiekode" für den Stern-Kode N08.3* (Manifestation) und ist daher mit einem † zu kennzeichnen.

Hinweis: In diesem Fall wird für die 4. Stelle des Diabetes-Kodes „.6" gewählt, um durch diese Kodierung die Behandlung eines entgleisten Diabetes mellitus von der Behandlung einer Komplikation (Manifestation) zu unterscheiden (siehe auch Beispiel 6) und um dadurch eine sachgerechte Eingruppierung im DRG-System zu erreichen. Diese Kodieranweisung stellt somit eine **Ausnahme zu den Regeln der ICD-10** zur Verschlüsselung des Diabetes mellitus dar.

Kommentar

Nach den ICD-10-GM-Regeln hätte eigentlich an 4. Stelle die .2 *mit Nierenkomplikationen* kodiert werden müssen, da dies die spezifischere Kodierung wäre; dies bleibt jetzt den Fällen vorbehalten, bei denen primär die Nierenerkrankung behandelt wird. Es handelt sich hier um eine extrem wichtige Ausnahme, da die Regel direkten Einfluss auf die angesteuerte DRG nimmt.

Als Stern-Kode (Manifestation) kommen grundsätzlich alle hinter den in der ICD-10-GM unter .2 bis .6 (der Gruppe E10 – E14) genannten Manifestationen in Frage.

Sofern die Grunderkrankung Diabetes mellitus behandelt wird und **multiple Komplikationen** (Manifestationen) des Diabetes mellitus vorliegen, ohne dass die Behandlung einer Manifestation im Vordergrund steht, ist E10–E14, vierte Stelle „.7" zu kodieren. Außerdem sind die Kodes für die einzelnen Manifestationen anzugeben, sofern diese der Nebendiagnosendefinition entsprechen.

Beispiel 4

Ein Patient mit Diabetes mellitus Typ 1 mit multiplen Komplikationen in Form einer Atherosklerose der Extremitätenarterien, einer Retinopathie und einer Nephropathie wird wegen einer schweren Entgleisung der Stoffwechsellage aufgenommen. Alle vorliegenden Komplikationen werden ebenfalls behandelt.

Hauptdiagnose:	E10.73†	*Diabetes mellitus, Typ 1 mit multiplen Komplikationen, mit sonstigen multiplen Komplikationen als entgleist bezeichnet*
Nebendiagnose(n):	I79.2*	*Periphere Angiopathie bei anderenorts klassifizierten Krankheiten*
	H36.0*	*Retinopathia diabetica*
	N08.3*	*Glomeruläre Krankheiten bei Diabetes mellitus*

Anmerkung: Der Kode E10.73 gilt hier als „Ätiologiekode" und ist daher mit einem † zu kennzeichnen. Dieser „Ätiologiekode" gilt für alle folgenden Stern-Kodes (Manifestationen) bis zum Auftreten eines neuen Kreuz-Kodes oder eines Kodes ohne Kennzeichen. Somit ist mit E10.73† die Ätiologie der Manifestationen I79.2*, H36.0* und N08.3* kodiert.

Kommentar

Die folgenden Beispiele, bei denen die Manifestationen im Vordergrund stehen, beziehen sich auf den rechten Teil der vorstehenden Tabelle im Kommentar.

Sofern Komplikationen (Manifestationen) des Diabetes mellitus vorliegen und die Behandlung **einer Manifestation** im Vordergrund steht, ist E10–E14, vierte Stelle entsprechend dieser Manifestation, zu kodieren gefolgt vom entsprechenden Kode für diese Manifestation. Die Kodes für die weiteren Manifestationen sind anzugeben, sofern sie der Nebendiagnosendefinition entsprechen.

Kommentar

Gemeint ist hier, dass die Hauptdiagnosenkodierung stets sowohl den Ätiologie(†)- als auch den Manifestations(*)-Kode umfasst, wenn eine Manifestation im Vordergrund steht.

Kommentar

Stehen mehrere Manifestationen im Vordergrund, so stehen im Falle der **Hauptdiagnose** Diabetes mellitus die Kodes mit der 4./5. Stelle .72/.73 bei multiplen Komplikationen/Manifestationen (nicht entgleist oder entgleist) **nicht** zur Verfügung. Stattdessen müssen die **Einzel**manifestationen stets komplett, d.h. mit Ätiologie(†)- und Manifestation(*)-Kode verschlüsselt werden (vgl. Abschnitt Diabetes mellitus als Nebendiagnose).

Beispiel 5

Ein Patient mit Diabetes mellitus Typ 1 mit peripheren vaskulären Komplikationen in Form einer seit Jahren bestehenden progredienten diabetischen Angiopathie der Extremitätenarterien mit Ruheschmerz wird zur Bypass-Operation (alloplastisch) aufgenommen. Zusätzlich wird eine diabetische Retinopathie mit erheblicher Einschränkung des Sehvermögens behandelt.

Hauptdiagnose:	E10.50†	*Diabetes mellitus, Typ 1 mit peripheren vaskulären Komplikationen, nicht als entgleist bezeichnet*
Nebendiagnose(n):	I79.2*	*Periphere Angiopathie bei anderenorts klassifizierten Krankheiten*
	I70.23	*Atherosklerose der Extremitätenarterien, Becken-Bein-Typ, mit Ruheschmerz*
	E10.30†	*Diabetes mellitus, Typ 1 mit Augenkomplikationen, nicht als entgleist bezeichnet*
	H36.0*	*Retinopathia diabetica*
Prozedur(en):	5-393.42	*Anlegen eines iliofemoralen Bypasses*
	5-930.4	*Alloplastisches Transplantat*

Hinweis: Der Kode I70.23 *Atherosklerose der Extremitätenarterien, Becken-Bein-Typ, mit Ruheschmerz* dient in diesem Beispiel zur näheren Spezifizierung der durch das Kreuz-Stern-System beschriebenen Diagnose. Er ist hier nicht als Hauptdiagnose anzugeben. Der Prozedurenkode 5-930.4 *Alloplastisches Transplantat* wird hier zusätzlich angegeben, um die Art des Transplantates näher zu spezifizieren.

Kommentar

Hinweis: Im o.g. Beispiel wird durchweg in der 5. Stelle mit „0" als „*nicht entgleist*" kodiert. Diese würden bei entgleistem Diabetes analog auch mit „1" an der 5. Stelle kodiert werden, bspw. bei Stoffwechseloptimierung, sofern **trotz** entgleister Stoffwechsellage in der Gesamtsicht die Behandlung der Manifestation(en)/Komplikationen weiter im Vordergrund steht.

Sofern multiple Komplikationen (Manifestationen) des Diabetes mellitus vorliegen und die Behandlung **mehrerer Manifestationen** im Vordergrund steht, ist entsprechend der Regelung zu „zwei oder mehr Diagnosen, die gleichermaßen der Definition der Hauptdiagnose entsprechen" in der DKR D002 *Hauptdiagnose* (Seite 5) zu verfahren. Somit ist die vierte Stelle des Kodes aus E10–E14 entsprechend der Manifestation zu wählen, die vom behandelnden Arzt als die am besten der Hauptdiagnosendefinition entsprechende ausgewählt wurde. Zudem ist der entsprechende Kode für diese Manifestation anzugeben. Die Kodes für die weiteren Manifestationen sind anzugeben, sofern sie der Nebendiagnosendefinition entsprechen.

Diabetes mellitus als Nebendiagnose

Wenn die stationäre Aufnahme **aus einem anderen Grund als dem Diabetes mellitus** erfolgt ist, so ist für die korrekte Verschlüsselung von Bedeutung,

- ob der Diabetes mellitus die Nebendiagnosendefinition erfüllt,
- ob Komplikationen des Diabetes mellitus vorliegen und
- ob diese die Nebendiagnosendefinition erfüllen.

Wenn der Diabetes mellitus die Nebendiagnosendefinition erfüllt, so ist dieser zu kodieren. Liegen Komplikationen (Manifestationen) vor, ist bei einem Kode aus E10–E14 die vierte Stelle entsprechend der Manifestation(en) zu verschlüsseln. Außerdem sind die Manifestation(en) anzugeben, sofern diese die Nebendiagnosedefinition erfüllen.

Abweichend von den Regelungen zur Hauptdiagnose Diabetes mellitus ist jedoch

- nicht .6 als vierte Stelle zu erfassen, wenn ein spezifischerer Kode für eine einzelne Komplikation gewählt werden kann, bzw.
- bei multiplen Komplikationen stets mit vierter Stelle .7 zu kodieren.

Kommentar

Da die Kodierung des Diabetes mellitus als Hauptdiagnose für die sachgerechte Eingruppierung im G-DRG-System von besonderer Relevanz ist, wurden hier einige ICD-10-GM Regeln durch spezielle Kodieranweisungen außer Kraft gesetzt. Dies ist für den Diabetes mellitus als Nebendiagnose von untergeordneter Bedeutung, daher kann dieser jetzt wieder ICD-10-GM konform verschlüsselt werden.

In Abhängigkeit davon, ob die Behandlung der Grunderkrankung (Stoffwechseleinstellung) ohne Komplikation (im Sinne diabetesassoziierter Folgeerkrankung) oder die Behandlung der Grunderkrankung mit einer Komplikation (vgl. Bsp. 6 u. 7) respektive die Behandlung einer oder mehrerer Komplikationen im Vordergrund der stationären Behandlung steht, ergeben sich im Falle des Diabetes mellitus als **Nebendiagnose** die verschiedenen unten genannten Kombinationen in der 4. und 5. Stelle der Kategorie E10-14:

Die Grunderkrankung steht im Vordergrund ohne Komplikation	Die Grunderkrankung mit einer Komplikation steht im Vordergrund oder eine Komplikation steht im Vordergrund
01 diabetisches Koma (stets entgleist)	20/21 mit Nierenkomplikationen (nicht entgleist oder entgleist)
11 mit Ketoazidose (stets entgleist)	30/31 mit Augenkomplikationen (nicht entgleist oder entgleist)
60/61 nur im Sinne *Hypoglykämie* (nicht entgleist oder entgleist)	40/41 mit neurologischen Komplikationen (nicht entgleist oder entgleist)
61 Sonderfall: hypoglykämisches Koma (stets entgleist)/ Insulinüberdosierung*	50/51 mit peripheren vaskulären Komplikationen (nicht entgleist oder entgleist)
73 = Sonderfall: Ketoazidose kombiniert mit Lactatazidose (stets entgleist)	74/75 Diabetisches Fußsyndrom (nicht entgleist oder entgleist)
90/91 ohne Komplikationen (nicht entgleist oder entgleist)	

Fazit: Verschlüsselung der 4. und 5. Stelle gemäß Priorität in der Behandlung.
Die Kodes 2-5 in der 4. Stelle dürfen nur zur Verschlüsselung als **alleinige** Komplikation verwendet werden.
72/73 ist stets **bei multiplen Komplikationen**/ Manifestationen (nicht entgleist oder entgleist) zu verwenden.

Die dazugehörigen Sternkodes sind, sofern sie die Nebendiagnosendefinition erfüllen, nicht zu vergessen.

* Ggf. in Kombination mit T38.3 *Vergiftung durch Insulin und orale blutzuckersenkende Arzneimittel [Antidiabetika]*) als Nebendiagnose (vgl. DKR 1916)

Beispiel 6

Ein Patient wird wegen einer geschlossenen Humeruskopffraktur ohne Weichteilschaden stationär aufgenommen. Zudem besteht ein Diabetes mellitus Typ 2, der diätetisch und medikamentös behandelt wird. Als einzige Komplikation liegt eine diabetische Nephropathie vor, die keinen Behandlungsaufwand zur Folge hat.

Hauptdiagnose:	S42.21	*Fraktur des proximalen Ende des Humerus: Kopf*
Nebendiagnose(n):	E11.20	*Diabetes mellitus, Typ 2 mit Nierenkomplikationen, nicht als entgleist bezeichnet*

Kommentar

Das Beispiel 6 verdeutlicht, dass im Falle einer Nebendiagnose Diabetes mellitus **anamnestische** Angaben bezüglich der Manifestationen berücksichtigt werden können. In so einem Fall wird ausschließlich der Ätiologie-Kode **ohne** den Manifestations(*)-Kode verschlüsselt.

Beispiel 7

Ein Patient mit langjähriger arterieller Hypertonie und intensivem Nikotinabusus wird aufgrund der Verschlechterung einer bekannten peripheren arteriellen Verschlusskrankheit mit Ruheschmerz zur Bypass-Operation (alloplastisch) aufgenommen. Zusätzlich werden ein Diabetes mellitus Typ 2, eine beginnende diabetische Polyneuropathie und eine beginnende diabetische Retinopathie behandelt.

Hauptdiagnose:	I70.23	*Atherosklerose der Extremitätenarterien, Becken-Bein-Typ, mit Ruheschmerz*
Nebendiagnose(n):	I10.00	*Benigne essentielle Hypertonie, ohne Angabe einer hypertensiven Krise*
	E11.72†	*Diabetes mellitus, Typ 2 mit multiplen Komplikationen, mit sonstigen multiplen Komplikationen nicht als entgleist bezeichnet*
	G63.2*	*Diabetische Polyneuropathie*
	H36.0*	*Retinopathia diabetica*
Prozedur(en):	5-393.42	*Anlegen eines iliofemoralen Bypasses*
	5-930.4	*Alloplastisches Transplantat*

Kommentar

Die Behandlung von Manifestationen (Beispiel 7) wird auch im Falle einer Nebendiagnose Diabetes mellitus durch die zusätzliche Verschlüsselung der Manifestations(*)-Kodes angezeigt.

Kommentar

Es gab vielfach Hinweise darauf, dass die DKR 0401h *Diabetes mellitus* vom Medizinischen Dienst (MD) vor Ort falsch ausgelegt wurde. Bei allen Patienten mit einer Gefäßerkrankung (zum Beispiel peripherer arterieller Verschlusskrankheit) und (unter Umständen erst kurz bestehendem) Diabetes mellitus sei sowohl bei konservativer als auch bei operativer Behandlung immer der Diabetes mellitus und nie die Gefäßerkrankung als Hauptdiagnose anzugeben. Durch die Aufnahme eines weiteren Beispiels (Beispiel 7) und eine Anpassung der vorhandenen Beispiele 5 und 10 (ehemals 9) wird seit 2009 klargestellt, dass bei gleichzeitigem Vorliegen einer Gefäßerkrankung und eines Diabetes mellitus grundsätzlich sowohl die Gefäßerkrankung als auch der Diabetes mellitus Hauptdiagnose werden können. Die Auswahl ist im Einzelfall in Abhängigkeit von der individuellen Krankengeschichte der Patienten durch den behandelnden Arzt zu treffen.

Im Jahr 2011 hat das InEK unter anderem durch die Anpassung der Grouper-Logik eine Entschärfung der oben genannten Problematik herbeigeführt. So resultiert seit 2011 aus der Wahl der Hauptdiagnose (I70.23 vs. E11.72) in Beispiel 7 kein Erlösunterschied mehr. Die betreffenden DRGs werden im Wesentlichen durch die Prozeduren angesteuert.

Spezifische Komplikationen des Diabetes mellitus

Generell sind bezüglich der Kodierung von Komplikationen des Diabetes mellitus die vorhergehenden Absätze zu beachten.

Kommentar

Nachfolgend findet man erläuternde Hinweise zur Verschlüsselung verschiedener Diabetes-Komplikationen:

Akute metabolische Komplikationen

Ein Diabetes mellitus mit **(Keto-)Azidose** ist mit E10–E14, vierte Stelle „.1" zu verschlüsseln. In wenigen Fällen diabetischer Azidose können Ketoazidose und Laktatazidose bei dem gleichen Patienten beobachtet werden. In diesen Fällen ist zu kodieren:

E10–E14, vierte und fünfte Stelle „.73" („…, mit sonstigen multiplen Komplikationen, als entgleist bezeichnet").

Kommentar

Liegen neben der Laktatazidose und der Ketoazidose keine weiteren Manifestationen vor, sollte hier .73 allein verschlüsselt werden und keine weiteren *-Diagnosen folgen.

Nierenkomplikationen

Nierenerkrankungen, die in kausalem Zusammenhang mit Diabetes mellitus stehen, sind als „Diabetes mellitus mit Nierenkomplikationen"

E10†–E14†, vierte Stelle „.2"

zu verschlüsseln. Außerdem ist ein Kode für die spezifische Manifestation anzugeben, sofern diese der Nebendiagnosendefinition entspricht. Dies ist für die nachfolgenden Beispiele zu beachten.

Beispiel 8

Ein Patient kommt zur Behandlung einer diabetischen Nephropathie.

| Hauptdiagnose: | E10.20† | *Diabetes mellitus, Typ 1 mit Nierenkomplikationen, nicht als entgleist bezeichnet* |
| Nebendiagnose(n): | N08.3* | *Glomeruläre Krankheiten bei Diabetes mellitus* |

Beispiel 9

Ein Patient wird zur Behandlung einer terminalen Niereninsuffizienz aufgrund einer diabetischen Nephropathie aufgenommen.

Hauptdiagnose:	E10.20†	*Diabetes mellitus, Typ 1 mit Nierenkomplikationen, nicht als entgleist bezeichnet*
Nebendiagnose(n):	N08.3*	*Glomeruläre Krankheiten bei Diabetes mellitus*
	N18.5	*Chronische Nierenkrankheit, Stadium 5*

Hinweis: Der Kode N18.5 *Chronische Nierenkrankheit, Stadium 5* dient in diesem Beispiel zur näheren Spezifizierung der durch das Kreuz-Stern-System beschriebenen Diagnose. Er ist nicht als Hauptdiagnose anzugeben.

Diabetische Augenerkrankungen

Augenerkrankungen, die in kausalem Zusammenhang mit Diabetes mellitus stehen, sind als „Diabetes mellitus mit Augenkomplikationen"

E10†–E14†, vierte Stelle „.3"

zu verschlüsseln. Außerdem ist ein Kode für die spezifische Manifestation anzugeben, sofern diese der Nebendiagnosendefinition entspricht. Dies ist für die nachfolgenden Beispiele zu beachten.

Diabetische Retinopathie

| E10†–E14†, vierte Stelle „.3" | *Diabetes mellitus mit Augenkomplikationen* |
| H36.0* | *Retinopathia diabetica* |

Eine diabetische Retinopathie **mit Retina-(Makula-)Ödem** ist wie folgt zu kodieren:

E10†–E14†, vierte Stelle „.3"	*Diabetes mellitus mit Augenkomplikationen*
H36.0*	*Retinopathia diabetica*
H35.8	*Sonstige näher bezeichnete Affektionen der Netzhaut*

Wenn die diabetische Augenerkrankung eine Erblindung oder geringes Sehvermögen zur Folge hat, wird zusätzlich ein Kode der Kategorie

H54.–   *Blindheit und Sehbeeinträchtigung*

zugewiesen.

Katarakt

Eine **diabetische Katarakt** wird nur dann kodiert, wenn ein kausaler Zusammenhang zwischen der Katarakt und dem Diabetes mellitus besteht:

E10†–E14†, vierte Stelle „.3"   *Diabetes mellitus mit Augenkomplikationen*
H28.0*   *Diabetische Katarakt*

Wenn kein kausaler Zusammenhang besteht, sind Katarakte bei Diabetikern wie folgt zu kodieren:

der zutreffende Kode aus H25.– *Cataracta senilis* oder H26.– *Sonstige Kataraktformen* sowie die entsprechenden Kodes aus E10–E14 *Diabetes mellitus.*

Neuropathie und Diabetes mellitus

Neurologische Erkrankungen, die in kausalem Zusammenhang mit Diabetes mellitus stehen, sind als „Diabetes mellitus mit neurologischen Komplikationen"

E10†–E14†, vierte Stelle „.4"

zu verschlüsseln. Außerdem ist ein Kode für die spezifische Manifestation anzugeben, sofern diese der Nebendiagnosendefinition entspricht. Dies ist für die nachfolgenden Beispiele zu beachten.

Diabetische Mononeuropathie

E10†–E14†, vierte Stelle „.4"   *Diabetes mellitus mit neurologischen Komplikationen*
G59.0*   *Diabetische Mononeuropathie*

Diabetische Amyotrophie

E10†–E14†, vierte Stelle „.4"   *Diabetes mellitus mit neurologischen Komplikationen*
G73.0*   *Myastheniesyndrome bei endokrinen Krankheiten*

Diabetische Polyneuropathie

E10†–E14†, vierte Stelle „.4"   *Diabetes mellitus mit neurologischen Komplikationen*
G63.2*   *Diabetische Polyneuropathie*

Periphere vaskuläre Erkrankung und Diabetes mellitus

Periphere vaskuläre Erkrankungen, die in kausalem Zusammenhang mit Diabetes mellitus stehen, sind als „Diabetes mellitus mit peripheren vaskulären Komplikationen"

E10†–E14†, vierte Stelle „.5"

zu verschlüsseln. Außerdem ist ein Kode für die spezifische Manifestation anzugeben, sofern diese der Nebendiagnosendefinition entspricht. Dies ist für das nachfolgende Beispiel zu beachten (Siehe hierzu auch Beispiel 5).

Diabetes mellitus mit peripherer Angiopathie

E10†–E14†, vierte Stelle „.5"   *Diabetes mellitus mit peripheren vaskulären Komplikationen*
I79.2*   *Periphere Angiopathie bei anderenorts klassifizierten Krankheiten*

Kommentar

Eine **Diabetische Neuro-Osteoarthropathie** (DNOAP) (sog. „Charcot-Fuß") sollte gemäß DIMDI-Thesaurus mit E10†–E14†, vierte Stelle „.6" *Diabetes mellitus, mit sonstigen näher bezeichneten Komplikationen* verschlüsselt werden.

Die DNOAP geht mit einer Destruktion einzelner oder multipler Gelenke und/oder Knochen einher. Neben der Neuropathie sind insbesondere (unbemerkte) Traumata ursächlich für die Entstehung.

Nach Levin unterscheidet man folgende Stadien:

I (akutes Stadium): Fuß gerötet, geschwollen, überwärmt (Röntgenbild ggf. noch normal)

II Knochen- und Gelenkveränderungen; Frakturen

III Fußdeformität: Plattfuß, später Wiegefuß durch Frakturen und Gelenkzerstörungen

IV Fußläsion plantar

Das Lokalisationsmuster der DNOAP wird nach Sanders wie folgt unterschieden:

I Interphalangealgelenke, Metatarso-Phalangealgelenke, Metatarsalia

II Tarso-Metatarsalgelenke

III Navikulo-Kuneiforme-Gelenke, Talo-Navikulargelenk, Kalkaneo-Kuboid-Gelenk

IV Sprunggelenke

V Kalkaneus

Die Abgrenzung zum nachfolgend beschriebenen Diabetischen Fußsyndrom ist sehr wichtig!

Diabetisches Fußsyndrom

Die Diagnose „Diabetischer Fuß" wird kodiert mit

E10–E14, **vierte und fünfte Stelle**

„.74" *Diabetes mellitus mit multiplen Komplikationen, mit diabetischem Fußsyndrom, nicht als entgleist bezeichnet*

oder

„.75" *Diabetes mellitus mit multiplen Komplikationen, mit diabetischem Fußsyndrom, als entgleist bezeichnet.*

Die Kodes für die vorhandenen Manifestationen, z.B.

G63.2* *Diabetische Polyneuropathie,*

I79.2* *Periphere Angiopathie bei anderenorts klassifizierten Krankheiten*

sind **danach anzugeben**. Alle vorliegenden Manifestationen und Komplikationen sind zu kodieren, wenn sie der Definition einer Nebendiagnose entsprechen.

Kommentar

Unter dem Begriff des diabetischen Fußsyndroms (DFS) werden verschiedene Krankheitsbilder zusammengefasst, die durch unterschiedliche Ätiologie und Pathomechanismen gekennzeichnet sind. Allen gemeinsam ist, dass Läsionen am Fuß des Patienten mit Diabetes mellitus zu Komplikationen führen können, die bei verzögerter oder ineffektiver Behandlung die Amputation der gesamten Extremität zur Folge haben können.

Besteht eine Läsion, so hat sich das Schema nach Wagner zur Abschätzung des Risikos bewährt:

Stadium 0   Risikofuß, keine offenen Läsionen

Stadium I   Oberflächliche Läsion

Stadium II   Läsion bis zu Gelenkkapsel, Sehnen oder Knochen

Stadium III Läsion mit Abszedierung, Osteomyelitis, Infektion der Gelenkkapsel

Stadium IV   Begrenzte Vorfuß- oder Fersennekrose

Stadium V   Nekrose des gesamten Fußes

Seit 2009 wird das Diabetische Fußsyndrom durch die neuen 5. Stellen unter Berücksichtigung der Stoffwechsellage als „4" *nicht entgleist* und „5" *entgleist* **definiert** (vgl. ICD-10-GM Kapitel IV). Zur sachgerechten DRG-Zuordnung sind jedoch **weiterhin** die *-Kodes als Sekundärdiagnosen zu verschlüsseln! Gleiches gilt für die nachfolgende aus 2005 stammende, in 2009 wieder aufgenommene überarbeitete Liste.

Weitere Details finden sich im Kommentar zur Osteomyelitis beim diabetischem Fuß unter DKR 1903.

Die folgende Liste gibt eine Auswahl von Diagnosen wieder, die zum klinischen Bild des „diabetischen Fußsyndroms" gehören können:

1. Infektion und/oder Ulcus

Hautabszess, Furunkel und Karbunkel an Extremitäten	L02.4
Phlegmone an Zehen	L03.02
Phlegmone an der unteren Extremität	L03.11

Hinweis: Die folgenden Viersteller zu L89.– Dekubitalgeschwür und Druckzone verschlüsseln an 5. Stelle die Lokalisation der Druckstellen (siehe ICD-10-GM).

Dekubitus 1. Grades	L89.0-
Dekubitus 2. Grades	L89.1-
Dekubitus 3. Grades	L89.2-
Dekubitus 4. Grades	L89.3-
Dekubitus, Grad nicht näher bezeichnet	L89.9-

Ulcus cruris, anderenorts nicht klassifiziert	L97

2. Periphere vaskuläre Erkrankung

Atherosklerose der Extremitätenarterien, Becken-Bein-Typ, ohne Beschwerden	I70.20
Atherosklerose der Extremitätenarterien, Becken-Bein-Typ, mit belastungsinduziertem Ischämieschmerz, Gehstrecke 200 m und mehr	I70.21
Atherosklerose der Extremitätenarterien, Becken-Bein-Typ, mit belastungsinduziertem Ischämieschmerz, Gehstrecke weniger als 200 m	I70.22
Atherosklerose der Extremitätenarterien, Becken-Bein-Typ, mit Ruheschmerz	I70.23
Atherosklerose der Extremitätenarterien, Becken-Bein-Typ, mit Ulzeration	I70.24
Atherosklerose der Extremitätenarterien, Becken-Bein-Typ, mit Gangrän	I70.25
Sonstige und nicht näher bezeichnete Atherosklerose der Extremitätenarterien	I70.29

3. Periphere Neuropathie

Diabetische Polyneuropathie	G63.2*
Autonome Neuropathie bei endokrinen und Stoffwechselkrankheiten	G99.0*

4. Deformitäten

Hallux valgus (erworben)	M20.1
Hallux rigidus	M20.2
Sonstige Deformität der Großzehe (erworben)	M20.3
Sonstige Hammerzehe(n) (erworben)	M20.4
Sonstige Deformitäten der Zehen (erworben)	M20.5
Flexionsdeformität, Knöchel und Fuß	M21.27
Hängefuß (erworben), Knöchel und Fuß	M21.37
Plattfuß [Pes planus] (erworben)	M21.4
Erworbener Klauenfuß und Klumpfuß, Knöchel und Fuß	M21.57
Sonstige erworbene Deformitäten des Knöchels und des Fußes	M21.6-

5. Frühere Amputation(en)

Verlust des Fußes und des Knöchels, einseitig	Z89.4
Zehe(n), auch beidseitig	
Verlust der unteren Extremität unterhalb oder bis zum Knie, einseitig	Z89.5
Verlust der unteren Extremität oberhalb des Knies, einseitig	Z89.6
(Teilweiser) Verlust der unteren Extremität, beidseitig	Z89.7
Exkl.: Isolierter Verlust der Zehen, beidseitig (Z89.4)	

Kommentar

Eine weitere Diagnose, die zu den Komplikationen des Diabetischen Fußsyndroms gehören kann, insbesondere im DFS-Stadium III nach Wagner, ist die M86.- *Osteomyelitis*.

Die Verschlüsselung eines diabetischen Ulcus mit L89.-*Dekubitalgeschwür und Druckzone* impliziert einen durch äußeren Druck entstandenen Schaden, der durch langjährigen Diabetes begünstigt wurde. L97 *Ulcus cruris, anderenorts nicht klassifiziert* sollte nur verschlüsselt werden, wenn die in der ICD-10-GM genannten Exklusiva nicht zutreffen. Chronische Druckulcera sollten nicht mit Kodes, die mit „S" oder „T" beginnen, verschlüsselt werden. Letztere sollten akuten Ereignissen, wie z.B. einer akuten Läsion bei unsachgemäßen fußpflegerischen Maßnahmen vorbehalten bleiben.

Beispiel 10

Ein Patient mit entgleistem Diabetes mellitus Typ 1 wird zur Behandlung eines Diabetischen Fußsyndroms mit gemischtem Ulkus der Zehe (bei Angiopathie und Neuropathie) und Erysipel am Unterschenkel aufgenommen.

Hauptdiagnose:	E10.75†	*Diabetes mellitus, Typ 1 mit multiplen Komplikationen, mit diabetischem Fußsyndrom, als entgleist bezeichnet*
Nebendiagnose(n):	G63.2*	*Diabetische Polyneuropathie*
	I79.2*	*Periphere Angiopathie bei anderenorts klassifizierten Krankheiten*
	I70.24	*Atherosklerose der Extremitätenarterien, Becken-Bein-Typ, mit Ulzeration*
	A46	*Erysipel [Wundrose]*

Hinweis: Der Kode I70.24 *Atherosklerose der Extremitätenarterien, Becken-Bein-Typ, mit Ulzeration* dient in diesem Beispiel zur näheren Spezifizierung der durch das Kreuz-Stern-System beschriebenen Diagnose. Er ist hier nicht als Hauptdiagnose anzugeben.

Metabolisches Syndrom

Bei Vorliegen eines „metabolischen Syndroms" sind die vorliegenden Komponenten des Syndroms einzeln zu kodieren (s.a. DKR D004 *Syndrome* (Seite 23)).

Kommentar

Seit 2008 wird die E66.- *Adipositas* für Patienten von 18 Jahren und älter in Body-Mass-Index (BMI)-Stufen in der 5. Stelle differenziert verschlüsselt. Die vorgenommene Differenzierung orientiert sich an der WHO-Klassifikation der Adipositas. Seit 2017 wurde die Klassifikation der Adipositas E66.- auf Patienten ab 3 Jahren erweitert.

Störungen der inneren Sekretion des Pankreas

Die Kodes

E16.0   *Arzneimittelinduzierte Hypoglykämie ohne Koma*

E16.1   *Sonstige Hypoglykämie*

E16.2   *Hypoglykämie, nicht näher bezeichnet*

E16.8   *Sonstige näher bezeichnete Störungen der inneren Sekretion des Pankreas*

E16.9   *Störungen der inneren Sekretion des Pankreas, nicht näher bezeichnet*

sind bei **Diabetikern** nicht als Hauptdiagnose zu verschlüsseln.

0403d Zystische Fibrose

Bei einem Patienten mit Zystischer Fibrose ist unabhängig davon, aufgrund welcher Manifestation dieser Erkrankung er aufgenommen wird, eine Schlüsselnummer aus

E84.–   *Zystische Fibrose*

als **Hauptdiagnose** zuzuordnen. Die spezifische(n) Manifestation(en) ist/sind immer als Nebendiagnose(n) zu verschlüsseln.

Es ist zu beachten, dass in Fällen mit kombinierten Manifestationen der passende Kode aus

E84.8-   *Zystische Fibrose mit sonstigen Manifestationen*

zu verwenden ist:

E84.80   *Zystische Fibrose mit Lungen- und Darm-Manifestation*

E84.87   *Zystische Fibrose mit sonstigen multiplen Manifestationen*

E84.88   *Zystische Fibrose mit sonstigen Manifestationen*

Beispiel 1

Ein Patient mit Mukoviszidose und Haemophilus influenzae-Infektion wird zur Behandlung einer Bronchitis aufgenommen.

Hauptdiagnose: E84.0   *Zystische Fibrose mit Lungenmanifestationen*

Nebendiagnose(n): J20.1   *Akute Bronchitis durch Haemophilus influenzae*

E84.80 *Zystische Fibrose mit Lungen- und Darm-Manifestation* **wird nicht angegeben**, wenn die Behandlung der Darm-Manifestation im Vordergrund steht und die stationäre Aufnahme z.B. speziell zur Operation einer mit der Darm-Manifestation in Zusammenhang stehenden Komplikation erfolgt ist. In diesen Fällen ist

E84.1   *Zystische Fibrose mit Darmmanifestationen*

als Hauptdiagnose zuzuweisen, als Nebendiagnose wird zusätzlich E84.0 *Zystische Fibrose mit Lungenmanifestationen* kodiert. Diese Kodieranweisung stellt somit eine **Ausnahme** zu den Regeln der ICD-10 zur Verschlüsselung der Zystischen Fibrose mit kombinierten Manifestationen dar.

Kommentar

Bei ICD-10-GM-konformer Kodierung führten bis 2005 insbesondere operative Eingriffe im Abdomen bei E84.80 *Zystische Fibrose mit Lungen- und Darm-Manifestation* in eine Fehler-DRG. Daher wird mit dieser Kodierrichtlinie entgegen der ICD-10-GM-Systematik angewiesen, dass bei im Vordergrund stehender und die stationäre Aufnahme veranlassender Behandlung der Darm-Manifestation, diese als Hauptdiagnose anzugeben ist. Die Lungen-Manifestation wird in diesem Fall separat als Nebendiagnose kodiert. Der Kombinationskode darf in diesem Fall nicht verwendet werden! DKR D010 *Kombinations-Schlüsselnummern* gilt in diesem Zusammenhang nicht.

Eine Mukoviszidose mit Lungenmanifestation und exokriner Pankreasinsuffizienz sollte wie folgt kodiert werden:

Hauptdiagnose:

E84.87   *Zystische Fibrose mit sonstigen multiplen Komplikationen*

Nebendiagnosen:

J99.8*   *Krankheiten der Atemwege bei sonstigen anderenorts klassifizierten Krankheiten*

K87.1*   *Krankheiten des Pankreas bei anderenorts klassifizierten Krankheiten*

Bei Krankenhausaufenthalten, die **nicht die Zystische Fibrose betreffen,** wird die Erkrankung (z.B. Fraktur) als Hauptdiagnose und ein Kode aus E84.– *Zystische Fibrose* als Nebendiagnose verschlüsselt.

5 PSYCHISCHE UND VERHALTENSSTÖRUNGEN

Kommentar

Zum 01. Januar 2013 wurde ein „durchgängiges, leistungsorientiertes und pauschalierendes Vergütungssystems in der Psychiatrie/Psychosomatik auf der Grundlage von tagesbezogenen Entgelten" (PEPP-System) eingeführt. Die Kodierrichtlinien im Kapitel „Psychische und Verhaltensstörungen", wie auch alle anderen in diesem Buch beschriebenen Kodierrichtlinien, gelten **nicht** für Einrichtungen, die nach BPflV oder nach § 17d KHG abrechnen. Für sie wurden eigene Kodierrichtlinien (DKR-Psych) bereitgestellt.

Bestimmte OPS-Kodes, z.B. 9-60ff., gelten **ausschließlich** für Krankenhäuser im Geltungsbereich des § 17d KHG. Dies gilt ebenso für die Schlüsselnummer(n) aus U69.3-! *Sekundäre Schlüsselnummern für die Art des Konsums psychotroper Substanzen bei durch diese verursachten psychischen und Verhaltensstörungen*, um beispielsweise einen intravenösen (U69.33!) oder nichtintravenösen (U69.34!) Konsum (Meth-)Amphetamin-haltiger Stoffe oder einen intravenösen (U69.35!) oder nichtintravenösen (U69.36!) Konsum sonstiger Stimulanzien außer Koffein anzugeben. Auch diese werden ausschließlich im Geltungsbereich des § 17d KHG kodiert (siehe ICD-10-GM 2015).

Kommentar

Der differenzierte ICD-10-GM bietet in Kapitel V (F00-F99) sehr genaue Beschreibungen darüber, welche Kriterien vorhanden sein müssen, um eine entsprechende Diagnose zu kodieren. Seit 2018 gibt es im Kapitel V der ICD-10-GM insbesondere eine relevante Änderung zum Delir.

Die Voraussetzungen für das nicht durch Alkohol oder andere psychotrope Substanzen verursachte Delir sind seit 2018 konkretisiert worden, was es zu berücksichtigen gilt.

Prüfungen durch die Krankenkassen legen immer die amtlich gültigen Texte der ICD-10-GM zu Grunde, die daher zu beachten sind. Diese Regeln werden teilweise im Weiteren erklärt, wobei auch auf die in Deutschland nicht amtlichen Definitionen in der „Internationalen Klassifikation psychischer Störungen" der WHO zurückgegriffen wird („Internationale Klassifikation psychischer Störungen", 8. überarbeitete Auflage 2011, Hrsg. H. Dilling, W. Mombour, M.H. Schmidt und „Fallbuch Psychiatrie: Kasuistiken zum Kapitel V (F) der ICD-10", Hrsg. H. J. Freyberger, H. Dilling).

Generell sollte im Bereich der psychischen und Verhaltensstörungen vorsichtig kodiert werden, um Patienten nicht unnötig zu stigmatisieren.

Völlig unstrittig ist die Kodierung von in der Anamnese bekannten und gesicherten Vordiagnosen, die während des stationären Aufenthaltes weiterbehandelt werden oder zu erhöhtem Pflege-, Überwachungs- oder Betreuungsaufwand führen (siehe Definition „Nebendiagnose").

Nicht jedem Patienten, der in der Klinik als zeitaufwendig und anspruchsvoll imponiert, als ängstlich, aggressiv oder depressiv, kann automatisch eine entsprechende ICD-Diagnose zugewiesen werden.

./.

./.

Affektive Störungen (F30–F39) haben sich als im Klinikalltag von besonderem Interesse herauskristallisiert.

Unter den affektiven Störungen ist die depressive Episode (F32.-) im Krankenhaus sehr häufig. Typische Symptome sind die depressive Stimmung, Antriebsmangel, Verlust von Selbstvertrauen, Grübelneigung, Selbstvorwürfe, Konzentrations- und Denkstörungen. Kriterien des sogenannten somatischen (oder melancholischen) Syndroms der Depression sind deutlicher Verlust von Interessen oder Freude, affektive Erstarrung (Gefühl der Gefühllosigkeit), Frühwachen, Morgentief, psychomotrische Hemmung oder Agitiertheit, Appetitverlust, Gewichtsverlust, Libidoverlust. Je nach Anzahl der Symptome wird die depressive Episode als leicht (F32.0), mittelgradig (F32.1) oder schwer (F32.2 und .3) eingeordnet. Depressive Episoden können einmalig oder rezidivierend (F33.-) auftreten und akut oder chronisch verlaufen. Sie können auch im Rahmen von bipolaren affektiven Störungen (F31.-) auftreten, sie können aber auch Folge einer somatischen Erkrankung oder Noxe sein.

Kommentar

Unter F48.- *Neurasthenie* wurde 2017 als Exclusivum das chronische Müdigkeitssyndrom (Chronic fatigue syndrome) aufgenommen, 2018 folgte als Exclusivum die myalgische Encephalomyelitis G93.3. Das chronische Fatiguesyndrom wird also als G93.3 kodiert und zurzeit synonym zur myalgischen Encephalitits genutzt. Eine Immundysfunktion wird in der Genese postuliert, ist aber häufig nicht beweisbar.

Unter F90.0 *Einfache Aktivitäts- und Aufmerksamkeitsstörung* wurde 2019 als Exclusivum *Aufmerksamkeitsstörung ohne Hyperaktivität (F98.80)* aufgenommen. Die F98.80 bezieht sich jedoch ausschließlich auf Erkrankungen, die in Kindheit und Jugend begonnen haben.

Die Diagnosen Daumenlutschen, Nägelbeißen und Nasebohren, die nur in sehr seltenen Fällen Aufwand während eines stationären Aufenthaltes verursachen dürften, wurden 2019 aus der F98.4 in die F98.88 verlagert.

0501e Psychische und Verhaltensstörungen durch psychotrope Substanzen (Drogen, Medikamente, Alkohol und Nikotin)

Allgemeine Hinweise

Die allgemeinen Hinweise zu den Kategorien F10–F19 in der ICD-10-GM sind zu beachten.

Beschreibungen wie „Gesellschaftstrinker" oder „starker Trinker" sind nicht zu kodieren.

Wenn mehr als eine vierte Stelle aus F10–F19 kodierbar ist (z.B. „akute Intoxikation [akuter Rausch]", „Abhängigkeit" oder „psychotische Störung"), so sind alle kombinierbaren Kodes zuzuweisen (siehe Beispiel 1).

Nehmen Patienten (verordnete oder nicht verordnete) Medikamente in einer Überdosierung zu sich, so werden die Kategorien F10–F19 nicht zur Verschlüsselung verwendet. Fälle von Überdosierung sind mit dem entsprechenden Vergiftungs-Kode aus der Liste der Medikamente und Chemikalien (Kapitel XIX) zu kodieren.

Kommentar

Um bei bestimmten Formen von *psychischen und Verhaltensstörungen durch psychotrope Substanzen* (F10–F19) nach der Art des Konsums ausgewählter Substanzen bzw. Substanzgruppen für die Belange des **PEPP-Systems** unterscheiden zu können, wurden 2015 unter der neuen Kategorie U69.3-! sekundäre Schlüsselnummern (U69.30!–U69.36!) eingeführt. Sie sind zusätzlich zu bestimmten primären Schlüsselnummern des Kodebereichs F10–F19 zu verwenden, siehe auch Hinweise an diesen Stellen.

In Krankenhäusern, welche den vorliegenden Deutschen Kodierrichtlinien unterliegen, <u>sind diese Zusatzkodes **nicht** zu verschlüsseln</u> (siehe oben).

Kommentar

Die DKR 1916 legt eindeutig fest, dass die Diagnosen T36–T50 *Vergiftungen durch Arzneimittel, Drogen und biologisch aktive Substanzen* bzw. T51–T65 *Toxische Wirkungen von vorwiegend nicht medizinisch verwendeten Substanzen* kodiert werden bei

- irrtümlicher Einnahme,

- unsachgemäßer Anwendung,

- Einnahme zwecks Selbsttötung und Tötung (sprich: Selbstmord- oder Mordversuch).

X84.9! *Absicht der Selbsttötung* wird nicht kodiert.

Kompliziert ist die Kodierung bei manifesten psychiatrischen Diagnosen, die der Auslöser für einen Selbstmordversuch sein können. Hier empfiehlt sich aus fachlichen und forensischen Gründen die konsiliarische Beurteilung durch einen Psychiater.

Akute Intoxikation [akuter Rausch]

Im Fall einer akuten Intoxikation (eines akuten Rausches) wird der zutreffende Kode aus F10–F19 - vierte Stelle „.0" zugewiesen, gegebenenfalls - **zusammen** mit einem weiteren vierstelligen Kode aus F10–F19 (siehe Beispiel 1). Sofern die akute Intoxikation (der akute Rausch) der Aufnahmegrund ist, ist sie (er) als Hauptdiagnose zu kodieren.

Kommentar

Damit sollten zur Kodierung des Rausches die F-Diagnosen gewählt werden, da die Einnahme der toxischen Substanz in der Regel weder irrtümlich noch im obigen Sinne unsachgemäß erfolgt. Die Kodierung erfolgt dann mittels der F-Diagnosen F10.- bis F19.- und der .0 an der vierten Stelle für den Rausch bzw. den pathologischen Rausch. Auch die Aufnahme wegen „Koma-Trinkens" fällt unter diese Hauptdiagnose.

Beispiel 1

Ein Patient wird wegen eines akuten Rausches neben bestehendem Alkoholabhängigkeits-Syndrom aufgenommen.

Hauptdiagnose: F10.0   *Psychische und Verhaltensstörungen durch Alkohol, akute Intoxikation [akuter Rausch]*

Nebendiagnose(n): F10.2   *Psychische und Verhaltensstörungen durch Alkohol, Abhängigkeitssyndrom*

Kommentar

Es sollte nicht vergessen werden, eventuell wichtige Symptome mit zusätzlichem Aufwand ebenfalls zu kodieren:

Somnolenz: R40.0   Sopor: R40.1   Koma, n.n.bez.: R40.2

Spezielle epileptische Syndrome: G40.5   Aspiration von Erbrochenem: T17.4 bis T17.9

Treten körperliche Symptome im Rahmen einer Intoxikation über den Rausch hinaus auf (abgeschwächter Würgereflex, Atemdepression, Hypotonie, Hypothermie, etc.), kann zusätzlich auch die Intoxikation (T40.- ff. und T51.0 ff.) kodiert werden (siehe hierzu auch Kommentar zu D003 unter Symptome als Nebendiagnose).

Schädlicher Gebrauch

An vierter Stelle ist eine „.1" zuzuweisen, wenn ein Zusammenhang zwischen einer bestimmten Krankheit/Krankheiten und Alkohol-/Drogenabusus besteht. Das ist beispielsweise der Fall, wenn Diagnosen durch Aussagen wie „alkoholinduziert" oder „drogenbezogen" näher bezeichnet sind.

Kommentar

„Schädlicher Gebrauch" wird synonym zu „Missbrauch" benutzt. Nach ICD-Nomenklatur handelt es sich hierbei um den Konsum psychotroper Substanzen, der zur Gesundheitsschädigung führt (zum Beispiel erhöhte Leberwerte oder auch depressive Episode). Wird ausschließlich anamnestisch angegeben, dass ein Patient mehr Alkohol zu sich nimmt, als nach gängigen Grenzwerten unschädlich, rechtfertigt dieser Tatbestand ohne eine gesicherte Begleiterkrankung **nicht** die Kodierung „Schädlicher Gebrauch".

Kommentar

Seit dem 01.11.2019 kann der Zusatzkode U07.0! *Gesundheitsstörung im Zusammenhang mit dem Gebrauch von E-Zigaretten [Vaporizer]* verwendet werden.

Beispiel 2

Bei einem Patienten wird eine alkoholbezogene Ösophagitis diagnostiziert.

Hauptdiagnose:　　K20　　　*Ösophagitis*

Nebendiagnose(n): F10.1　　*Psychische und Verhaltensstörungen durch Alkohol, schädlicher Gebrauch*

Bei der oben genannten Definition ist zu beachten, dass eine vierte Stelle mit „.1" **nicht** zugewiesen wird, wenn eine spezifische drogen-/alkoholbezogene Krankheit existiert, insbesondere ein Abhängigkeitssyndrom oder eine psychotische Störung.

Kommentar

Nicht jeder Patient, der regelmäßig Alkohol konsumiert, gehört in diese Kategorie. Dies ist nur der Fall, wenn Alkohol weiter konsumiert wurde, obwohl durch den Konsum gesundheitliche und/oder psychosoziale Probleme eingetreten sind.

Bereits in einer der früheren Versionen der Deutschen Kodierrichtlinien ist eine aus Sicht der Autoren für die Kodierung hilfreiche Textpassage entfallen, da sie sich aus den ICD-Regeln ergibt. Diese wird zur Vereinfachung nochmals kommentiert aufgeführt:

Abhängigkeits-Syndrom (.2 an der 4. Stelle):

„Eine Gruppe von Verhaltens-, kognitiven und körperlichen Phänomenen, die sich nach wiederholtem Substanzgebrauch entwickeln. Typischerweise besteht/bestehen

- ein starker Wunsch, die Substanz einzunehmen
- Schwierigkeiten, den Konsum zu kontrollieren

und

- anhaltender Substanzgebrauch trotz schädlicher Folgen.

Dem Substanzgebrauch wird Vorrang vor anderen Aktivitäten und Verpflichtungen gegeben. Es entwickelt sich eine Toleranzerhöhung und manchmal ein körperliches Entzugssyndrom."

Kommentar 2004:

Die Diagnose ist gegeben, wenn innerhalb des letzten Jahres mindestens drei der genannten sechs Kriterien (Verlangen, Kontrollverlust, schädliche Folgen, Vorrang vor anderen Interessen, Toleranzerhöhung und körperliches Entzugssyndrom) mindestens einen Monat lang gleichzeitig erfüllt sind (aus: Internationale Klassifikation psychischer Störungen, 8. überarbeitete Auflage 2011, hrsg. von H. Dilling, W. Mombour, M. H. Schmidt). Ein Alkoholkranker im Entzug oder auch direkt nach erfolgreichem Entzug (z.B. Übernahme aus einer Entgiftungsbehandlung) wird mit der F10.2 kodiert.

Ein seit Jahren abstinenter, also ehemaliger Alkoholabhängiger ist hier nicht zu kodieren!

Kommentar zum Qualifizierten Entzug:

Der nur in spezialisierten Kliniken durchgeführte „Qualifizierte Entzug" fand bis zum Jahr 2005 im G-DRG-System in den DRGs für Alkoholentzug bzw. -abhängigkeit keine Berücksichtigung. Mit dem OPS Version 2006 wurde der Kode 8-985 *Motivationsbehandlung Abhängigkeitskranker [Qualifizierter Entzug]* eingeführt, der mehrere Mindestmerkmale definiert, die bei der Kodierung zu beachten sind.

Kommentar zu Schmerzerkrankungen

In der ICD-10-GM Version 2009 haben sich die Möglichkeiten der Kodierung der somatoformen Schmerzzustände geändert, die jetzt differenziert kodiert werden können als F45.40 *Anhaltende somatoforme Schmerzstörung* oder F45.41 *Chronische Schmerzstörung mit somatischen und psychischen Faktoren*. Dabei sind die ausführlichen Definitionstexte der ICD-10-GM zu beachten.

In der ICD-10-GM 2019 werden unter G90.- *Krankheiten des autonomen Nervensystems* die komplexen regionalen Schmerzsyndrome einschließlich des M. Sudeck völlig neu und sehr differenziert abgebildet.

Zur Kodierung der multimodalen Schmerztherapie OPS 8-918 und anderer Kodes des Kapitels 8 des OPS hat das DIMI schon 2006 geklärt, dass „Behandlungstage" einschließlich des Aufnahmetages und von Wochenend- und Feiertagen gezählt werden, wenn auch an diesen Tagen die in den Hinweisen geforderten Voraussetzungen erfüllt sind. Außerdem hat das DIMDI festgelegt, dass nicht täglich drei aktive Therapieverfahren zum Einsatz kommen müssen.

6   KRANKHEITEN DES NERVENSYSTEMS

0601i   Schlaganfall

1. Akuter Schlaganfall

Solange der Patient eine **fortgesetzte** Behandlung des akuten Schlaganfalls und der unmittelbaren Folgen (Defizite) erhält, ist ein Kode aus den Kategorien I60–I64 (Zerebrovaskuläre Krankheiten) mit den jeweils passenden Kodes für die Defizite (z.B. Hemiplegie, Aphasie, Hemianopsie, Neglect ...) zuzuweisen.

Beispiel 1

Ein Patient erleidet einen Hirninfarkt mit schlaffer Hemiplegie und Aphasie und wird zur stationären Behandlung aufgenommen.

Hauptdiagnose:	I63.3	*Hirninfarkt durch Thrombose zerebraler Arterien*
Nebendiagnose(n):	G81.0	*Schlaffe Hemiparese und Hemiplegie*
	R47.0	*Aphasie*

Es werden der Hirninfarkt als Hauptdiagnose und sämtliche auftretende Funktionsstörungen als Nebendiagnosen kodiert.

Kommentar

Zu beachten ist, dass die Diagnose eines Schlaganfalls und einer TIA gleich welcher Ursache mit einem klinischen Befund einhergeht. Im Gegensatz zu einer TIA, die unter G45.- *Zerebrale transitorische Ischämie und verwandte Syndrome* kodiert wird (cave: fünfte Stelle gibt Zeitraum für die Rückbildung an: _2 komplette Rückbildung innerhalb von 1 bis 24 Stunden, _3 komplette Rückbildung innerhalb von weniger als 1 Stunde, _9 Verlauf der Rückbildung nicht näher bezeichnet), sind die Defizite beim Hirninfarkt in der Regel und vor allem ohne Behandlung nicht kurzfristig reversibel. Allerdings gibt es einen Hinweis in der ICD, dass der Kode G45.- nicht verwendet werden soll, wenn sich ein „in der Bildgebung nachgewiesener, korrelierender Infarkt" zeigt, der dann mit I63.- *Hirninfarkt* zu verschlüsseln ist. Dies bedeutet, dass, sobald man **in der Bildgebung ein morphologisches Korrelat** der möglicherweise sehr flüchtigen Symptome findet, ein **Hirninfarkt kodiert** werden soll.

Es gilt nach Kodierrichtlinie D008b *Verdachtsdiagnosen*, dass **bei eingeleiteter Behandlung** (also z.B. durchgeführte Lyse, frühe rehabilitative Behandlung nach Stroke-Unit-Standard) auch bei kurzfristiger Rückbildung der Symptome **der Schlaganfall als Hauptdiagnose** zu kodieren ist. Verschlüsse ohne resultierenden Infarkt werden in diesen Fällen z.B. über die I65.- *Verschluss und Stenose präzerebraler Arterien ohne resultierenden Hirninfarkt* und I66.- *Verschluss und Stenose zerebraler Arterien ohne resultierenden Hirninfarkt* zusätzlich kodiert. Vorübergehende klinische Befunde (Rückbildung innerhalb von 24 Stunden) ohne resultierende Behandlung und ohne organisches Korrelat werden nach G45ff. *Zerebrale transitorische Ischämie und verwandte Syndrome* kodiert, wobei in der 5. Stelle die Länge der Symptome (s.o.) zu kodieren ist.

./.

./.

Zudem wurde im Kommentar zur ICD-10-GM in 2006 geregelt, dass das prolongierte neurologisch ischämische Defizit **PRIND** nicht unter G45.- kodiert wird, sondern per definitionem **unter I63.- *Hirninfarkt***. Laut alphabetischem Verzeichnis der ICD-10-GM 2018 ist ein PRIND mit I63.9 *Hirninfarkt nicht näher bezeichnet* zu verschlüsseln. Wenn genauere Informationen zur Ursache des Hirninfarktes vorliegen, sind spezifischere Kodes aus I63.- zu wählen.

Des Weiteren ist die Genese des Schlaganfalls von Bedeutung. Der sehr häufige **arteriosklerotische Hirninfarkt** ist mit I63.0 *Hirninfarkt durch Thrombose präzerebraler Arterien* oder I63.3 *Hirninfarkt durch Thrombose zerebraler Arterien* zu kodieren. Eine kontralaterale zusätzliche Stenose kann als Nebendiagnose kodiert werden. Dabei sollte die korrekte Seitenangabe mit angegeben werden.

Der häufige **Infarkt kardialer Genese** (z.B. bei einer absoluten Arrhythmie) wird nach I63.1 *Hirninfarkt durch Embolie präzerebraler Arterien* oder I63.4 *Hirninfarkt durch Embolie zerebraler Arterien* kodiert, wobei die **kardiale** oder sonstige **Ursache** auf jeden Fall **als Nebendiagnose** anzugeben ist.

Die **Neurologische Komplexbehandlung des akuten Schlaganfalls** ist auf einer spezialisierten Einheit unter der Leitung eines Facharztes für Neurologie mittels OPS 8-981 *Neurologische Komplexbehandlung des akuten Schlaganfalls* kodierbar. Der hinter dieser Ziffer stehende Katalog geforderter Struktur- und Prozessvorgaben ist dabei zu beachten. Die Behandlungszeit wird mit der fünften Stelle kodiert. Das Monitoring darf nur zum Zweck der Diagnostik oder Therapie unterbrochen werden. In den Beschreibungen wird festgelegt, dass der Kode auch beim Vorliegen einer TIA angegeben werden kann. Zu beachten ist, dass die als Voraussetzung notwendige 6-stündliche (maximaler Abstand nachts 8 Stunden) neurologische Befunderhebung und Dokumentation durch einen Arzt erfolgen muss. Außerdem ist eine eventuell nötige Behandlung auf einer Intensivstation auf die Zeit der Komplexbehandlung anrechenbar, wenn die im OPS beschriebenen Mindestanforderungen auf der Intensivstation gewährleistet sind. Dabei muss die Intensivstation nicht ausschließlich Patienten mit einem akuten Schlaganfall behandeln. Maßnahmen von Physiotherapie, Ergotherapie oder Logopädie müssen spätestens am Tag nach der Aufnahme in die Schlaganfalleinheit beginnen und – bei Indikation – mindestens 1 Therapieeinheit pro Tag umfassen. Der „unmittelbare Zugang zu neurochirurgischen Notfalleingriffen sowie zu gefäßchirurgischen und interventionell-neuroradiologischen Behandlungsmaßnahmen" muss grundsätzlich innerhalb von 30 Minuten möglich sein. Das ist die Zeit, die der Patient im Transportmittel verbringt. Diesbezüglich gab es in 2019 Klarstellungen der Selbstverwaltung, da zwischenzeitlich das Bundessozialgericht diesen – offensichtlich eindeutigen Passus – anders ausgelegt hatte. Wenn dieses Zeitlimit nur mit dem schnellstmöglichen Transportmittel (z.B. Hubschrauber) erfüllbar ist, muss dieser Transportweg auch genutzt werden, um diese Zeitspanne einzuhalten. Anderenfalls ist der Kode der neurologischen Komplexbehandlung in diesem Behandlungsfall nicht anwendbar. Aufgrund hiervon abweichender BSG-Auslegung (AZ B 1 KR 39/17 R) hatte das DIMDI entsprechende Klarstellungen zu den Kodes 8-981 und 8-98b in einer Corrigenda veröffentlicht. Seit 2016 muss das Monitoring der diversen Vitalparameter im Abstand von 4 Stunden oder häufiger erhoben und dokumentiert werden. Zudem muss vor oder während des Aufenthalts auf der Stroke-Unit obligat eine neurosonologische Untersuchung der hirnversorgenden Gefäße zur Abklärung des akuten Schlaganfalls durchgeführt werden, sofern nicht eine andere Methode der Darstellung dieser Gefäße (CT, Kernspin- oder digitale Subtraktionsangiographie) seit Beginn der akuten Symptomatik angewandt wurde. Sie ist bei nachgewiesener primärer Blutung entbehrlich. Eine ätiologische Diagnostik und Differentialdiagnostik ist ebenfalls zu erbringen, es sei denn, die Ätiologie ist schon bekannt.

./.

./.

Auf Basis der in der DRG-Kalkulation gewonnenen Erkenntnisse wird der Kode 8-981 im DRG-System genutzt, um weitere Differenzierungen in den Schlaganfall-DRGs einzuführen. Insgesamt sind die DRGs für den Schlaganfall stark aufgefächert und nutzen neben der neurologischen Komplexbehandlung zum Beispiel komplizierende Diagnosen, komplexe cerebrovaskuläre Vasospasmen, den Tod innerhalb von vier Tagen nach Aufnahme, die zusätzliche Kodierung von operativen Prozeduren, die systemische Thrombolyse, die Behandlung auf der Intensivstation und andere komplexe Eingriffe (z.B. DRG B39A, B oder C) als Splittkriterien zur Abbildung des unterschiedlichen Behandlungsaufwands.

Auch in 2020 wird die überwiegend unter internistischer Leitung durchgeführte andere neurologische Komplexbehandlung des akuten Schlaganfalls (OPS 8-98b) u.a. in den Definitionen der DRGs B44A, B44B, B69C, B70C, B70D, B70G und G67A berücksichtigt. Zu beachten ist hier, dass es eine Differenzierung in der 6. Stelle gibt, wonach entweder ein Neurologe direkt fest mit eingebunden ist (.-0) oder ein neurologischer Telekonsildienst mit eingebunden ist, für den wiederum bestimmte Qualitäts- und Strukturanforderungen gelten (.-1). So muss es sich bei dem Neurologen im Telekonsildienst entweder um einen Facharzt oder um einen Arzt mit mindestens 4-jähriger neurologischer Weiterbildung und mindestens 1-jähriger Erfahrung auf einer Stroke-Unit handeln. Zudem ist Voraussetzung, dass ein Facharzt für Neurologie an den täglichen Visiten mit teilnimmt.

2. „Alter Schlaganfall"

Der Patient hat die Anamnese eines Schlaganfalls **mit** gegenwärtig bestehenden neurologischen Ausfällen. In diesem Fall werden die neurologischen Ausfälle (z.B. Hemiplegie, Aphasie, Hemianopsie, Neglect…) entsprechend der DKR D003 *Nebendiagnosen* (Seite 17) kodiert und danach ein Kode aus

I69.–   *Folgen einer zerebrovaskulären Krankheit*

zugewiesen.

Beispiel 2

Ein Patient wurde mit einer Pneumokokken-Pneumonie aufgenommen. Der Patient hatte vor drei Jahren einen akuten Schlaganfall und erhält seitdem Thrombozytenaggregationshemmer zur Rezidivprophylaxe. Es besteht eine residuale spastische Hemiparese. Diese verursachte erhöhten Pflegeaufwand.

Hauptdiagnose: J13   *Pneumonie durch Streptococcus pneumoniae*

Nebendiagnose(n): G81.1 *Spastische Hemiparese und Hemiplegie*

                  I69.4 *Folgen eines Schlaganfalls, nicht als Blutung oder Infarkt bezeichnet*

Anmerkung:

Es ist zu beachten, dass bei einem Schlaganfall **Dysphagie, Urin- und Stuhl-Inkontinenz** nur dann kodiert werden, wenn bestimmte Kriterien erfüllt sind (siehe auch DKR 1804 *Inkontinenz* (Seite 252)).

Dysphagie (R13.–) ist nur zu kodieren, wenn z.B. eine Magensonde zur enteralen Ernährung notwendig ist oder eine Behandlung der Dysphagie mehr als 7 Kalendertage nach Auftreten des Schlaganfalls erforderlich ist.

Kommentar

Für **weiter bestehende Symptome/Folgezustände** bei altem Schlaganfall gilt, dass die vorhandenen Symptome die Behandlung im Sinne eines Mehraufwandes entsprechend der Nebendiagnosendefinition beeinflussen müssen. (s. auch Kommentar zu Symptomen bzw. Nebendiagnosen in der DKR D003). Also sollte eine Fazialisschwäche, die zwar im Alltag sichtbar ist, aber keinerlei pflegerische oder diagnostisch/therapeutische Maßnahmen zur Folge hat, nicht kodiert werden. Wird sie hingegen logopädisch oder krankengymnastisch mitbehandelt, was sich auch in der Dokumentation widerspiegeln sollte, kann sie kodiert werden.

0603h Tetraplegie und Paraplegie, nicht traumatisch

Zur Kodierung einer traumatischen Tetraplegie/Paraplegie siehe DKR 1910 *Verletzung des Rückenmarks* (Seite 276).

Initiale (akute) Phase der Paraplegie/Tetraplegie

Die „akute" Phase einer <u>nichttraumatischen</u> Paraplegie/Tetraplegie umfasst Erstaufnahmen wegen eines nicht traumatisch bedingten Funktionsausfalls, wie zum Beispiel bei Myelitis transversa oder bei Rückenmarkinfarkt. Es kann sich auch um eine konservativ oder operativ behandelte Erkrankung handeln, die sich in Remission befand, sich jedoch verschlechtert hat und jetzt die gleiche Behandlungsintensität erfordert wie bei Patienten, die das erste Mal nach einem Trauma aufgenommen wurden.

Sofern sich ein Patient mit einer Krankheit vorstellt, die eine akute Schädigung des Rückenmarks zur Folge hat (z.B. Myelitis), sind die folgenden Kodes zuzuweisen:

Die Krankheit als Hauptdiagnose, z.B.

G04.9   *Diffuse Myelitis*

und einen Kode aus

G82.–   *Paraparese und Paraplegie, Tetraparese und Tetraplegie,* fünfte Stelle „0" oder „1".

Für die funktionale Höhe der Rückenmarksschädigung ist zusätzlich der passende Kode aus

G82.6-! *Funktionale Höhe der Schädigung des Rückenmarkes*

anzugeben.

Späte (chronische) Phase einer Paraplegie/Tetraplegie

Von der chronischen Phase einer Paraplegie/Tetraplegie spricht man, wenn die Behandlung der akuten Erkrankung (z.B. einer Myelitis), die die Lähmungen verursachte, abgeschlossen ist.

Kommt ein Patient in dieser chronischen Phase zur Behandlung der Paraplegie/Tetraplegie, ist ein Kode der Kategorie

G82.–   *Paraparese und Paraplegie, Tetraparese und Tetraplegie,* fünfte Stelle „2" oder „3"

als Hauptdiagnose anzugeben.

Wird ein Patient dagegen zur Behandlung einer anderen Erkrankung wie z.B. Harnwegsinfektion, Fraktur des Femur etc. aufgenommen, ist die zu behandelnde Erkrankung gefolgt von einem Kode der Kategorie

G82.–   *Paraparese und Paraplegie, Tetraparese und Tetraplegie,* fünfte Stelle „2" oder „3"

anzugeben sowie andere vorliegende Erkrankungen. Die Reihenfolge dieser Diagnosen muss sich an der Definition der Hauptdiagnose orientieren.

Für die funktionale Höhe der Rückenmarksschädigung ist zusätzlich der passende Kode aus

G82.6-! *Funktionale Höhe der Schädigung des Rückenmarkes*

anzugeben.

Kommentar

In den DKR 0603h *Tetraplegie und Paraplegie, nicht traumatisch* und DKR 1910h *Verletzung des Rückenmarks (mit traumatischer Paraplegie und Tetraplegie)* wurde die Kodierung der chronischen Phase angeglichen. Damit ist die chronische Phase einer nicht-traumatischen genau wie die chronische Phase einer traumatischen Para-/Tetraplegie zu verschlüsseln. Kommt ein Patient in der chronischen Phase zur Behandlung der Para-/Tetraplegie, ist ein Kode der Kategorie G82.- *Paraparese und Paraplegie, Tetraparese und Tetraplegie* als Hauptdiagnose anzugeben. Wird ein Patient dagegen zur Behandlung einer anderen Erkrankung wie Harnwegsinfektion, Fraktur des Femurs etc. aufgenommen, ist die zu behandelnde Erkrankung gefolgt von einem Kode der Kategorie G82.- anzugeben sowie andere vorliegende Erkrankungen. Die Reihenfolge dieser Diagnosen muss sich an der Definition der Hauptdiagnose orientieren. Für die funktionale Höhe der Rückenmarksschädigung ist zusätzlich der passende Kode aus G82.6-! *Funktionale Höhe der Schädigung des Rückenmarks* anzugeben. Soll das Vorliegen einer neurogenen Blasenfunktionsstörung angegeben werden, ist es sowohl bei nicht-traumatischer als auch bei traumatischer Ätiologie eine zusätzliche Schlüsselnummer aus G95.8- zu verwenden.

Die nichttraumatischen Plegiekodes sind schwierig zu handhaben. In der Gruppe der G82.- Diagnosen gibt die 4. Stelle zunächst die Option schlaffe oder spastische Paraparese und Paraplegie an (G82.0- und G82.1-), die 5. Stelle bietet die Option zum Querschnitt:

  0 = *akut komplett*

  1 = *akut inkomplett*

  2 = *chronisch komplett*

  3 = *chronisch inkomplett*

  9 = *n.n.bez., zerebrale Ursache*

Gleiches gibt es für die schlaffe oder spastische Tetraparese und Tetraplegie (G82.3- und G82.4-).

Mit der fünften Stelle der G82.6-! kann dann die **funktionale Höhe** der Rückenmarksschädigung angegeben werden. Hier wird immer das unterste **motorisch intakte (!) Rückenmarkssegment** angegeben (G82.60 = C1-C3; G82.61 = C4-C5; G82.62 = C6-C8; G82.63 = Th1-Th6; G82.64 = Th7-Th10; G82.65 = Th11-L1; G82.66 = L2-S1; G82.67 = S2-S5; G82.69 = n.n.bez.).

Für **rückenmarksnahe Verletzungen**, die als Blutung durchaus Grund für eine Querschnittssymptomatik sein können, gibt es Kodes für die Klassifizierung.

./.

./.

Diese werden einerseits nach der Höhe, andererseits nach der Art der Blutung bzw. Verletzung eingeteilt:

Zervikal:

S15.80	*Verletzung epiduraler Blutgefäße in Höhe des Halses*
S15.81	*Verletzung subduraler Blutgefäße in Höhe des Halses*
S15.82	*Verletzung subarachnoidaler Blutgefäße in Höhe des Halses*
S19.80	*Verletzung zervikaler Rückenmarkshäute*

Thorakal:

S25.80	*Verletzung epiduraler Blutgefäße in Höhe des Thorax*
S25.81	*Verletzung subduraler Blutgefäße in Höhe des Thorax*
S25.82	*Verletzung subarachnoidaler Blutgefäße in Höhe des Thorax*
S29.80	*Verletzung thorakaler Rückenmarkshäute*

Lumbosakral:

S35.80	*Verletzung epiduraler Blutgefäße in Höhe des Abdomens, der Lumbosakralgegend und des Beckens*
S35.81	*Verletzung subduraler Blutgefäße in Höhe des Abdomens, der Lumbosakralgegend und des Beckens*
S35.82	*Verletzung subarachnoidaler Blutgefäße in Höhe des Abdomens, der Lumbosakralgegend und des Beckens*
S39.81	*Verletzung lumbosakraler Rückenmarkshäute*

Zudem kann man diese Blutungslokalisationen mit der ICD auch als Folge von medizinischen Maßnahmen beschreiben:

G97.82	*Postoperative epidurale spinale Blutung*
G97.83	*Postoperative subdurale spinale Blutung*
G97.84	*Postoperative subarachnoidale spinale Blutung*

Kommentar zum Parkinsonsyndrom:

2008 wurde ein Kode für die **Komplexbehandlung bei Morbus Parkinson** eingeführt, der ab 7 Behandlungstagen verschlüsselt werden kann und in dem auch einige Mindestmerkmale genannt werden:

8-97d *Multimodale Komplexbehandlung bei Morbus Parkinson und atypischem Parkinson-Syndrom*
Hinw.: Mindestmerkmale:

- *Team unter fachärztlicher Behandlungsleitung (Facharzt für Neurologie)*
- *Wöchentliche Teambesprechung mit wochenbezogener Dokumentation bisheriger Behandlungsergebnisse und weiterer Behandlungsziele*
- *Vorhandensein mindestens folgender Therapiebereiche: Physiotherapie/Physikalische Therapie, Ergotherapie*
- *Einsatz von mindestens 3 Therapiebereichen (Physiotherapie/Physikalische Therapie, Ergotherapie, Sporttherapie, Logopädie, Künstlerische Therapie (Kunst- und Musiktherapie), Psychotherapie) patientenbezogen in unterschiedlichen Kombinationen von mindestens 7,5 Stunden pro Woche, davon müssen 5 Stunden in Einzeltherapie stattfinden. Einer der eingesetzten Therapiebereiche muss Physiotherapie/Physikalische Therapie oder Ergotherapie sein*

8-97d.0 Mindestens 7 bis höchstens 13 Behandlungstage
8-97d.1 Mindestens 14 bis höchstens 20 Behandlungstage
8-97d.2 Mindestens 21 Behandlungstage

In 2009 kam der Kodebereich 8-97e sowohl für die Ersteinstellung (.0) als auch für die Dosis- und Therapiekontrolle und Optimierung (.1) für die Behandlung des Morbus Parkinson in der Spätphase mit Apomorphin hinzu, in 2010 der Kode 8-97e.2 für die Einstellung mit L-Dopa-Gel (inklusive einiger Mindestmerkmale) und 8-97e.3 für die Dosis- und Therapiekontrolle und Optimierung einer Behandlung dieses Verfahrens. Dies zeigt die Anpassung des Dokumentations- und sekundär des Vergütungssystems an die medizinischen Entwicklungen, wobei sich in den letzten Jahren hier eine stabile Definitionsgrundlage entwickelt hat.

Patienten mit einem primären M. Parkinson können sowohl den bewerteten DRGs B67A und B67B als auch bei Vorliegen der Kodes 8-97d.1 oder 8-97.d2, also ab 14 Tagen Komplexbehandlung, der unbewerteten, individuell zu verhandelnden DRG B49Z *Multimodale Komplexbehandlung bei M. Parkinson* zugeordnet werden.

Kommentar zur Neurochirurgie:

Bereits in einer der früheren Versionen der Deutschen Kodierrichtlinien ist eine aus Sicht der Autoren für die Kodierung hilfreiche Textpassage entfallen, die nachfolgend kommentiert ist und mit Hinweisen zur verbesserten Dokumentation dargestellt wird:

Laut den Hinweisen im OPS sind bei vielen Schädel- und Wirbelsäuleneingriffen die Zugänge gesondert zu kodieren. In einigen Fällen wird auch die korrekte DRG ohne den Zugang nicht erreicht. Teilweise unterscheiden sich Zugangsverfahren deutlich im Hinblick auf personellen, zeitlichen und materiellen Aufwand. Hier sind beispielsweise komplexe Zugänge durch die Schädelbasis oder auch stereotaktisch geführte oder neuronavigierte Zugänge hervorzuheben.

Daher sollten, grundsätzlich alle Zugänge (5-010- bis 5-011-ff., 5-030- bis 5-032-ff.) oder der Einsatz eines Operationsroboters (5-987) oder einer Navigationstechnik (5-988) dokumentiert werden (siehe hierzu auch den Hinweistext im OPS Version 2020 zur Kodegruppe 5-01 bis 5-05 *Operationen am Nervensystem*).

Um die **Knochendeckelreimplantation** korrekt innerhalb der Basis-DRG B20 *Kraniotomie oder große Wirbelsäulenoperation* abbilden zu können, muss immer die ursprüngliche Diagnose (z.B. SHT, SAB oder Tumor), die die Dekompression veranlasste, als Hauptdiagnose kodiert werden. Als Prozedur wird dann 5-020.2 *Kranioplastik Schädeldach mit Transposition (mit zuvor entferntem Schädelknochenstück)* angegeben.

Werden **CAD-gefertigte Implantate** eingesetzt, so sind die entsprechenden OPS-Ziffern zu verwenden (5-020.65 bis 5-020.68 oder 5-020.71 bis 5-020.75). Für diese aufwendigen Implantate steht ein krankenhausindividuell zu vereinbarendes Zusatzentgelt zur Verfügung (Zusatzentgelt ZE2020-04 nach Anlage 4 und 6 der G-DRG-Version 2020).

Eingriffe an der Hypophyse (offene oder perkutane Biopsie, Exzision mit und ohne Infiltration von Nachbargewebe), ob transsphenoidal oder transkraniell, werden bei typischer Indikation wie Hypophysenadenom (D35.2) in der DRG K03B *Eingriffe an der Nebenniere bei bösartiger Neubildung oder Eingriff an der Hypophyse, Alter > 17 Jahre* oder K03A *Eingriffe an der Nebenniere bei bösartiger Neubildung oder Eingriff an der Hypophyse, Alter < 18 Jahre* abgebildet, sofern sie korrekt verschlüsselt wurden und keine Beatmung > 95 Stunden oder intensivmedizinische Komplexbehandlung in erheblichem Umfang stattfand. Gibt man als Hauptdiagnose einen Hypophysentumor (z.B. D35.2) und als Prozedur die Exzision von erkranktem Gewebe der Hypophyse (5-075.3) sowie einen Zugang (transsphenoidal 5-011.2 oder über die Kalotte temporal 5-010.03) an, so erscheint die DRG K03B. Wird stattdessen die Exzision von erkranktem nicht hirneigenen Tumorgewebe (5-015.1) kodiert, so resultiert daraus eine „Sonstige" DRG (z.B. 801B *Ausgedehnte OR-Prozedur ohne Bezug zur Hauptdiagnose mit hochkomplexer OR-Prozedur oder mit komplizierender Konstellation, Alter > 17 Jahre oder ohne komplizierende Faktoren*).

./.

./.

Bei der Kodierung einer **Subarachnoidalblutung (SAB)** bei rupturiertem Aneurysma muss immer auch das rupturierte Gefäß, z.B. **I60.1 bei Subarachnoidalblutung, von der A. cerebri media ausgehend** oder **I60.2 bei Subarachnoidalblutung, von der A. communicans anterior ausgehend** (u.U. auch Mehrfachnennung), sowie das Aneurysma selbst (I67.10) angegeben werden. Gleiches gilt für Blutungen aus Gefäßfehlbildungen (Q28.2ff – Q28.3ff).

Interventionell **mit Coils behandelte Aneurysmen** werden bei Dokumentation der Hauptdiagnose Aneurysma oder SAB bei rupturiertem Aneurysma unter der OPS-Ziffer 8-836.m0 *Perkutan-transluminale Gefäßintervention, Selektive Embolisation mit Metallspiralen, Gefäße intrakraniell* kodiert und in eine Kraniotomie-DRG eingruppiert. Damit das mengenbezogene Zusatzentgelt für die Coils gültig wird, ist zusätzlich noch die Anzahl der Coils unter der OPS-Ziffer 8-836.n ff. *(Anzahl der Metallspiralen)* anzugeben (Zusatzentgelt ZE 105 gemäß Anlage 2 und 5 G-DRG-Version 2020). Zudem ist ausdifferenzierter auch noch die Art der Metallspiralen zur selektiven Embolisation zu kodieren

8-83b.30	*Hydrogel-beschichtete Metallspiralen, normallang;*
8-83b.31	*Sonstige bioaktive Metallspiralen, normallang;*
8-83b.32	*Bioaktive Metallspiralen, überlang;*
8-83b.33	*Nicht-bioaktive Metallspiralen, überlang;*
8-83b.34	*Nicht gecoverter großlumiger Gefäßverschlusskörper [Vascular Plug],*
8-83b.35	*Großvolumige Metallspiralen [Volumencoils],*
8-83b.36	*Ablösbare Metall- oder Mikrospiralen* (zusätzlich zu den hier genannten Kodes bis auf 8-83b.37, 8-83b.3b und 8-83b.3x zu verwenden)
8-83b.37	*Intraaneurysmaler Verschlusskörper für intrakranielle Aneurysmen,*
8-83b.38	*Gecoverter großlumiger Gefäßverschlusskörper (Vascular Plug),*
8-83b.39	*Mikrospiralen aus Hydrogel*
8-83b.3a	*Hybrid-Mikrospiralen*
8-83b.3b	*Besonders kleine Metallspiralen* (zusätzlich zu den Kodes 8-83b.30 bis 8-83b.33 und 8-83b.3a zu verwenden) oder
8-83b.3x	*Sonstige Metall- oder Mikrospiralen.*

Häufig treten nach einer Subarachnoidalblutung **Gefäßspasmen** auf, die zumeist intensivmedizinisch behandelt werden. Im Rahmen einer solchen Behandlung werden z.B. blutdrucksteigernde Medikamente und eine Volumentherapie eingesetzt. Die Spasmuskontrolle wird anhand von regelmäßigen transkraniellen Doppleruntersuchungen vorgenommen. Bislang wurde die komplizierte Nachbehandlung nicht hinreichend dokumentiert, weshalb eine Kodierung des Vasospasmus bei SAB (I67.80!) zur Aufwandsdokumentation angeraten ist. Dabei ist zu beachten, dass I67.80! immer nur im Zusammenhang mit der Verschlüsselung einer SAB (I60.-) verwendet werden darf.

Grundsätzlich sind für alle neurochirurgischen Patienten immer auch typische Komplikationen oder Nebendiagnosen zu erfassen, sofern sie mit einem erhöhten Mehraufwand verbunden sind. Neben dem o.g. Vasospasmus nach SAB ist z.B. der hypophysäre Diabetes insipidus eine häufig auftretende Komplikation (E23.2).

7 KRANKHEITEN DES AUGES UND DER AUGENANHANGSGEBILDE

Kommentar

Insbesondere in der Augenheilkunde sind bei der Kodierung von Prozeduren die Seitenangaben von besonderer Bedeutung (siehe auch allgemeine Kodierrichtlinie D011):

R = rechts   L = links   B = beidseits

0702a Katarakt: Sekundäre Linseninsertion

In Fällen, in denen die Linse entweder in einer vorangegangenen Operation entfernt wurde oder die Linse disloziert oder subluxiert und nicht korrekt positioniert ist, ist bei der Insertion einer Linse als Diagnosekode

H27.0   *Aphakie*

zuzuweisen.

0704c Versagen oder Abstoßung eines Kornea-Transplantates

Versagen und Abstoßung eines Hornhauttransplantates des Auges ist mit dem Kode

T86.83   *Versagen und Abstoßung eines Hornhauttransplantates des Auges*

zu kodieren.

Nebendiagnosen im Zusammenhang mit der Abstoßung oder dem Versagen eines Kornea-Transplantates werden zusätzlich zu T86.83 kodiert, zum Beispiel:

H44.0   *Purulente Endophthalmitis*
H44.1   *Sonstige Endophthalmitis*
H20.–   *Iridozyklitis*
H16.–   *Keratitis*
H18.–   *Sonstige Affektionen der Hornhaut*
Z96.1   *Vorhandensein eines intraokularen Linsenimplantates*

Kommentar

Viele Operationen in der Augenheilkunde werden ambulant durchgeführt. Werden solche potentiell ambulanten Eingriffen stationär durchgeführt, ist bei diesen Patienten auf eine sachgerechte Dokumentation aller relevanten Nebendiagnosen zu achten, wie beispielsweise Patienten mit Krämpfen in der Anamnese (Z86.6 *Krankheiten des Nervensystems oder der Sinnesorgane in der Eigenanamnese*), Patienten mit Allergien gegen Anästhetika in der Anamnese (Z88.4 *Allergie gegenüber Anästhetikum in der Eigenanamnese*, Z88.5 *Allergie gegenüber Betäubungsmittel in der Eigenanamnese*, Z88.6 *Allergie gegenüber Analgetikum in der Eigenanamnese*) oder Patienten aus Familien mit maligner Hyperthermie (Z84.8 *Sonstige näher bezeichnete Krankheiten oder Zustände in der Familienanamnese*).

8 KRANKHEITEN DES OHRES UND DES WARZENFORTSATZES

0801p Schwerhörigkeit und Taubheit

Die Diagnosen Schwerhörigkeit und Taubheit können mit einem passenden Kode aus den Kategorien

H90.– *Hörverlust durch Schallleitungs- oder Schallempfindungsstörung* und

H91.– *Sonstiger Hörverlust*

unter anderem in folgenden Situationen als **Hauptdiagnose** kodiert werden:

- Untersuchung bei Kindern, wenn ein CT unter Sedierung oder Hörtests durchgeführt werden
- plötzlicher Hörverlust bei Erwachsenen
- Stationäre Aufnahme zur Einführung eines Kochlea- oder Hörimplantates

Kommentar

Nicht jede Schwerhörigkeit erfüllt den Tatbestand einer Nebendiagnose; bei einem gehörlosen Patienten sollte diese auf Grund des damit verbundenen zusätzlichen Aufwandes immer als Nebendiagnose kodiert werden.

- Lärminduzierte Schwerhörigkeit/Taubheit H83.3
- Ototoxische Schwerhörigkeit/Taubheit H91.0
- Altersbedingte Schwerhörigkeit/Taubheit H91.1
- Schallleitungs- oder schallempfindungsbedingte Schwerhörigkeit/Taubheit H90.–

Die Seitenangabe bzw. die Angabe für B = beidseits erscheint sinnvoll, auch wenn keine Konsequenzen für die DRG erfolgen. So können Rückfragen der Krankenkassen ggf. vermieden werden.

Der Einsatz von Gebärdensprachendolmetschern ist ab einer Dauer von 2 Stunden erstmals ab 2014 über einen OPS-Kode darstellbar (9-510.–). Allerdings ist der Kode nur einmal je stationärem Aufenthalt anzugeben, die Stunden werden über den gesamten Aufenthalt addiert.

Kommentar

Um die stationäre Behandlungsbedürftigkeit ausreichend zu begründen, sind auch bei vielen Operationen im Hals-Nasen-Ohren-Bereich eine sorgfältige Dokumentation der Anamnese und eine sachgerechte Kodierung relevanter Nebendiagnosen von besonderer Bedeutung, z.B.

Krämpfe in der Anamnese (Z86.6 *Krankheiten des Nervensystems oder der Sinnesorgane in der Eigenanamnese*); Allergien gegen Anästhetika oder Ähnliches in der Anamnese (Z88.4 *Allergie gegenüber Anästhetikum in der Eigenanamnese; Z88.5 Allergie gegenüber Betäubungsmittel in der Eigenanamnese, Z88.6 Allergie gegenüber Analgetikum in der Eigenanamnese*); Familien mit maligner Hyperthermie (Z84.8 *Sonstige näher bezeichnete Krankheiten oder Zustände in der Familienanamnese*).

Kommentar

Erfolgt eine stationäre Aufnahme bei einem an Schlafapnoe erkrankten Patienten zur Operation einer Septumdeviation oder einer Uvulopalatopharyngoplastik, ggf. in Kombination mit einer Tonsillektomie, mit dem Ziel, die Schlafapnoe durch den Eingriff zu beseitigen, wird die Schlafapnoe als Hauptdiagnose kodiert.

Die erworbene Septumdeviation als solche wird als Nebendiagnose mit J34.2 *Nasenseptumdeviation* (Verbiegung oder Subluxation des Nasenseptums (erworben)) kodiert, die Q67.4 *Sonstige angeborene Deformitäten des Schädels, des Gesichtes und des Kiefers* im Falle einer (wesentlich selteneren) angeborenen Deviation. Die Kodierrichtlinie DKR 1205 *Plastische Chirurgie* sollte in diesem Kontext ebenfalls beachtet werden.

Kommentar

Erfolgt eine stationäre Aufnahme wegen einer Luxationsfraktur der Nase, so sollte analog der DKR 1903 *Fraktur und Luxation* zunächst die Fraktur als Hauptdiagnose und die Luxation als Nebendiagnose verschlüsselt werden.

9 KRANKHEITEN DES KREISLAUFSYSTEMS

0901f Ischämische Herzkrankheit

Angina pectoris (I20.–)

Liegt bei einem Patienten eine Angina pectoris vor, ist der entsprechende Kode **vor** dem Kode der Koronaratherosklerose anzugeben.

Wenn ein Patient mit instabiler Angina pectoris aufgenommen wird und diese sich während des Krankenhausaufenthaltes zu einem Myokardinfarkt entwickelt, ist nur der Kode für einen Myokardinfarkt anzugeben.

Wenn der Patient jedoch eine Postinfarkt-Angina entwickelt, kann I20.0 *Instabile Angina pectoris* als zusätzlicher Kode angegeben werden.

Kommentar

Bekanntlich kann Angina pectoris auch bei Patienten mit anderen Erkrankungen wie z.B. einem Aortenvitium oder einer arteriellen Hypertonie auftreten. Bei einer Assoziation mit einer anderen Erkrankung als einer KHK erscheint die Kodierung der Angina pectoris als Nebendiagnose durchaus sinnvoll, auch wenn eine KHK ausgeschlossen wird.

Zunehmend wird eine Kodierung der Angina pectoris bei fehlenden Kodes für eine KHK vom Medizinischen Dienst (MD) nicht mehr akzeptiert. Medizinisch erscheint das nicht folgerichtig. Zum Beispiel dient die Diagnose Angina pectoris (in diesem Falle ohne KHK-Kode) zur Differenzierung bei einer Aortenklappenstenose, bei der die Symptomatik ein wichtiger Hinweis auf die Operationspflichtigkeit des Vitiums ist.

Die Angabe einer Angina pectoris als Nebendiagnose bei z.B. chirurgischen Krankheitsbildern ist auf Grund des erfahrungsgemäß höheren zusätzlichen Ressourcenverbrauchs zu empfehlen. Ratsam ist die entsprechende Dokumentation des zusätzlichen Aufwandes, z.B. im Narkoseprotokoll.

Kommentar

Stabile Angina pectoris (I20.8)

Eine stabile Angina pectoris (I20.8) im eigentlichen Sinne liegt vor, wenn die Symptomatik bei dem Patienten länger bekannt ist, auf einem gleichbleibenden Belastungsniveau ohne Tendenz stabil ist – und vor allem keine Ischämiemarker (Troponin, Myoglobin, CK MB) vorliegen.

In diesem Fall ist der Kode I20.8 vor dem Kode für das Ausmaß der KHK I25.1 ff. (z.B. koronare Ein- bis Dreigefäßerkrankung) anzugeben.

Kommentar

Instabile Angina pectoris (I20.0)

Obwohl in den speziellen Kodierrichtlinien nicht ausdrücklich aufgeführt, soll an dieser Stelle auch die in der klinischen Praxis sehr häufige stationäre Behandlung bei V.a. Herzinfarkt oder instabiler Angina pectoris mit erwähnt werden.

Für den Fall, dass während eines stationären Aufenthaltes zum Ausschluss eines Herzinfarktes der Infarkt und die KHK sicher ausgeschlossen werden können, kann der Ausschluss wie folgt kodiert werden:

Sofern keine kodierbaren Ursachen, aber Symptome wie z.B. Schmerzen vorlagen, kann als Hauptdiagnose z.B. R07.2 *Präkordiale Schmerzen* oder R07.3 *Sonstige Brustschmerzen* kodiert werden.

Sofern **keine** kodierbaren Symptome oder Befunde vorlagen, kann als Hauptdiagnose Z03.4 *Beobachtung bei Verdacht auf Herzinfarkt* angegeben werden (beachte DKR D002 *Hauptdiagnose* Abschnitt Schlüsselnummern aus Z03.0 bis Z03.9 *Ärztliche Beobachtung und Beurteilung von Verdachtsfällen*).

Sollte eine andere Genese der Symptome diagnostiziert werden (z.B. M51.1† *Lumbale und sonstige Bandscheibenschäden mit Radikulopathie* mit G55.1* *Kompression von Nervenwurzeln und Nervenplexus bei Bandscheibenschäden*), dann wird nach DKR D002 nur die Ursache als Hauptdiagnose kodiert und das Symptom (z.B. Schmerz) wird nicht kodiert.

Siehe hierzu auch DKR D008 *Verdachtsdiagnosen*.

Akuter Myokardinfarkt (I21.–)

Ein als akut bezeichneter oder bis zu vier Wochen (28 Tage) zurückliegender Myokardinfarkt ist mit einem Kode aus

I21.–   *Akuter Myokardinfarkt*

zu verschlüsseln.

Kodes der Kategorie I21.– *Akuter Myokardinfarkt* sind anzugeben sowohl für die initiale Behandlung eines Infarktes im ersten Krankenhaus, das den Infarktpatienten aufnimmt, als auch in anderen Einrichtungen, in die der Patient innerhalb von vier Wochen (28 Tage) nach dem Infarkt aufgenommen oder verlegt wird.

Kommentar

Das akute Koronarsyndrom mit positivem Troponin mit und ohne Anstieg der CK, das explizit in der ICD-10-GM (noch) nicht genannt wird, kann durchaus auch als subendokardialer Infarkt verschlüsselt werden. Eine Verschlüsselung als instabile Angina pectoris berücksichtigt nicht die Schädigung des Herzmuskelgewebes, die durch die positiven Marker (Troponin) nachgewiesen ist.

Es ist allerdings nicht auszuschließen, dass es auf Grund der neuen Definition der akuten „Koronarereignisse" noch zu Diskussionen bezüglich der Verschlüsselung kommen wird. Empfehlenswert erscheint eine Kodierung gemäß den Richtlinien der deutschen oder amerikanischen kardiologischen Fachgesellschaften. Die moderne Einteilung von der klinisch instabilen Angina ohne Markererhöhung (Troponin) über das akute Koronarsyndrom mit Troponinerhöhung und den NSTEMI (Nicht-ST-Strecken-Hebungs-Myokardinfarkt) mit Markererhöhung bis zum STEMI (ST-Strecken-Hebungs-Myokardinfarkt) ist aber nicht in allen Fällen eindeutig in die historische Klassifikation der Koronarereignisse (die in den Kodierrichtlinien verwendet wird) zu übertragen.

Rezidivierender Myokardinfarkt (I22.–)

Mit dieser Kategorie ist ein Infarkt zu kodieren, der innerhalb von **vier Wochen** (28 Tagen) **nach** einem vorangegangenen Infarkt auftritt.

Kommentar

Zu beachten ist, dass hier für die Kodierung lediglich der Zeitfaktor eine Rolle spielt. So ist ein akuter Vorderwandinfarkt, der weniger als 28 Tage nach einem Hinterwandinfarkt eintritt, auch als rezidivierender Myokardinfarkt zu kodieren. Der klinische Begriff des Reinfarkts (an gleicher Lokalisation) ist nicht mit dem Begriff des rezidivierenden Myokardinfarkts gleichzusetzen.

Alter Myokardinfarkt (I25.2-)

Die Schlüsselnummer

I25.2-   *Alter Myokardinfarkt*

kodiert eine **anamnestische Diagnose**, auch wenn sie nicht als „Z-Kode" in Kapitel XXI enthalten ist. Sie ist nur dann zusätzlich zu kodieren, wenn sie Bedeutung für die aktuelle Behandlung hat.

Kommentar

Bedeutung hat diese Diagnose z.B. bei ventrikulären Rhythmusstörungen, die bei vorliegenden Infarktnarben prognostisch erheblich ungünstiger sind als bei ungeschädigtem Myokard.

Die Angabe dieser Diagnose erscheint ebenfalls sinnvoll bei Vorliegen einer Herzinsuffizienz, die nicht durch die dilatative Kardiomyopathie (I42.0) mit eher globaler Kontraktilitätsminderung des Herzens bedingt ist. Im Falle einer koronaren Genese der Herzinsuffizienz wird alternativ auch die I25.5 *Ischämische Kardiomyopathie* kodiert.

Ebenfalls relevant ist diese Nebendiagnose dann, wenn z.B. aufgrund des alten Infarkts eine intensivierte praeoperative Abklärung erforderlich wird.

Neben internistischen oder kardiologischen Konsilen werden zunehmend häufiger auch invasive praeoperative Abklärungen zur Abschätzung des Operationsrisikos vorgenommen, die dann mit den entsprechenden OPS-Kodes dokumentiert werden.

Sonstige Formen der chronischen ischämischen Herzkrankheit (I25.8)

Ein Myokardinfarkt, der mehr als vier Wochen (28 Tage) nach dem Eintritt behandelt wird, ist mit

I25.8   *Sonstige Formen der chronischen ischämischen Herzkrankheit*

zu verschlüsseln.

Ischämische Herzkrankheit, die früher chirurgisch/interventionell behandelt wurde

Wenn während des aktuellen Krankenhausaufenthaltes eine ischämische Herzkrankheit behandelt wird, die früher chirurgisch/interventionell behandelt wurde, ist folgendermaßen zu verfahren:

Wenn die vorhandenen Bypässe/Stents offen sind und ein erneuter Eingriff durchgeführt wird, um weitere Gefäßabschnitte zu behandeln, ist der Kode

I25.11   *Atherosklerotische Herzkrankheit, Ein-Gefäß-Erkrankung,*

I25.12   *Atherosklerotische Herzkrankheit, Zwei-Gefäß-Erkrankung,*

I25.13   *Atherosklerotische Herzkrankheit, Drei-Gefäß-Erkrankung* oder

I25.14   *Atherosklerotische Herzkrankheit, Stenose des linken Hauptstammes*

und entweder

Z95.1   *Vorhandensein eines aortokoronaren Bypasses*

oder

Z95.5   *Vorhandensein eines Implantates oder Transplantates nach koronarer Gefäßplastik*

zu kodieren.

Die Kodes

I25.15   *Atherosklerotische Herzkrankheit mit stenosierten Bypass-Gefäßen*

I25.16   *Atherosklerotische Herzkrankheit mit stenosierten Stents*

sind **nur** zu verwenden, wenn der Bypass/Stent selbst betroffen ist. In diesem Fall ist

Z95.1   *Vorhandensein eines aortokoronaren Bypasses* oder

Z95.5   *Vorhandensein eines Implantates oder Transplantates nach koronarer Gefäßplastik*

als Zusatzdiagnose nicht anzugeben.

Kommentar

Mit der ICD-10-GM 2007 wurde der neue Kode I25.16 *Atherosklerotische Herzkrankheit mit stenosierten Stents* eingeführt, um den größeren Aufwand bei chirurgischen Eingriffen/ interventionellen Behandlungen an stenosierten Stents gegenüber nativen Gefäßen abbilden zu können. Die Kodierung des neuen Kodes erfolgt entsprechend der Vorgehensweise bei dem Kode I25.15 *Atherosklerotische Herzkrankheit mit stenosierten Bypass-Gefäßen.* Demnach ist der neue Kode I25.16 nur zu verwenden, wenn der Stent selbst betroffen ist und behandelt wird. Wenn die vorhandenen Stents offen sind und andere Gefäßabschnitte behandelt werden, ist I25.16 nicht zu kodieren. Das Vorhandensein von offenen nicht zu behandelnden Stents kann hier zusätzlich mit Z95.5 *Vorhandensein eines Implantates oder Transplantates nach koronarer Gefäßplastik* angegeben werden.

Ein verschlossener Bypass ist in diesem Zusammenhang wie ein stenosierter anzusehen.

Die OPS-Kodes bei der invasiven Untersuchung differenzieren ebenfalls sehr genau zwischen nativen Koronarien und Bypassgrafts, zumal im Falle einer PTCA eines Bypassgrafts der Aufwand im Allgemeinen deutlich höher ist.

./.

./.

Im OPS findet sich seit der Version 2009 eine differenzierte Überarbeitung der Kodes für die medikamentenbeschichteten Stents oder DES (drug eluting Stents).

Die Angabe der genauen Art der Beschichtung des Stents (mit bzw. ohne Polymer und Art des freigesetzten Medikaments) ist aufgrund der unterschiedlichen Preise der verschiedenen Stents auch erlösrelevant. Sollten unterschiedliche Stents verwendet werden, sind neben der Gesamtanzahl auch als Zusatzinformation alle verwendeten Stentarten einzeln anzugeben.

Da seit 2015 auch die sog. medikamentenfreisetzenden bioresorbierbaren Stents oder besser scaffolds nicht mehr nur als NUB, sondern generell im DRG System erlösrelevant sind, sollte deren Verwendung speziell angegeben werden (8-83d.00 ff.).

Auch die medikamentenfreisetzenden Ballons, die z.B. für die Therapie stenosierter Stents eingesetzt werden (8-837.00 ff. i.V.m. 8-83b.b6 ff.) sollten wegen Erlösrelevanz angegeben werden.

Beispiel 1

Ein Patient wurde mit einer instabilen Angina aufgenommen, die sich drei Jahre nach einer Bypassoperation entwickelt hat. Die Herzkatheteruntersuchung zeigte eine koronare Herzerkrankung im Bereich des Venenbypasses.

Hauptdiagnose: I20.0 *Instabile Angina pectoris*

Nebendiagnose(n): I25.15 *Atherosklerotische Herzkrankheit mit stenosierten Bypass-Gefäßen*

Voraussetzung für die Zuweisung der Kodes

Z95.1 *Vorhandensein eines aortokoronaren Bypasses* oder

Z95.5 *Vorhandensein eines Implantates oder Transplantates nach koronarer Gefäßplastik*

ist außer dem Vorliegen anamnestischer Informationen über das Vorhandensein eines Koronararterienbypasses oder eine frühere Koronarangioplastie, dass diese Angaben für die aktuelle Krankenhausbehandlung **von Bedeutung** sind (siehe DKR D003 *Nebendiagnosen* (Seite 17)).

0902a Akutes Lungenödem

Wenn ein „akutes Lungenödem" diagnostiziert wird, ist nach der zugrunde liegenden Ursache zu kodieren. Zum Beispiel ist ein akutes kardiales Lungenödem mit

I50.14 *Linksherzinsuffizienz mit Beschwerden in Ruhe*

zu verschlüsseln.

S.a. die Hinweise und Exklusiva zu

J81 *Akutes Lungenödem*

in der ICD-10-GM.

Kommentar

Das kardiovaskulär bedingte Lungenödem wird in den Kodierrichtlinien lediglich als schwere Ausprägung einer Grunderkrankung angesehen, die selbst zu verschlüsseln ist. Bei primär kardial bedingtem Lungenödem sollte die I50.14 *Linksherzinsuffizienz mit Beschwerden in Ruhe NYHA IV* kodiert werden. Bei Vorliegen einer Hypertonie oder einer Niereninsuffizienz sollten diese ebenfalls kodiert werden.

Das toxische (akute) Lungenödem durch chemische Substanzen, Gase, Rauch und Dämpfe ist in der ICD-10-GM gesondert unter J68.1 kodiert.

Das im Alphabet zur ICD-10-GM unter J81 aufgeführte akute Lungenödem bleibt dann primär pulmonalen Erkrankungen, der Sepsis o.ä. vorbehalten.

Liegt bei einer schweren Linksherzinsuffizienz jedoch ein Pleuraerguss vor, so ist dieser zusätzlich mit J91* *Pleuraerguss bei anderenorts klassifizierten Krankheiten* zu kodieren (vgl. DKR D012, Beispiel 6).

0903n Herzstillstand

Herzstillstand oder Herz- und Atemstillstand (I46.– *Herzstillstand*) sind **nur** zu kodieren, wenn Wiederbelebungsmaßnahmen in unmittelbarem zeitlichen Zusammenhang mit der Aufnahme (z.B. präklinisch durch den Notarzt) oder während des stationären Aufenthaltes ergriffen werden, unabhängig vom Ergebnis für den Patienten.

Der Herzstillstand (I46.– *Herzstillstand*) ist **nicht** als Hauptdiagnose anzugeben, wenn die zugrunde liegende Ursache bekannt ist.

Bei Reanimation durch das Krankenhaus im Rahmen eines Herzstillstandes ist außerdem

8-771   *Kardiale oder kardiopulmonale Reanimation*

zuzuweisen.

Kommentar

Nach der bestehenden DKR 0903 *Herzstillstand* sind ein Herzstillstand oder Herz- und Atemstillstand (I46.- Herzstillstand) nur zu kodieren, wenn Wiederbelebungsmaßnahmen ergriffen werden, unabhängig vom Ergebnis für den Patienten. Der Herzstillstand ist nicht als Hauptdiagnose anzugeben, wenn die zugrunde liegende Ursache bekannt ist. Bei Reanimation im Rahmen eines Herzstillstandes ist außerdem 8-771 *Kardiale oder kardiopulmonale Reanimation* zuzuweisen.

Von Anwendern der Kodierrichtlinien wurde darauf hingewiesen, dass die Kodierung des Herzstillstandes nach Wiederbelebungsmaßnahmen in den Kodierrichtlinien nicht eindeutig geregelt und unterschiedliche Auslegungen möglich seien. Es sei nicht klar, ob die Kodierung des Herzstillstandes nach Wiederbelebungsmaßnahmen außerhalb des Krankenhauses zu kodieren ist. Aus diesem Grund wurde klargestellt, dass ein Herzstillstand oder Herz- und Atemstillstand auch dann kodiert werden kann, wenn die Wiederbelebungsmaßnahmen in unmittelbarem zeitlichen Zusammenhang mit der Aufnahme (zum Beispiel präklinisch durch einen Notarzt) oder während des stationären Aufenthaltes ergriffen wurden und dass nur bei Reanimation durch das Krankenhaus im Rahmen eines Herzstillstandes der OPS 8-771 für die Reanimation zusätzlich zuzuweisen ist.

./.

./.

Diese Unsicherheit in der Kodierung wurde durch die Aktualisierung der ICD-10-GM des Jahres 2018 behoben: Zusätzlich zu I46.0 (Herzstillstand mit erfolgreicher Wiederbelebung) oder I46.9 (Herzstillstand ohne erfolgreiche Wiederbelebung) ist nun die Schlüsselnummer U69.13! anzugeben, wenn es sich um einen Herzstillstand handelt, der bis zu 24 Stunden vor stationärer Aufnahme in ein Krankenhaus eingetreten ist und im unmittelbaren kausalen Zusammenhang mit der stationären Behandlung steht, also die Reanimation beispielsweise durch einen Notarzt vorgenommen wurde. Zur weiteren Differenzierung kann die pulslose elektrische Aktivität separat mit R00.3 kodiert werden.

Wird zusätzlich ein passagerer Schrittmacher verwendet, kann die 8-642 *Temporäre interne elektrische Stimulation des Herzens als Prozedur* kodiert werden, wenn temporäre intrakardiale Schrittmacherelektroden verwendet werden, bei rein externer elektrischer Stimulation mit aufgeklebten Stimulationspatches ohne Platzierung einer intrakardialen Elektrode die 8-641.

Bemerkenswert ist, dass die I46.0 *Herzstillstand mit erfolgreicher Wiederbelebung* sowohl bei Vorliegen potenziell letaler tachykarder wie auch bradykarder Rhythmusstörungen verwendet werden kann.

0904d   Hypertensive Herzkrankheit (I11.–)

Steht eine Herzkrankheit in **kausalem Zusammenhang** zur Hypertonie, so ist ein Kode für die Herzkrankheit (z.B. aus I50.– *Herzinsuffizienz* oder I51.– *Komplikationen einer Herzkrankheit und ungenau beschriebene Herzkrankheit*) gefolgt von I11.– *Hypertensive Herzkrankheit* anzugeben. Wenn für die Herzerkrankung kein anderer Kode der ICD-10-GM außer I11.– *Hypertensive Herzkrankheit* zur Verfügung steht, wird dieser allein kodiert.

Liegen Herzerkrankungen und Hypertonie aber *ohne* kausale Beziehung vor, werden Hypertonie und Herzkrankheit einzeln kodiert.

Kommentar

Durch die Anpassung der Exklusiva bei der Kodegruppe I10 bis I15 *Hypertonie (Hochdruckkrankheit)*, bei den Kodes für Herzerkrankungen und bei den Kodes für Nierenerkrankungen in der ICD-10-GM Version 2005 wurde es möglich, bei der Herz- und/ oder Nierenkrankheit, deren Ätiologie die arterielle Hypertonie ist, die Herz- und/ oder Nierenkrankung mit den spezifischen Organkodes (z.B. I50.- *Herzinsuffizienz* oder N18.- *Chronische Nierenkrankheit*) anzugeben. Hiermit kann auch bei hypertensiver Genese die Ausprägung der Herzerkrankung und/ oder Nierenerkrankung differenzierter kodiert werden. Der jeweilige spezifische Organkode ist vor einem Kode aus I11.- *Hypertensive Herzkrankheit*, I12.- *Hypertensive Nierenerkrankung* oder I13.- *Hypertensive Herz- und Nierenkrankheit* anzugeben.

0905d   Hypertensive Nierenerkrankung (I12.–)

Steht eine Nierenerkrankung in **kausalem Zusammenhang** zur Hypertonie, so ist ein Kode für die Nierenerkrankung (z.B. aus N18.– *Chronische Nierenkrankheit*) gefolgt von I12.– *Hypertensive Nierenkrankheit* anzugeben. Wenn für die Nierenerkrankung kein anderer Kode der ICD-10-GM außer I12.– *Hypertensive Nierenkrankheit* zur Verfügung steht, wird dieser allein kodiert.

Liegen Nierenerkrankungen und Hypertonie aber *ohne* kausale Beziehung vor, werden Hypertonie und Nierenkrankheit einzeln kodiert.

Kommentar

Siehe Kommentar zu DKR 0904.

0906d Hypertensive Herz- und Nierenkrankheit (I13.–)

In Fällen, bei denen sowohl eine hypertensive Herzkrankheit (I11.–) als auch eine hypertensive Nierenkrankheit (I12.–) vorliegt, ist ein Kode für die Herzkrankheit (z.B. aus I50.– *Herzinsuffizienz*) und für die Nierenkrankheit (z.B. aus N18.– *Chronische Nierenkrankheit*) gefolgt von

I13.–   *Hypertensive Herz- und Nierenkrankheit*

zuzuordnen. Wenn für die Herz- und Nierenerkrankung kein anderer Kode der ICD-10-GM außer I13.– *Hypertensive Herz- und Nierenkrankheit* zur Verfügung steht, wird dieser allein kodiert.

Die Hauptdiagnose ist entsprechend DKR D002 *Hauptdiagnose* (Seite 5) festzulegen.

Kommentar

Siehe Kommentar zu DKR 0904.

Andere Endorganschäden durch eine arterielle Hypertonie sollten ebenfalls nicht vergessen werden, dabei wird für die hypertensive Retinopathie die H35.0 *Retinopathien des Augenhintergrundes und Veränderungen der Netzhautgefäße* kodiert oder die I67.4 für *Hypertensive Enzephalopathie*.

0908l Zusätzliche Prozeduren im Zusammenhang mit Herzoperationen

Herz-Lungen-Maschine (HLM)

Bei Operationen, bei denen die Herz-Lungen-Maschine **grundsätzlich** zum Einsatz kommt, ist ihre Anwendung im Operationskode enthalten. Dies ist durch entsprechende Hinweise im OPS gekennzeichnet.

Eine Ausnahme davon stellen Operationen dar, bei denen der Einsatz der Herz-Lungen-Maschine in tiefer oder profunder Hypothermie erfolgt. In diesen Fällen ist ein Kode aus

8-851.4   *Operativer äußerer Kreislauf (bei Anwendung der Herz-Lungen-Maschine): Mit tiefer Hypothermie (20 bis unter 26 °C)*

oder

8-851.5   *Operativer äußerer Kreislauf (bei Anwendung der Herz-Lungen-Maschine): Mit profunder Hypothermie (unter 20 °C)*

zusätzlich anzugeben.

Eine intraaortale Ballonokklusion ist entsprechend des jeweiligen Grades der Hypothermie (auch bei Normothermie) mit einem Kode aus

8-851   *Operativer äußerer Kreislauf (bei Anwendung der Herz-Lungen-Maschine) [...]*

6. Stelle „1" *Mit intraaortaler Ballonokklusion*

zu verschlüsseln.

Wenn die Anwendung der Herz-Lungen-Maschine **nicht** im Operationskode enthalten ist (z.B. 5-362 *Anlegen eines aortokoronaren Bypass durch minimalinvasive Technik*), ist sie mit der passenden Schlüsselnummer aus

8-851   *Operativer äußerer Kreislauf (bei Anwendung der Herz-Lungen-Maschine)*

zu kodieren.

Kommentar

Bluttransfusionen und die Infusion von Blutprodukten gelten nicht als Standardmaßnahmen beim Einsatz der Herz-Lungen-Maschine (HLM) und werden daher nicht als Prozedurenkomponenten verstanden. Sie sind beim Einsatz der HLM in der verabreichten Menge aufzuaddieren und entsprechend zu kodieren.

Die OPS-Kodes für die Hypothermie lassen seit 2009 eine differenzierte Kodierung in Abhängigkeit von der Temperatur zu (8-851 ff.).

In 2010 wurde im OPS klargestellt, dass die Volumenreduktion im Rahmen der Anwendung der Herz-Lungen-Maschine nicht gesondert zu kodieren ist.

Temporärer Herzschrittmacher, temporäre Elektroden

Da die Implantation der Sonden zur temporären Herzfrequenzstimulation ein Routinebestandteil einer Bypassoperation ist, ist sie nicht gesondert zu kodieren.

Kommentar

Ist der temporäre Schrittmacher **kein** Routinebestandteil der Herzoperation, wird die 8-643 *elektrische Stimulation des Herzrhythmus, intraoperativ* kodiert.

0909d   Revisionen oder Reoperationen an Herz und Perikard

Die Reoperation ist ein erneuter Eingriff nach vorausgegangener Herzoperation mit Eröffnung des Perikards oder offener Operation an Herzklappen.

Grundsätzlich ist bei jeder Reoperation am Herzen zusätzlich zu den spezifischen Operationskodes der Kode

5-379.5 *Andere Operationen an Herz und Perikard: Reoperation*

anzugeben.

Wird ein vorhandener Bypass revidiert oder neu angelegt, sind zusätzlich die Kodes

5-363.1 *Koronararterienbypass-Revision*

oder

5-363.2 *Koronararterienbypass-Neuanlage*

zuzuweisen.

Kommentar

Mit dieser speziellen Kodierrichtlinie wird geklärt, dass als kardiale Reoperation ein operativer Eingriff zu kodieren ist, der an einem voroperierten Herzen erfolgt. Es ist nicht erforderlich, dass es sich bei der Reoperation um den gleichen Eingriff wie bei der Erstoperation handelt. So handelt es sich im Sinne der Kodierung auch hier um eine Reoperation, wenn eine Herzklappe bei einem Patienten ersetzt wird, der sich vor Jahren bereits einer Bypassoperation unterzogen hatte.

Beispiel 1

Ein Patient wird zum Wechsel der Aortenklappe aufgenommen. 8 Jahre zuvor wurde die Aortenklappe durch eine Bioprothese ersetzt und gleichzeitig ein Koronararterienbypass gelegt.

Prozedur(en)   5-352.00   *Wechsel eines Xenotransplantats der Aortenklappe durch Kunstprothese*

                    5-379.5   *Andere Operationen an Herz und Perikard: Reoperation*

Kommentar

Hier wird eine „Re-AKE" (Aortenklappenreoperation) beschrieben. Aber auch in einem Beispiel mit vorausgegangener ACVB-Operation vor Jahren und einem aktuell durchgeführten Aortenklappenersatz wäre die 5-379.5 für die Reoperation zu kodieren, da (s.o.) „die Reoperation ein erneuter Eingriff nach vorausgegangener Herzoperation mit Eröffnung des Perikards oder offener Operation an Herzklappen ist".

Hinweis:

Die extrakorporalen Membranoxygenierungen werden nach 8-852.- ff. zeitabhängig kodiert. Hier können krankenhausindividuell verhandelte Zusatzentgelte (ZE2020-03) abgerechnet werden.

0911d   Schrittmacher/Defibrillatoren

Anmerkung: Diese Richtlinie enthält Erläuterungen zur Kodierung von Diagnosen und Prozeduren im Zusammenhang mit Schrittmachern. Diese gelten sinngemäß auch für die Kodierung von Implantation, Wechsel und Entfernung eines Defibrillators.

Permanente Schrittmacher

Wenn eine **temporäre Sonde entfernt wird und ein permanenter Schrittmacher implantiert wird,** ist der permanente Schrittmacher als Erstimplantation zu kodieren, nicht als Ersatz.

Die **Überprüfung** eines Schrittmachers wird routinemäßig während des stationären Aufenthaltes zur Schrittmacherimplantation durchgeführt; daher ist ein gesonderter Prozedurenkode hierfür nicht anzugeben.

Für die Überprüfung zu einem anderen Zeitpunkt (also nicht im Zusammenhang mit einer Implantation beim gleichen Aufenthalt) ist der Kode

1-266.0   *Elektrophysiologische Untersuchung des Herzens, nicht kathetergestützt, bei implantiertem Schrittmacher*

zuzuweisen.

Bei **Aufnahme zum Aggregatwechsel** eines Herzschrittmachers/Defibrillators ist ein Kode aus

Z45.0-   *Anpassung und Handhabung eines kardialen (elektronischen) Geräts*

als Hauptdiagnose zuzuweisen, zusammen mit den passenden Verfahrenkodes.

Kommentar

Während bei Neuimplantationen von Herzschrittmachern und Defibrillatoren die zugrunde liegende Herzrhythmusstörung als (Haupt)-Diagnose kodiert werden sollte, ist der stationäre Aufenthalt lediglich zum Aggregatwechsel im Allgemeinen durch die Batterieerschöpfung des zu wechselnden Aggregats bedingt und nicht durch die zugrunde liegende Rhythmusstörung. Demzufolge Kodierung als Z45.0-. Seit 2013 wird über die 5. Stelle zwischen Schrittmacher und Defibrillator unterschieden.

Anders kann der Fall wiederum gelagert sein, wenn ein Patient mit einem Schrittmacher stationär behandelt wird, weil das vorhandene Aggregat den medizinischen Erfordernissen nicht mehr genügt, so dass eine Systemumstellung der hauptsächliche Grund für die stationäre Behandlung darstellt. In diesem Fall kann wieder die zugrunde liegende Rhythmusstörung mit dem entsprechenden Prozedurenkode kodiert werden.

Dies gilt insbesondere dann, wenn eine Systemumstellung auf ein biventrikuläres System erfolgt. Hier ist dann unbedingt die der Systemumstellung zugrunde liegende Herzinsuffizienz zu kodieren – im Allgemeinen I50.13 oder I50.14. Ebenso sollte der die Indikation untermauernde Linksschenkelblock mit I44.7 oder der AV-Block mit I44.2 kodiert werden,

Die OPS-Kodes für die Schrittmacherimplantationen wurden in 2010 überarbeitet. Die Implantation eines MRT-fähigen Schrittmachers ist zusätzlich zu kodieren (5-934).

Ebenso wurden Zusatzkodes für die Verwendung von Geräten mit Zusatzfunktionen wie automatischen Fernüberwachungssystemen oder zusätzlichen Diagnostikfunktionen, wie die Messung des Lungenwassers (intrathorakale Impedanz), der ST-Strecken-Analyse, der Kontraktilitätsbestimmung oder der Messung des rechtsventrikulären Drucks, eingeführt (5-377.f ff.).

Die neuen Systeme mit quadripolaren Elektroden haben 2014 auch Eingang in das OPS-System gefunden, allerdings bisher nur bei den Defibrillatoren, und sind mit 5-377.f4 zu kodieren.

Nach Einführung von Aggregaten zur Kardialen Kontraktionsmodulierung (CCM-Geräte), die ohne Vorhofelektrode auskommen, ist der OPS-Kode 5-379.8 ff. bezgl. Neuimplantation und Wechsel bzw. Revision eines solchen Aggregats in Systeme mit (5-379.80 und 5-379.81) und ohne Vorhofelektrode (5-379.82 und 5-379.83) spezifiziert worden.

Da zunehmend häufiger die Indikation v.a. zur Defibrillatorimplantation überprüft wird, empfiehlt es sich vor allem bei primärprophylaktischer Indikation, die zugrundeliegende Herzerkrankung als Hauptdiagnose genau anzugeben, z.B. die I42.0 für die dilatative Kardiomyopathie oder die I25.5 für die ischämische Kardiomyopathie.

./.

./.

Wenn bei einer Schrittmacherneuimplantation oder einer Revision eine Phlebographie zum Ausschluss von Stenosen der V. subclavia oder zur Op-Planung erforderlich ist, sollte der Kode 3-614 nicht vergessen werden.

Die Angabe einer vorliegenden Herzinsuffizienz, die für die Indikation zur Defibrillatorimplantation ebenfalls notwendig ist, sollte unbedingt zusätzlich als Nebendiagnose mit angegeben werden (I50.11 – I50.14, je nach Schweregrad)

Keinesfalls sollte eine I21.- für den akuten Herzinfarkt kodiert werden, da die Implantation innerhalb der ersten vierzig Tage nach einem Infarkt als kontraindiziert angesehen wird.

In den OPS des Jahres 2019 sind erstmals der intrakardiale Impulsgeber (5-377.k), der bereits allgemein erhältlich ist, und das kabellose Stimulationssystem zur Resynchronisationstherapie (5-377.m) enthalten.

Bei einer Systemumstellung von vorhandenen kabelgebundenen Systemen auf diese neuen Systeme kommen dann die Kodes aus 5-378.b bis 5-378.d zur Anwendung.

Komplikationen des Schrittmachersystems/Defibrillators sind mit einem der folgenden Kodes zu verschlüsseln:

T82.1   *Mechanische Komplikation durch ein kardiales elektronisches Gerät* (Dieser Kode beinhaltet die Funktionsstörung des Schrittmachers und der Sonden, eines Sondenstückes oder das Ablösen der Sonde.)

T82.7   *Infektion und entzündliche Reaktion durch sonstige Geräte, Implantate oder Transplantate im Herzen und in den Gefäßen*

T82.8   *Sonstige näher bezeichnete Komplikationen durch Prothesen, Implantate oder Transplantate im Herzen und in den Gefäßen*

Kommentar

Unter T82.1 *Mechanische Komplikationen durch ein kardiales elektronisches Gerät* verstecken sich auch Aggregat- und Sondendislokationen.

Sondenperforationen und Aggregatperforationen durch die Haut sind primär als infiziert anzusehen, so dass auch T82.7 *Infektion und entzündliche Reaktion durch sonstige Geräte, Implantate oder Transplantate im Herzen und in den Gefäßen* passt.

Ein Serom nach Schrittmacherimplantation kann ebenfalls nach T82.7 kodiert werden.

Da Revisisonsoperationen vom Materialaufwand recht kostenintensiv sind, sollte die Verwendung der Materialien (Laser, Extraktionssheaths, Extraktionsmandrins) penibel mit den Kodes aus 5-378.a ff. kodiert werden.

Einem **Patienten mit Schrittmacher/Defibrillator** ist der Kode

Z95.0   *Vorhandensein eines kardialen elektronischen Geräts*

zuzuweisen.

Kommentar

Die Dokumentation des Kodes Z95.0 zusammen mit dem Kode für die Defibrillatorkontrolle, z.B. 1-266.1 *Elektrophysiologische Untersuchung des Herzens, nicht kathetergestützt, Bei implantiertem Kardioverter/Defibrillator (ICD)*, erscheint bei Patienten gerechtfertigt, die operiert werden, und die beispielsweise vor und nach Anwendung eines Elektrokauters eine Defibrillatorkontrolle erhalten oder deren Defibrillator für die Zeit der Operation inaktiviert wird, um Fehlentladungen zu vermeiden.

0912f　Aufnahme zum Verschluss einer AV-Fistel oder zum Entfernen eines AV-Shunts

Bei der Krankenhausaufnahme zum Verschluss einer AV-Fistel oder zum Entfernen eines AV-Shunts ist als Hauptdiagnosekode

Z48.8　*Sonstige näher bezeichnete Nachbehandlung nach chirurgischem Eingriff*

zuzuweisen, zusammen mit dem folgenden Prozedurenkode

5-394.6　*Verschluss eines arteriovenösen Shuntes.*

Kommentar

Wird ein Patient hingegen zur Fistel-/Shunt(**neu**)anlage aufgenommen, so ist die Hauptdiagnose gemäß DKR D002 *Hauptdiagnose* zu verschlüsseln.

10   KRANKHEITEN DES ATMUNGSSYSTEMS

Kommentar

Die DKR 1001 wurde für das Jahr 2020 umfassend überarbeitet. Dies wurde insbesondere aufgrund zweier umstrittener BSG-Urteile u.a. zur Beatmungsentwöhnung/Weaning und zur Anerkennung beatmungsfreier Intervalle bei der Ermittlung der Beatmungsdauer vom 19. Dezember 2017 sowie zur Atemunterstützung mittels High-Flow-Nasenkanülen (HFNC) vom 30. Juli 2019 erforderlich. Das BSG hatte sich in den Urteilen mit seinen Interpretation nicht nur von den Inhalten der gültigen DKR 1001, sondern auch von maßgeblichen Grundprinzipien der maschinellen Beatmung und Atemunterstützung weit entfernt. Die überarbeitete Kodierrichtlinie greift hier korrigierend ein (zu den Kommentaren s.a. weiterführend Schlottmann/Kaßuba, das Krankenhaus 1/2020, S. 24 ff.).

1001s   Maschinelle Beatmung

Definition (im Sinne der Deutschen Kodierrichtlinien)

Maschinelle Beatmung („künstliche Beatmung") ist ein Vorgang, bei dem Gase mittels einer mechanischen Vorrichtung in die Lunge bewegt werden.

Beatmung kann invasiv über eine Trachealkanüle oder einen Tubus erfolgen. Beatmung kann auch nichtinvasiv über ein Maskensystem erfolgen.

Für die Berechnung von Beatmungsstunden bei Patienten, die das 6. Lebensjahr vollendet haben, sind nur Verfahren heranzuziehen, bei denen bei positiver Druckbeatmung eine Druckdifferenz zwischen Inspiration und Exspiration von mindestens 6 mbar besteht.

Kommentar

Die Definition der maschinellen Beatmung wird teilweise angepasst. In der Überschrift wird klargestellt, dass es sich hier ausschließlich um eine Definition für Kodierzwecke und keine medizinische Definition handelt. Der Satz „Maschinelle Beatmung („künstliche Beatmung") ist ein Vorgang, bei dem Gase mittels einer mechanischen Vorrichtung in die Lunge bewegt werden" wird beibehalten.

Die Definition wird deutlich gekürzt und um einige Aspekte bzw. geänderte Formulierungen ergänzt. Demnach kann die Beatmung weiterhin invasiv über eine Trachealkanüle oder einen Tubus sowie nichtinvasiv mit einem Maskensystem erfolgen. Um mit Blick auf bereits vorliegende Urteile künftigen Rechtsstreitigkeiten zur überarbeiteten DKR frühzeitig zu begegnen, sei hier angemerkt, dass sich diese Definition nur auf die invasive und die nichtinvasive Beatmung bezieht. Die Anforderung des Einsatzes einer Trachealkanüle/Tubus bzw. einer Maske ist nicht auf die weiter unten aufgeführte Atemunterstützung zu übertragen. So können beispielsweise bei der HFNC auch andere Systeme (zum Beispiel Nasenkanülen, Prongs) zum Einsatz kommen. Die Selbstverwaltung hätte die ergänzenden Regelungen zur Atemunterstützung (siehe unten) nicht aufgenommen, wenn sie die HFNC bereits über die Definition zu Beginn der DKR hätte ausschließen wollen. Gleiches gilt auch für die nachfolgenden Anforderungen, sofern sie in dem Abschnitt zur Atemunterstützung, wie beispielsweise die intensivmedizinische Versorgung, nicht explizit benannt werden.

./.

./.

Es wird normativ festgelegt, dass *„für die Berechnung von Beatmungsstunden bei Patienten, die das 6. Lebensjahr vollendet haben, nur Verfahren heranzuziehen sind, bei denen bei positiver Druckbeatmung eine Druckdifferenz zwischen Inspiration und Exspiration von mind. 6 mbar besteht".* Diese Druckdifferenz ergibt sich aus der Differenz von inspiratorischem und endexspiratorischem Druck.

Dies gilt nicht für Neugeborene, Säuglinge und Kinder bis zum vollendeten sechsten Lebensjahr, die auch mit einer Druckdifferenz < 6 mbar beatmet werden oder andere Formen der Atemunterstützung (HFNC (bis zum vollendeten ersten Lebensjahr), CPAP (bis zum vollendeten sechsten Lebensjahr)) erhalten können.

Diese Regelung wurde innerhalb der Selbstverwaltung äußerst kontrovers diskutiert und stellt das Ergebnis entsprechender Hinweise aus der Fachwelt dar. Aus Sicht der DKG ist sie insbesondere deshalb kritisch zu bewerten, weil sie die Einstellung konkreter Beatmungsparameter unmittelbar mit der Vergütung verknüpft. Ergeben sich hier beispielsweise aufgrund von medizinisch-technischem Fortschritt veränderte Modalitäten bei der Beatmung, besteht eine fixe Regelung, die zunächst einer Anpassung innerhalb der Selbstverwaltung bedarf. Dass eine solche nicht immer einfach und rasch herbeizuführen ist, hat die vergangene Zeit gezeigt. Gleichzeitig stellt sich die Frage, wie der Nachweis der Druckdifferenz erbracht werden kann. Die Aufnahme gemeinsamer Empfehlungen hierzu konnte leider nicht erreicht werden. So kann, in Anlehnung an den OPS 8-718 *Beatmungsentwöhnung [Weaning] bei maschineller Beatmung* hier nur empfohlen werden, die Druckdifferenz zumindest einmal pro Schicht bzw. alle acht Stunden zu dokumentieren.

Kodierung

Beatmungsstunden sind nur bei „intensivmedizinisch versorgten" Patienten zu kodieren, das heißt bei Patienten, bei denen die für das Leben notwendigen sogenannten vitalen oder elementaren Funktionen von Kreislauf, Atmung, Homöostase oder Stoffwechsel lebensgefährlich bedroht oder gestört sind und die mit dem Ziel behandelt, überwacht und gepflegt werden, diese Funktionen zu erhalten, wiederherzustellen oder zu ersetzen, um Zeit für die Behandlung des Grundleidens zu gewinnen. Das Grundleiden, das die intensivmedizinische Behandlung bedingt hat, muss in diesem Zusammenhang nicht mit der Hauptdiagnose identisch sein.

Diese intensivmedizinische Versorgung umfasst mindestens ein Monitoring von Atmung und Kreislauf und eine akute Behandlungsbereitschaft (ärztliche und pflegerische Interventionen zur Stabilisierung der Vitalfunktionen unmittelbar möglich).

Kommentar

Des Weiteren wird die Regel aufgenommen, dass Beatmungsstunden grundsätzlich nur bei *„intensivmedizinisch versorgten Patienten"* zu kodieren sind. Dies galt bisher nur für Patienten, die über Maskensysteme beatmet wurden, wenn diese anstelle der bisher üblichen Intubation oder Tracheotomie eingesetzt wurden, und für heimbeatmete Patienten, um bei diesen den unkomplizierten stabilen Patienten auf Normalstation von einem heimbeatmeten Patienten abzugrenzen, der wegen anderer Erkrankungen oder einer akuten Verschlechterung der Beatmungssituation auch einen intensivmedizinischen Versorgungsbedarf entwickeln kann. In letzterem Fall konnten schon früher die Beatmungsstunden im Rahmen der intensivmedizinischen Versorgung gezählt werden.

./.

./.

Mit oben stehender Beschreibung wird der „intensivmedizinisch versorgte" Patient für Zwecke der Kodierung definiert. Die Behandlung auf einer Intensivstation ist nicht gefordert. Insofern gelten auch nicht die Bedingungen der OPS-Kodes für die intensivmedizinische Komplexbehandlung (8-98f.-, 8-98d.-, 8-980.-). Ein Patient kann sich demnach auch auf einer anderen geeigneten Station (zum Beispiel Weaning-Einheit, IMC, Stroke unit) befinden, muss dort aber intensivmedizinisch im Sinne der oben genannten Definition versorgt werden.

Eine oder mehrere für das Leben notwendige vitale Funktion/-en (siehe „oder Stoffwechsel") muss/müssen lebensgefährlich bedroht oder gestört sein. Der stabile heimbeatmete Patient mit gestörter Atmung ohne intensivmedizinische Versorgung erfüllt diese Regel nicht (siehe hierzu Ziffer 4 unter dem Abschnitt Kodierung in der DKR 1001). Zusätzlich ist gefordert, dass die Patienten mit dem „Ziel behandelt, überwacht und gepflegt werden, diese Funktionen zu erhalten, wiederherzustellen oder zu ersetzen, um Zeit für die Behandlung des Grundleidens zu gewinnen". Für die Art der Behandlung des Grundleidens werden keine weiteren qualitativen Vorgaben getroffen. Sie kann daher beispielsweise kurativ oder palliativ erfolgen sowie akute und/oder chronische Behandlungskomponenten beinhalten. Es ist unerheblich, ob das Grundleiden die Haupt- oder eine Nebendiagnose darstellt. Auch werden keine Vorgaben getroffen, ob die lebensbedrohlichen oder gestörten Funktion/en mit dem Grundleiden im Zusammenhang steht/stehen oder nicht.

Die genannte Definition ist einem Urteil vom BSG aus dem Jahre 2007 (B3 KR 17/06 R) entnommen. Hier hatte das BSG über die Vergütung einer eintägigen intensivmedizinischen Krankenhausbehandlung zu entscheiden. In der DKR findet sich kein Verweis auf das Urteil. Es handelt sich um eine eigene neue Vorschrift der DKR ohne weiteren Bezug auf die übrigen Inhalte des Urteils.

Für Zwecke der Kodierung werden Anforderungen an Leistungen i.V.m. der intensivmedizinischen Versorgung festgelegt. Dies sind:

„(...) mindestens ein Monitoring von Atmung und Kreislauf und eine akute Behandlungsbereitschaft (ärztliche und pflegerische Interventionen zur Stabilisierung der Vitalfunktionen unmittelbar möglich)."

Die Art des Monitorings wurde nicht weiter definiert. Insofern können unterschiedliche Verfahren zur Anwendung kommen. Die interpretationsanfällige Formulierung „ärztliche und pflegerische Interventionen ... unmittelbar möglich" konnte leider nicht konkretisiert werden. Möglicherweise lässt sich dies zu einem späteren Zeitpunkt nachholen.

Wenn eine maschinelle Beatmung die obige Definition und die o.g. Anforderungen erfüllt, ist

1) zunächst die **Dauer** der künstlichen Beatmung zu erfassen. Hierfür steht ein separates Datenfeld im Datensatz nach § 301 SGB V (Sozialgesetzbuch Fünftes Buch) sowie § 21 KHEntgG (Krankenhausentgeltgesetz) zur Verfügung.

2) Dann ist **zusätzlich:**

   2a)   einer der folgenden Kodes

          8-701   *Einfache endotracheale Intubation*

          8-704   *Intubation mit Doppellumentubus*

          8-706   *Anlegen einer Maske zur maschinellen Beatmung*

          und/oder

2b)　der zutreffende Kode aus

　　　5-311　*Temporäre Tracheostomie* oder

　　　5-312　*Permanente Tracheostomie*

　　　anzugeben, wenn zur Durchführung der künstlichen Beatmung ein **Tracheostoma** angelegt wurde.

3)　Bei **Neugeborenen und Säuglingen** ist **zusätzlich** ein Kode aus

　　　8-711　*Maschinelle Beatmung und Atemunterstützung bei Neugeborenen und Säuglingen*

　　　anzugeben.

　　　Bei **Kindern und Jugendlichen** ist **zusätzlich** ein Kode aus

　　　8-712　*Maschinelle Beatmung und Atemunterstützung bei Kindern und Jugendlichen*

　　　anzugeben.

4)　Bei **heimbeatmeten Patienten, die über ein Tracheostoma beatmet werden**, sind die Beatmungszeiten zu erfassen, wenn es sich im Einzelfall um einen „intensivmedizinisch versorgten Patienten" handelt (Definition: s.o.).

5)　Für die Beatmungsentwöhnung und die Einstellung einer häuslichen Beatmung sind die passenden Kodes aus

　　　8-718　*Beatmungsentwöhnung [Weaning] bei maschineller Beatmung*

　　　und

　　　8-716　*Einstellung einer häuslichen maschinellen Beatmung*

　　　anzugeben.

5)　Bei allen Patienten, die länger als 95 Stunden beatmet werden und die beatmet verlegt oder die beatmet entlassen werden, ist ein passender Schlüssel für den Entlassungs-/Verlegungsgrund nach § 301 SGB V, der den Beatmungsstatus des Patienten wiedergibt, anzugeben.

Kommentar

Im Hinblick auf die anzugebenden Kodes wurden die alten Regelungen zumeist beibehalten. Die Dauer der künstlichen Beatmung ist weiterhin in einem separaten Datenfeld im Datensatz nach § 301 SGB V anzugeben. Relevante Kodes, die im Einzelnen aufgeführt sind, sind zu kodieren. Ergänzt wurde der Kode 8-712 für die maschinelle Beatmung und Atemunterstützung bei Kindern und Jugendlichen. Für die Beatmungsentwöhnung und die Einstellung einer häuslichen Beatmung sind die passenden Kodes aus 8-718 und 8-716 anzugeben. Hier sei angemerkt, dass sich die Beatmungsentwöhnung/Weaning nunmehr wieder allein nach medizinisch-ärztlichen Vorgaben richten kann.

Darüber hinaus gilt:

„Bei allen Patienten, die länger als 95 Stunden beatmet werden und die beatmet verlegt oder die beatmet entlassen werden, ist ein passender Schlüssel für den Entlassungs-/ Verlegungsgrund nach § 301 SGB V, der den Beatmungsstatus des Patienten wiedergibt, anzugeben."

./.

./.

Die Selbstverwaltung hat sich diesbezüglich am 3. Dezember 2019 auf die Etablierung neuer Entlass- und Verlegungsgründe für beatmete Patienten (Beatmungsstatus) verständigt. Diese sind mit einem Hinweis versehen und lauten wie folgt:

> 28. *Behandlung regulär beendet, beatmet entlassen*
>
> 29. *Behandlung regulär beendet, beatmet verlegt*
>
> *Hinweis: Bei Verwendung der Werte 28 und 29 an den Stellen 1-2 ist standardmäßig der Wert ‚9' (keine Angabe) an der 3. Stelle zu verwenden und wird bei Patienten verwendet, die länger als 95 Stunden beatmet werden*

Insbesondere Schlüssel 28 soll den Krankenkassen frühzeitig anzeigen, wenn ein beatmeter Patient z.B. in eine organisierte Wohneinheit für beatmete Patienten entlassen wird.

Für heimbeatmete Patienten, die über ein Tracheostoma beatmet werden, gilt weiterhin, dass bei diesen die Beatmungszeiten nur zu erfassen sind, wenn es sich im Einzelfall um einen intensivmedizinisch versorgten Patienten handelt.

Berechnung der Dauer der Beatmung

Eine maschinelle Beatmung (siehe Definition, Abs. 1), die zur Durchführung einer Operation oder während einer Operation begonnen wird und die **nicht länger als 24 Stunden** dauert, **zählt nicht** zur Gesamtbeatmungszeit. Die maschinelle Beatmung während einer Operation im Rahmen der Anästhesie wird als integraler Bestandteil des chirurgischen Eingriffs angesehen.

Wenn die maschinelle Beatmung jedoch zur Durchführung einer Operation oder <u>während einer Operation begonnen wird</u> und **länger als 24 Stunden** dauert, dann **zählt** sie zur Gesamtbeatmungszeit. Die Berechnung der Dauer beginnt in diesem Fall mit der Intubation; die Intubation ist in diesem Fall zu kodieren, obwohl sie zur Operation durchgeführt wurde.

Eine Beatmung, die nicht zum Zweck einer Operation begonnen wurde, z.B. in der Intensivbehandlung nach einer Kopfverletzung oder einer Verbrennung, zählt unabhängig von der Dauer immer zur Gesamtbeatmungszeit. Werden bereits beatmete Patienten operiert, so zählt die Operationszeit zur Gesamtbeatmungszeit.

Die Beatmungsdauer berechnet sich wie folgt:

- Liegen die Beatmungsstunden (gemäß der Definition in DKR 1001) pro Kalendertag unter 8 Stunden, werden nur die erbrachten Beatmungsstunden (gemäß DKR 1001) entsprechend berechnet.

- Liegen die Beatmungsstunden (gemäß der Definition in DKR 1001) pro Kalendertag bei 8 Stunden oder mehr, werden 24 Beatmungsstunden für den Kalendertag berechnet.

Am Tag der Aufnahme und der Entlassung oder der Verlegung sind nur die erbrachten Beatmungsstunden zu berücksichtigen.

Solange ein Patient für mindestens 8 Stunden pro Kalendertag ein Verfahren erhält, bei dem bei positiver Druckbeatmung eine Druckdifferenz zwischen Inspiration und Exspiration von mindestens 6 mbar besteht (gilt nur für Patienten ab dem vollendeten 6. Lebensjahr), sind auch beatmungsfreie Intervalle an diesen Tagen mitzuzählen, unabhängig davon, ob sich der Patient bereits in der Entwöhnung von der Beatmung befindet oder nicht und unabhängig davon, ob der Patient während der beatmungsfreien Intervalle eine Sauerstoffinsufflation oder Sauerstoffinhalation erhält.

Während eines Krankenhausaufenthaltes ist zunächst die Gesamtbeatmungszeit gemäß obigen Regeln zu ermitteln, die Summe ist zur nächsten ganzen Stunde aufzurunden. (s.a. DKR P005 *Multiple Prozeduren/Prozeduren, unterschieden auf der Basis von Größe, Zeit oder Anzahl/Bilaterale Prozeduren* (Seite 77)).

Kommentar

Wie bereits in der Vergangenheit ist die Dauer der Beatmung nur für solche Fälle zu ermitteln, bei denen die maschinelle Beatmung zur Durchführung einer Operation oder während einer Operation begonnen wird und die länger als 24 Stunden dauert oder bei Patienten mit einer Beatmung, die nicht zum Zwecke einer Operation begonnen wurde. Bei Letzteren ist keine Mindestdauer der Beatmung für die Ermittlung der Beatmungsdauer vorgegeben.

Die Beatmungsdauer berechnet sich für alle Fälle und alle Tage mit Beatmung, die die genannten Voraussetzungen erfüllen, nach einer einfachen, normativ festgelegten und einheitlichen 8-Stunden-Regel:

- *„Liegen die Beatmungsstunden (gemäß der Definition in DKR 1001) pro Kalendertag unter acht Stunden, werden nur die erbrachten Beatmungsstunden (gemäß DKR 1001) entsprechend berechnet.*

- *Liegen die Beatmungsstunden (gemäß der Definition in DKR 1001) pro Kalendertag bei acht Stunden oder mehr, werden 24 Beatmungsstunden für den Kalendertag berechnet.*

Am Tag der Aufnahme und der Entlassung oder der Verlegung sind nur die erbrachten Beatmungsstunden zu berücksichtigen."

Aufgrund eines Hinweises an die Selbstverwaltung sei kurz angemerkt, dass hier die Beatmungsstunden an einem Kalendertag gemeint sind, d.h. die Regel für jeden einzelnen Kalendertag mit Beatmung erneut anzuwenden ist.

Insbesondere zu dem letzten Satz dieser Regel haben sich sehr frühzeitig zahlreiche Diskussionen ergeben. So bestand Unsicherheit, ob hier wirklich die Aufnahme in das Krankenhaus oder ob eine interne Verlegung mit zum Beispiel der Aufnahme auf eine Intensivstation gemeint sei. Denn: Wenn beispielsweise ein bereits stationärer Patient ab 15.00 Uhr intensivmedizinisch versorgt werden muss und ab 15.30 Uhr für den Rest des Tages beatmet wird, könnte auf 24 Stunden Beatmungsdauer aufgerundet werden, obwohl der Patient nur neun Stunden intensivmedizinisch versorgt und 8,5 Stunden beatmet wurde. Zudem beginne gemäß DKR die Berechnung der Dauer der Beatmung mit einem der Ereignisse, wie etwa der Intubation bzw. dem Anschluss an das Beatmungsgerät.

In der Kodierrichtlinie ist die Aufnahme in das Krankenhaus und die Entlassung bzw. Verlegung aus dem Krankenhaus gemeint, sodass das Aufrunden auf 24 Stunden in dem o.g. Beispiel völlig korrekt ist. Ansonsten würde es sich um eine interne Verlegung (zum Beispiel auf die Intensivstation) handeln, was die DKR an dieser Stelle aber nicht fordert. Durch die Regel wird sichergestellt, dass bei einem Patienten nicht mehr Beatmungsstunden gezählt werden können, als der Patient insgesamt Stunden im Krankenhaus verbringt, weil am Aufnahmetag bzw. Entlasstag nur die erbrachten Beatmungsstunden angerechnet werden können.

./.

./.

Die Acht-Stunden-Regel soll so einfach wie möglich anzuwenden sein. Acht Beatmungsstunden (in Summe) pro Kalendertag bilden eine normative Grenze. Sie gilt wie an allen anderen Tagen auch am ersten und am letzten Tag der Beatmung. Am Aufnahmetag in das Krankenhaus bzw. dem Entlasstag aus dem Krankenhaus gibt die Acht-Stunden-Regel die Anrechnung der erbrachten Beatmungsstunden vor. Die zahlreichen Regeln, die das Ende einer Beatmungsperiode anzeigten, waren in der Anwendung schwierig und sollten daher entfallen. Dass die Zählung der Beatmungsstunden mit einem der o.g. Ereignisse (Intubation bzw. Anschluss an das Beatmungsgerät) beginnt, ändert hieran nichts, da die Regel lediglich vorgibt, ab wann am ersten Tag der Beatmung die Ermittlung der Beatmungsstunden einsetzt. Insofern besteht kein Widerspruch, wenn in dem Beispiel ab 15:30 Uhr die Beatmungsstunden gezählt und bei Überschreiten der acht Stunden auf 24 Stunden, auch am ersten Tag der Beatmung, aufgerundet wird.

Krankenhausleistungen werden über ein pauschalierendes Vergütungssystem abgerechnet, in dem nie die am Patienten konkret erbrachten Leistungen vergütet werden. Auch existieren normative (kalkulatorisch) gesetzte Vergütungssprünge, die Gruppen unterschiedlich aufwendiger Patienten in einzelnen DRGs zusammenfassen. Nicht zuletzt sind in gleicher Weise Fallkonstellationen zuungunsten der Krankenhäuser möglich. Erhält ein Patient an einen Kalendertag beispielsweise 7 Beatmungsstunden und wird der Patient in den dazwischen liegenden beatmungsfreien Intervallen am gleichen Tag mit hohem Aufwand intensivmedizinisch versorgt, kann das Krankenhaus auch nur sieben Stunden Beatmung anrechnen.

Um erneuten Fehlentwicklungen frühzeitig zu begegnen, hat die Selbstverwaltung die oben angedeutete Diskussion aufgegriffen und in entsprechenden Erläuterungen ihre Position wie folgt dargestellt:

Frage:

Können an Tagen, an denen die Beatmung und hiermit verbunden der intensivmedizinische Versorgungsbedarf erst im Laufe eines beliebigen Tages nach dem Tag der stationären Aufnahme beginnt oder an einem beliebigen Tag vor der Entlassung bzw. der Verlegung aus dem Krankenhaus beendet wird (jeweils ggf. mit Wechsel der behandelnden Abteilung verbunden), Beatmungsstunden ≥ acht Stunden auf 24 Stunden anzurechnende Beatmungsdauer für den Kalendertag aufgerundet werden?

Antwort:

Wenn ein Patient mindestens acht Stunden gemäß der Definition in DKR 1001 beatmet und während dieser Zeit intensivmedizinisch versorgt wird, werden 24 Beatmungsstunden für den Kalendertag berechnet, dies gilt auch für Tage mit interner Verlegung des Patienten.

Die Acht-Stunden-Regel ist somit für alle Tage mit Beatmung einheitlich anzuwenden. Eine differenzierte Berechnung beispielsweise für

– die invasive oder nichtinvasive Beatmung

– Phasen der Beatmung oder der Beatmungsentwöhnung

– Phasen der Beatmung oder beatmungsfreier Intervalle

– Beatmungsepisode oder Beatmungsperiode

ist nicht vorgesehen.

./.

./.

Um dies nochmals in Abgrenzung zu den Feststellungen seitens des BSG zu verdeutlichen, wurde folgender Absatz ergänzend aufgenommen:

„*Solange ein Patient für mindestens acht Stunden pro Kalendertag ein Verfahren erhält, bei dem bei positiver Druckbeatmung eine Druckdifferenz zwischen Inspiration und Exspiration von mindestens 6 mbar besteht (gilt nur für Patienten ab dem vollendeten sechsten Lebensjahr), sind auch beatmungsfreie Intervalle an diesen Tagen mitzuzählen, unabhängig davon, ob sich der Patient bereits in der Entwöhnung von der Beatmung befindet oder nicht, und unabhängig davon, ob der Patient während der beatmungsfreien Intervalle eine Sauerstoffinsufflation oder Sauerstoffinhalation erhält.*"

Beispiel 1

Ein 40-jähriger Patient wird seit dem 05.07. ab 21:00 Uhr intubiert über die Notaufnahme aufgenommen und in Folge fortlaufend invasiv mit einer Druckdifferenz > 6 mbar beatmet.

Am 08.07. um 07:00 Uhr wird der Patient extubiert und weiter nichtinvasiv mit einer Druckdifferenz > 6 mbar intermittierend beatmet.

Am 10.07. wird der Patient letztmalig insgesamt 7 Stunden (Druckdifferenz > 6 mbar) beatmet.

Die Berechnung der Gesamtbeatmungsdauer ergibt sich wie folgt:

Datum	Beatmung	Beatmung von – bis	Beatmung h/Tag ohne beatmungsfreie Intervalle	Anzurechnende Beatmungsdauer
05.07.	fortlaufend invasiv	21:00 Uhr – 24:00 Uhr	3	3
06.07.	fortlaufend invasiv	00:00 Uhr – 24:00 Uhr	24	24
07.07.	fortlaufend invasiv	00:00 Uhr – 24:00 Uhr	24	24
08.07.	Wechsel auf NIV (um 07:00 Uhr) intermittierend	00:00 Uhr – 07:00 Uhr (invasiv) 07:00 Uhr – 24:00 Uhr (NIV) davon insgesamt 12 h Beatmung mit Druckdifferenz (> 6 mbar)	7 + 12	24
09.07.	NIV intermittierend	00:00 Uhr – 24:00 Uhr davon 10 h Beatmung	10	24
10.07.	NIV intermittierend	00:00 Uhr – 24:00 Uhr davon 7 h Beatmung	7	7
			Gesamtbeatmungsdauer:	106 Stunden

Kommentar

Die Ermittlung der anzurechnenden Beatmungsdauer wird anhand eines Beispiels dargestellt (s.o., Beispiel 1). In dem Beispiel wird aufgezeigt, wieviel Stunden ein Patient am Tag beatmet wird und welche anzurechnende Beatmungsdauer sich daraus ergibt.

Das Beispiel hat zu Rückfragen geführt. So stellte sich die Frage, warum der Patient mit einer Druckdifferenz > 6 mbar und nicht der Grundregel entsprechend, ≥ 6 mbar beatmet wird. Dieser Rückfrage wurde durch Erläuterungen der Selbstverwaltung wie folgt begegnet:

Frage:

In dem Beispiel 1 erfolgt eine Beatmung des Patienten mit einer Druckdifferenz > 6 mbar. Die allgemeine Regelung sieht hingegen eine Druckdifferenz zwischen Inspiration und Exspiration von mind. 6 mbar vor. Warum ist in dem Beispiel keine Druckdifferenz ≥ 6 mbar aufgeführt?

Antwort:

Das Beispiel dient der Erläuterung der abstrakten Regel. Da sich ein Beispiel auf einen konkreten Patienten bezieht, ist es nicht möglich, gleichzeitig = 6 mbar oder > 6 mbar beatmet zu werden. Insofern ist die Angabe im Beispiel korrekt.

Die Gesamtbeatmungsdauer ergibt sich aus der Summe der jeweils anzurechnenden Beatmungsdauer der einzelnen Kalendertage. Die Gesamtsumme ist zur nächsten ganzen Stunde aufzurunden.

Beginn

Die Berechnung der Dauer der Beatmung beginnt mit **einem der folgenden Ereignisse**:

- **Endotracheale Intubation**

  Für Patienten, die zur künstlichen Beatmung intubiert werden, beginnt die Berechnung der Dauer mit dem Anschluss an die Beatmungsgeräte.

  Gelegentlich muss die endotracheale Kanüle wegen mechanischer Probleme ausgetauscht werden. Zeitdauer der Entfernung und des unmittelbaren Ersatzes der endotrachealen Kanüle sind in diesem Fall als Teil der Beatmungsdauer anzusehen; die Berechnung der Dauer wird fortgesetzt.

  Für Patienten, bei denen eine künstliche Beatmung durch endotracheale Intubation begonnen und bei denen später eine Tracheotomie durchgeführt wird, beginnt die Berechnung der Dauer mit der Intubation. Die Zeitdauer der Beatmung über das Tracheostoma wird hinzugerechnet.

- **Maskenbeatmung**

  Die Berechnung der Dauer der künstlichen Beatmung beginnt zu dem Zeitpunkt, an dem die maschinelle Beatmung einsetzt.

- **Tracheotomie**

  (mit anschließendem Beginn der künstlichen Beatmung). Die Berechnung der Dauer der künstlichen Beatmung beginnt zu dem Zeitpunkt, an dem die maschinelle Beatmung einsetzt.

- **Aufnahme eines beatmeten Patienten**

  Für jene Patienten, die maschinell beatmet aufgenommen werden, beginnt die Berechnung der Dauer mit dem Zeitpunkt der Aufnahme (s.a. „Verlegte Patienten", unten).

Kommentar

Die Ereignisse, mit denen die Berechnung der Dauer der Beatmung beginnt, sind unverändert. Die Regelungen zur Definition des Endes der Beatmung wurden, wie bereits beschrieben, vollständig gestrichen, da sie zur Abgrenzung einzelner Beatmungsperioden voneinander nicht weiter benötigt werden.

Verlegte Patienten

Beatmete und/oder intubierte Patienten

Wenn ein **beatmeter** Patient verlegt wird, finden die folgenden Grundregeln Anwendung:

Das verlegende Krankenhaus erfasst die Dauer der dort durchgeführten Beatmung und gibt die zutreffenden Kodes an:

- für den Zugang bei maschineller Beatmung (8-70),
- für die Tracheostomie (5-311; 5-312),
- für maschinelle Beatmung und Atemunterstützung bei Neugeborenen und Säuglingen (8-711),
- für maschinelle Beatmung und Atemunterstützung bei Kindern und Jugendlichen (8-712),
- für Beatmungsentwöhnung (Weaning) (8-718)

wenn diese Maßnahmen von der verlegenden Einrichtung durchgeführt worden sind.

Das aufnehmende Krankenhaus erfasst die Dauer der dort durchgeführten Beatmung, bei Neugeborenen und Säuglingen wird zusätzlich ein Kode aus 8-711 bzw. bei Kindern und Jugendlichen zusätzlich ein Kode aus 8-712 zugewiesen. Ein Kode für die Einleitung der Beatmung wird nicht angegeben, da diese Maßnahmen vom verlegenden Krankenhaus durchgeführt wurden.

Wenn ein **nicht beatmeter** intubierter oder tracheotomierter Patient verlegt wird, kodiert das verlegende Krankenhaus den Zugang bei maschineller Beatmung (8-70) sowie ggf. die Tracheostomie (5-311; 5-312). Das aufnehmende Krankenhaus kodiert diese bereits geleisteten Prozeduren nicht noch einmal.

Kommentar

Die Regelungen zu den verlegten Patienten bleiben nahezu unverändert. Die anzugebenen Kodes werden lediglich um die Kodes 8-712 *Maschinelle Beatmung und Atemunterstützung bei Kindern und Jugendlichen* und 8-718 *Beatmungsentwöhnung* erweitert.

Gleiches gilt für die Intubation ohne maschinelle Beatmung. Hier wurden die Beispiele, in denen eine Intubation ohne maschinelle Beatmung erfolgen kann, gestrichen.

Intubation ohne maschinelle Beatmung

Eine Intubation kann auch durchgeführt werden, wenn keine künstliche Beatmung erforderlich ist, z.B. wenn es notwendig ist, den Luftweg offen zu halten.

Eine Intubation ist in diesen Fällen mit einem Kode aus

8-700   *Offenhalten der oberen Atemwege*
8-701   *Einfache endotracheale Intubation*

zu verschlüsseln.

Atemunterstützung: Kontinuierlicher positiver Atemwegsdruck (CPAP), High flow nasal cannula (HFNC) und Humidified high flow nasal cannula (HHFNC)

Kodes aus

8-711.0 *Atemunterstützung mit kontinuierlichem positivem Atemwegsdruck [CPAP]* oder

8-711.4 *Atemunterstützung durch Anwendung von High-Flow-Nasenkanülen [HFNC-System]*

sind nur bei **Neugeborenen und Säuglingen** zu kodieren, unabhängig von der Behandlungsdauer (also auch unter 24 Stunden; bei OPS-Kode 8-711.00 mindestens aber 30 Minuten).

Die Dauer der Atemunterstützung mit kontinuierlichem positivem Atemwegsdruck (CPAP) ist bei Neugeborenen, Säuglingen und Kindern bis zum vollendeten 6. Lebensjahr für die Ermittlung der Beatmungsdauer zu berücksichtigen, sofern diese intensivmedizinisch versorgt sind.

Die Dauer der Atemunterstützung mit High flow nasal cannula (HFNC) und Humidified high flow nasal cannula (HHFNC) ist bei Neugeborenen und Säuglingen für die Ermittlung der Beatmungsdauer zu berücksichtigen, sofern diese intensivmedizinisch versorgt sind.

Wenn diese Atemunterstützung (HFNC/HHFNC bis zum vollendeten 1. Lebensjahr/CPAP bis zum vollendeten 6. Lebensjahr) weniger als 8 Stunden pro Kalendertag beträgt und eine intensivmedizinische Versorgung stattfand, sind nur die erbrachten Atemunterstützungsstunden als Beatmungsstunden zu berechnen.

Wenn diese Atemunterstützung (HFNC/HHFNC bis zum vollendeten 1. Lebensjahr/CPAP bis zum vollendeten 6. Lebensjahr) 8 oder mehr Stunden pro Kalendertag beträgt und eine intensivmedizinische Versorgung stattfand, sind 24 Beatmungsstunden zu berechnen. Dies gilt unabhängig davon, ob der Patient während der Intervalle ohne Atemunterstützung eine Sauerstoffinsufflation oder Sauerstoffinhalation erhält.

Am Tag der Aufnahme, der Entlassung oder der Verlegung sind nur die erbrachten Beatmungsstunden zu berücksichtigen.

Kommentar

Für die drei genannten Formen der Atemunterstützung werden eigene, ebenfalls normativ festgelegte „Sonderregeln" unter der Überschrift *„Atemunterstützung: Kontinuierlicher positiver Atemwegsdruck (CPAP) , High flow nasal cannula (HFNC) und Humidified high flow nasal cannula (HHFNC)"* für Neugeborene, Säuglinge und Kinder bis zum vollendeten 6. Lebensjahr am Ende der Kodierrichtlinie formuliert. Auch für diese Fälle gilt für Kodierzwecke die Voraussetzung einer intensivmedizinischen Versorgung. Im Hinblick auf die einzelnen Formen der Atemunterstützung gelten folgende fixe Altersgrenzen:

- CPAP (kontinuierlicher positiver Atemwegsdruck) darf nur bei Neugeborenen, Säuglingen und Kindern bis zum vollendeten 6. Lebensjahr bei der Ermittlung der Beatmungsdauer berücksichtigt werden.

- HFNC (High flow nasal cannula) und HHFNC (Humidified high flow nasal cannula) ist nur bei Neugeborenen und Säuglingen bis zum vollendeten 1. Lebensjahr bei der Ermittlung der Beatmungsdauer zu berücksichtigen.

Gemäß Abschnitt 1 § 1 Abs. 6 Satz 4 der FPV ist das Alter am Tag der stationären Aufnahme in das Krankenhaus zugrunde zu legen.

Für die Ermittlung der Dauer der Atemunterstützung bzw. der anzurechnenden Beatmungsdauer gilt auch hier die einfache Acht-Stunden-Regel, die wie folgt lautet:

„Wenn diese Atemunterstützung (HFNC/HHFNC bis zum vollendeten 1. Lebensjahr/CPAP bis zum vollendeten sechsten Lebensjahr) weniger als acht Stunden pro Kalendertag beträgt und eine intensivmedizinische Versorgung stattfand, sind nur die erbrachten Atemunterstützungsstunden als Beatmungsstunden zu berechnen.

Wenn diese Atemunterstützung (HFNC/HHFNC bis zum vollendeten 1. Lebensjahr/CPAP bis zum vollendeten sechsten Lebensjahr) acht oder mehr Stunden pro Kalendertag beträgt und eine intensivmedizinische Versorgung stattfand, sind 24 Beatmungsstunden zu berechnen. Dies gilt unabhängig davon, ob der Patient während der Intervalle ohne Atemunterstützung eine Sauerstoffinsufflation oder Sauerstoffinhalation erhält.

Am Tag der Aufnahme, der Entlassung oder der Verlegung sind nur die erbrachten Beatmungsstunden zu berücksichtigen."

Die Ermittlung der anzurechnenden Beatmungsdauer wird an folgendem Beispiel (Beispiel 2) erklärt.

Beispiel 2

Ein drei Monate alter intensivmedizinisch versorgter Säugling erhält seit dem 06.07. (Aufnahmetag) ab 12:00 Uhr Atemunterstützung mit HFNC.

Seit dem 10.07. wird die Atemunterstützung mit HFNC schrittweise reduziert

am 11.07. erfolgt HFNC für insgesamt 6 Stunden

am 12.07. erfolgt HFNC für insgesamt 4 Stunden.

Die Berechnung der Gesamtbeatmungsdauer ergibt sich wie folgt:

Datum	Atemunterstützung	Atemunterstützung von – bis	Beatmung h/Tag ohne beatmungsfreie Intervalle	Anzurechnende Beatmungsdauer
06.07.	HFNC	12:00 Uhr – 24:00 Uhr	12	12
07.07.	HFNC	00:00 Uhr – 24:00 Uhr	24	24
08.07.	HFNC	00:00 Uhr – 24:00 Uhr	24	24
09.07.	HFNC	00:00 Uhr – 24:00 Uhr	24	24
10.07.	HFNC	Insgesamt 10 h HFNC	10	24
11.07.	HFNC	Insgesamt 6 h HFNC	6	6
12.07.	HFNC	Insgesamt 4 h HFNC	4	4
		Gesamtbeatmungsdauer:		118 Stunden

Wenn **bei Erwachsenen, Kindern und Jugendlichen** eine Störung wie Schlafapnoe mit CPAP behandelt wird, sind Kodes aus 8-711.0 und 8-712.0 *Atemunterstützung mit kontinuierlichem positivem Atemwegsdruck [CPAP]* sowie die Beatmungsdauer **nicht** zu verschlüsseln. Die Ersteinstellung einer CPAP-Therapie bzw. die Kontrolle oder Optimierung einer früher eingeleiteten CPAP-Therapie werden mit einem Kode aus 8-717 *Einstellung einer nasalen oder oronasalen Überdrucktherapie bei schlafbezogenen Atemstörungen* verschlüsselt.

Kommentar

Die oben stehende Regel zur Behandlung von Schlafapnoe mit CPAP bei Erwachsenen, Kindern und Jugendlichen ist unverändert.

Die nachfolgende Abbildung soll die Anwendung der DKR veranschaulichen.

Ermittlung der Beatmungsdauer nach der DKR 1001 Maschinelle Beatmung (2020)

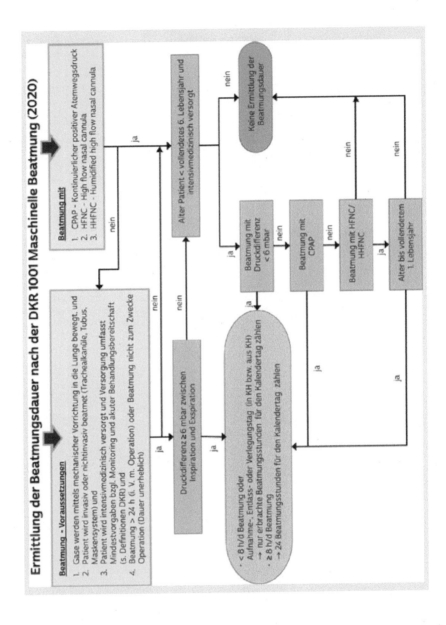

11 KRANKHEITEN DES VERDAUUNGSSYSTEMS

1101a Appendizitis

Zur Zuweisung einer Schlüsselnummer aus den Kategorien

K35.– *Akute Appendizitis*

K36 *Sonstige Appendizitis*

K37 *Nicht näher bezeichnete Appendizitis*

ist die **klinische** Diagnose Appendizitis ausreichend. Es ist nicht zwingend erforderlich, dass ein histopathologischer Befund diese Diagnose sichert.

Kommentar

Diese Kodierrichtlinie ermöglicht es, sich auch ohne histologische Bestätigung auf die Appendizites festzulegen. Liegen jedoch spezifische Histologie- oder Mikrobiologie-Befunde vor, sollte spezifisch verschlüsselt werden. Seit 2010 kann durch Umstrukturierung des Kodes K35.- differenziert nach Ausprägung einer Begleitperitonitis, Abszedierung oder Perforation verschlüsselt werden. In diesen Fällen ist regelmäßig von einem „akuten" Ereignis auszugehen. Ein nachgewiesener Erreger sollte mit einem geeigneten Sekundärkode (z.B. aus B95.-! bis B96.-!) verschlüsselt werden (vgl. DKR D012). Wichtig ist eine ausführliche Beschreibung des OP-Gebietes inklusive benachbarter und weiter entfernter Strukturen im OP-Bericht, um das Ausmaß der Peritonitis einschätzen zu können.

Liegen in situ weder eine Peritonitis noch ein Abszess vor, bleibt die Wahl zwischen einem akuten (dann eher K35.8 *Akute Appendizitis, nicht näher bezeichnet*) oder einem chronischen Verlauf (dann eher K36 *Sonstige Appendizitis*), was sich häufig aus der Anamnese ableiten lassen sollte.

1102a Adhäsionen

Die Lösung von abdominalen Adhäsionen kann eine aufwändige „Hauptprozedur" oder eine im Rahmen einer anderen Prozedur mitdurchgeführte Begleitprozedur („Nebenprozedur") sein. Auch wenn Adhäsionen im Verlauf einer anderen Bauchoperation gelöst werden, kann der Vorgang im Einzelfall relevanten Aufwand verursachen. Dann sind ein Diagnosekode (z.B. K66.0 *Peritoneale Adhäsionen*) für die Adhäsion und ein Prozedurenkode aus

5-469.1 *Bridenlösung* oder

5-469.2 *Adhäsiolyse*

für die Lösung der Adhäsionen anzugeben.

Kommentar

In der 6. Stelle ist der OP-Zugang zu verschlüsseln:

0 = offen chirurgisch

1 = laparoskopisch

2 = umsteigen laparoskopisch auf offen-chirurgisch

3 = endoskopisch

x = sonstige

./.

./.

Ist die Adhäsiolyse der eigentliche „Haupteingriff" und die Indikation für die Operation, dann ist die Kodierung klar geregelt und unstrittig.

Hauptstreitpunkt dieser Kodierrichtlinie ist der im Einzelfall „relevante" Aufwand als „Nebenprozedur". Der Aufwand als „Nebenprozedur" kann sehr unterschiedlich sein. Ein besonderer Aufwand sollte daher dem OP-Bericht zu entnehmen sein.

Reichen z.B. einige Scherenschläge aus, um die Verwachsungen zu lösen, so ist das eher nicht relevant und kein Kode für die Adhäsiolyse zu verschlüsseln.

Andererseits ist es denkbar, dass allein das Eindringen in die Bauchhöhle und das Trennen von Darmschlingen sehr aufwendig ist und vielleicht sogar mit Darmverletzungen einhergeht. In diesem Fall handelt es sich um eine maßgeblich beeinflussende Komponente, bei der die „Nebenprozedur" Adhäsiolyse zwingend zu kodieren ist, selbst wenn die Verwachsungen „auf dem Weg" zum eigentlichen Operationsgebiet liegen.

Ferner ist die Adhäsiolyse als „Nebenprozedur" kodierfähig, wenn diese unabhängig und getrennt vom eigentlichen Operationsgebiet erfolgt, z.B. Leistenhernienoperation links und Adhäsiolyse rechts zur Prophylaxe von Passagestörungen. Dann handelt es sich gewissermaßen um die Behandlung einer weiteren Erkrankung während derselben Operation und ggf. über denselben OP-Zugang.

Seit 2017 wurde der Hinweis in den OPS aufgenommen, dass seromuskuläre Übernähungen akzidenteller Darmläsionen im Kode 5-469.2- enthalten sind. Eine Naht bei akzidenteller Eröffnung des Darmlumens ist gesondert zu kodieren (5-467.0 ff.).

Häufig handelt es sich bei Adhäsionen um im OP-Gebiet voroperierte Patienten. In diesem Fall sollte zusätzlich 5-983 *Reoperation* verschlüsselt werden, sofern kein spezifischerer Kode zur Verfügung steht (vgl. DKR P013 *Wiedereröffnung eines Operationsgebietes/ Reoperation).*

Bei peritonealen Adhäsionen **im Becken** sollte bei voroperierten Patienten (unabhängig vom Geschlecht) N99.4 *Peritoneale Adhäsionen im Becken nach medizinischen Maßnahmen* verschlüsselt werden.

Bei nicht voroperierten **Frauen** sollte man bei Adhäsionen im weiblichen Becken N73.6 *Peritoneale Adhäsionen im weiblichen Becken* verschlüsseln. Nur Adhäsionen außerhalb des weiblichen Beckens sollten mit K66.0 *Peritoneale Adhäsionen* verschlüsselt werden.

Tabelle: Diagnosenverschlüsselung der peritonealen Adhäsionen

Anatomische Abgrenzung	Mann	Frau
außerhalb des Beckens	K66.0	K66.0
Becken nicht voroperiert	K66.0	N73.6
Becken voroperiert	N99.4	N99.4

1103a Magenulkus mit Gastritis

Bei Patienten mit Magenulkus ist ein Kode aus

K25.–   *Ulcus ventriculi*

anzugeben, gefolgt von einem Kode aus

K29.–   *Gastritis und Duodenitis,*

wenn beide Erkrankungen vorliegen.

Kommentar

Kämen theoretisch Ulcus und Gastritis beide „potenziell" als Hauptdiagnose in Betracht, so ist diese Regel zur Auswahl der Reihenfolge der Kodes zu nutzen: Das Ulcus ist in dieser Situation **stets** als Hauptdiagnose zu kodieren.

Bereits in einer der früheren Versionen der Deutschen Kodierrichtlinien ist eine aus Sicht der Autoren für die Kodierung hilfreiche Textpassage entfallen. Diese wird daher nochmals kommentiert aufgeführt:

Helicobacter/Campylobacter:

Diese Begriffe bezeichnen **unterschiedliche Erreger,** die verschiedene Erkrankungen verursachen und demzufolge unterschiedlich kodiert werden.

Helicobacter pylori (H. pylori) wird dann kodiert, wenn die nachgewiesene Erkrankung mit H. pylori assoziiert ist.

(…)

Eine Campylobacter-Infektion im Gastrointestinaltrakt ist mit

A04.5 *Enteritis durch Campylobacter*

zu kodieren.

Kommentar

Wichtig ist bei der Verschlüsselung der Zusammenhang. Bei einem Patienten besteht z.B. eine hämorrhagische Gastritis. Ein durchgeführter bioptischer Test (aus einer nicht entzündeten Magenschleimhautregion) ist Helicobacter-positiv.

In diesem Fall wäre K29.0 *Akute hämorrhagische Gastritis* die Hauptdiagnose und B98.0! *Helicobacter pylori [H. pylori] als Ursache von Krankheiten, die in anderen Kapiteln klassifiziert sind* eher **nicht** zu verschlüsseln, wenn **kein** kausaler Zusammenhang gegeben ist. Handelt es sich hingegen um eine nicht–erosive Gastritis, z.B. K29.7 *Gastritis, nicht näher bezeichnet,* wäre ein Zusammenhang herzustellen und Helicobacter pylori zu verschlüsseln. Folgende weitere Erkrankungen sind sehr häufig Helicobacter pylori-assoziiert: *Ulcus duodeni* K26.-, *Ulcus ventriculi* K25.-, *Bösartige Neubildung des Magens* (außer Kardia!) C16.1-C16.9. Der über manchen Thesaurus zu findende Kode für Infektionen durch Helicobacter pylori A49.8 *Sonstige bakterielle Infektionen nicht näher bezeichneter Lokalisation* sollte nicht verschlüsselt werden.

1105d   Gastrointestinale Blutung

Wenn ein Patient zur Abklärung einer oberen gastrointestinalen (GI) Blutung aufgenommen wird und bei der Endoskopie ein Ulkus, Erosionen oder Varizen gefunden werden, wird die gefundene Erkrankung „mit einer Blutung" kodiert; ein akutes Ulcus ventriculi mit Blutung ist zum Beispiel mit

K25.0   *Ulcus ventriculi, akut, mit Blutung*

zu kodieren.

Im Falle einer Refluxösophagitis mit Blutung ist

K21.0   *Gastroösophageale Refluxkrankheit mit Ösophagitis* und

K22.81   *Ösophagusblutung*

zu kodieren.

Kommentar

Hierbei handelt es sich um einen Spezialfall mit einer **fixen** Diagnosenkombination.

Ein weiterer Spezialfall ist die Abgrenzung einer Ösophagus- und Magenvarizenblutung basierend auf einer Leberkrankheit (K70-K71†, K74.-†), die in Kombination mit dem Sekundärkode I98.3* *Ösophagus- und Magenvarizen bei andernorts klassifizierten Krankheiten, mit Angabe einer Blutung* verschlüsselt werden.

Man kann davon ausgehen, dass die Blutung der Läsion, die im Endoskopiebericht angegeben wird, zugeordnet werden kann, auch wenn die Blutung weder während der Untersuchung noch während des Krankenhausaufenthaltes auftritt.

Kommentar

Selbstverständlich sollte das Ulcus als (potenzielle) Blutungsquelle in Frage kommen. Die Forrest-Klassifikation wird nicht berücksichtigt. Entscheidend bleibt die hohe Wahrscheinlichkeit zwischen Blutungsereignis und Endoskopiebefund. Der Endoskopiebericht sollte diesen Zusammenhang nach Möglichkeit beschreiben.

Kommt ein Patient einige Wochen nach erfolgreicher Behandlung zu einer Kontrolluntersuchung, bei der keine weitere Intervention erforderlich ist, sollte ebenfalls krankheitsbezogen verschlüsselt werden. Beispielhaft wären Ösophagusvarizen bei alkoholinduzierter Leberzirrhose dann mit K70.3† *Alkoholische Leberzirrhose* und I98.2* *Ösophagus- und Magenvarizen bei andernorts klassifizierten Krankheiten, **ohne Angabe einer Blutung*** zu verschlüsseln.

Nicht alle Kategorien, die zur Verschlüsselung von gastrointestinalen Läsionen zur Verfügung stehen, stellen einen Kode mit der Modifikation „mit einer Blutung" zur Verfügung. In solchen Fällen wird für die Blutung ein zusätzlicher Kode aus

K92.-   *Sonstige Krankheiten des Verdauungssystems*

angegeben.

Kommentar

Wegweisend sollten die (anamnestischen) Symptome für die Zuordnung sein: *Hämatemesis* K92.0 häufiger bei einer oberen, *Meläna* K92.1 häufiger bei einer unteren gastrointestinalen Blutung.

Hinweis:

Die Verschlüsselung einer korrespondierenden Anämie, z.B. *akute Blutungsanämie* D62 oder *Eisenmangelanämie nach Blutverlust (chronisch)* D50.0 sollte ergänzend erfolgen, sofern der Tatbestand der Nebendiagnose erfüllt ist.

Wenn bei einer „peranalen Blutung" die aktuelle Blutungsquelle **nicht** bestimmt werden kann oder keine entsprechende Untersuchung durchgeführt wurde, ist

K92.2   *Gastrointestinale Blutung, nicht näher bezeichnet*

zu kodieren. Der Kode

K62.5   *Hämorrhagie des Anus und des Rektums*

ist in diesem Fall **nicht** zuzuweisen.

Wird ein Patient hingegen wegen Meläna (Teerstuhl) oder okkultem Blut im Stuhl untersucht, ist nicht ohne weiteres davon auszugehen, dass eine endoskopisch gefundene Läsion auch die Ursache der Meläna oder des okkulten Blutes im Stuhl ist. Wenn keine kausale Verbindung zwischen Symptom und dem Ergebnis der Untersuchung besteht, ist zunächst das Symptom und danach das Untersuchungsergebnis anzugeben.

Patienten mit der Anamnese einer vor kurzem stattgefundenen gastrointestinalen Blutung werden manchmal zur Endoskopie aufgenommen, um die Blutungsquelle festzustellen, zeigen aber während der Untersuchung keine Blutung. Wird aufgrund der Vorgeschichte oder anderer Anhaltspunkte eine *klinische* Diagnose gestellt, schließt die Tatsache, dass während des Krankenhausaufenthaltes keine Blutung auftritt, nicht von vornherein die Eingabe eines Kodes mit der Modifikation „mit einer Blutung" aus, auch nicht die Zuweisung eines Kodes der Kategorie K92.– (*Sonstige Krankheiten des Verdauungssystems*) in den Fällen, in denen der Grund für die vorher stattgefundene Blutung nicht bestimmt werden konnte.

1107a   Dehydratation bei Gastroenteritis

Bei stationärer Aufnahme zur Behandlung einer Gastroenteritis mit Dehydratation wird die Gastroenteritis als Hauptdiagnose und „Dehydratation" (E86 *Volumenmangel*) als Nebendiagnose angegeben.

Kommentar

Bei infektiösem Ursprung der Gastroenteritis wird zusätzlich ein Kode aus A00–A09 *Infektiöse Darmkrankheiten* gewählt. Bei einer ausschließlich klinisch anzunehmenden Gastroenteritis – mutmaßlich infektiösen Ursprungs – ohne Erregernachweis ist A09.0 *Sonstige und nicht näher bezeichnete Gastroenteritis und Kolitis infektiösen Ursprungs* zu verschlüsseln. Bei definitiv **nicht** infektiöser Ursache siehe K52.- *Sonstige nichtinfektiöse Gastroenteritis und Kolitis*. Bei fraglicher Ursache i.S. infektiös/ nicht infektiös sollte A09.9 *Sonstige und nicht näher bezeichnete Gastroenteritis und Kolitis nicht näher bezeichneten Ursprungs* verschlüsselt werden.

Die Reihenfolge ist bindend, auch wenn z.B. ausschließlich „rein symptomatisch" die Exsikkose behandelt wurde. Es wird analog zu D002 verschlüsselt (wenn ein Symptom ein eigenständiges wichtiges Problem darstellt, ist dieses als Nebendiagnose zu verschlüsseln).

Kommentar

Akute Pankreatitis

Seit 2006 kann die *Akute Pankreatitis* K85.- durch 5 Stellen sehr differenziert verschlüsselt werden. In der Praxis besonders bedeutsam ist die Kombination mit Gallenblasenerkrankungen. Ist die Pankreatitis **klinisch** führend, sollte K85.1- *Biliäre akute Pankreatitis* als Hauptdiagnose verschlüsselt werden, selbst wenn eine Cholezystektomie durchgeführt wurde. Die Erkrankung(en) der Gallenblase, -wege sollte(n) in diesen Fällen mit einem Kode aus K80.- bis K83.- als Nebendiagnose verschlüsselt werden.

Kommentar

Postoperatives Erbrechen

Zu unterscheiden ist, ob es sich um durch die Narkose oder durch die Operation hervorgerufenes Erbrechen handelt, wobei die Unterscheidung oft schwierig ist.

Nach Operationen am Verdauungstrakt kann es postoperativ zu Erbrechen kommen. Diesen Tatbestand sollte man mit K91.0 *Erbrechen nach gastrointestinalem chirurgischem Eingriff* verschlüsseln.

Bei postoperativem Erbrechen am ehesten in Folge von Anästhetika sollte man R11 *Übelkeit und Erbrechen* unter Beachtung der Exklusiva der ICD-10-GM verschlüsseln. Optional kann Y57.9! *Komplikationen durch Arzneimittel oder Drogen* kodiert werden.

12   KRANKHEITEN DER HAUT UND DER UNTERHAUT

Phlegmone

Seit 2013 wurde in der DKR 1905 klargestellt: Die Kodierung von Komplikationen offener Wunden ist davon abhängig, ob die Komplikation wie z.B. eine Infektion mit einem spezifischen Kode näher bezeichnet werden kann. Ist die Kodierung mit einer spezifischen Schlüsselnummer der ICD-10-GM möglich, so ist zuerst der spezifische Kode für die Komplikation (z.B. Infektion wie Erysipel, **Phlegmone** oder Sepsis etc.) gefolgt von dem Kode für die offene Wunde anzugeben.

Kommentar

Die ergänzende Kodierung der L04.- *Akute Lymphadenitis* und der verursachenden Erreger (B95-B96) ist zu berücksichtigen. Multiresistente Erreger können mit U80.-! *Grampositive Erreger mit bestimmten Antibiotikaresistenzen, die besondere therapeutische oder hygienische Maßnahmen erfordern* kodiert werden. Hier ist zu beachten, dass die ICD-10-GM seit 2013 für die U80 ff. in der fünften Stelle differenzierte Angaben zu den Resistenzen macht. Da diese Fälle häufig sehr aufwendig sind, ist die Kodierung der U80.-! bis U81.-! sehr wichtig. In den Folgejahren erfolgten weitreichende Überarbeitungen, die es zu beachten gilt. Zudem gilt es zu prüfen, ob die Bedingungen für die Kodierung der 8-987 *Komplexbehandlung bei Besiedelung oder Infektion mit multiresistenten Erregern [MRE]* gegeben sind. Die Formulierung „Die Isolierung wird aufrecht erhalten, bis in drei negativen Abstrichen/ Proben von Prädilektionsstellen der MRE nicht mehr nachweisbar ist." bedeutet nur, dass der Patient bis zum Vorliegen von drei negativen Abstrichen im Krankenhaus zu isolieren ist. Drei negative Abstriche sind nicht zwingende Grundvoraussetzung, um den Kode 8-987 zu verschlüsseln.

Problematisch sind die Patienten, bei denen im Screening eine Besiedelung mit multiresistenten Keimen (U80 und U81) gefunden wird, **ohne** dass eine assoziierte Erkrankung vorliegt.

Werden diese Patienten entsprechend isoliert und/oder spezifisch behandelt bzw. saniert, kann entsprechend der D003 selbstverständlich die Z22.3 *Keimträger anderer näher bezeichneter bakterieller Krankheiten* plus der entsprechende Kode aus U80.-! bis U81.-! verschlüsselt werden.

Kleine Eingriffe wie Nekrosenabtragungen, Exzisionen und Inzisionen im Rahmen eines Verbandswechsels können mit Kodes aus 8-192 ff. verschlüsselt werden. Diese dürfen gemäß OPS-Hinweis nur einmal pro stationärem Aufenthalt angegeben werden. Der kodierte Leistungskomplex sollte in der Patientenakte dokumentiert werden, da hier häufig ein OP-Bericht entfällt.

Unter den Kodes 5-896 ff. *Chirurgische Wundtoilette [Wunddebridement] mit Entfernung von erkranktem Gewebe an Haut und Unterhaut* ist klargestellt, dass es sich hierbei um meist mehrschichtige Nekrosenabtragungen bis in das gesunde Gewebe handelt, welche in der Regel (Ausnahme ist eine neurologisch bedingte Analgesie) eine Allgemein-, Regional- oder Lokalanästhesie voraussetzen.

Die kontinuierlichen Sogbehandlungen bei offenen Wunden waren schon länger unter 8-190 *Spezielle Verbandstechniken* kodierbar. Hinzugekommen ist im OPS 2017 auch eine Kodiermöglichkeit bei Sogbehandlung nach chirurgischem Wundverschluss unter 8-190.4-.

Im OPS für 2019 findet sich eine wichtige Klarstellung zur Vakuumtherapie: Die Zeiten bei gleicher Technik sind auch bei unterschiedlicher Lokalisation zu addieren. Unterschiedliche Techniken werden auch unterschiedlich kodiert.

Phlegmone im Orbita- oder Periorbitalbereich

Es ist zwischen periorbitaler und orbitaler Phlegmone zu differenzieren, da diese Krankheitszustände unterschiedlich kodiert werden.

Der Ausdruck „Phlegmone im Periorbitalbereich" wird üblicherweise benutzt, wenn die Infektion nur das Gewebe um das Auge herum betrifft; das Augenlid kann mitbetroffen sein, das Auge selbst aber nicht. „Phlegmone im Periorbitalbereich" ist mit

L03.2   *Phlegmone im Gesicht*

zu kodieren. Zusätzlich ist

H00.0   *Hordeolum und sonstige tiefe Entzündung des Augenlides*

anzugeben, wenn das Augenlid mitbetroffen ist (in Kategorie L03 *Phlegmone* ist die Entzündung des Augenlides ausgeschlossen).

Die Diagnose einer „Phlegmone im Orbitabereich" wird gestellt, wenn eine akute Entzündung der Weichteile der Augenhöhle vorliegt, die sich auf das Auge ausweiten kann. Sie ist mit

H05.0   *Akute Entzündung der Orbita*

zu kodieren.

Seit 2018 besteht die Möglichkeit, eine posttraumatische Nekrose der Haut und der Unterhaut, die andernorts nicht klassifizierbar ist, über die R02.- ff. zu kodieren. Als Exclusiva finden sich hier beispielsweise neben dem Dekubitus auch die Gangrän bei Diabetes und die gefäßbedingte Gangrän. Da der Übergang fließend sein kann, sollte hier sauber dokumentiert werden.

Versorgung einer Verletzung der Haut und des subkutanen Gewebes

Die Versorgung einer Verletzung der Haut (oberflächlich oder tief) durch Wundnaht wird kodiert mit einer Schlüsselnummer aus

5-900   *Einfache Wiederherstellung der Oberflächenkontinuität an Haut und Unterhaut.*

Für die Verschlüsselung der Lokalisation an 6. Stelle steht die Liste unter 5-90 zur Verfügung.

Handelt es sich um Verletzungen der Weichteile im Gesicht, wird ein Kode aus

5-778   *Rekonstruktion der Weichteile im Gesicht*

zugewiesen. Diese Kategorie enthält Kodes, die zwischen oberflächlicher (Naht, einschichtig) und tieferer Wundversorgung (Naht, mehrschichtig) unterscheiden.

Kommentar

T89.0- *Komplikationen einer offenen Wunde* können hier wichtige Nebendiagnosen darstellen. Bedeutsam ist auch die klinische Frage, ob neben der offenen Wunde eine Commotio vorgelegen hat, die beispielsweise bei kleineren Wunden die Hauptdiagnose werden sollte. Ab der ICD-10-GM 2018 ist klargestellt, dass die Commotio ein SHT 1. Grades ist.

Zur detaillierten Kodierung von Verletzungen siehe Kapitel 19 *Verletzungen, Vergiftungen und bestimmte andere Folgen äußerer Ursachen.*

Kommentar

Unter 5-897 *Exzision und Rekonstruktion eines Sinus pilonidalis* können im OPS 2020 die verschiedenen plastischen Rekonstruktionen differenziert kodiert werden.

1205m Plastische Chirurgie

Der Einsatz plastischer Chirurgie kann aus kosmetischen oder medizinischen Gründen erfolgen. Bei Operationen aus medizinischen Gründen ist der Krankheitszustand bzw. Risikofaktor, der Grund für den Eingriff war, als Hauptdiagnose zu kodieren.

Ist der Grund für den Eingriff rein kosmetisch, dann ist ein „Z-Kode" die Hauptdiagnose.

Kommentar

Es sollte bedacht werden, dass kosmetische Eingriffe ohne medizinische Indikation in der Regel keine allgemeine Krankenhausleistung darstellen und somit nicht im Rahmen der GKV vergütet werden.

Zur Einführung des Sekundärschlüssels U69.10! *Anderenorts klassifizierte Krankheit, für die der Verdacht besteht, dass sie Folge einer medizinisch nicht indizierten ästhetischen Operation, einer Tätowierung oder eines Piercings ist* in die ICD-10-GM seit 2008 siehe Kommentar zur DKR D012 *Mehrfachkodierung.*

Revision einer Narbe

Wird eine Narbe revidiert, ist

L90.5   *Narben und Fibrosen der Haut*

anzugeben, wenn die Narbe wegen Problemen (z.B. Schmerz) nachbehandelt wird.

Wenn die Nachbehandlung der Narbe(n) dagegen aus kosmetischen Gründen erfolgt, ist

Z42.−   *Nachbehandlung unter Anwendung plastischer Chirurgie*

zu kodieren.

Entfernung von Brustimplantaten

Brustimplantate werden aus medizinischen oder kosmetischen Gründen entfernt.

Bei medizinischen Gründen zur Entfernung von Brustimplantaten wird einer der folgenden Kodes

T85.4   *Mechanische Komplikation durch Mammaprothese oder -implantat*

T85.73   *Infektion und entzündliche Reaktion durch Mammaprothese oder -implantat*

T85.82   *Kapselfibrose der Mamma durch Mammaprothese oder -implantat*

T85.83   *Sonstige Komplikationen durch Mammaprothese oder -implantat*

zugewiesen.

Bei kosmetischen Gründen für die Implantatentfernung ist

Z42.1   *Nachbehandlung unter Anwendung plastischer Chirurgie der Mamma [Brustdrüse]*

zu kodieren.

Subkutane prophylaktische Brustamputation

Diese Operation wird z.B. bei Diagnosen wie Brustkrebs in der Familienanamnese, chronischem Schmerz, chronischer Infektion, lobulärem Mammakarzinom in der Brust der Gegenseite, Carcinoma in situ der Mamma oder fibrozystischer Mastopathie durchgeführt. **Diese Zustände sind als Hauptdiagnose zu kodieren.**

Kommentar

Hauptdiagnose ist also die Z80.3 *Bösartige Neubildung der Brustdrüse (Mamma) in der Familienanamnese*. Obwohl es sich um eine Genmutation handelt, ist eine zusätzliche Q-Diagnose für Chromosomenanomalien nicht zu verschlüsseln.

13 KRANKHEITEN DES MUSKEL-SKELETT-SYSTEMS UND DES BINDEGEWEBES

Kapitel 13 derzeit nicht besetzt.

14 KRANKHEITEN DES UROGENITALSYSTEMS

Kommentar

In 2012 wurde die Kodierung der histologischen Veränderungen der Prostata in der ICD-10-GM geändert.

Neu war der Kode R77.80 *Veränderung des prostataspezifischen Antigens [PSA]*. Dieser ist wichtig, da zunehmend Patienten auf Grund von grenzwertig erhöhten PSA-Werten einem regelmäßigen Probeexcisionsmapping unterzogen werden, ohne dass sich der Verdacht auf eine maligne Veränderung der Prostata bestätigt.

C61 ist die eindeutig bösartige Neubildung der Prostata.

D07.5 beschreibt mit dem Carcinoma in situ der Prostata eine dem Pathologen relativ unbekannte Veränderung, hier ist aber expressis verbis die Hochgradige intraepitheliale Neoplasie der Prostata [high-grade PIN] inkludiert.

Unter der N40 findet sich dann die Prostatahyperplasie inklusive der low-grade PIN.

Mit N42.3 soll die Prostatadysplasie verschlüsselt werden, inklusive der niedriggradigen Prastatadysplasie.

Eindeutig ist also nur Folgendes:

- *Prostatahyperplasie* N40

- Low grade PIN N40

- Niedriggradige Prostatadysplasie N42.3

- High grade PIN D07.5

- Prostata-Ca C61

Die histologischen Befunde muss also der Urologe entsprechend einordnen.

Auch die Kodierung der Cystitis N30.0 ist immer wieder Anlass zur Diskussion mit dem MDK, wobei meist die stationäre Behandlungsbedürftigkeit angezweifelt wird. Ab 2019 wurde durch Streichung einer Passage klargestellt, dass der Kode N41.3 *Prostatacystitis* der Entzündung von Prostata **und** Blase vorbehalten ist und das reine Vorhandensein einer Prostatahyperplasie bei Cystitis nicht ausreicht, um den Kode zu rechtfertigen. Selbstverständlich kann die Prostatahyperplasie N40 zusätzlich kodiert werden, wenn sie zusätzlichen Aufwand (Cystofix, regelmäßige Restharnbestimmungen etc.) verursacht hat. Der Infektionserreger sollte über B95!–B98! ebenfalls zusätzlich angegeben werden und unterstützt die Argumentation der stationären Behandlungsbedürftigkeit.

Die Differenzierung zwischen N30.0 *Cystitis* und N39.0 *Harnwegsinfekt* ist klinisch zu stellen und gut zu dokumentieren. Bei der Cystitits sind praktisch ausschließlich die Blasenschleimhaut und nicht die Harnwege insgesamt betroffen.

Kommentar

Immer wieder gibt es Diskussionen zur Frage der Hauptdiagnose bei Nephritiden und Harnwegsinfekten, die im Zusammenhang mit liegenden Ureterschienen auftreten. Da in der Regel die Nephritis/Pyelonephritis bzw. der Harnwegsinfekt der Grund für die stationäre Behandlung ist, sind diese dann auch als Hauptdiagnose zu kodieren.

Kommentar

Auf Grund neuer diagnostischer Möglichkeiten in der Urologie wurden im OPS 2020 unter 1-466 ff. neue Kodes für die *Transrektale Biopsie an männlichen Geschlechtsorganen mit Steuerung durch bildgebende Verfahren* eingeführt, die beachtet werden sollten.

Ebenfalls im OPS 2020 angepasst wurde die Ergänzung der TUR-Blase um fluoreszenzgestützte Verfahren (5-573 ff.).

Auch bei der TUR-Prostata gibt es 2020 neue differenzierte Optionen zur Kodierung der verschiedenen Resektionsverfahren unter 5-601 ff.

1401e   Dialyse

Diagnosen

Die Hauptdiagnose bei Patienten, die speziell zur Dialyse aufgenommen werden, hängt von der Dauer des Krankenhausaufenthaltes ab.

a) Ein **Tagesfall** (Aufnahme und Entlassung am selben Tag oder nach Nachtdialyse am darauf folgenden Tag) hat die Hauptdiagnose

   Z49.1   *Extrakorporale Dialyse.*

   Als Nebendiagnose ist außerdem die zugrunde liegende Krankheit zu kodieren.

b) Bei einem **mehrtägigen Aufenthalt** (Entlassung am Tag, der dem Aufnahmetag folgt oder später) ist als Hauptdiagnose die Krankheit zu kodieren, die die Aufnahme ins Krankenhaus erforderte. Z49.1 *Extrakorporale Dialyse* und Z99.2 *Langzeitige Abhängigkeit von Dialyse bei Niereninsuffizienz* sind nicht zuzuweisen.

Kommentar

Bei Patienten, die zur Neuanlage eines Peritonealkatheters oder eines AV-Shunts eingewiesen werden, ist die Hauptdiagnose gemäß DKR D002 *Hauptdiagnose* zu kodieren.

Auch bei diesen meist schwer chronisch kranken Patienten sollte gut dokumentiert werden, weshalb die Operation **stationär** erfolgen muss.

Vorsicht: Bei ehemaligen Dialysepatienten, die erfolgreich transplantiert wurden, ist die terminale Niereninsuffizienz bei einwandfreier Transplantatfunktion nicht mehr als Nebendiagnose zu kodieren. Zur Abbildung des erhöhten Aufwands (z.B. durch die entsprechende immunsupprimierende Therapie) dient die Z94.0 *Z.n. Nierentransplantation.*

In der ICD-10-GM Version 2010 wurde die Kodierung der verschiedenen Stadien der Nierenkrankheiten N18.– abhängig von der glomerulären Filtrationsrate neu geregelt. Ein akzeptabler Näherungswert für die glomeruläre Filtrationsrate kann aus den Eckwerten Serumkreatinin, Geschlecht, Alter und Hautfarbe mittels MDRD-Kurzformel nach Levey et al. 2000 berechnet werden. Die Niereninsuffizienz ist aber natürlich nur zu kodieren, wenn sie das Behandlungsmanagement beeinflusst hat, also das Kriterium einer Nebendiagnose erfüllt.

In der ICD-10-GM Version 2015 wurde für das akute Nierenversagen N17.– die Möglichkeit eingerichtet, das Stadium nach den KDIGO-Leitlinien (Kidney Disease: Improving Global Outcomes, abgedruckt in Kidney International Supplements (2012) 2, 8–12) in der fünften Stelle zu verschlüsseln.

./.

./.

Wichtig ist dabei die Formulierung in der ICD-10-GM *Anstieg des Serumkreatinins von einem gemessenen Ausgangswert* **oder anzunehmenden Grundwert.** Es ist möglich, dass der Ausgangswert nicht gemessen wurde, aber auch dann können die entsprechenden Kodes verschlüsselt werden. Die Dokumentation sollte dabei unbedingt nachvollziehbar sein.

Die ausführliche Textanpassung der ICD-10-GM 2017 bezüglich des Kodes N17.- *Akutes Nierenversagen* sollte auf jeden Fall bei der Anwendung des Kodes beachtet werden. Das akute prärenale Nierenversagen ist hier inkludiert, aber erst ab Stadium 2 ist das akute prärenale Nierenversagen auch unabhängig vom Hydratationszustand zum Zeitpunkt der Messungen stadiengerecht verschlüsselbar.

In der ICD-10-GM 2019 wurde aus gegebenem Anlass klargestellt, dass eine akute Niereninsuffizienz rund um Schwangerschaft und Wochenbett zusätzlich zum zutreffenden O-Kode auch immer eine Kodierung aus N17.- benötigt.

Prozeduren

Die Kodes für **kontinuierlich durchgeführte** Hämofiltrationen (8-853.1, .7, .8), Hämodialysen (8-854.6, .7), Hämodiafiltrationen (8-855.1, .7, .8) und Peritonealdialysen (8-857.1, .2) verschlüsseln an 6. Stelle die Dauer der Maßnahme.

Die Dauer ist vom Beginn bis zum Ende einer Behandlung zu ermitteln. Bei mehreren Anwendungen eines kontinuierlichen Verfahrens während eines stationären Aufenthaltes ist jede Anwendung mit einem Kode zu verschlüsseln (keine Addition der Behandlungszeiten). Ein Filterwechsel oder eine vergleichbare technisch bedingte Unterbrechung sowie eine Unterbrechung bis 24 Stunden eines kontinuierlichen Verfahrens begründet jedoch keine erneute Verschlüsselung.

Kommentar

Seit 2012 erfolgte eine eindeutige Klarstellung, dass eine Unterbrechung von weniger als 24 Stunden nicht die erneute Verschlüsselung begründet. Dies wurde zuvor im OPS aufgegriffen, in dem es zu OPS 8-853 bis 8-855 heißt: „… sowie bei einer Unterbrechung von bis zu 24 h ist keine neue Verschlüsselung der Prozedur erforderlich."

Kommentar

Die Kalziphylaxie ist eine seltene, aber unter Umständen lebensbedrohliche Komplikation im Rahmen des chronischen Nierenversagens. Mit dem ICD-10-GM-Kode E83.50 *Kalziphylaxie* ist diese seit 2008 abbildbar. Die Kalziphylaxie zeichnet sich durch eine große Bandbreite von Manifestationen aus, so dass in den meisten Fällen zusätzliche Schlüsselnummern zur Darstellung des Einzelfalles heranzuziehen sind.

Kommentar

Ein Krankenhaus darf eine Dialysebehandlung **nicht** kodieren, wenn sie gemäß § 2 Abs. 2 Satz 3 KHEntgG keine abrechnungsfähige allgemeine Krankenhausleistung ist. Nicht zu den Krankenhausleistungen gehört demnach eine Dialyse, wenn hierdurch eine entsprechende Behandlung fortgeführt wird, das Krankenhaus keine eigene Dialyseeinrichtung hat und ein Zusammenhang mit dem Grund der Krankenhausbehandlung nicht besteht. Bei der Auslegung der Deutschen Kodierrichtlinien ist höherrangiges Recht zu beachten.

Vgl. BSG-Urteil vom 19.04.2016, Az.: B 1 KR 34/15 R

1403d   Anogenitale Warzen

Aufnahmen zur Behandlung von **anogenitalen Warzen** werden mit einer Hauptdiagnose aus der unten angeführten Liste kodiert:

Perianal	K62.8	*Sonstige näher bezeichnete Krankheiten des Anus und des Rektums*
Cervix uteri betreffend	N88.8	*Sonstige näher bezeichnete nichtentzündliche Krankheiten der Cervix uteri*
Vaginal	N89.8	*Sonstige näher bezeichnete nichtentzündliche Krankheiten der Vagina*
Vulva betreffend	N90.8	*Sonstige näher bezeichnete nichtentzündliche Krankheiten der Vulva und des Perineums*
Penis betreffend	N48.8	*Sonstige näher bezeichnete Krankheiten des Penis*

Der Kode

A63.0   *Anogenitale (venerische) Warzen*

ist als Nebendiagnose anzugeben.

Kommentar

In 2016 fand in der ICD-10-GM eine Verschiebung statt. Neu aufgenommen wurden die Kodes Z91.7 ff *Weibliche Genitalverstümmlung in der Eigenanamnese*, welche die bisherigen Kodes für die weibliche Genitalverstümmelung aus N90.8 ersetzen. Die neuen Schlüsselnummern sind bei aktuellen Zuständen weiblicher Genitalverstümmelung anzugeben, wenn diese Anlass der Behandlung sind oder die Behandlung anderer Zustände beeinflussen.

15 SCHWANGERSCHAFT, GEBURT UND WOCHENBETT

1501s Definition von Lebend-, Totgeburt und Fehlgeburt

Lebendgeborenes

Ein Lebendgeborenes ist eine aus der Empfängnis stammende Frucht, die unabhängig vom Schwangerschaftsalter vollständig aus dem Mutterleib ausgestoßen oder extrahiert ist, nach Verlassen des Mutterleibes atmet oder irgendein anderes Lebenszeichen erkennen lässt, wie Herzschlag, Pulsation der Nabelschnur oder deutliche Bewegung der willkürlichen Muskulatur, gleichgültig, ob die Nabelschnur durchtrennt oder die Plazenta ausgestoßen wurde oder nicht. Jedes unter diesen Voraussetzungen neugeborene Kind ist als lebendgeboren zu betrachten.

(1) Eine Lebendgeburt liegt vor, wenn bei einem Kind nach der Scheidung vom Mutterleib entweder das Herz geschlagen oder die Nabelschnur pulsiert oder die natürliche Lungen-atmung eingesetzt hat.[3]

Fetaltod [totgeborener Fetus]

Fetaltod ist der Tod einer aus der Empfängnis stammenden Frucht vor der vollständigen Aus-stoßung oder Extraktion aus dem Mutterleib, unabhängig von der Dauer der Schwangerschaft; der Tod wird dadurch angezeigt, dass der Fetus nach dem Verlassen des Mutterleibs weder atmet noch andere Lebenszeichen erkennen lässt, wie zum Beispiel Herzschlag, Pulsation der Nabelschnur oder deutliche Bewegungen der willkürlichen Muskulatur.

(2) Hat sich keines der in Absatz 1 genannten Merkmale des Lebens gezeigt, gilt die Leibesfrucht als ein tot geborenes Kind im Sinne des § 21 Absatz 2 des Gesetzes, wenn

1. das Gewicht des Kindes mindestens 500 Gramm beträgt oder
2. das Gewicht des Kindes unter 500 Gramm beträgt, aber die 24. Schwangerschafts-woche erreicht wurde,

im Übrigen als Fehlgeburt. Eine Fehlgeburt wird nicht im Personenstandsregister beurkundet. Sie kann von einer Person, der bei Lebendgeburt die Personensorge zugestanden hätte, dem Standesamt, in dessen Zuständigkeitsbereich die Fehlgeburt erfolgte, angezeigt werden. In diesem Fall erteilt das Standesamt dem Anzeigenden auf Wunsch eine Bescheinigung mit einem Formular nach dem Muster der Anlage 11.[4]

---

[3] *Deutsche Definition nach Paragraph 31, Abs. 1 der Verordnung zur Ausführung des Personenstands-gesetzes i.d.F. der Bekanntmachung vom 28.11.2008 (BGBl.I.,S. 2263).*

[4] *Siehe Deutsche Definition nach Paragraph 31, Abs. 2 und 3 der Verordnung zur Ausführung des Personenstandsgesetzes i.d.F. der Bekanntmachung vom 29.10.2018 (BGBl.I.,S. 1768).*

Beispiel:

Aufnahme einer Patientin in der 20. SSW mit vorzeitigem Abgang von Fruchtwasser. Es liegt zudem ein Diabetes mellitus vor. Trotz eingeleiteter Wehenhemmung kommt es am 3. stationären Tag zur Ausstoßung der Frucht mit einem Geburtsgewicht von 520 Gramm. Bei Verdacht auf Plazentaretention wird eine Kürettage durchgeführt.

Hauptdiagnose:	O42.2	*Vorzeitiger Blasensprung, Wehenhemmung durch Therapie*
Nebendiagnose:	O09.3!	*Schwangerschaftsdauer, 20. Woche bis 25 vollendete Wochen*
	O60.1	*Vorzeitige spontane Wehen mit vorzeitiger Entbindung*
	O24.4	*Diabetes mellitus, während der Schwangerschaft auftretend*
	Z37.1!	*Totgeborener Einling*
Prozedur:	5-690.0	*Therapeutische Kürettage ohne lokale Medikamentenapplikation*

(3) Eine Fehlgeburt ist abweichend von Absatz 2 Satz 2 als ein tot geborenes Kind zu beurkunden, wenn sie Teil einer Mehrlingsgeburt ist, bei der mindestens ein Kind nach Absatz 1 oder 2 zu beurkunden ist; § 21 Absatz 2 des Gesetzes gilt entsprechend.[3]

(ICD-10 Band II, Regelwerk, Kapitel 5.7.1)

Kommentar

Beispiel:

Aufnahme einer Patientin in der 20. SSW mit vorzeitigem Abgang von Fruchtwasser. Am 3. stationären Tag wird bei nicht intakter Schwangerschaft nach Zervix-Priming der Abort mit anschließender Abortkürettage eingeleitet. Die Kriterien einer Totgeburt sind nicht erfüllt.

Hauptdiagnose:	O04.9	*Ärztlich eingeleiteter Abort, komplett oder n. n. bez. ohne Komplikation*
Nebendiagnose:	O09.3!	*Schwangerschaftsdauer, 20. Woche bis 25 vollendete Wochen*
	O42.9	*Vorzeitiger Blasensprung, n. n. bez.*
Prozedur:	5-690.1	*Therapeutische Kürettage [Abrasio uteri] mit lokaler Medikamentenapplikation*

Kommentar

Die Definitionen für Lebend-, Tot- und Fehlgeburt regeln unter (3) auch das Beurkundungsverfahren und die Möglichkeit, eine Bescheinigung über die Fehlgeburt zu erhalten. Zu beachten unter (4) sind die Definitionen für eine Fehlgeburt und ein totgeborenes Kind im Rahmen einer Mehrlingsschwangerschaft. Diese weichen vom Vorgehen bei Einlingsschwangerschaften ab. Wenn bei Mehrlingen mindestens ein Kind bei der Geburt überlebt, ist eine Fehlgeburt ebenfalls als tot geborenes Kind zu beurkunden. Damit bleibt der Tatbestand einer Mehrlingsschwangerschaft mit Mehrlingsgeburt erhalten und ist entsprechend nach ICD-10-GM zu kodieren.

Kommentar

Die Definitionen sind bei vorzeitiger Beendigung einer Schwangerschaft zu beachten (siehe auch DKR 1505 *Vorzeitige Beendigung der Schwangerschaft*).

1504o Komplikationen nach Abort, Extrauteringravidität und Molen-schwangerschaft (O08.–)

Ein Kode aus

O08.–   *Komplikationen nach Abort, Extrauteringravidität und Molenschwangerschaft*

wird **nur dann** als **Hauptdiagnose** zugewiesen, wenn eine Patientin wegen einer Spät-komplikation in Folge eines zuvor behandelten Aborts stationär aufgenommen wird.

Kommentar

Eine Verwendung von O08.- als Hauptdiagnose ist bei **Erst**behandlung nicht zulässig. Die Dauer der Schwangerschaft ist hier **nicht** anzugeben.

Beispiel 1

Eine Patientin wird mit disseminierter intravasaler Gerinnung nach einem Abort in der 10. SSW aufgenommen, der vor zwei Tagen in einem anderen Krankenhaus stattfand.

Hauptdiagnose: O08.1   *Spätblutung oder verstärkte Blutung nach Abort, Extrauteringravidität und Molenschwangerschaft*

Nebendiagnose: D65.1   *Disseminierte intravasale Gerinnung [DIG, DIC]*

Die Schwangerschaftsdauer wird nicht als Nebendiagnose kodiert, da die Aufnahme zur Behandlung einer Komplikation nach zuvor behandeltem Abort erfolgt.

Kommentar

Unter O00-O08 enthält die ICD-10-GM ab 2016 folgenden Hinweis: *„Soll das Vorliegen einer Blutgerinnungsstörung angegeben werden, ist bei Zuständen, die mit O00-O07 und O08.1 verschlüsselt werden, eine zusätzliche Schlüsselnummer (D65-D69) zu benutzen.“* Deshalb ist in dem o.g. Beispiel neben der O08.1 die Angabe eines zweiten Kodes erforderlich.

Ein entsprechender Hinweis findet sich unter allen Kodes des Kapitels 15 zur Verschlüsselung von Blutungen im Zusammenhang mit Gerinnungsstörungen wie z. B. bei O46.0 *Präpartale Blutung bei Gerinnungsstörungen*. Durch die Angabe der Kodes aus D65–D69 ist auch im Falle von Schwangerschaft, Geburt und Wochenbett die spezifische Abbildung von Blutgerinnungsstörungen und eine Zuordnung zu den in Anlage 7 der FPV enthaltenen Diagnosetabellen für die Zusatzentgelte ZE 2020-97 bzw. ZE2020-137/138/139 möglich.

Ein Kode aus

O08.–   *Komplikationen nach Abort, Extrauteringravidität und Molenschwangerschaft*

wird als **Nebendiagnose** zugeordnet, um eine mit den Diagnosen der Kategorien O00–O02 (*Extrauteringravidität, Blasenmole, sonstige abnorme Konzeptionsprodukte)* verbundene Komplikation zu verschlüsseln.

Kommentar

Erfolgt eine Verschlüsselung als Komplikation von O00 bis O07, ist bei **Erstbehandlung** zusätzlich die Schwangerschaftsdauer mit O09.-! anzugeben.

Beispiel 2

Eine Patientin wird wegen Tubarruptur bei Eileiterschwangerschaft in der 6. SSW mit Schock aufgenommen.

Hauptdiagnose:	O00.1	*Tubargravidität*
Nebendiagnose(n):	O08.3	*Schock nach Abort, Extrauteringravidität und Molenschwangerschaft*
	O09.1!	*Schwangerschaftsdauer, 5 bis 13 vollendete Wochen*

Wenn eine Patientin aufgenommen wird, weil nach Abortbehandlung bei einer vorhergehenden Behandlung Teile der Fruchtanlage zurückgeblieben sind, wird als Hauptdiagnose ein **inkompletter** Abort mit Komplikation kodiert (O03–O06 mit einer vierten Stelle .0 bis .3).

Beispiel 3

Eine Patientin wird mit Blutung bei retinierter Fruchtanlage zwei Wochen nach einem Spontanabort stationär aufgenommen. Der Abort fand in der 5. Schwangerschaftswoche statt und wurde ambulant behandelt.

Hauptdiagnose:	O03.1	*Spontanabort, inkomplett, kompliziert durch Spätblutung oder verstärkte Blutung*

Die Schwangerschaftsdauer wird nicht als Nebendiagnose kodiert, da die Aufnahme zur Behandlung einer Komplikation nach zuvor behandeltem Abort erfolgt.

Ein Kode aus

O08.–   *Komplikationen nach Abort, Extrauteringravidität und Molenschwangerschaft*

wird in Verbindung mit Diagnosen der Kategorien O03–O07 **als Nebendiagnose** angegeben, wenn die Kodierung dadurch genauer wird (vergleiche Beispiel 3 und Beispiel 4).

Kommentar

Treten weitere Komplikationen, bspw. eine Blutungsanämie, auf, kombiniert man einen Kode aus O99.- mit dem ICD-10-GM-Kode der Komplikation.

Beispiel:

O03.1 *Spontanabort, inkomplett, kompliziert durch Spätblutung oder verstärkte Blutung*

O99.0 *Anämie, die Schwangerschaft, Geburt und Wochenbett kompliziert*

in Kombination mit

D62 *Akute Blutungsanämie*

Beispiel 4

Eine Patientin wird mit einem inkompletten Abort in der 12. Schwangerschaftswoche und Kreislaufkollaps stationär aufgenommen.

Hauptdiagnose:	O03.3	*Spontanabort, inkomplett, mit sonstigen und nicht näher bezeichneten Komplikationen*
Nebendiagnose(n):	O08.3	*Schock nach Abort, Extrauteringravidität und Molenschwangerschaft*
	O09.1!	*Schwangerschaftsdauer, 5 bis 13 vollendete Wochen*

Kommentar

Liegt ein septischer Schock vor, ist zusätzlich zur O08.0 *Infektionen des Genitaltraktes und des Beckens nach Abort, Extrauteringravidität und Molenschwangerschaft* der ICD-10-Kode R57.2 *Septischer Schock* zu kodieren (vgl. DKR 0103).

Beispiel:

O03.0 *Spontanabort, inkomplett, kompliziert durch Infektion des Genitaltraktes und des Beckens*

O08.0 *Infektionen des Genitaltraktes und des Beckens nach Abort, Extrauteringravidität und Molenschwangerschaft*

in Kombination mit

R57.2 *Septischer Schock*

R65.1! *Systemisches inflammatorisches Response-Syndrom [SIRS] infektiöser Genese mit Organkomplikation* (vgl. DKR 0103)

O09.1! *Schwangerschaftsdauer, 5 bis 13 vollendete Wochen*

Kommentar

Zu prüfen ist, weshalb die stationäre Aufnahme bei Komplikationen wie Abort, Extrauteringravidität oder Molenschwangerschaft erfolgte.

Erfolgte die Aufnahme zur

1. Erstbehandlung mit Komplikation?
2. Folgebehandlung bei inkomplettem Abort?
3. Behandlung von Komplikationen bei zurückliegendem Abortgeschehen?

	ad 1) Erstbehandlung	ad 2) Folgebehandlung	ad 3) Komplikation
HD	O00 bis O07 Schwangerschaft mit abortivem Ausgang	O03 bis O06 Schwangerschaft mit abortivem Ausgang, inkomplett (4. Stelle .0 bis .3)	O08.- Komplikationen nach Abort, EUG …
ND	O09.-! Dauer der Schwangerschaft	-	-
ND	Ggf. O08.- Komplikationen nach Abort, EUG …	Ggf. O08.- Komplikationen nach Abort, EUG …	-
ND	Ggf. O99.- plus ICD-10-Kode zur näheren Erläuterung für die Komplikation	Ggf. O99.- plus ICD-10-Kode zur näheren Erläuterung für die Komplikation	Ggf. O99.- plus ICD-10-Kode zur näheren Erläuterung für die Komplikation

HD = Hauptdiagnose, ND = Nebendiagnose

Hinweis: Vor der Vergabe von weiteren Kodes für die Komplikationen aus O08.- bzw. O99.- sollte kritisch hinterfragt werden, ob sie zu einer näheren Spezifizierung führen.

Redundante Kombinationen wie z.B.

O03.1 *Spontanabort inkomplett, kompliziert durch Spätblutung oder verstärkte Blutung*

plus

O08.1 *Spätblutung oder verstärkte Blutung nach Abort, EUG und Molenschwangerschaft*

erscheinen nicht sinnvoll.

1505m Vorzeitige Beendigung der Schwangerschaft

Erfolgt die Aufnahme zur vorzeitigen Beendigung der Schwangerschaft durch Abort (Fetalgewicht unter 500g, keine Vitalitätszeichen), z.B. aus medizinischen Gründen, oder aufgrund eines behandlungs- bzw. überwachungsbedürftigen Zustandes und es kommt im selben Aufenthalt zur vorzeitigen Beendigung der Schwangerschaft durch Abort, so ist

O04.–   *Ärztlich eingeleiteter Abort*

als Hauptdiagnose zuzuordnen, zusammen mit einem Kode aus

O09.–!   *Schwangerschaftsdauer*

und einem Kode, der den Grund für die Beendigung angibt, wie z.B.

O35.0   *Betreuung der Mutter bei (Verdacht auf) Fehlbildung des*
         Zentralnervensystems beim Fetus.

Erfolgt die Aufnahme zur vorzeitigen Beendigung der Schwangerschaft durch Entbindung, z.B. aus medizinischen Gründen, oder aufgrund eines behandlungs- bzw. überwachungsbedürftigen Zustandes und es kommt im selben Aufenthalt zur vorzeitigen Beendigung der Schwangerschaft durch Entbindung, so ist der Grund für die vorzeitige Beendigung der Schwangerschaft als Hauptdiagnose anzugeben, wie z.B.

O35.0   *Betreuung der Mutter bei (Verdacht auf) Fehlbildung des*
         Zentralnervensystems beim Fetus.

Als Nebendiagnosen sind

O60.1   *Vorzeitige spontane Wehen mit vorzeitiger Entbindung* oder
O60.3   *Vorzeitige Entbindung ohne spontane Wehen*

O09.–!   *Schwangerschaftsdauer*

sowie

Z37.0!   *Lebendgeborener Einling* oder
Z37.1!   *Totgeborener Einling*
(bzw. die analogen Kodes bei Mehrlingen)

zuzuweisen.

Kommentar

Bei Aufnahme zur vorzeitigen Schwangerschaftsbeendigung <u>durch Abort</u> ist O04.- *Ärztlich eingeleiteter Abort* als Hauptdiagnose anzugeben.

Demgegenüber ist bei Aufnahme zur vorzeitigen Schwangerschaftsbeendigung <u>durch Entbindung</u> der Grund für die Schwangerschaftsbeendigung als Hauptdiagnose anzugeben. Dabei ist es unerheblich, ob die Entbindung in einer Lebendgeburt oder einer Totgeburt mündet. Inhaltlich bleiben die Kodiervorschriften unverändert.

Kommentar

Der Kode O60.- *Vorzeitige Wehen und Entbindung* (Wehenbeginn (spontan) vor 37 vollendeten Schwangerschaftswochen) ist in der ICD-10-GM wie folgt unterteilt.

O60.0   *Vorzeitige Wehen ohne Entbindung*
        Vorzeitige Wehen: induziert; spontan

O60.1   *Vorzeitige spontane Wehen mit vorzeitiger Entbindung*
        Vorzeitige spontane Wehen mit vorzeitiger Entbindung durch Kaiserschnitt
        Vorzeitige Wehen mit Entbindung o.n.A.

O60.2   *Vorzeitige Wehen mit termingerechter Entbindung*
        Vorzeitige spontane Wehen mit termingerechter Entbindung durch Kaiserschnitt

O60.3   *Vorzeitige Entbindung ohne spontane Wehen*
        Vorzeitige Entbindung (durch): induziert; Kaiserschnitt, ohne spontane Wehen

Kommentar

An dieser Stelle ist die alte DKR 1506 entfallen. Die DKR 1506 *Spontane vaginale Entbindung eines Einlings* schrieb vor, dass O80 *Spontangeburt eines Einlings* ausschließlich bei einer spontanen vaginalen Entbindung eines Einlings anzugeben ist, ohne Vorliegen bestimmter Diagnosen und nur mit bestimmten in der Kodierrichtlinie aufgeführten geburtshilflichen Prozeduren (z.B. epidurale Injektion und Infusion zur Schmerztherapie). Diese Vorgabe war erforderlich, da z.B. die Angabe von O80 *Spontangeburt eines Einlings* mit einer Schnittentbindung bisher in die Fehler-DRG 962Z führte. Da bestimmte Kode-Kombinationen, die insbesondere O80 *Spontangeburt eines Einlings* betreffen, seit dem G-DRG-System 2014 nicht mehr in die Fehler-DRG münden, konnte die Kodierrichtlinie gestrichen und damit die Kodierung vereinfacht werden. In der ICD-10-GM 2014 wurde bei O80 *Spontangeburt eines Einlings* der Hinweis „*Bezüglich der Prozeduren, die mit dieser Diagnose verwendet werden können, sind in der stationären Versorgung die Deutschen Kodierrichtlinien heranzuziehen.*" entsprechend gestrichen. Da jedoch das Beispiel für die Kodierung einer normalen Entbindung hilfreich ist, wurde dieses in die DKR 1508 *Dauer der Schwangerschaft* verschoben.

1507e   Resultat der Entbindung

Für **jede** Entbindung ist von dem Krankenhaus, in dem die Geburt stattgefunden hat, der passende Kode aus

Z37.–!   *Resultat der Entbindung*

bei der Mutter zu kodieren. Er darf nicht die Hauptdiagnose sein.

Kommentar

Dies ist notwendig, um die jeweils korrekte geburtshilfliche DRG zu erreichen. Erfolgt nach der Entbindung eine Verlegung in ein anderes Krankenhaus, ist der Kode vom weiterbehandelnden Krankenhaus nicht mehr zu dokumentieren.

Der Kode darf nicht dem kindlichen Datensatz zugeordnet werden, hier muss der Kode Z38.- *Lebendgeborene nach dem Geburtsort* verwendet werden.

1508n Dauer der Schwangerschaft

Ein Kode aus

O09.–! *Schwangerschaftsdauer*

ist bei stationärer Aufnahme einer Schwangeren immer als Nebendiagnose zu kodieren (in den Basisdaten der Mutter). Maßgeblich ist die Schwangerschaftsdauer zum Zeitpunkt der Aufnahme.

Bei Aufnahme zur Behandlung von Komplikationen nach zuvor behandeltem Abort wird die Schwangerschaftsdauer **nicht** kodiert.

Kommentar

Die Schwangerschaftsdauer ist bei **jeder** zum Zeitpunkt der Aufnahme bestehenden Schwangerschaft anzugeben. Maßgeblich für das zu kodierende Wochenintervall ist die Schwangerschaftsdauer zum Zeitpunkt der Aufnahme.

Nicht kodiert wird die Schwangerschaftsdauer bei einer Aufnahme zur Folgebehandlung bei einem inkompletten Abort oder bei Behandlung von Komplikationen bei einem vor der stationären Aufnahme stattgefundenen Abort (siehe Beispiel 1 und 3 der DKR 1504).

Beispiel 1

Spontane vaginale Geburt eines gesunden Neugeborenen in der 39. Schwangerschaftswoche, Damm intakt.

Hauptdiagnose:	O80	*Spontangeburt eines Einlings*
Nebendiagnose(n):	Z37.0!	*Lebendgeborener Einling*
	O09.6!	*Schwangerschaftsdauer 37. Woche bis 41 vollendete Wochen*
Prozedur:	9-260	*Überwachung und Leitung einer normalen Geburt*

1509a Mehrlingsgeburt

Wenn eine Mehrlingsschwangerschaft zur spontanen Geburt von z.B. Zwillingen führt, werden die Kodes

O30.0 *Zwillingsschwangerschaft*

Z37.2! *Zwillinge, beide lebendgeboren*

9-261 *Überwachung und Leitung einer Risikogeburt*

zugewiesen.

Wenn die Kinder einer Mehrlingsgeburt auf unterschiedliche Weise geboren werden, sind beide Entbindungsmethoden zu kodieren.

Beispiel 1

Vorzeitige Zwillingsgeburt in der 35. Woche, der erste Zwilling wird durch Extraktion aus Beckenendlage, der zweite durch eine „klassische Sectio" (transisthmischen Querschnitt) bei Geburtshindernis durch Querlage entbunden.

Hauptdiagnose:	O64.8	*Geburtshindernis durch sonstige Lage-, Haltungs- und Einstellungsanomalien*
Nebendiagnose(n):	O32.5	*Betreuung der Mutter bei Mehrlingsschwangerschaft mit Lage- und Einstellungsanomalie eines oder mehrerer Feten*
	O30.0	*Zwillingsschwangerschaft*
	O60.1	*Vorzeitige spontane Wehen mit vorzeitiger Entbindung*
	O09.5!	*Schwangerschaftsdauer, 34 bis 36 vollendete Wochen*
	Z37.2!	*Zwillinge, beide lebendgeboren*
Prozedur(en):	5-727.1	*Spontane und vaginale operative Entbindung bei Becken-endlage, Assistierte Entbindung mit Spezialhandgriffen*
	5-740.1	*Klassische Sectio caesarea, sekundär*

Kommentar

Wichtig ist der Unterschied zwischen den Kodes O64.- für eingetretene Ereignisse und Komplikationen (hier Indikation und Hauptdiagnose) und den Zuständen während der Schwangerschaft, die zu Komplikationen oder erhöhten Betreuungsaufwand führen (O32.-) (siehe auch DKR 1512).

Kommentar

Zu berücksichtigen sind auch die Regelungen der DKR 1501 unter (4) zu einer Fehlgeburt im Rahmen einer Mehrlingsschwangerschaft, bei der mindestens ein Kind die Definition für eine Lebend- oder Totgeburt erfüllt.

1510p   Komplikationen in der Schwangerschaft

Kapitel XV enthält zwei Bereiche zur Kodierung von Komplikationen in der Schwangerschaft:

O20–O29 *Sonstige Krankheiten der Mutter, die vorwiegend mit der Schwangerschaft verbunden sind*

und

O94–O99 *Sonstige Krankheitszustände während der Gestationsperiode, die anderenorts nicht klassifiziert sind.*

Zustände, die vorwiegend in Zusammenhang mit einer Schwangerschaft auftreten, können mit spezifischen Kodes aus O20–O29 verschlüsselt werden.

Kommentar

Gestationsdiabetes erhält den Kode O24.4 *Diabetes mellitus, während der Schwangerschaft auftretend*, alle vorbestehenden, die Schwangerschaft komplizierenden Formen des Diabetes mellitus sind mit dem entsprechenden Kode aus O24.- *Diabetes mellitus in der Schwangerschaft* zu verschlüsseln (siehe auch DKR 0401).

Nicht vergessen werden sollte dann auch in diesem Zusammenhang die Kodierung

P70.0   *Syndrom des Kindes einer Mutter mit gestationsbedingtem Diabetes mellitus*

P70.1   *Syndrom des Kindes einer diabetischen Mutter*

P70.2   *Diabetes mellitus beim Neugeborenen*

im Datensatz des Kindes, sofern Auswirkungen auf das Neugeborene vorliegen.

Beispiel 1

Eine Patientin wird in der 30. Schwangerschaftswoche zur Behandlung eines Karpaltunnelsyndroms, das sich durch die Schwangerschaft verschlimmerte, aufgenommen.

Hauptdiagnose: O26.82   *Karpaltunnelsyndrom während der Schwangerschaft*
Nebendiagnose: O09.4!   *Schwangerschaftsdauer 26.Woche bis 33 vollendete Wochen*

Das Karpaltunnelsyndrom, verschlimmert durch die Schwangerschaft, ist mit einer spezifischen Schlüsselnummer in Kapitel XV (O26.– *Betreuung der Mutter bei sonstigen Zuständen, die vorwiegend mit der Schwangerschaft verbunden sind*) vertreten. Die Schlüsselnummer gibt die Diagnose ausreichend genau wieder.

Diffuse Beschwerden bei bestehender Schwangerschaft, für die keine spezifische Ursache gefunden wird, sind mit

O26.88   *Sonstige näher bezeichnete Zustände, die mit der Schwangerschaft verbunden sind*

zu kodieren.

Um einen Diabetes mellitus in der Schwangerschaft zu kodieren, stehen die Kodes aus O24.– *Diabetes mellitus in der Schwangerschaft* zur Verfügung. Diese werden zusammen mit Kodes aus E10 bis E14 zur Bezeichnung des jeweils vorliegenden Diabetes mellitus sowie zur Abbildung vorliegender Komplikationen angegeben. Liegen Komplikationen (Manifestationen) vor, ist bei einem Kode aus E10 bis E14 die vierte Stelle entsprechend der Manifestation/en zu verschlüsseln. Außerdem sind die Kodes für die spezifischen Manifestationen anzugeben, sofern diese der Nebendiagnosendefinition entsprechen.

Um Infektionen des Urogenitaltraktes in der Schwangerschaft zu kodieren, stehen die Kodes aus O23.– *Infektionen des Urogenitaltraktes in der Schwangerschaft* zur Verfügung. Diese werden zusammen mit dem jeweils spezifischen Kode aus Kapitel XIV *Krankheiten des Urogenitalsystems* der ICD-10-GM zur Bezeichnung der jeweils vorliegenden Infektion angegeben. Die Kriterien der Nebendiagnosendefinition gelten entsprechend.

Um Erkrankungen der Leber in der Schwangerschaft zu kodieren, stehen Kodes aus O26.6- *Leberkrankheiten während der Schwangerschaft, der Geburt und des Wochenbettes* zur Verfügung. Dieser wird zusammen mit dem jeweils spezifischen Kode aus B15–B19 *Virushepatitis* oder aus K70–K77 *Krankheiten der Leber* der ICD-10-GM zur Bezeichnung der jeweils vorliegenden Leberkrankheit angegeben. Die Kriterien der Nebendiagnosendefinition gelten entsprechend.

Kommentar

Die DKR 1510 *Komplikationen in der Schwangerschaft* enthält für die Kodierung von Komplikationen in der Schwangerschaft zwei unterschiedliche Kodiervorschriften:

1. Zustände, die vorwiegend im Zusammenhang mit einer Schwangerschaft auftreten, können ausschließlich mit spezifischen Kodes aus O20–O29 *Sonstige Krankheiten der Mutter, die vorwiegend mit der Schwangerschaft verbunden sind* verschlüsselt werden (Beispiel: O26.82 *Karpaltunnelsyndrom während der Schwangerschaft*).

2. Um andere Komplikationen in der Schwangerschaft (oder Zustände, die sich in der Schwangerschaft verschlimmern oder die hauptsächlicher Anlass für geburtshilfliche Maßnahmen sind) zu kodieren, stehen die Kategorien: O98.- *Infektiöse und parasitäre Krankheiten der Mutter, die anderenorts klassifizierbar sind, die jedoch Schwangerschaft, Geburt und Wochenbett komplizieren* und O99.- *Sonstige Krankheiten der Mutter, die anderenorts klassifizierbar sind, die jedoch Schwangerschaft, Geburt und Wochenbett komplizieren* zur Verfügung. Diese sind im Gegensatz zur ersten Kodiervorschrift zusammen mit einem Nebendiagnosekode aus anderen Kapiteln der ICD-10-GM zur Bezeichnung der jeweils vorliegenden Erkrankung anzugeben (Beispiel: Schwangerschaft kompliziert durch Eisenmangelanämie).

Bei dieser historisch und auf der ICD-10 aufbauenden Kodiervorschrift ist nicht nachvollziehbar, warum nicht in Ergänzung zu den Kodes aus O20–O29 Sonstige Krankheiten der Mutter, die vorwiegend mit der Schwangerschaft verbunden sind die den medizinischen Sachverhalt präzisierenden Diagnosekodes aus anderen Kapiteln der ICD-10-GM anzugeben sind. Dies trifft beispielsweise dann zu, wenn man die sehr unspezifischen O-Kodes zur Angabe eines Diabetes mellitus betrachtet. Ein sich verschlechternder Typ I Diabetes kann mit diesen Kodes keinesfalls den Krankheitszustand sachgerecht abbilden.

Als Kompromiss der Verhandlungen wurde seit 2014 unter der ersten Kodiervorschrift eine Sonderregelung für die Kodierung von Komplikationen in der Schwangerschaft für Fälle mit Diabetes mellitus in der Schwangerschaft (O24.-) und für Fälle mit Infektionen des Urogenitalsystems in der Schwangerschaft (O23.-) aufgenommen. Mit dieser soll zumindest für die klinisch wichtigen und häufigen Schwangerschaftskomplikationen Diabetes mellitus und Infektionen des Urogenitalsystems eine bessere Abbildung dieser Fälle durch eine genauere Kodierung im G-DRG-System ermöglicht werden.

Ab 2015 wurden ergänzend analoge Regelungen für Fälle mit einer Lebererkrankung in der Schwangerschaft aufgenommen.

Beispiel:

Aufnahme einer Erstgravida in der 20. SSW mit vorzeitigem Abgang von Fruchtwasser. Es besteht zudem bei der Patientin seit der frühesten Jugend ein Diabetes mellitus Typ 1 mit Komplikationen. Bei bekannter Nierenfunktionseinschränkung (GFR 70 ml/min/1,73 m^2) wird die Patientin engmaschig überwacht und die Ein- und Ausfuhr bilanziert. Trotz eingeleiteter Wehenhemmung kommt es am 3. stationären Tag zur Ausstoßung der Frucht mit einem Geburtsgewicht von 520 Gramm. Bei Verdacht auf Plazentaretention wird eine Kürettage durchgeführt.

Hauptdiagnose:	O42.1	*Vorzeitiger Blasensprung, Wehenhemmung durch Therapie, Wehenbeginn nach Ablauf von 1 – 7 Tagen*
Nebendiagnose:	O09.3!	*Schwangerschaftsdauer, 20. Woche bis 25 vollendete Wochen*
	O60.1	*Vorzeitige spontane Wehen mit vorzeitiger Entbindung*
	O24.4	*Diabetes mellitus, während der Schwangerschaft auftretend*
	E10.20†	*Diabetes mellitus, mit Nierenkomplikationen*
	N08.3*	*Glomeruläre Krankheiten bei Diabetes mellitus*
	N18.2	*Chronische Nierenkrankheit Stadium 2*
	Z37.1!	*Totgeborener Einling*
Prozedur:	5-690.0	*Therapeutische Kürettage [Abrasio uteri] ohne lokale Medikamentenapplikation*

Um andere Komplikationen in der Schwangerschaft (oder Zustände, die sich in der Schwangerschaft verschlimmern oder die hauptsächlicher Anlass für geburtshilfliche Maßnahmen sind) zu kodieren, stehen die Kategorien

O98.–   *Infektiöse und parasitäre Krankheiten der Mutter, die anderenorts klassifizierbar sind, die jedoch Schwangerschaft, Geburt und Wochenbett komplizieren*

und

O99.–   *Sonstige Krankheiten der Mutter, die anderenorts klassifizierbar sind, die jedoch Schwangerschaft, Geburt und Wochenbett komplizieren*

zur Verfügung, die zusammen mit einem Nebendiagnosekode aus anderen Kapiteln der ICD-10-GM zur Bezeichnung der jeweils vorliegenden Erkrankung anzugeben sind (siehe die Beispiele 2 und 3).

Beispiel 2

Schwangerschaft (30. Schwangerschaftswoche), kompliziert durch Eisenmangelanämie

Hauptdiagnose: O99.0   *Anämie, die Schwangerschaft, Geburt und Wochenbett*
                                 kompliziert

Nebendiagnose(n):   D50.9   *Eisenmangelanämie, nicht näher bezeichnet*
                        O09.4!   *Schwangerschaftsdauer 26. Woche bis 33 vollendete Wochen*

Eine die Schwangerschaft komplizierende Anämie ist unter der Schlüsselnummer O99.0 klassifiziert. Es wird ein zusätzlicher Kode benötigt, um die Art der Anämie zu spezifizieren.

Beispiel 3

Eine Patientin in der 30. Schwangerschaftswoche wird wegen eines allergischen Asthma bronchiale aufgenommen, das die Schwangerschaft kompliziert.

Hauptdiagnose: O99.5   *Krankheiten des Atmungssystems, die Schwangerschaft,*
                                 Geburt und Wochenbett komplizieren

Nebendiagnose(n):   J45.0   *Vorwiegend allergisches Asthma bronchiale*
                        O09.4!   *Schwangerschaftsdauer 26.Woche bis 33 vollendete*
                                 Wochen

Kommentar

Bei der Wahl der Kodes für Komplikationen in der Schwangerschaft ist möglichst der aussagekräftigste Kode zu wählen:

1. Prüfung der ICD-10-GM im Bereich der Kodes O20 bis O29

Falls ein entsprechender Kode vorhanden ist:

2. Prüfung, ob der Kode nach ICD-10-GM-Regelwerk als spezifischer Kode alleine zur Verschlüsselung ausreicht oder ob es sich um einen Kode aus O24.- *Diabetes mellitus in der Schwangerschaft*, O23.- *Infektionen des Urogenitaltraktes in der Schwangerschaft* oder O26.6 *Leberkrankheiten während der Schwangerschaft, der Geburt oder des Wochenbetts* handelt, der laut DKR die Angabe weiterer spezifischer Kodes erfordert.

Falls kein entsprechender Kode vorhanden ist:

3. Prüfung der ICD-10-GM im Bereich der Kodes O98 und O99

Hinweis: O98.- und O99.- erfordern jeweils eine Doppelkodierung mit einem Zweitkode zur Benennung der Komplikation (siehe auch entsprechende Querverweise der ICD-10-GM).

Beispiel:

O98.7 *HIV-Krankheit [Humane Immundefizienz-Viruskrankheit], die Schwangerschaft, Geburt und Wochenbett kompliziert*

B23.0 *Akutes HIV-Infektionssyndrom* (beachte Kommentar zu DKR 0101)

Die Schwangerschaftsdauer ist mit einem Kode aus O09.-! Schwangerschaftsdauer zu kodieren.

Schwangerschaft als Nebenbefund

Wenn eine Patientin wegen einer Erkrankung aufgenommen wird, die weder die Schwangerschaft kompliziert noch durch die Schwangerschaft kompliziert wird, wird der Kode für diese Erkrankung als Hauptdiagnose mit der passenden Nebendiagnose aus

Z34   *Überwachung einer normalen Schwangerschaft* oder

Z35.–   *Überwachung einer Risikoschwangerschaft*

zugeordnet.

Kommentar

Der Zusatzkode Z33! *Schwangerschaftsfeststellung als Nebenbefund* bleibt dem so genannten Zufallsbefund (z.B. positiver Schwangerschafts-Test) bei Behandlung wegen einer anderen Erkrankung vorbehalten. Der Kode Z32 *Untersuchung und Test zur Feststellung einer Schwangerschaft* steht darüber hinaus zur Verfügung.

Beispiel 4

Eine Patientin in der 30. Schwangerschaftswoche wird mit Mittelhandfraktur aufgenommen.

Hauptdiagnose: S62.32   *Fraktur eines sonstigen Mittelhandknochens, Schaft*

Nebendiagnose(n): Z34   *Überwachung einer normalen Schwangerschaft*

O09.4!   *Schwangerschaftsdauer 26.Woche bis 33 vollendete Wochen*

Kommentar

In Beispiel 4 wird von einem normalen Schwangerschaftsverlauf ausgegangen, auch wenn dies der Beschreibung nicht eindeutig zu entnehmen ist. Sollte es sich um eine Risikoschwangerschaft handeln, wäre der Kode Z34 durch einen Kode aus Z35.- zu ersetzen, um das jeweilige Risiko anzugeben, z.B. Z35.5 *Überwachung einer älteren Erstschwangeren*.

Kommentar

An dieser Stelle ist die alte DKR 1511 entfallen. Die DKR 1511 *Zuordnung der Hauptdiagnose bei einer Entbindung* für Patientinnen, die wegen eines behandlungsbedürftigen vorgeburtlichen Zustandes aufgenommen werden und der Krankenhausaufenthalt mit der Entbindung verbunden ist, wurde unterschiedlich ausgelegt. Dies betraf einerseits die Definition eines „vorgeburtlichen Zustandes" und andererseits die Definition einer „Diagnose, die sich auf die Entbindung bezieht". Die Kodierrichtlinie wurde daher 2014 gestrichen. Für die Zuordnung der Hauptdiagnose bei einer Entbindung sind die Regelungen zur Auswahl der Hauptdiagnose (DKR D002 *Hauptdiagnose*) ausreichend. Das heißt, als Hauptdiagnose ist die Diagnose zu wählen, die nach Analyse als diejenige festgestellt wurde, die hauptsächlich für die Veranlassung des stationären Krankenhausaufenthaltes der Patientin verantwortlich ist. Eine Sonderregelung wird nicht mehr benötigt.

1512m   Abnorme Kindslagen und -einstellungen

Kindliche Lage-, Haltungs- und Einstellungsanomalien sind zu kodieren, wenn sie **bei der Geburt** vorliegen.

Bei Geburt z.B. aus Beckenendlage ist bei Vorliegen eines Geburtshindernisses

O64.1   *Geburtshindernis durch Beckenendlage*

zu kodieren, oder bei Spontangeburt ohne Geburtshindernis

O32.1   *Betreuung der Mutter wegen Beckenendlage.*

Kommentar

Ein Kode aus O64.- ff. ist zu wählen, wenn der Geburtsverlauf durch das Geburtshindernis unmittelbar beeinflusst wird. Die Kombination mit dem OPS-Kode 9-260 *Überwachung und Leitung einer normalen Geburt* oder mit *einer primären Schnittentbindung vor Wehenbeginn* ist nicht zulässig (siehe auch Hinweise der ICD-10-GM unter O32.- ff.).

Hinterhauptslagen wie die vordere, hintere, seitliche oder diagonale Hinterhauptslage werden nur dann kodiert, wenn ein Eingriff erfolgt.

Kommentar

Das heißt, wenn sie die Indikation für diesen Eingriff darstellen.

Kommentar

Die DKR 1512 *Abnorme Kindslagen und -einstellungen* schreibt vor, wie beispielsweise bei Geburt aus Beckenendlage in Abhängigkeit vom Vorliegen eines Geburtshindernisses zu kodieren ist. Seit 2014 ist die Kodiervorschrift gestrichen, dass bei Geburt, z.B. aus Beckenendlage, bei Vorliegen eines Geburtshindernisses dieses als Hauptdiagnose zu kodieren ist, da dieses einerseits für die Eingruppierung in die DRG unerheblich ist. Andererseits können bei gleichzeitig bestehenden anderen Zuständen unter Beachtung der Definition der Hauptdiagnose auch Letztere Hauptdiagnose werden. Aufgrund der Streichung der DKR 1506 *Spontane vaginale Entbindung eines Einlings* konnte auch die Kodiervorschrift gestrichen werden, dass O80 *Spontangeburt eines Einlings* nicht angegeben wird.

1514c   Verminderte Kindsbewegungen

Bei Aufnahmen mit der Diagnose „verminderte fetale Bewegungen" ist

O36.8   *Betreuung der Mutter wegen sonstiger näher bezeichneter Komplikationen beim Fetus*

zu kodieren, wenn die zugrunde liegende Ursache nicht bekannt ist.

Wenn eine zugrunde liegende Ursache für die verminderten fetalen Bewegungen bekannt ist, ist diese Ursache zu kodieren. O36.8 ist in diesem Fall nicht anzugeben.

Kommentar

Eine Ursache für verminderte fetale Bewegung könnte zum Beispiel das Vorliegen eines toxischen Schadens sein: O35.5 *Betreuung der Mutter bei (Verdacht auf) Schädigung des Feten durch Arzneimittel oder Drogen.*

1515a Uterusnarbe

O34.2 *Betreuung der Mutter bei Uterusnarbe durch vorangegangenen chirurgischen Eingriff* ist zuzuweisen, wenn:

- die Patientin aufgrund eines früheren Kaiserschnitts für einen Elektivkaiserschnitt aufgenommen wird.

  Kommentar

  In diesem Fall ist die O34.2 die Hauptdiagnose.

- der Versuch einer vaginalen Entbindung bei Uterusnarbe (z.B. Kaiserschnitt- oder andere operative Uterusnarbe) nicht gelingt und zu einer Kaiserschnittgeburt führt.

  Kommentar

  In diesem Fall muss die Uterusnarbe ursächlich zur Schnittentbindung führen.

- eine bestehende Uterusnarbe eine Behandlung erfordert, die Entbindung aber nicht während dieses Krankenhausaufenthaltes erfolgt, z.B. vorgeburtliche Betreuung wegen Uterusschmerzen durch eine bestehende Narbe.

1518a Entbindung vor der Aufnahme

Wenn eine Patientin vor der Aufnahme in das Krankenhaus ein Kind entbunden hat, keine operativen Prozeduren bezogen auf die Entbindung während der stationären Behandlung durchgeführt wurden und bei der Mutter keine Komplikationen im Wochenbett entstehen, wird der passende Kode aus Kategorie

Z39.– *Postpartale Betreuung und Untersuchung der Mutter*

zugeordnet.

Kommentar

Die Kodierung eines Kodes aus Z39.- ist dann zu wählen, wenn die komplette Entbindung (inkl. Plazenta) vor der Aufnahme stattgefunden hat. Erfolgt die Aufnahme bei laufender Geburt, dann ist die Entbindung mit dem entsprechenden Kode aus Kapitel XV *„Schwangerschaft, Geburt und Wochenbett"* zu verschlüsseln.

1519

Beispiel:

Bei einer Drittpara, Drittgravida kommt es am Termin auf dem Weg ins Krankenhaus nach kurzer Wehentätigkeit zum Austritt des Kindes. Die Entbindung wird im Kreissaal mit kompletter Entwicklung des Kindes und Entbindung der Plazenta fortgesetzt.

Hauptdiagnose:	O80	*Spontangeburt eines Einlings*
Nebendiagnose:	O09.6!	*Schwangerschaftsdauer, 37. Woche bis 41. vollendete Wochen*
	Z37.0!	*Lebendgeborener Einling*
Prozedur:	9-260	*Überwachung und Leitung einer normalen Geburt*

Wenn eine **Komplikation** zur stationären Aufnahme führt, ist diese Komplikation als Hauptdiagnose zu kodieren. Ein Kode aus Z39.– ist als Nebendiagnose zuzuweisen.

Kommentar

Als Hauptdiagnose ist der aussagekräftigste Kode zu wählen.

Beispiel:

Hauptdiagnose:	O86.2	*Infektion des Harntraktes nach Entbindung*
Nebendiagnose:	Z39.0	*Betreuung und Untersuchung der Mutter unmittelbar nach einer Entbindung*
	N10	*Akute tubulointerstitielle Nephritis*
	B96.2!	*Escherichia coli [E. coli] und andere Enterobakteriazeen als Ursache von Krankheiten, die in anderen Kapiteln klassifiziert sind*

Wenn eine Patientin nach einer Entbindung in ein anderes Krankenhaus verlegt wird, um ein krankes Kind zu begleiten, und die Patientin dort eine nachgeburtliche Routinebetreuung erhält, wird dort ebenfalls der passende Kode aus Z39.– zugeordnet.

Wenn eine Patientin zur Nachbetreuung nach Kaiserschnitt von einem Krankenhaus in ein anderes verlegt wird, ohne dass ein Zustand die Definition einer Haupt- oder Nebendiagnose erfüllt, dann ist dort der passende Z39.– Kode als Hauptdiagnose **und**

Z48.8   *Sonstige näher bezeichnete Nachbehandlung nach chirurgischem Eingriff*

als Nebendiagnose zuzuordnen.

1519m   Frühgeburt, vorzeitige Wehen und frustrane Kontraktionen

Eine Entbindung (spontan, eingeleitet oder durch Kaiserschnitt) vor der abgeschlossenen 37. Schwangerschaftswoche (Frühgeburt) wird mit

O60.1   *Vorzeitige spontane Wehen mit vorzeitiger Entbindung* oder
O60.3   *Vorzeitige Entbindung ohne spontane Wehen*

kodiert.

Vorzeitige Wehen **mit** Wirkung auf die Zervix vor der abgeschlossenen 37. Schwangerschaftswoche, die zu einer termingerechten Entbindung beim selben Krankenhausaufenthalt führen, werden mit

O60.2   *Vorzeitige Wehen mit termingerechter Entbindung*

kodiert.

Vorzeitige Wehen **mit** Wirkung auf die Zervix vor der abgeschlossenen 37. Schwangerschaftswoche, die **nicht** zu einer Entbindung beim selben Krankenhausaufenthalt führen, werden mit

O60.0   *Vorzeitige Wehen ohne Entbindung*

kodiert.

Kontraktionen **ohne** Wirkung auf die Zervix werden mit

O47.0   *Frustrane Kontraktionen vor 37 vollendeten Schwangerschaftswochen* oder
O47.1   *Frustrane Kontraktionen ab 37 oder mehr vollendeten Schwangerschaftswochen*

kodiert.

Wenn der Grund für die Frühgeburt, die vorzeitigen Wehen oder die frustranen Kontraktionen bekannt ist, so ist dieser Grund zusätzlich zu verschlüsseln.

Außerdem ist jeweils bei allen Konstellationen als Nebendiagnose ein Kode aus

O09.–!   *Schwangerschaftsdauer*

zuzuordnen.

Kommentar

Die DKR 1519 *Frühgeburt, vorzeitige Wehen und frustrane Kontraktionen* schrieb vor, dass der Grund für die Frühgeburt, die vorzeitigen Wehen oder die frustranen Kontraktionen als Hauptdiagnose anzugeben sind. Es wurde die Kodiervorschrift gestrichen, dass der Grund als Hauptdiagnose anzugeben ist, da dieses für die Eingruppierung in die DRG unerheblich ist. Zudem könnten wie bei der DKR 1512 auch hier andere mit der Hauptdiagnose konkurrierende Zustände bestehen, sodass die Vorgabe zur Kodierung als Hauptdiagnose nicht sachgerecht ist. Wenn der Grund für die Frühgeburt, die vorzeitigen Wehen oder die frustranen Kontraktionen bekannt ist, so ist dieser Grund zusätzlich anzugeben. Außerdem ist bei allen Konstellationen die Schwangerschaftsdauer als Nebendiagnose anzugeben.

Beispiel:

Hauptdiagnose:	O32.1	*Betreuung der Mutter wegen Beckenendlage*
Nebendiagnose:	O60.0	*Vorzeitige Wehen ohne Entbindung*
	O09.5!	*Schwangerschaftsdauer, 34. Woche bis 36 vollendete Wochen*

Kommentar

Der Kode O60.- *Vorzeitige Wehen und Entbindung* (Wehenbeginn (spontan) vor 37 vollendeten Schwangerschaftswochen) ist in der ICD-10-GM wie folgt unterteilt.

O60.0   *Vorzeitige Wehen ohne Entbindung*
        Vorzeitige Wehen: induziert; spontan

O60.1   *Vorzeitige spontane Wehen mit vorzeitiger Entbindung*
        Vorzeitige spontane Wehen mit vorzeitiger Entbindung durch Kaiserschnitt
        Vorzeitige Wehen mit Entbindung o.n.A.

O60.2   *Vorzeitige Wehen mit termingerechter Entbindung*
        Vorzeitige spontane Wehen mit termingerechter Entbindung durch Kaiserschnitt

O60.3   *Vorzeitige Entbindung ohne spontane Wehen*
        Vorzeitige Entbindung (durch): induziert; Kaiserschnitt, ohne spontane Wehen

1520n   Verlängerte Schwangerschaftsdauer und Übertragung

O48   *Übertragene Schwangerschaft*

ist zu kodieren, wenn die Entbindung nach vollendeter 41. Schwangerschaftswoche erfolgt oder das Kind deutliche Übertragungszeichen zeigt.

Kommentar

Da die Beispiele zu dieser Kodierrichtlinie teilweise zu Fehlinterpretationen geführt haben, insbesondere was die Zuordnung der Hauptdiagnose betrifft, wurden diese gestrichen. Die Zuordnung der Hauptdiagnose fällt nicht in den Regelungsumfang dieser DKR.

1521o   Protrahierte Geburt

Bei aktiver Wehensteuerung im Krankenhaus wird eine Geburt als protrahiert bezeichnet, wenn sie nach **18 Stunden** regelmäßiger Wehentätigkeit nicht unmittelbar bevorsteht. Die Kodierung erfolgt mit passenden Kodes aus:

O63.-   *Protrahierte Geburt*

O75.5   *Protrahierte Geburt nach Blasensprengung*

O75.6   *Protrahierte Geburt nach spontanem oder nicht näher bezeichnetem Blasensprung*

Kommentar

Bei einer Geburt können sowohl die Eröffnungs- als auch die Austreibungsperiode protrahiert verlaufen. Im Hinblick auf die 18 Stunden kann auch die Angabe von mehreren Kodes erforderlich sein, um den Verlauf sachgerecht zu kodieren. In diesen Fällen kann auch mehr als eine Diagnose aus der in dieser DKR aufgeführten Liste der Diagnosen, die eine protrahierte Geburt kennzeichnen, angegeben werden.

1524a　Verlängerung der Austreibungsphase bei Epiduralanästhesie

Eine Epiduralanästhesie kann die Austreibungsphase verlängern. Ist das der Fall, wird

O74.6　*Sonstige Komplikationen bei Spinal- oder Periduralanästhesie während der Wehentätigkeit und bei der Entbindung*

zugewiesen.

Kommentar

Der Begriff Komplikation bezieht sich hier nicht auf das Anästhesieverfahren, sondern auf die
davon beeinflussten Geburtsfaktoren (z.B. *Protrahiert verlaufende Austreibungsphase (bei der
Geburt)* O63.1). Der OPS-Kode für die PDA oder Spinalanästhesie ist nicht zu vergessen.

1525j　Primärer und sekundärer Kaiserschnitt

Ein **primärer** Kaiserschnitt ist definiert als ein Kaiserschnitt, der als geplante Prozedur vor oder
nach dem Einsetzen der Wehen durchgeführt wird; die Entscheidung zur Sectio wird dabei <u>vor
Einsetzen der Wehen</u> getroffen.

Ein **sekundärer** Kaiserschnitt (inkl. Notfallkaiserschnitt) wird definiert als ein Kaiserschnitt,
der aufgrund einer Notfallsituation oder des Geburtsverlaufs aus mütterlicher oder kindlicher
Indikation (z.B. HELLP-Syndrom, Geburtsstillstand, fetaler Distress) erforderlich war, auch
wenn dieser primär geplant war. Zur Kodierung ist der passende Kode aus

5-74　*Sectio caesarea und Entwicklung des Kindes*

auszuwählen.

Beispiel 1

Bei einer Patientin mit Beckenendlage ist die Entbindung durch Kaiserschnitt in der 40.
Schwangerschaftswoche geplant. Sie wird zwei Tage vor dem OP-Termin am Abend mit
vorzeitigem Blasensprung aufgenommen. Alle Befunde sind unauffällig, kein Anhalt für eine
beginnende oder drohende Amnioninfektion, keine Wehentätigkeit. Routinevorbereitung zur
Sectio und Entscheidung zum Abwarten bis zum nächsten Morgen, an dem eine klassische
Sectio durchgeführt wird.

Prozedur:　　5-740.0　*Klassische Sectio caesarea: Primär*

Beispiel 2

Bei einer Patientin mit Beckenendlage ist die Entbindung durch Kaiserschnitt in der 40.
Schwangerschaftswoche geplant. Sie wird zwei Tage vor dem OP-Termin am Abend mit
vorzeitigem Blasensprung aufgenommen. Alle Befunde sind unauffällig, kein Anhalt für eine
beginnende oder drohende Amnioninfektion, keine Wehentätigkeit. Routinevorbereitung zur
Sectio und Entscheidung zum Abwarten bis zum nächsten Morgen. Im Laufe der Nacht
zunehmende Wehen und Abgang von grünem Fruchtwasser. Entscheidung zur vorgezogenen
Sectio noch in der Nacht aus kindlicher Indikation.

Prozedur:　　5-740.1　*Klassische Sectio caesarea: Sekundär*

Kommentar

Da sich bei der Kalkulation Hinweise ergeben haben, dass sich der primäre und der sekundäre Kaiserschnitt im Aufwand unterscheiden, wurde das G-DRG-System entsprechend angepasst. Zur sachgerechten Gruppierung ist eine differenzierte Kodierung erforderlich.

Sowohl beim primären als auch beim sekundären Kaiserschnitt wird der Grund für den Kaiserschnitt als Hauptdiagnose angegeben (zum Beispiel O64.1 *Geburtshindernis durch Beckenendlage*), bei Resectio ggf. in Ergänzung um den Kode O34.2 *Betreuung der Mutter bei Uterusnarbe durch vorangegangenen chirurgischen Eingriff* (siehe auch DKR 1515).

Beispiel I:

Bei Beckenendlage wird gegen Ende der Schwangerschaft die Entscheidung zur primären Sectio caesarea getroffen und ein entsprechender OP-Termin festgelegt, an dem die Schnittentbindung durchgeführt wird.

Hauptdiagnose:	O64.1	*Geburtshindernis durch Beckenendlage*
Nebendiagnose:	Z37.0!	*Lebend geborener Einling*
	O09.6!	*Schwangerschaftsdauer, 37. Woche bis 41 vollendete Wochen*
Prozedur:	5-741.0	*Sectio caesarea primär, suprazervikal und korporal: Primär suprazervikal*

Kann kein Zustand aus dem Kapitel XV als Grund für die Sectio kodiert werden, ist der Kode O82 *Geburt eines Einlings durch Schnittentbindung (Sectio caesarea)* zu wählen. Das bedeutet, dass kein sonstiger Kode aus dem Kapitel XV vorliegt.

Beispiel II:

Bei Beckenendlage wird die vaginale Entbindung angestrebt. Bei protrahiertem Geburtsverlauf und Verschlechterung der kindlichen Werte fällt unter der Geburt die Entscheidung zur Sectio caesarea.

Hauptdiagnose:	O64.1	*Geburtshindernis durch Beckenendlage*
Nebendiagnose:	Z37.0!	*Lebend geborener Einling*
	O09.6!	*Schwangerschaftsdauer, 37. Woche bis 41 vollendete Wochen*
Prozedur:	5-741.1	*Sectio caesarea sekunär, suprazervikal und korporal: Sekundär suprazervikal*
	9-261	*Überwachung und Leitung einer Risikogeburt*

./.

./.

Die bisherige Anwendung der DKR 1525 führte teilweise zu Missverständnissen und Fehlinterpretationen bei den Anwendern. Bei Vorliegen bestimmter Fallkonstellationen bestanden Unklarheiten darüber, ob ein Kaiserschnitt (Sectio) als primär (OPS-Kode 5-740.0) oder als sekundär (OPS-Kode 5-740.1) zu werten und entsprechend zu verschlüsseln ist. Probleme gab es zum einen, wenn vor Einsetzen der Wehen ein Kaiserschnitt geplant war (zum Beispiel aufgrund einer Beckenendlage des Kindes), dieser aber – bei unauffälligem Geburtsverlauf – nicht an dem geplanten Termin durchgeführt wurde (zum Beispiel aufgrund eines vorzeitigen Blasensprunges); zum anderen waren die Fälle problematisch, bei denen die Entscheidung zu einem Kaiserschnitt vor dem Einsetzen der Wehen getroffen wurde, dann aber beispielsweise aus „kindlicher Indikation" aufgrund des Geburtsverlaufes eine vorgezogene (sekundäre) Sectio erforderlich wurde. Um diese Unklarheiten bei den Anwendern zu beseitigen, wurden zwei klarstellende Beispiele 2011 ergänzt.

Kommentar

Gerade beim Kaiserschnitt oder nach sehr schwierigen Entbindungen sind eingeschränkte Apgarwerte häufig. Dabei sollte immer an die Diagnosen P20.- bis P22.9 beim Säugling gedacht werden, die die unterschiedlichen Stadien der Asphyxie bzw. Hypoxie unter der Geburt detailliert beschreiben.

16   BESTIMMTE ZUSTÄNDE, DIE IHREN URSPRUNG IN DER PERINATALPERIODE HABEN

1601a   Neugeborene

Die Neonatalperiode ist in Deutschland wie folgt definiert:

„Die Neonatalperiode beginnt mit der Geburt und endet mit Vollendung des 28. Tages nach der Geburt."

(ICD Band II -Regelwerk, Kapitel 5.7.1)

Ein Kode der Kategorie

Z38.–   *Lebendgeborene nach dem Geburtsort*

ist als Hauptdiagnose anzugeben, wenn das Neugeborene gesund ist (einschließlich der Kinder, bei denen eine Beschneidung vorgenommen wurde). Diese Kategorie beinhaltet Kinder, die

a)   im Krankenhaus geboren wurden

b)   außerhalb des Krankenhauses geboren und unmittelbar nach der Geburt aufgenommen wurden.

Beispiel 1

Ein Neugeborenes, zu Hause geboren (vaginale Entbindung), wird aufgenommen. Es liegt keine Erkrankung vor.

Hauptdiagnose: Z38.1   *Einling, Geburt außerhalb des Krankenhauses*

Für Frühgeborene und bereits bei Geburt oder während des stationären Aufenthaltes erkrankte Neugeborene werden die Kodes für die krankhaften Zustände **vor** einem Kode aus Z38.– *Lebendgeborene nach dem Geburtsort* kodiert.

Beispiel 2

Ein Neugeborenes, im Krankenhaus gesund geboren (vaginale Entbindung), wird wegen drei Tage nach der Geburt auftretenden Krampfanfällen behandelt.

Hauptdiagnose: P90   *Krämpfe beim Neugeborenen*

Nebendiagnose(n): Z38.0   *Einling, Geburt im Krankenhaus*

Beispiel 3

Ein Frühgeborenes mit Entbindung in der 36. Schwangerschaftswoche und einem Geburtsgewicht von 2280 Gramm sowie leichter Asphyxie unter der Geburt wird sofort nach der
Geburt behandelt.

Hauptdiagnose:	P07.12	*Neugeborenes mit sonstigem niedrigem Geburtsgewicht, Geburtsgewicht 1500 bis 2500 Gramm*
Nebendiagnose(n):	P21.1	*Leichte oder mäßige Asphyxie unter der Geburt*
	Z38.0	*Einling, Geburt im Krankenhaus*

Kodes aus Z38.– sind **nicht** zu verwenden, wenn die Behandlung während einer zweiten oder
nachfolgenden stationären Aufnahme erfolgt.

Beispiel 4

Ein männliches Neugeborenes wird am 2. Tag nach einem Kaiserschnitt mit Atemnotsyndrom
und Pneumothorax aus dem Krankenhaus A in das Krankenhaus B verlegt.

Krankenhaus A:

Hauptdiagnose:	P22.0	*Atemnotsyndrom [Respiratory distress syndrome] des Neugeborenen*
Nebendiagnose(n):	P25.1	*Pneumothorax mit Ursprung in der Perinatalperiode*
	Z38.0	*Einling, Geburt im Krankenhaus*

Krankenhaus B:

Hauptdiagnose:	P22.0	*Atemnotsyndrom [Respiratory distress syndrome] des Neugeborenen*
Nebendiagnose(n):	P25.1	*Pneumothorax mit Ursprung in der Perinatalperiode*

Beispiel 5

Ein Neugeborenes wird im Alter von sieben Tagen mit Icterus neonatorum wieder zur
Phototherapie aufgenommen. Es wird eine anhaltende Lichttherapie über 12 Stunden
durchgeführt.

Hauptdiagnose:	P59.9	*Neugeborenenikterus, nicht näher bezeichnet*
Prozedur(en):	8-560.2	*Lichttherapie des Neugeborenen (bei Hyperbilirubinämie)*

Kommentar

Es sind auch bei Patienten, die aus der eigenen Geburtshilfe in die Pädiatrie verlegt werden, die Kodes Z38.- anzugeben. (Z38.0 *Einling, Geburt im Krankenhaus*, Z38.3 *Zwilling, Geburt im Krankenhaus*, Z38.6 *Anderer Mehrling, Geburt im Krankenhaus*), allerdings sollten diese jeweils nachfolgend zu den die eigentlichen Erkrankungen anzeigenden Kodes (i.d.R. aus dem „P"-Bereich stammend) aufgeführt werden.

Auch die Kodes für die postnatale Versorgung sollten als eine Prozedur: 9-262.0 *Postpartale Versorgung des Neugeborenen, Routineversorgung* oder 9-262.1 *Postpartale Versorgung des Neugeborenen, Spezielle Versorgung (Risiko-Neugeborenes)* verschlüsselt werden, wenn das Neugeborene in der eigenen Geburtsklinik versorgt wurde oder das eigene neonatologische Abholteam das Kind direkt nach der Geburt in einer betreuten Geburtsklinik versorgt hat.

Wichtig: Das Geburtsgewicht, welches hier dem Aufnahmegewicht entspricht, muss bei jedem Neugeborenen (also auch bei dem, welches in der Geburtshilfe verbleibt) angegeben werden.

Das Gewicht wird bei allen Frühgeborenen **zusätzlich** mit einem der folgenden Kodes verschlüsselt:

- P07.00 *Neugeborenes: Mit extrem niedrigen Geburtsgewicht unter 500g*

- P07.01 *Neugeborenes: Mit extrem niedrigen Geburtsgewicht 500 bis unter 750g*

- P07.02 *Neugeborenes: Mit extrem niedrigen Geburtsgewicht 750 bis unter 1000g*

- P07.10 *Neugeborenes: Mit sonstigem niedrigen Geburtsgewicht 1000 bis unter 1250g*

- P07.11 *Neugeborenes: Mit sonstigem niedrigen Geburtsgewicht 1250 bis unter 1500g*

- P07.12 *Neugeborenes: Mit sonstigem niedrigen Geburtsgewicht 1500 bis unter 2500g*

Dabei sollte, wenn Angaben zum Gestationsalter und zum Gewicht vorliegen, primär nach dem Geburtsgewicht verschlüsselt werden, was bedeutet, dass der Kode P07.3 *Sonstige vor dem Termin Geborene* nur bei Frühgeborenen zum Tragen kommt, wenn die 37. SSW noch nicht vollendet ist, aber das Neugeborene mehr als 2499 g wiegt.

Typische, verschlüsselbare Prozeduren bei Neugeborenen: s. DKR 1603 und Kommentar.

1602a Definition der Zustände, die ihren Ursprung in der Perinatalperiode haben

Die Perinatalperiode ist in Deutschland wie folgt definiert:

„Die Perinatalperiode beginnt mit Vollendung der 22. Schwangerschaftswoche (154 Tage; die Zeit, in der das Geburtsgewicht normalerweise 500 g beträgt) und endet mit der Vollendung des 7. Tages nach der Geburt."

(ICD Band II -Regelwerk, Kapitel 5.7.1)

Zur Verschlüsselung von Zuständen, die ihren Ursprung in der Perinatalperiode haben, steht das Kapitel XVI *Bestimmte Zustände, die ihren Ursprung in der Perinatalperiode haben* der ICD-10-GM zur Verfügung. Es sind auch die Erläuterungen im Kapitel XVI zu beachten.

Beispiel 1

Ein Frühgeborenes wird mit Lungenhypoplasie in die Kinderklinik eines anderen Krankenhauses verlegt. Die Mutter hatte in der 25. SSW einen vorzeitigen Blasensprung. Die Schwangerschaft wurde durch Tokolyse bis zur 29. SSW hinausgezögert. Wegen V.a. Amnioninfektionssyndrom und pathologischem CTG erfolgte eine Schnittentbindung in der 29. SSW. Die Lungenhypoplasie wird auf die Frühgeburtlichkeit infolge des Blasensprungs zurückgeführt. Die aufnehmende Kinderklinik kodiert wie folgt:

Hauptdiagnose:	P28.0	*Primäre Atelektase beim Neugeborenen*
Nebendiagnose(n):	P01.1	*Schädigung des Fetus und Neugeborenen durch vorzeitigen Blasensprung*

Kommentar

Bei diesem Beispiel wird im ersten Krankenhaus als Aufnahmegewicht das Geburtsgewicht (denn damit ist es bei Geburt „aufgenommen" worden) angegeben. Im zweiten Krankenhaus wird das entsprechende dortige **Aufnahme**gewicht herangezogen und übermittelt (nicht das Geburtsgewicht!). Dieses kann auch bei Übernahmen aus fremden Geburtskliniken manchmal sehr wichtig sein, wenn bedingt durch die postnatale physiologische Gewichtsabnahme das Aufnahmegewicht in der aufnehmenden Klinik unter eine der für die DRG-Ermittlung relevanten Gewichtsgrenzen gefallen ist und damit in eine andere DRG führt.

Es ist auch zu berücksichtigen, dass einige Zustände (wie z.B. Stoffwechselstörungen), die während der Perinatalperiode auftreten können, nicht im Kapitel XVI klassifiziert sind. Wenn solch ein Zustand beim Neugeborenen auftritt, ist ein Kode aus dem entsprechenden Kapitel der ICD-10-GM **ohne** einen Kode aus Kapitel XVI zuzuordnen.

Kommentar

Häufigere unter diesen insgesamt seltenen Stoffwechselerkrankungen sind:

- E03.0 *Angeborene Hypothyreose mit diffuser Struma*
- E03.1 *Angeborene Hypothyreose ohne Struma*
- E70.0 *Klassische Phenylketonurie*
- E74.2 *Störungen des Galaktosestoffwechsels* (Galaktosämie, Galaktokinasemangel)
- E84.1† / P75* *Zystische Fibrose mit Darmmanifestation / Mekoniumileus bei zystischer Fibrose*
- E25.00 *21-Hydroxylase-Mangel [AGS Typ 3], klassische Form*

Verwandte Stoffwechselerkrankungen finden sich zudem in der Nähe der o.g. Kodes.

Beispiel 2

Ein Neugeborenes wird wegen Rotavirenenteritis aus der Geburtshilfe in die Pädiatrie verlegt.

Hauptdiagnose: A08.0   *Enteritis durch Rotaviren*
Nebendiagnose(n):   Z38.0   *Einling, Geburt im Krankenhaus*

1603I   Besondere Maßnahmen für das kranke Neugeborene

Parenterale Therapie

Ein Kode aus

8-010   *Applikation von Medikamenten und Elektrolytlösungen über das Gefäßsystem bei Neugeborenen*

wird z.B. zugewiesen, wenn **parenterale Flüssigkeitszufuhr** zur Behandlung mit Kohlenhydraten, zur Hydratation oder bei Elektrolytstörungen eingesetzt wird. Gleiches gilt für die präventive parenterale Flüssigkeitszufuhr bei Frühgeborenen unter 2000 g, die erfolgt, um einer Hypoglykämie oder Elektrolytentgleisung vorzubeugen.

Kommentar

Auch bei Neugeboreneninfektionen (ICD-Kode: P39.- *Sonstige Infektionen, die für die Perinatalperiode spezifisch sind*) oder bei der neonatalen Sepsis (ICD: P36.- *Bakterielle Sepsis beim Neugeborenen*), die eine parenterale Antibiotikagabe erfordern, ist ein solcher Kode zu verwenden. Normalerweise ist es:

- 8-010.3   *Applikation von Medikamenten und Elektrolytlösungen über das Gefäßsystem bei Neugeborenen: Intravenös, kontinuierlich* (nur anzugeben, wenn Infusion kontinuierlich mehr als 24 Stunden dauert)

Zu beachten ist, dass dieser Kode sich bei ansonsten unkomplizierten Neugeborenen als schweregradsteigernd auswirkt. So wird ein normalgewichtiges Neugeborenes mit z.B. Trinkunlust P92.2 ohne den Kode 8-010.3 in die DRG P67E, mit diesem Kode aber in die DRG P67C eingruppiert.

Die Gabe von Volumenersatzmitteln (Proteine, Albumine) kann man ebenfalls verschlüsseln:

- 8-811.0   *Infusion von Volumenersatzmitteln beim Neugeborenen, Einzelinfusion (1-5 Einheiten)*

- 8-811.1   *Infusion von Volumenersatzmitteln beim Neugeborenen, Masseninfusion (> 5 Einheiten)*

Auch diese Kodes führen bei „unkomplizierten" Neugeborenen zu einer Einstufung in die höher bewertete DRG.

Lichttherapie

Ein Diagnosekode für Neugeborenengelbsucht wird **nur** zugeordnet, wenn eine Lichttherapie **länger als zwölf Stunden** durchgeführt wurde.

Kommentar

Der Ikterus neonatorum wird als physiologischer Ikterus typischerweise mit P59.9 *Neugeborenenikterus, nicht näher bezeichnet,* der Ikterus des Frühgeborenen mit P59.0 *Neugeborenenikterus in Verbindung mit vorzeitiger Geburt* und der Muttermilchikterus mit P59.3 *Neugeborenenikterus durch Muttermilch-Inhibitor* verschlüsselt.

Als Prozedur wird folgender OPS-Kode verwendet:

- 8-560.2 *Lichttherapie des Neugeborenen (bei Hyperbilirubinämie)* (nur anzugeben, wenn die Dauer mindestens 12 Stunden beträgt)

Sauerstoffzufuhr bei Neugeborenen

Bei Neugeborenen ist eine Sauerstoffzufuhr mit 8-720 *Sauerstoffzufuhr bei Neugeborenen* zu verschlüsseln.

Kommentar

8-720 *Sauerstoffzufuhr bei Neugeborenen*

ist lt. Hinweis im OPS nur zu kodieren, wenn die Sauerstofftherapie (mittels Inkubator, Headbox, Maske oder Tubus) **mehr als vier Stunden** durchgeführt wurde. Diagnosen, die eine Sauerstofftherapie erforderlich machen, sind zum Beispiel

P22.1 *Transitorische Tachypnoe beim Neugeborenen* oder

P22.8 *Sonstige Atemnot [Respiratory distress] beim Neugeborenen.*

Kommentar

Im Unterschied zu allen anderen Patienten ist bei Neugeborenen und Säuglingen zusätzlich zu den Kodes für den Zugang bei einer **Beatmung** und zu der Angabe der Dauer (s. DKR 1001 *Maschinelle Beatmung*) noch ein Kode aus dem Bereich 8-711 *Maschinelle Beatmung und Atemunterstützung bei Neugeborenen und Säuglingen* anzugeben. Dabei sind unterschiedliche Verfahren möglich (die zeitliche Zuordnung ist der <u>Beginn</u> der Beatmung), zu differenzieren ist allerdings, ob es sich um Neugeborene oder Säuglinge handelt:

- 8-711.00 *Atemunterstützung mit kontinuierlichem positivem Atemwegsdruck [CPAP] bei Neugeborenen (1.-28. Lebenstag)*
  Hinw.: Bei einer Atemunterstützung unmittelbar nach der Geburt ist dieser Kode nur dann anzugeben, wenn die Atemunterstützung mindestens 30 Minuten lang durchgeführt wurde

- 8-711.01 *Atemunterstützung mit kontinuierlichem positivem Atemwegsdruck (CPAP) bei Säuglingen (29.-365. Lebenstag)*

./.

./.

- 8-711.10 *Kontrollierte Beatmung bei Neugeborenen (1.-28. Lebenstag), (inkl.* Hochfrequenzbeatmungsformen)

- 8-711.11 *Kontrollierte Beatmung bei Säuglingen (29.-365. Lebenstag), (inkl.* Hochfrequenzbeatmungsformen)

- 8-711.20 *Assistierte Beatmung bei Neugeborenen (1.-28. Lebenstag), (inkl.* Synchronisierte und intermittierende Beatmungsformen)

- 8-711.21 *Assistierte Beatmung bei Säuglingen (29.-365. Lebenstag), (inkl. Synchronisierte* und intermittierende Beatmungsformen)

- 8-711.30 *Beatmung mit Negativdrucksystem (CNP) („Eiserne Lunge" oder Pulmarca) bei Neugeborenen (1.-28. Lebenstag)*

- 8-711.31 *Beatmung mit Negativdrucksystem (CNP) („Eiserne Lunge" oder Pulmarca) bei Säuglingen (29.-365. Lebenstag)*

- 8-711.40 *Atemunterstützung durch Anwendung von High-Flow-Nasenkanülen [HFNC-System] bei Neugeborenen (1.-28. Lebenstag)*

- 8-711.41 *Atemunterstützung durch Anwendung von High-Flow-Nasenkanülen [HFNC-System] bei Säuglingen (29.-365. Lebenstag)*

Zur Beatmung gab es für 2020 eine umfassende Überarbeitung in den Kodierrichtlinien, die u.a. klarstellt, dass HFNC/HHFNC eindeutig zur Beatmungsdauer mit hinzuzählt, was in der vergangenen Phase durch einige Gerichtsurteile fehlgedeutet worden war. Auch zu den neuen Regeln zur Ermittlung der Beatmungsdauer wird auf die neue DKR 1001s verwiesen.

Eine Stickstoffmonoxid-Beatmung (NO) wäre zusätzlich je nach Dauer mit

- 8-714.0 *Inhalative Stickstoffmonoxid Therapie*
  .00 *Dauer der Behandlung bis unter 48 Stunden*
  .01 *Dauer der Behandlung 48 bis unter 96 Stunden*
  .02 *Dauer der Behandlung 96 oder mehr Stunden*

zu verschlüsseln.

Es existiert auch ein übergreifender Extra-Kode für die Oszillationsbeatmung (8-714.1 *Oszillationsbeatmung*), wobei sich dieser teilweise mit den Inklusiva von dem reinen neonatologischen Kode 8-711.1 überschneidet.

1604a   Atemnotsyndrom des Neugeborenen/Hyaline Membranen-krankheit/Surfactantmangel

Der Kode für das Atemnotsyndrom bei Neugeborenen (P22.0 *Atemnotsyndrom [Respiratory distress syndrom] des Neugeborenen*) ist der Kodierung folgender Zustände vorbehalten:

- Hyaline Membranenkrankheit

- Atemnotsyndrom

- Surfactant-Mangel

Kommentar

Der OPS ermöglicht die Verschlüsselung der Behandlung mit Surfactant, welche aber nur einmal pro stationärem Aufenthalt und ohne Mengenangaben verschlüsselbar ist:

- 6-003.9 *Surfactantgabe bei Neugeborenen*

Ein im klinischen Alltag ebenfalls als „**Atemnotsyndrom**" bezeichnetes Krankheitsbild, das durch (Tachy-)Dyspnoe und Sauerstoffbedarf auffällt, jedoch nur kurzfristig vorhanden ist, fällt unter den Begriff „transitorische Tachypnoe des Neugeborenen" (ICD P22.1) und wird in der Kodierrichtlinie 1605 behandelt (s.u.).

Erhält die Mutter vor der Geburt in üblicher Weise Dexamethason zur Lungenreifung, dann rechtfertigt dies **nicht** die Kodierung von 5-754.2 *Intrauterine Therapie des Feten, medikamentös.*

1605a Massives Aspirationssyndrom und transitorische Tachypnoe beim Neugeborenen

Die Kategorie

P24.–   *Aspirationssyndrome beim Neugeborenen*

ist zu verwenden, wenn die Atemstörung – bedingt durch das Aspirationssyndrom – eine **Sauerstoffzufuhr** von **über 24 Stunden** Dauer erforderte.

Der Kode

P22.1   *Transitorische Tachypnoe beim Neugeborenen*

ist bei folgenden Diagnosen zu verwenden:

- transitorische Tachypnoe beim Neugeborenen (ungeachtet der Dauer der Sauerstofftherapie)

oder

- Aspirationssyndrom beim Neugeborenen, wenn die Atemstörung eine **Sauerstoffzufuhr** von **weniger als 24 Stunden** Dauer erforderte.

Kommentar

Die Aspirationskodes

- P24.0 *Mekoniumaspiration durch das Neugeborene*
- P24.1 *Fruchtwasser- und Schleimaspiration durch das Neugeborene*
- P24.2 *Blutaspiration durch das Neugeborene*
- P24.3 *Aspiration von Milch und regurgierter Nahrung durch das Neugeborene*

sind also nur zu verwenden, wenn eine Sauerstofftherapie von mindestens 24 Stunden (<u>oder aber eine Beatmung</u>) notwendig ist. Ist die Dauer des Sauerstoffbedarfs kürzer, muss der Kode P22.1 *Transitorische Tachypnoe beim Neugeborenen* dokumentiert werden.

Letzterer kann jedoch auch als alleinige Erkrankung verschlüsselt werden, wobei hier die Dauer der Sauerstofftherapie nicht maßgeblich ist, bzw. auch kürzer als 24 Stunden erfolgen kann. Zugrunde liegen die klinischen Symptome wie Tachydyspnoe, respiratorische Insuffizienz ohne supportive Maßnahmen. Die Dokumentation der Therapie wie Inkubatorbehandlung, Luftanfeuchtung, Sauerstoff-Sättigungs-Überwachung, Blutgasanalysen etc. ist daher wichtig.

1606e Hypoxisch-ischämische Enzephalopathie (HIE)

Die hypoxisch-ischämische Enzephalopathie wird klinisch wie folgt eingestuft:

1. Grad   Übererregbarkeit, Hyperreflexie, erweiterte Pupillen, Tachykardie, aber keine Krampfanfälle.

2. Grad   Lethargie, Miosis, Bradykardie, verminderte Reflexe (z.B. Moro-Reflex), Hypotonie und Krampfanfälle.

3. Grad   Stupor, Schlaffheit, Krampfanfälle, fehlende Moro- und bulbäre Reflexe.

Die ICD-10-GM sieht für die Kodierung einer hypoxisch-ischämischen Enzephalopathie den Kode

P91.6   *Hypoxisch-ischämische Enzephalopathie beim Neugeborenen [HIE]*

vor. Die Kodes für den jeweiligen Schweregrad der HIE sind wie unten aufgelistet zusätzlich zu kodieren. Die oben aufgeführten Symptome sind – mit Ausnahme von Konvulsionen – nicht separat zu kodieren.

Kodierung 1. Grad	P91.3 +	*Zerebrale Übererregbarkeit des Neugeborenen*
	P21.0 **oder**	*Schwere Asphyxie unter der Geburt*
	P20.–	*Intrauterine Hypoxie*
Kodierung 2. Grad	P91.4 +	*Zerebraler Depressionszustand des Neugeborenen*
	P90 +	*Krämpfe beim Neugeborenen* (falls vorhanden)
	P21.0 **oder**	*Schwere Asphyxie unter der Geburt*
	P20.–	*Intrauterine Hypoxie*

Kodierung 3. Grad   P91.5   *Koma beim Neugeborenen*

                           +

                          P90   *Krämpfe beim Neugeborenen* (falls vorhanden)

                           +

                          P21.0   *Schwere Asphyxie unter der Geburt*

                          oder

                          P20.–   *Intrauterine Hypoxie*

Kommentar

Obgleich es einen eigenen ICD-Kode für die hypoxisch-ischämische Enzephalopathie (HIE) beim Neugeborenen gibt, existiert doch eine eigene Kodierrichtlinie für diese Erkrankung. Dies ermöglicht die Abbildung der unterschiedlichen Schweregrade der HIE. Je nach Schweregrad der zerebralen Depression wird diese <u>zusätzlich zu dem Kode P91.6</u> verschlüsselt, zudem eventuelle Konvulsionen und in jedem Fall die Ursache der HIE, nämlich die intrauterine (P20.- *Intrauterine Hypoxie*) oder intra-/postpartale Hypoxie (P21.0 *Schwere Asphyxie unter der Geburt*). Bei diesem Krankheitsbild gibt es also immer eine Kombination von mehreren Diagnosen.

Allgemeine Hinweise zu Kapitel 16:

Sämtliche **angeborenen Fehlbildungen, Deformitäten und Chromosomenanomalien** finden sich im Kapitel XVII der ICD. Sie entstammen aus dem Nummernbereich Q00 bis Q99 und sind natürlich auch in der Neonatalperiode, da sie dort i.d.R. erstmalig auffallen, zu verschlüsseln. Sie müssen jedoch während des Aufenthaltes eine Ressourcen verbrauchende Relevanz gehabt haben.

So ist z.B. ein frühkindlicher Hydrozephalus mit Q03.- *Angeborener Hydrozephalus* zu verschlüsseln und nicht mit einem Kode aus dem Bereich G91.- *Hydrozephalus*. Abzugrenzen ist ein ***erworbener*** Hydrozephalus beim Neugeborenen; dieser ist mit P91.7 zu verschlüsseln. Eine angeborene Aortenklappenstenose sollte mit Q23.0 *Angeborene Aortenklappenstenose* und nicht mit I35.- *Nichtrheumatische Aortenklappenkrankheiten* verschlüsselt werden.

Man kann sich merken, dass bei einem „normalen" Neugeborenen ICD-Kodes aus dem P-Bereich ausreichend sind, dass aber bei angeborenen Fehlbildungen die Kodierung durch Q-Kodes vervollständigt werden sollte. (Angeborene Stoffwechselerkrankungen werden mit Kodes aus E70 bis E90 verschlüsselt.)

Ein häufiges Kodierproblem ist die Dokumentation von Residualschäden bei ehemaligen Frühgeborenen, deren Ursprung in der Perinatalperiode liegt und somit in diesem Kapitel behandelt werden müssten. In einem solchen Falle sind die einzelnen Symptome zu kodieren, z.B. gefolgt von dem Kode Z87.6 *Bestimmte in der Perinatalperiode entstandene Zustände in der Eigenanamnese*. So lassen sich die klinischen Begriffe wie z.B. „frühkindlicher Hirnschaden" oder „ehemaliges Frühgeborenes der x. SSW", die im ICD nicht vorkommen, wenigstens einigermaßen nachvollziehbar dokumentieren.

18 SYMPTOME UND ABNORME KLINISCHE UND LABORBEFUNDE, DIE ANDERENORTS NICHT KLASSIFIZIERT SIND

Kommentar zu Befunden und Symptomen

Obwohl typische, i.d.R. mit einer Erkrankung vergesellschaftete Symptome im Allgemeinen <u>nicht</u> kodiert werden müssen, wenn eine definitive Diagnose existiert, gibt es eine Reihe von Fällen, bei denen die Symptome zu kodieren sind. Seit 2010 sind Symptome den Nebendiagnosen gleichgestellt, d.h. es gelten die gleichen Kriterien für die Verschlüsselung eines Symptoms wie für eine (Neben-)Diagnose. Es müssen also therapeutische Maßnahmen und/oder diagnostische Maßnahmen durchgeführt worden sein oder ein erhöhter Betreuungs-, Pflege- und/oder Überwachungsaufwand diesbezüglich vorliegen (s. D003I). Symptome, die relevant für den Behandlungs- oder Betreuungsaufwand sind, können also kodiert werden. Damit ist nicht intendiert, für eine Krankheit immer obligat vorhandene oder gar pathognomonische Symptome separat zu verschlüsseln. Im Anhang B der Kodierrichtlinien 2010 hieß es, dass die Selbstverwaltung empfiehlt, eine Überdokumentation zu vermeiden. So ist eine zusätzliche Dokumentation von Kopfschmerzen bei Migräne nicht beabsichtigt (weil Kopfschmerzen per definitionem zur Migräne dazu gehören), wohl aber ein Aszites mit notwendiger Entlastungspunktion bei Leberzirrhose (weil die Leberzirrhose sowohl mit als auch ohne Aszites vorliegen kann). (Siehe auch Beispiel 6 und den Kommentar zu D003). Durch diese Regelung soll eine Vereinfachung der Kodierung erreicht werden. Wenngleich der diesbezügliche Hinweis in einem früheren Anhang B aufgrund der Aktualisierungssystematik entfallen ist, so besitzt er weiterhin inhaltliche Gültigkeit.

Hilfreich bei der Bestimmung, wann Schlüsselnummern aus den Kategorien R00–R99 anzugeben sind, können zudem die Anmerkungen zu Beginn von Kapitel XVIII in der ICD-10-GM sein.

Die unter den Kategorien R00–R99 klassifizierten Zustände und Symptome betreffen:

a. *Patienten, bei denen keine genauere Diagnose gestellt werden kann, obwohl alle für den Krankheitsfall bedeutungsvollen Fakten untersucht worden sind;*

b. *zum Zeitpunkt der Erstkonsultation vorhandene Symptome, die sich als vorübergehend erwiesen haben und deren Ursachen nicht festgestellt werden konnten;*

c. *vorläufige Diagnosen bei einem Patienten, der zur weiteren Diagnostik oder Behandlung nicht erschienen ist;*

d. *Patienten, die vor Abschluss der Diagnostik an eine andere Stelle zur Untersuchung oder zur Behandlung überwiesen wurden;*

e. *Patienten, bei denen aus irgendeinem anderen Grunde keine genauere Diagnose gestellt wurde;*

f. *bestimmte Symptome, zu denen zwar ergänzende Informationen vorliegen, die jedoch eigenständige, wichtige Probleme für die medizinische Betreuung darstellen.*

Der letzte Punkt ist von besonderer Bedeutung, da genau diese „Symptome" aufgrund ihrer klinisch therapeutischen Relevanz dringend kodiert werden sollen.

./.

./.

Grundsätzlich sollte man bei Symptomen prüfen, ob sie tatsächlich ein eigenständiges Problem mit eigenen diagnostischen, therapeutischen oder pflegerischen Maßnahmen darstellen und nicht bereits regelhaft über die ursächliche Diagnose im Aufwand indirekt abgebildet werden.

Seit 2018 gibt es die Möglichkeit, eine posttraumatische Nekrose der Haut und der Unterhaut, die andernorts nicht klassifizierbar ist, über die R02.-ff. zu kodieren. Als Exclusiva finden sich hier neben dem Dekubitus auch die Gangrän bei Diabetes und die gefäßbedingte Gangrän. Da der Übergang fließend sein kann, sollte hier sauber dokumentiert werden.

1804f   Inkontinenz

Der Befund Inkontinenz ist von klinischer Bedeutung, wenn

- die Inkontinenz nicht als im Rahmen einer Behandlung „normal" angesehen werden kann (z.B. nach bestimmten Operationen und bei bestimmten Zuständen).

- die Inkontinenz nicht als der normalen Entwicklung entsprechend angesehen werden kann (wie z.B. bei Kleinkindern).

- die Inkontinenz bei einem Patienten mit deutlicher Behinderung oder geistiger Retardierung andauert.

Die Kodes für Urin- oder Stuhlinkontinenz

N39.3   *Belastungsinkontinenz [Stressinkontinenz]*

N39.4-   *Sonstige näher bezeichnete Harninkontinenz*

R32   *Nicht näher bezeichnete Harninkontinenz,*

R15   *Stuhlinkontinenz*

sind nur anzugeben, wenn die Inkontinenz ein Grund für eine stationäre Behandlung ist oder eine oben genannte klinische Bedeutung hat.

Kommentar

Die undifferenzierte Kodierung mit R32 *Nicht näher bezeichnete Harninkontinenz* sollte nur genutzt werden, sofern eine differenzierte Darstellung mit Kodes aus N39.4- *Sonstige näher bezeichnete Inkontinenz* (z.B. Reflexinkontinenz, Überlaufinkontinenz, Dranginkontinenz, extraurethrale Harninkontinenz, sonstige näher bezeichnete Inkontinenz) nicht zutreffen. Diese differenzierten Diagnosen sollten aber zweifelsfrei diagnostiziert und in der Akte dokumentiert sein. Der Kode R32 *Nicht näher bezeichnete Harninkontinenz* ist als Nebendiagnose nicht schweregradsteigernd, die differenzierteren Kodes bei konkret bezeichneter Inkontinenz wurden zwar abgewertet, können aber immer noch in bestimmten Konstellationen die Fallschwere und damit die Gruppierung beeinflussen.

1805f   Fieberkrämpfe

R56.0   *Fieberkrämpfe*

wird nur dann als Hauptdiagnosekode angegeben, wenn keine auslösenden Erkrankungen wie Pneumonie oder andere Infektionsherde vorliegen. Ist eine zugrunde liegende Ursache bekannt, wird diese als Hauptdiagnose angegeben und R56.0 *Fieberkrämpfe* wird als Nebendiagnose zusätzlich kodiert.

Kommentar

Obwohl der Fieberkrampf in der Regel die Einweisung verursachende Diagnose ist, ist die Hauptdiagnose nach dieser Regel immer die das Fieber verursachende Erkrankung.

Beispiele für häufige Ursachen von Fieberkrämpfen sind:

J06.-	*Akute Infektionen an mehreren oder nicht näher bezeichneten Lokalisationen der oberen Atemwege*
B34.9	*Virusinfektion, nicht näher bezeichnet*
J00	*Akute Rhinopharyngitis*
J03.-	*Akute Tonsillitis*
J20.-	*Akute Bronchitis*
J18.-	*Pneumonie, Erreger nicht näher bezeichnet*
A08.-	*Virusbedingte und sonstige näher bezeichnete Darminfektionen*
A09.0	*Sonstige und nicht näher bezeichnete Gastroenteritis und Kolitis infektiösen Ursprungs*
B08.2	*Exanthema subitum*
H66.-	*Eitrige und nicht näher bezeichnete Otitis media*
J02.-	*Akute Pharyngitis*
B08.5	*Vesikuläre Pharyngitis durch Enteroviren*

Sollte eine Infektion auslösende Ursache sein (evtl. sogar mit spezifischem Keimnachweis) und/oder eine erregerspezifische Therapie erfolgen, ist entsprechend differenziert zu kodieren (siehe auch den Kommentar zu Beginn des Kapitels 1).

1806g   Schmerzdiagnosen und Schmerzbehandlungsverfahren

Akuter Schmerz

Wenn ein Patient wegen postoperativer Schmerzen oder wegen Schmerzen im Zusammenhang mit einer anderen Erkrankung behandelt wird, sind nur die durchgeführte Operation oder die schmerzverursachende Erkrankung zu kodieren.

R52.0   *Akuter Schmerz*

wird nur dann zugeordnet, wenn Lokalisation und Ursache des akuten Schmerzes nicht bekannt sind.

Kommentar

Die Ausschlussliste des ICD-10-GM-Kodes R52.- *Schmerz, anderenorts nicht klassifiziert* gibt Hinweise auf die Verschlüsselung, wenn die Lokalisation des Schmerzes bekannt ist. Diese ist sehr hilfreich, um die zahlreichen einzelnen Kodes aufzufinden.

Kodes für lokalisationsbezogene Schmerzen können zum Beispiel sein:

Kopfschmerz (R51)
Augenschmerz (H57.1)
Lumboischialgie (M54.4)
Schmerzen an:
- Bauch und Beckenregion (R10.-)
- Becken- und Damm (R10.2)
- Extremitäten (M79.6-)
- Gelenken (M25.5-)
- Hals (R07.0)
- Mamma (N64.4)
- Ohr (H92.0)
- Rücken (M54.9-)
- Schulterregion (M25.51)
- Thorax (R07.1-R07.4)
- Wirbelsäule (M54.-)
- Zahn (K08.88)
- Zunge (K14.6)

Zusätzlich gibt es noch

- Anhaltende somatoforme Schmerzstörung (F45.40)

Auch diese Diagnosen sind sehr unspezifisch und sollten in der Regel nur kodiert werden, wenn die Ursache der Schmerzen nicht gefunden werden kann.

Nichtoperative Analgesieverfahren für akuten Schmerz (mit Ausnahme des OPS-Kodes 8-919 *Komplexe Akutschmerzbehandlung*) sind anzugeben, wenn sie als alleinige Maßnahme durchgeführt werden. Sie sind mit einem Kode aus 8-91 zu verschlüsseln (siehe DKR P001 *Allgemeine Kodierrichtlinien für Prozeduren* Beispiel 3 (Seite 60)).

Kommentar

Der Kode 8-919 *Komplexe Akutschmerzbehandlung* ist an bestimmte Voraussetzungen gebunden. Bedeutsam ist, dass dieser Kode auch bei Tumorschmerzen, bei denen akute Schmerzexazerbationen oder Therapieresistenz von tumorbedingten oder tumorassoziierten Schmerzen im Vordergrund stehen, angewandt werden kann. Der Kode ist **nicht** anwendbar bei Schmerztherapie **nur am Operationstag**.

Chronischer/therapieresistenter Schmerz/Tumorschmerz

Wird ein Patient speziell zur Schmerzbehandlung aufgenommen und wird ausschließlich der Schmerz behandelt, ist der Kode für die Lokalisation des Schmerzes als Hauptdiagnose anzugeben. Dies gilt auch für den Tumorschmerz. Die zugrunde liegende Erkrankung ist analog zu DKR D002 *Hauptdiagnose* (Seite 5) Absatz „Zuweisung eines Symptoms als Hauptdiagnose" als Nebendiagnose zu kodieren.

Kommentar

Hier wird klargestellt, dass bei dieser in der Schmerztherapie nicht seltenen Konstellation die zugrunde liegende Erkrankung als **Nebendiagnose** zu kodieren ist.

Beispiel 1

Ein Patient wird zur Behandlung chronischer, therapieresistenter Schmerzen in der Kreuzgegend aufgrund eines Knochentumors aufgenommen. Dem Patienten wird ein Rückenmarkstimulator (Einzelelektrodensystem) mit einem permanenten Einzelelektrodensystem zur epiduralen Dauerstimulation implantiert. Es wird ausschließlich der Kreuzschmerz behandelt.

Hauptdiagnose:	M54.5	*Kreuzschmerz*
Nebendiagnose:	C41.4	*Bösartige Neubildung des Beckenknochens*
Prozedur(en):	5-039.e0	*Implantation oder Wechsel eines Neurostimulators zur epiduralen Rückenmarkstimulation mit Implantation oder Wechsel einer Neurostimulationselektrode, Einkanalstimulator, vollimplantierbar, nicht wiederaufladbar*
	5-039.34	*Implantation oder Wechsel einer permanenten Elektrode zur epiduralen Dauerstimulation, perkutan*

Die Kodes

R52.1   *Chronischer unbeeinflussbarer Schmerz* oder

R52.2   *Sonstiger chronischer Schmerz*

sind nur dann als **Hauptdiagnose** anzugeben, wenn die Lokalisation der Schmerzen nicht näher bestimmt ist (*siehe Ausschlusshinweise bei Kategorie R52.–*) **und** die Definition der Hauptdiagnose zutrifft.

Beispiel 2

Ein Patient wird ins Krankenhaus zur Untersuchung eines chronischen therapieresistenten Schmerzes aufgenommen. Ursache und nähere Zuordnung des Schmerzes kann während des Krankenhausaufenthaltes nicht bestimmt werden.

Hauptdiagnose: R52.1   *Chronischer unbeeinflussbarer Schmerz*

In allen anderen Fällen von chronischem Schmerz muss die Erkrankung, die den Schmerz verursacht, als Hauptdiagnose angegeben werden, soweit diese für die stationäre Behandlung verantwortlich war.

Beispiel 3

Ein Patient wird zur Behandlung von Knochenmetastasen eines bösartigen Lungentumors im Oberlappen aufgenommen. Er erhält u.a. Morphium, um die schweren Knochenschmerzen zu kontrollieren.

Hauptdiagnose: C79.5   *Sekundäre bösartige Neubildung des Knochens und des Knochenmarkes*

Nebendiagnose(n): C34.1   *Bösartige Neubildung der Bronchien und der Lunge, Oberlappen (-Bronchus)*

Kommentar

Seit 2019 stehen mit G90.5- bis G90.7- *Komplexes regionales Schmerzsyndrom* weitere Kodes zur Schmerzkodierung differenziert nach der Lokalisation zur Verfügung.

19   VERLETZUNGEN, VERGIFTUNGEN UND BESTIMMTE ANDERE FOLGEN ÄUSSERER URSACHEN

1902a   Oberflächliche Verletzungen

Oberflächliche Verletzungen, z.B. Abschürfungen oder Prellungen, werden nicht kodiert, wenn sie mit schwereren Verletzungen derselben Lokalisation in Zusammenhang stehen, es sei denn, sie erhöhen den Aufwand für die Behandlung der schwereren Verletzung, z.B. durch eine zeitliche Verzögerung (s.a. DKR D003 *Nebendiagnosen* (Seite 17)).

Beispiel 1

Ein Patient kommt zur Behandlung einer suprakondylären Humerusfraktur und Prellung des Ellbogens sowie einer Fraktur des Skapulakorpus.

Hauptdiagnose: S42.41   *Fraktur des distalen Endes des Humerus, suprakondylär*

Nebendiagnose(n):   S42.11   *Fraktur der Skapula, Korpus*

In diesem Fall ist die Prellung des Ellbogens nicht zu kodieren.

Kommentar

Zu den oberflächlichen Verletzungen zählen:

- Geschlossen:

  Prellung, Quetschung (Kontusion) - direkte, stumpfe Gewalt, keine Hautdurchtrennung

  Stauchung – indirekt fortgeleitete Einwirkung

  Eine Prellung ist nicht mit einer Zerrung/ Verstauchung gleichzusetzen. Eine Prellung entsteht durch einen heftigen Schlag, Aufprall oder Stoß. Es bildet sich ein unterschiedlich stark ausgeprägter Bluterguss und die betroffene Stelle schwillt an. Eine Prellung ist sehr schmerzhaft. Bei einer Prellung liegt eine direkte Gewalteinwirkung vor.

  Bei der Zerrung oder Verstauchung (Distorsion) handelt es sich um ein Dreh- bzw. Umknicktrauma mit Verletzung des Kapselbandapparates (Zerrung, kleine Einrisse). Die Bänder behalten aber ihre führende und stabilisierende Funktion. Auch hier kommt es zu einer Schwellung, einem Bluterguss und Schmerzen.

- Offen:

  Schürfwunde – flächenhafter Substanzverlust der Haut

  Kleine Schürfwunden heilen meistens problemlos, durch Infektionen kann es bei großflächigen Abschürfungen zu einer verzögerten Wundheilung kommen.

  Abstoßung (Décollement), tangentiale stumpfe Gewalteinwirkung

./.

./.

Beispiel für einen Folgezustand nach oberflächlicher Verletzung:

Aufnahme wegen Hämatom nach Unterschenkelprellung: T79.2 *Traumatisch bedingte sekundäre oder rezidivierende Blutung*

Prozedur: Hämatomausräumung 5-892.0f *Andere Inzision an Haut und Unterhaut, ohne weitere Maßnahmen, Unterschenkel*

Unter einem **Trauma** versteht man jede Läsion durch von außen einwirkende physikalische oder chemische Faktoren.

Für die Kodierung zu beachten ist der Unterschied: traumatisch - nicht traumatisch

Beispiele:

Eine Prellung mit Hämatom (Trauma) ist zu unterscheiden von einem nicht traumatischen Hämatom.

Seit 2012 erfolgte eine Ergänzung der ICD M62.- *Sonstige Muskelkrankheiten*. Zusätzlich findet sich der Hinweis bei M62.8.-: *Nichttraumatisches Muskelhämatom*.

Eine Prellung der Bauchdecke wird mit S30.1 kodiert.

Traumatische Muskelrupturen und Verletzungen von Muskeln können abhängig von der Körperregion mit Kodes aus Kapitel XIX der ICD-10-GM verschlüsselt werden (z.B. S86.- *Verletzungen von Muskeln und Sehnen in Höhe des Unterschenkels*).

1903c Fraktur und Luxation

Zur Kodierung von Wirbelfrakturen/Luxationen s.a. DKR 1910 *Verletzung des Rückenmarks* (Seite 276).

Fraktur und Luxation mit Weichteilschaden

Zwei Kodes werden benötigt, um Frakturen und Luxationen mit Weichteilschaden zu kodieren. Zuerst ist der Kode der Fraktur oder der Kode der Luxation anzugeben und danach der entsprechende Kode für den Schweregrad des Weichteilschadens der Fraktur/Luxation (Sx1.84!–Sx1.89!). Nur geschlossene Frakturen 0. Grades oder Luxationen mit Weichteilschaden 0. Grades (gekennzeichnet durch „geringen Weichteilschaden, einfache Bruchform") oder nicht näher bezeichneten Grades erhalten keine zusätzliche Schlüsselnummer.

Beispiel 1

Ein Patient wird mit einer offenen Oberschenkelfraktur II. Grades aufgenommen.

Hauptdiagnose:	S72.3	*Fraktur des Femurschaftes*
Nebendiagnose(n):	S71.88!	*Weichteilschaden II. Grades bei offener Fraktur oder Luxation der Hüfte und des Oberschenkels*

Beispiel 2

Ein Patient wird zur Behandlung einer offenen Schulterluxation mit Verlagerung des Humerus nach vorne und Weichteilschaden I. Grades aufgenommen.

Hauptdiagnose: S43.01 *Luxation des Humerus nach vorne*

Nebendiagnose(n): S41.87! *Weichteilschaden I. Grades bei offener Fraktur oder Luxation des Oberarmes*

Kommentar

Infraktionen (Knickbrüche) mit teilweiser Querschnittsunterbrechung und Fissuren (Knochensprünge) mit einer nichtklaffenden Spaltbildung werden als unvollständige Knochenbrüche bezeichnet.

Eine **Fraktur** ist immer eine vollständige Kontinuitätsunterbrechung des Knochens.

Nach sicherem Ausschluss einer Fraktur darf diese nicht kodiert werden. Nur bei einer Verlegung mit der Verdachtsdiagnose einer Fraktur und erfolgter Behandlung (z.B. Bettruhe, Schmerztherapie und Ruhigstellung) darf die Diagnose einer Fraktur kodiert werden.

Es ist zu unterscheiden zwischen traumatischen Frakturen (ICD Sx.-) und Osteoporose mit pathologischer Fraktur (M80.-).

Beachte: Bei Aufnahme und Behandlung wegen einer pathologischen Wirbelkörperkompression im Lumbalbereich bei metastasierendem Prostatakarzinom wird wie folgt kodiert:

HD: C79.5† *Sekundär bösartige Neubildung des Knochens und des Knochenmarkes*

ND: M49.56* *Wirbelkörperkompression bei anderenorts klassifizierten Krankheiten, Lumbalbereich*

C61 *Bösartige Neubildung Prostata*

Die Kodierung mit M90.78* *Knochenfraktur bei Neubildungen* ist hier nicht zutreffend.

Bei Aufnahme und Behandlung (z.B. operativ) sowohl wegen des Primärtumors als auch wegen der Metastase gilt für die Wahl der Hauptdiagnose die DKR D002: Die Festlegung der Hauptdiagnose erfolgt nach Ressourcenverbrauch.

Bei beidseitiger operativer Frakturversorgung: siehe DKR P005

Die mit einer Fraktur in Zusammenhang stehenden Schmerzen sollen grundsätzlich nicht zusätzlich kodiert werden, auch wenn eine Schmerzbehandlung durchgeführt wird. Frakturen verursachen typischerweise Schmerzen. Gleiches gilt für die begleitende Weichteilschwellung.

Schmerz, Schwellung, lokales Hämatom und eingeschränkte Gebrauchsfähigkeit bei nachgewiesener Fraktur sollten als typische Symptome einer Fraktur betrachtet und daher nicht kodiert werden.

Fehlende Gebrauchsfähigkeit z.B. der oberen Extremitäten nach operativer Frakturbehandlung und notwendige Hilfe bei der Nahrungsaufnahme wird auch nicht mit F50.8 *Sonstige Essstörungen* kodiert.

Gleiches gilt für Rollstuhlbenutzung nach operativer Versorgung bei Frakturen der unteren Extremitäten. Der Kode Z99.3 *Langzeitige Abhängigkeit vom Rollstuhl* sollte nicht benutzt werden, da er üblicherweise Bestandteil der Versorgung ist und der Hinweis, dass eine langzeitige Abhängigkeit mindestens 3 vollendete Monate besteht, zu beachten ist.

Bei Frakturen sollte man immer an Begleitverletzungen (Weichteilschaden, Gefäß-, Nervenverletzungen, Blutverlust, Schock) denken.

./.

./.

Als häufige Prädilektionsstellen für Läsionen finden sich:

- Beim Humerusschaftbruch die Läsion des N. radialis

- Bei suprakondylären Humerusfrakturen die Läsion der A. brachialis und/oder des N. medianus

- Bei der Hüftluxation die Läsion des N. ischiadicus

- Bei Frakturen im Kniebereich Läsionen der A. poplitea

- Bei Frakturen im Unterschenkelbereich Läsionen des N. peronaeus

Die Notwendigkeit zur Tetanusimmunisierung kann mit dem Kode Z23.5 *Notwendigkeit der Impfung gegen Tetanus, nicht kombiniert* erfasst werden.

Alle klinischen Befunde und Röntgenbefunde sind gemäß DKR D003 zu berücksichtigen.

Weichteilschäden können Frakturen erheblich komplizieren (Wundheilungsstörungen, Folgen von nekrotisierenden Weichteilkontusionen), wobei der „Weichteilschaden nach Tscherne und Oestern" ein Score zur Klassifikation des Weichteilschadens bei Frakturen ist, der den Kodes ab der ICD-10-GM Version 2005 zugrunde gelegt ist.

Geschlossene Frakturen:

Grad 0:　　fehlende oder unbedeutende Weichteilverletzung, indirekter Verletzungsmechanismus, einfache Frakturformen (z.B. Unterschenkelfraktur des Skifahrers)

Grad 1:　　oberflächliche Schürfung oder Kontusion durch Fragmentdruck von innen, einfache bis mittelschwere Frakturform (z.B. OSG-Luxationsfraktur)

Grad 2:　　tiefe kontaminierte Schürfung sowie Haut- oder Muskelkontusion durch direkte Krafteinwirkung, drohendes Kompartmentsyndrom mit mittelschweren bis schwere Frakturformen (z.B. Zweietagenfraktur der Tibia bei Stoßstangenanprall)

Grad 3:　　ausgedehnte Hautkontusion, -quetschung oder Zerstörung der Muskulatur, subkutanes Décollement, manifestes Kompartmentsyndrom, Verletzung eines Hauptgefäßes, schwere Frakturformen (z.B. Trümmerfraktur)

Offene Frakturen:

Grad 1:　　Fehlende oder geringe Kontusion, Durchspießung der Haut, unbedeutende Kontamination, einfache Frakturformen

Grad 2:　　Durchtrennung der Haut, umschriebene Haut- und Weichteilkontusion, mittelschwere Kontamination, alle Frakturformen

Grad 3:　　ausgedehnte Weichteildestruktion, häufig Gefäß- und Nervenverletzungen, starke Wundkontamination, ausgedehnte Knochenzertrümmerung (z.B. Schussbruch, offene Frakturen mit Gefäßverletzungen der großen Extremitätenarterien)

Grad 4:　　Subtotale und totale Amputation, Durchtrennung der wichtigsten anatomischen Strukturen, vollständige Ischämie

Als Fazit daraus ergibt sich, dass jeweils zuerst die Fraktur (z.B. S82.-) oder die Luxation (z.B. S83.-) kodiert wird und anschließend der Weichteilschaden (siehe hierzu die exakte klinische Dokumentation).

2005 erfolgte eine Anpassung an die neuen Texte der ICD-10-GM-Kodes Sx1.84!-Sx1.89! zur Kodierung des Schweregrads des Weichteilschadens.

./.

./.

Bei der (nicht)operativen Frakturbehandlung werden für die Einlage und Entfernung von Redon-Drainagen, Thromboseprophylaxe und Entfernung des Nahtmaterials keine zusätzlichen OPS-Kodes angegeben.

Aufwendige (!) Gipsverbände (OPS 8-310) können seit 2008 kodiert werden (OPS-Hinweis bei 5-78 bis 5-83, 5-85 und 5-86), auch wenn sie bei bestimmten operativen Eingriffen im Regelfall immer angelegt werden.

Krankenhausaufnahme wegen Folgezustand nach Fraktur mit Infekt:

Muss in Folge eines Infektes bei Osteosynthese nach Fraktur das Metall entfernt werden und ein orthopädisch-traumatologisches Implantat eingesetzt werden, so ist T84.- die Hauptdiagnose (nicht T81.4 oder M96.8-; vgl. Kommentar zu *Erkrankungen bzw. Störungen nach medizinischen Maßnahmen* der DKR D015). Die Fraktur ist Nebendiagnose. Auch hier ist an die Kodierung bei Keimnachweis zu denken. Als weitere Nebendiagnose ist z.B. T92.- oder T93.- anzuführen. Z47.0 wird nur bei geplanter Weiterbehandlung angegeben.

Neben einer Metallentfernung ist an die Prozeduren für Reeingriff, Wunddebridement, Vakuumversiegelung und Sekundärnaht zu denken.

Krankenhausaufnahme – Freilegung einer Endoprothese am Hüftgelenk:

Die Revision einer Endoprothese an der Hüfte wird mit 5-821.0 kodiert. Dieser Kode kommt immer dann zum Einsatz, wenn die Prothese freigelegt wird. Eine Veränderung an der Prothese selbst ist nicht erforderlich, da es hierfür entsprechende Einzelkodes gibt.

Krankenhausaufnahme wegen Osteomyelitis nach Osteosynthese:

Eine Osteomyelitis nach Osteosynthese kann man theoretisch mit 3 Kodes darstellen: T84.6, M86.- und M96.8-. Gemäß DKR gilt: Es ist spezifisch die Erkrankung zu beschreiben und auf die Exklusiva zu achten. Unter M86.- findet man als Exklusivum M96.-.

M86.- ist als Kode spezifischer als T84.6- bezüglich der Erkrankung der Osteomyelitis und es findet sich kein Exklusivum zu T84.-. Also wird M86.- als Hauptdiagnose kodiert. T84.6 wird dann als weiter beschreibender Kode als Nebendiagnose kodiert. Zur Angabe des Infektionserregers ist eine zusätzliche Schlüsselnummer (B95-B97) zu benutzen.

Obwohl in manchen Kodierempfehlungen (z.B. SEG 4) lediglich die Kodierung mit M86.45 angeführt wird, ist die Erkrankung mit nur einem Diagnosekode inhaltlich nicht vollständig beschrieben, so dass hier die Mehrfachkodierung (s.o.) kodierrichtlinienkonform ist.

Krankenhausaufnahme wegen Diabetischem Fuß und/oder Osteomyelitis:

Beim diabetischen Fußsyndrom ist häufig eine Osteomyelitis assoziiert. Die Diagnose einer Osteomyelitis bei einem diabetischen Patienten mit einer Fußinfektion ist schwierig. Die Hauptprobleme liegen in der Unterscheidung von Weichteilinfektion und Knocheninfektion. Die folgenden Kriterien können die Diagnosestellung einer Osteomyelitis erleichtern, die wahrscheinlich ist, wenn drei Kriterien zutreffen und ein Ulkus besteht:

1) Weichteilentzündung
2) Stumpfes Sondieren des Knochens möglich
3) Positive Bakterienkultur aus tiefem Gewebe
4) Mit einer Osteitis kompatible radiologische und/oder szintigraphische Zeichen
5) Histologische Diagnose

./.

./.

M86.- Osteomyelitis

Beachte:

Benutze die zusätzlichen Schlüsselnummern T84.5, T84.6 oder T84.7, um das Vorliegen einer Osteomyelitis im Rahmen einer periimplantären (implantatassoziierten) Infektion zu kodieren.

Krankenhausaufnahme wegen Pseudarthrose nach Fraktur:

Unter einer Pseudarthrose versteht man eine Falschgelenkbildung bzw. das Ausbleiben der knöchernen Überbrückung im Anschluss an eine Fraktur.

In Deutschland spricht man in der Regel von einer Pseudarthrose, wenn die Fraktur nach > 6 Monaten nicht knöchern konsolidiert ist. In der internationalen Fachliteratur wird eine Spanne von 3–9 Monaten angegeben und auf eine fehlende einheitliche Definition hingewiesen.

Bei fehlender Frakturheilung kommt es zu einer bindegewebigen Überbrückung des Fraktur-spalts (Ursachen: Knochennekrosen, Mangeldurchblutung, ungenügende Ruhigstellung, Weichteilinterposition).

Hauptdiagnose: M84.1- *Nichtvereinigung der Frakturenden [Pseudarthrose] Exkl.: Pseud-arthrose nach Fusion oder Arthrodese* (M96.0)

M96.0   ab 2015 Textergänzung: *Pseudarthrose nach Osteotomie*

M96.82   ab 2015 Textergänzung: *Verzögerte Knochenheilung nach Osteotomie*

Nebendiagnosen: Die ursprüngliche Fraktur, T92.- bzw. T93.- Folgen von Verletzungen

Bei fehlender Frakturheilung in einem kürzeren Zeitraum spricht man nicht von einer Pseudarthrose, hier handelt es sich um eine verzögerte Frakturheilung (M84.2,-).

Im OPS (5-79) *Reposition von Fraktur und Luxation* findet sich der Ausschluss-Hinweis auf die Behandlung von Pseudarthrosen, die mit 5-782, 5-784 oder 5-786 zu kodieren sind.

Bei den Prozeduren ist an die Kodes für Metallentfernung, Reoperation und evtl. Spongiosa-entnahme und Spongiosaplastik zu denken.

Die Kodierung bei Anwendung von hypoallergenem Material erfolgt seit 2006 über folgende Kodes:

5-931.0 *Art des verwendeten Knorpelersatz-, Knochenersatz- und Osteosynthesematerials, hypoallergenes Material, inkl.: Titan* (Zusatzkode)

5-829.e *Andere gelenkplastische Eingriffe; Verwendung von hypoallergenem Knochenersatz- und Osteosynthesematerial, inkl.: Titan*

Seit 2012 kann man zudem die Verwendung von z.B. antibiotikabeschichtetem Osteosynthese-material kodieren:

5-935.- *Verwendung von beschichtetem Osteosynthesematerial*

Diese Kodes dürfen nicht selbstständig benutzt werden; sie sind nur im Sinne einer Zusatzko-dierung zulässig. Die durchgeführten Eingriffe sind gesondert zu kodieren.

./.

./.

Materialkombinationen bei Osteosynthese

In den vergangenen Jahren wurde mehrfach darauf hingewiesen, dass sich unter den unspezifischen OPS-Kodes für „Materialkombinationen" sehr unterschiedliche Kombinationen von Materialien verbergen. Aufwendige Materialkombinationen seien daher von einfachen nicht zu unterscheiden, die Folge sei eine nicht sachgerechte Vergütung der Fälle.

Mit dem OPS dürfen die Kodes für „Materialkombinationen" im Geltungsbereich des G-DRG-Systems nicht mehr verwendet werden, dafür sind bei Kombinationen von unterschiedlichen Osteosynthesematerialien während eines Eingriffs alle Komponenten einzeln zu kodieren. Hierdurch wurden für das G-DRG-System 2010 komplexe Anpassungen notwendig (ca. 250 betroffene Kodes in den Definitionstabellen unterschiedlicher DRGs.) Da diese unspezifischen Kodes aufgrund besonderer Notwendigkeiten des Einheitlichen Bewertungsmaßstabs (EBM) jedoch nicht gänzlich gestrichen werden können, entstehen bedauerlicherweise nunmehr im OPS in diesem Bereich unterschiedliche Kodiervorgaben für ambulante und stationäre Fälle. Durch die ab 2010 geltende Kodierung der Einzelkomponenten bei der Kombination von unterschiedlichen Osteosynthesematerialien werden Untersuchungen auf verschiedene aufwendige Kombinationen für die stationäre Versorgung möglich, sodass hier in Zukunft eine sachgerechtere Abbildung zu erwarten ist.

Dies betrifft insbesondere den Kode 5-79 *Reposition von Fraktur und Luxation*.

Seit 2012 werden aufwendige Konstellationen z.B. in der Basis DRG I31 (durch Splitt) aufgewertet.

Osteosynthese – Beachte die Hinweise im OPS zu 5-79

Die Durchführung einer zweiten Osteosynthese, z.B. bei einer Zwei-Etagen-Fraktur, ist gesondert zu kodieren.

Eine **Mehrfragment-Fraktur** wird als Fraktur mit mehr als zwei Fragmenten definiert. Dazu gehört auch eine Fraktur mit Biegungskeil. Eine Zwei-Etagen-Fraktur besteht dagegen aus zwei Frakturen an unterschiedlichen Lokalisationen des gleichen Knochens.

Bei Fehlen der Angabe Einfach- oder Mehrfragment-Fraktur ist die Operation als Einfach-Fraktur zu kodieren.

Die arthroskopisch assistierte Versorgung einer Fraktur ist gesondert zu kodieren (5-.810.6 ff.).

Die Durchführung einer Osteotomie ist gesondert zu kodieren (5-781 ff.).

Eine Schraubenosteosynthese ist eine Osteosynthese, die nur mit Schrauben, ggf. mit zusätzlicher Unterlegscheibe, erfolgt.

Eine Osteosynthese mittels Draht oder Zuggurtung/Cerclage ist eine Osteosynthese, die nur mit einem/einer oder mehreren Drähten oder Zuggurtungen/Cerclagen, ggf. mit zusätzlicher Aufhängeschraube, erfolgt.

Eine Plattenosteosynthese ist eine Osteosynthese, die mit Platten und den Schrauben, die zur Fxierung der Platten benötigt werden, erfolgt.

Die Hämatomausräumung im Weichteilbereich bei einer Fraktur oder Luxation ist im Kode enthalten. Sie ist nur dann gesondert zu kodieren, wenn es sich um einen separaten Eingriff handelt.

Ein durchgeführter alloplastischer Knochenersatz und die Verwendung des Zements bei einer Verbundosteosynthese sind gesondert zu kodieren (5-785 ff.).

./.

./.

Aufwendige Gipsverbände sind gesondert zu kodieren (8-310 ff.).

Eine durchgeführte Spongiosaplastik ist gesondert zu kodieren (5-784 ff.).

Die Verwendung von resorbierbarem Osteosynthesematerial ist gesondert zu kodieren (5-931.1).

Die Augmentation von Osteosynthesematerial ist gesondert zu kodieren (5-86a.3).

Bei Verfahrenswechsel oder Wechsel von Teilen des Osteosynthesematerials sind die Entfernung des Osteosynthesematerials und die erneute Osteosynthese mit einem Kode aus 5-78a ff. oder bei Reposition einer Fraktur mit 5-79 zu kodieren.

Die zugangsbedingte Darstellung eines Nerven ist nicht gesondert zu kodieren.

Endoprothese und Endoprothesenwechsel am Knie

Für die Kodes 5-822 *Implantation einer Endoprothese am Kniegelenk* und 5-823 *Revision, Wechsel und Entfernung einer Endoprothese am Kniegelenk* enthält der Katalog seit 2015 zahlreiche und wesentliche Veränderungen.

Der Endoprothesenwechsel innerhalb einer Operation wird mit dem entsprechenden „Wechselkode" verschlüsselt.

Durch den Zusatzkode *Implantation eine Endoprothese nach vorheriger Explantation* (5-829.n) ist seit dem Jahr 2013 eine eindeutige Zuordnung möglich, ob es sich um einen Wechsel innerhalb einer oder zwei Operationen handelt.

Knochenfraktur nach Einsetzen eines orthopädischen Implantates, einer Gelenkprothese oder einer Knochenplatte

Im Sinne einer Klarstellung wurde in der ICD-10-GM Version 2016 bei der Diagnose M96.6 *Knochenfraktur nach Einsetzen eines orthopädischen Implantates, einer Gelenkprothese oder einer Knochenplatte* mit Unterstützung von Experten aus Fachgesellschaften und Organisationen der Selbstverwaltung ein Hinweistext aufgenommen, um die korrekte und einheitliche Kodierung dieser Zustände zu unterstützen.

„Diese Schlüsselnummer ist nur bei einer beim Einsetzen eines orthopädischen Implantates, einer Gelenkprothese oder einer Knochenplatte aufgetretenen Fraktur anzugeben."

Zusätzlich wurden bei Schlüsselnummern für Frakturen wie z.B. S72.- *Fraktur des Femurs* folgende Hinweise ergänzt:

„Benutze die zusätzliche Schlüsselnummer M96.6, um anzugeben, dass die Fraktur beim Einsetzen eines orthopädischen Implantates, einer Gelenkprothese oder einer Knochenplatte aufgetreten ist."

„Benutze eine zusätzliche Schlüsselnummer aus Z96.6-, um anzugeben, dass es sich um eine Fraktur bei einem bereits vorhanden orthopädischen Gelenkimplantat handelt."

Es ist seit 2016 somit nicht mehr möglich, eine Fraktur bei bestehendem Implantat, die nicht während eines Eingriffs, sondern erst nach dem Eingriff auftritt, mit dem Kode M96.6 zu verschlüsseln.

Der Kode M96.6 ist insbesondere in der MDC 08 *Krankheiten und Störungen an Muskel-Skelett-System und Bindegewebe* in anderen DRGs gruppierungsrelevant, als die spezifischen, nach Lokalisation differenzierten Diagnosen für Frakturen.

./.

./.

Vorhandsein von anderen funktionellen Implantaten

Für die ICD Z96,- *Vorhandsein von anderen funktionellen Implantaten* wurde die Einteilung auf die 5. Stelle erweitert, um eine Unterscheidung nach Lokalisation vornehmen zu können.

Alloplastischer Knochenersatz

Ein durchgeführter alloplastischer Knochenersatz ist gesondert zu kodieren (5-785 ff.).

Im Gegensatz zum autologen Knochenaufbau, der mit körpereigenem Knochen durchgeführt wird, verwendet man beim alloplastischen Knochenaufbau künstlich hergestellten Knochenersatz (Ersatz eines Knochens oder eines Knochenteils durch Kunststoff, Metall oder Keramik).

Für die Implantation von alloplastischem Knochenersatz 5-785.- finden sich im OPS die Hinweise: Inkl.: Planung und Zurichtung, Exkl.: Implantation von endoprothetischem Gelenk- und Knochenersatz (5-82 ff.); Implantation eines nicht alloplastischen Knochen(teil-)ersatzes (5-828 ff.).

Ergänzung im OPS 2014:

5-785.2** *Keramischer Knochenersatz*
           Inkl.: Verwendung von bioaktiver Glaskeramik

5-785.5** *Keramischer Knochenersatz, resorbierbar mit Antibiotikumzusatz*

Andere Operationen am Knochen (Destruktion)

Für die Mikrowellenablation für Knochentumoren steht im OPS der Kode 5-789.8 *Destruktion durch Mikrowellenablation, perkutan* zur Verfügung.

Die irreversible Elektroporation ist eine minimal invasive Gewebeablationstechnik zur gezielten Zerstörung von Zellen durch starke, örtlich begrenzte elektrische Felder, die zum Zelltod führen. Die Kodierung der Destruktion am Knochen durch irreversible Elektroporation erfolgt über den Kode 5-789.9.

Die perkutane Destruktion von Knochen durch Kryoablation wird mit 5-789.a kodiert.

Neu seit 01.01.2019:

5-78a   *Revision von Osteosynthesematerial mit Reosteosynthese*
         Exkl.: Revision von Osteosynthesematerial ohne Materialwechsel (5-789.3 ff.)
         Reposition von Fraktur und Luxation (5-79)
         Hinw.: Die Entfernung (von Teilen) des Osteosynthesematerials ist gesondert zu kodieren (5-787 ff.)
         Bei einem Wechsel von Teilen des Osteosynthesematerials ist neben der Entfernung ausschließlich das gewechselte Osteosynthesematerial als Reosteosynthese anzugeben
         Bei einer Reosteosynthese durch eine oder mehrere Schrauben, Drähte oder Zuggurtungen/Cerclagen an einer Lokalisation ist das Osteosynthesematerial nur einmal anzugeben
         Bei einer Reosteosynthese durch eine Platte sind die Schrauben, die zur Fixierung der Platte benötigt werden, nicht gesondert zu kodieren
         Die Augmentation von Osteosynthesematerial ist gesondert zu kodieren (5-86a.3)
         *Die Lokalisation ist für die mit ** gekennzeichneten Kodes in der 6. Stelle nach der Liste vor Kode 5-780 zu kodieren*
         Die zugangsbedingte Darstellung eines Nerven ist nicht gesondert zu kodieren

./.

./.

5-78   Operationen an anderen Knochen

5-784   Knochentransplantation und -transposition

Hier erfolgten für 2018 Ergänzungen mit neuen Kodes und der Unterscheidung zwischen offen chirurgisch/endoskopisch.

5-789   *Andere Operationen am Knochen*

5-789.a   *Destruktion durch Kryoablation*
          Neu ab 01.01.2019:
          Die Anzahl der verwendeten Kryoablationsnadeln ist gesondert zu kodieren (5-98g ff.)

G90.-   *Krankheiten des autonomen Nervensystems*

Seit 2019 erfolgte eine Anpassung der Klassifikation an den aktuellen medizinischen Wissensstand, um das komplexe regionale Schmerzsyndrom differenziert abbilden zu können.

Morbus Sudeck, Sudecksche Krankheit, sympatische Reflexdystrophie und komplexes regionales Schmerzsyndrom (auch CRPS, Complex Regional Pain Syndrom): Alle Begriffe bezeichnen starke und länger anhaltende Schmerzen an zumeist Händen oder Füßen (oder mehreren Gliedmaßen), die häufig mit einer Bewegungs- und Funktionseinschränkung einhergehen.

Davon abzugrenzen ist:

M89.0-   *Neurodystrophie [Algodystrophie]*

S12.-   *Fraktur im Bereich des Halses*

S22.-   *Fraktur der Rippe(n),des Sternums und der Brustwirbelsäule*

S32.-   *Fraktur der Lendenwirbelsäule und des Beckens*

Hier wurden 2019 folgende Ergänzungen hinzugefügt:

„Benutze die zusätzliche Schlüsselnummer M96.6, um anzugeben, dass die Fraktur beim Einsetzen eines orthopädischen Implantates, einer Gelenkprothese oder einer Knochenplatte aufgetreten ist."

„Benutze eine zusätzliche Schlüsselnummer aus Z96.6-, um anzugeben, dass es sich um eine Fraktur bei bereits vorhandenem orthopädischen Gelenkimplantat handelt."

./.

./.

Kodierung als „Fraktur und Luxation mit Weichteilschaden"

Die Kodierung als „Fraktur und Luxation mit Weichteilschaden" setzt nicht notwendigerweise voraus, dass der Weichteilschaden durch die Fraktur verursacht worden ist; auch eine schwere Quetschverletzung mit Fraktur kann hierunter fallen.

Landessozialgericht Niedersachsen-Bremen 3. Senat, Urteil vom 23.05.2018, L 3 U 74/14

Substanzen zur zusätzlichen Versorgung von Fraktur und Wunde, zur Behandlung von traumatisch bedingten Frakturen mit Pseudarthrosenbildung, Knochenaufbaumaterial für Knochendefekte

In diesem Bereich sind folgende unbewertete Zusatzentgelte für 2020 zu beachten:

ZE2020-63   *Gabe von Dibotermin alfa, Implantation am Knochen*

ZE2020-64   *Gabe von Eptotermin alfa, Implantation am Knochen*

ZE2020-01   *Beckenimplantate*

Modulare Endoprothese

Kodierung mit OPS 5-829k: Es sind die nachfolgenden Hinweise unbedingt zu beachten:

FAQ-Center Klassifikationen: Operationen- und Prozedurenschlüssel (OPS)

https://www.dimdi.de/dynamic/de/klassifikationen/kodierfrage/OPS-5003/

Der Hinweistext im OPS 5-829k wurde ergänzt:

„[...] Bei einer modularen Endoprothese muss eine gelenkbildende oder gelenkersetzende Implantatkomponente aus mindestens 3 der nachfolgend genannten metallischen Einzel(bau)teilen bestehen, die in ihrer Kombination die mechanische Bauteilsicherheit der gesamten Prothese gewährleisten: Schaft, Verlängerungshülse, Halsteil, Pfanne, (Stütz-) Schale, Rekonstruktionsring, Sicherungs- und Sicherheitselemente (Dehnschraube, (Ab-) Scherstift, Abreißschrauben, Schrauben mit Schraubenkopfantrieb, Schraubenverbindungen mit drehmomentgesteuertem (und drehwinkelgesteuertem) Anziehen), Kopplungselement, Einzel(bau)teile eines Arthrodesemoduls, Augment, Wedge, Sleeve, Liner und/oder Exzenterscheibe Kopplungselemente und Arthrodesemodule werden nur einer gelenkbildenden oder gelenkersetzenden Komponente zugeordnet Der Aufsteckkopf der Endoprothese und Schrauben, die ausschließlich der Verankerung der Endoprothese im Knochen dienen, werden nicht mitgezählt. [...]"

./.

./.

T84.- *Komplikationen durch orthopädische Endoprothesen, Implantate oder Transplantate*

Ergänzungen seit 01.01.2019:

T84.5 *Infektion und entzündliche Reaktion durch eine Gelenkendoprothese*
Periimplantäre (implantatassoziierte) Infektion
Benutze zusätzliche Schlüsselnummern, um das Vorliegen einer Arthritis (M00.-) oder einer Osteomyelitis (M86.-) im Rahmen einer periimplantären (implantatassoziierten) Infektion zu kodieren.

T84.6 *Infektion und entzündliche Reaktion durch eine interne Osteosynthesevorrichtung [jede Lokalisation]*
Periimplantäre (implantatassoziierte) Infektion
Benutze zusätzliche Schlüsselnummern, um das Vorliegen einer Arthritis (M00.-) oder einer Osteomyelitis (M86.-) im Rahmen einer periimplantären (implantatassoziierten) Infektion zu kodieren.

T84.7 *Infektion und entzünliche Reaktion durch sonstige orthopädische Endoprothesen, Implantate oder Transplantate*

T85.- *Komplikationen durch sonstige interne Prothesen, Implantate oder Transplantate*

Die Hinweistexte unter T84.5 und T84.6 wurden auch in T84.7 ergänzt.

Hier wurden zahlreiche spezifische Kodes in der ICD-10-GM neu aufgenommen.

Absenkung von Bewertungsrelationen

Gemäß § 17b Abs. 1 Satz 5 KHG i.V.m. § 9 Abs. 1c KHEntgG hat die Selbstverwaltung erstmalig für 2017 Bewertungsrelationen gezielt abgesenkt. Diese Absenkung wurde auch für 2020 durchgeführt. Hiervon sind mehrere DRGs betroffen, wie die DRG I68D und I68E Nicht operativ behandelte Erkrankungen und Verletzungen im Wirbelsäulenbereich.

Gemäß Fallpauschalenkatalog sind für diese DRGs die unterschiedlichen Bewertungsrelationen nur für Häuser oberhalb der Median-Fallzahl zu beachten. Der Median der Fallzahlen dieser DRG-Fallpauschalen wird im Datenjahr über alle Krankenhäuser, die diese Leistungen erbringen, ermittelt (Vereinbarung gemäß § 17b Abs. 1 Satz 5 KHG).

Intraoperative Verletzung

T81.2 oder Y69! Kode

„Entgegen der Einschätzung der Klägerin war allerdings nicht der Kode T81.2, sondern der Kode S27.6 – in Kombination mit dem Kode Y69! – zu wählen, da dieser spezieller ist als der nur subsidiär zu verwendende Kode T81.2

Zum einen enthält der Kode S27.6 eine anderweitige Klassifizierung, zum anderen erweist er sich als spezifischer als der Kode T81.2, weil der Kode S27.6 wie der Kode T81.2 eine Verletzung als Art der Erkrankung angibt, im Gegensatz zu dem Kode T81.2 jedoch zugleich das betroffene Organ (Pleura) abbildet. In Kombination mit dem – nach obigen Grundlagen ausdrücklich in Kombination mit einem Primärkode zu kodierenden - Sekundärkode Y69! wird deutlich, dass es sich um einen Zwischenfall im Rahmen einer chirurgischen oder sonstigen medizinischen Maßnahme gehandelt hat; die Ätiologie wird also durch den Sekundärkode Y69! in zulässiger Anwendung der DKR 2014 abgebildet.“ (LSG Rheinland-Pfalz vom 07.02.2019, Az.: L5 KR 165/17)

./.

./.

Wunde – Wundheilungsstörung

Eine Wunde, die in der ICD-10-GM klassifiziert werden kann, wird kodiert (Druckulcera, Dekubitus, traumatische Wunde, Verbrennung oder spezifische Hauterkrankungen).

Ist die Wunde eine Komplikation oder Folge einer Krankheit, wobei die Krankheit zur stationären Aufnahme führt und auch gemäß Hauptdiagnosedefintion behandelt wird, so ist die Krankheit als Hauptdiagnose anzugeben.

Führt eine Wunde i.S. einer Komplikation zur Aufnahme (z.B. postoperative Wundinfektion) wird ein Kompliationskode aus dem Kapitel „T" nur dann als Hauptdiagnose verwendet, wenn kein spezifischerer Kode zur Verfügung steht (siehe auch DKR D015n). Beispiel: Aufnahme wegen Osteomyelitis nach Ostesynthese einer Beckenfraktur. Eine Osteomyelitis (Osteitis) nach medizinischen Maßnahmen ist mit einer Schlüsselnummer aus M86.- Osteomyelitis zu verschlüsseln. Dies gilt trotz des übergeordneten Exklusivums Osteopathien nach medizinischen Maßnahmen (M96.-) unter Sonstige Osteopathien (M86–M90). Mit M86.- ist eine spezifische Kodierung sowohl des Zustands als auch der Lokalisation möglich.

Bei Wiederaufnahme ist an die Regeln der Fallzusammenführung (Wiederaufnahme wegen einer Komplikation) zu denken.

Die entsprechenden Prozeduren für Wunddebridement, Wundexzisionen, Verbände, Vakuumbehandlung etc. müssen kodiert werden.

Postoperative Wundinfektionen

Postoperative Wundinfektionen stellen die dritthäufigste nosokomiale Infektionsart dar und betreffen alle operativen Fachrichtungen.

An dieser Stelle wird auf die Richtlinie zur einrichtungs- und sektorenübergreifenden Qualitätssicherung, Verfahren 2, Vermeidung nosokomialer Infektionen – postoperative Wundinfektion – hingewiesen.

Neu seit 01.01.2019:

T76	*Nicht näher bezeichnete Schäden durch äußere Ursachen*

      Hinw.: *Diese Kategorie ist bei der Mortalitätsverschlüsselung zu benutzen, um nicht näher bezeichnete Schäden durch äußere Ursachen zu kennzeichnen, bei denen die äußere Ursache nicht angegeben ist bzw. keine Rückschlüsse auf die Art der Verletzung zulässt.*

      Inkl.: *Nicht näher bezeichnete Schäden durch:*
- *Absichtliche Selbstbeschädigung (Selbsttötung) nicht näher bezeichneter Art und Weise*
- *Tätlicher Angriff nicht näher bezeichneter Art und Weise*

      Exkl.: *Schäden durch:*
- *Sonstige äußere Ursachen (T75.-)*
- *Unerwünschte Nebenwirkungen, anderenorts nicht klassifiziert (T78.-)*
- *Vergiftung o.n.A. (T65.9)*
- *Verletzung o.n.A. (T14.9)*

./.

./.

Exploration – neue OPS-Kodes für 2019

5-84   *Operationen an der Hand*

5-85   *Operationen an Muskeln, Sehen, Faszien und Schleimbeuteln*

5-850.e** *Exploration eines Muskels*

5-850.f** *Exploration einer Sehne*

5-850.g** *Exploration einer Faszie*

5-892   Andere Inzision an Haut und Unterhaut

5-892.0** *Ohne weitere Maßnahmen*
            Inkl.: Exploration

5-04b   Exploration eines Nerven (Details, siehe OPS 2019)

Neu ab 01.01.2020

5-789.c** *Stabilisierung einer Pseudarthrose ohne weitere Maßnahmen*

           Hinw.: Das verwendete Osteosynthesematerial ist gesondert zu kodieren (5-786 ff.)

5-786   Osteosyntheseverfahren

Neu:

5-786.j   *Durch internes Verlängerungs- oder Knochentransportsystem*

       .j0 *Nicht motorisiert*

       Inkl.: Teleskopnagel

Ebenso erfolgte der Zusatz „Teleskopnagel" auch für die Kodes *Entfernung von Osteosynthesematerial* (5-787.j0) bzw. *Revision von Osteosynthesematerial mit Reosteosynthese* (5-78a.j0).

Luxationsfraktur

In diesen Fällen ist sowohl für die Fraktur als auch für die Luxation ein Kode zuzuweisen; der erste Kode für die Fraktur. In bestimmten Fällen sieht die ICD-10-GM für die mit einer Luxation kombinierte Fraktur eine von dieser Regel abweichende Kodierung vor:

Zum Beispiel ist die Monteggia-Luxationsfraktur als Fraktur klassifiziert (S52.21 *Fraktur des proximalen Ulnaschaftes mit Luxation des Radiuskopfes*).

Kommentar

Beispiel:

Eine Nasenbeinfraktur mit luxiertem Nasenseptum sollte wie folgt verschlüsselt werden:

Hauptdiagnose: S 02.2 *Nasenbeinfraktur*

Nebendiagnose: S 03.1 *Luxation des knorpeligen Nasenseptums*

Fraktur und Luxation an gleicher oder unterschiedlicher Lokalisation

Bei Vorliegen einer kombinierten Verletzung an gleicher Lokalisation ist die Angabe **eines** Zusatzkodes für den Weichteilschaden ausreichend.

Beispiel 3

Ein Patient wird zur Behandlung einer offenen Humeruskopffraktur I. Grades mit (offener) Schulterluxation nach vorne mit Weichteilschaden I. Grades aufgenommen.

Hauptdiagnose:	S42.21	*Fraktur des proximalen Endes des Humerus, Kopf*
Nebendiagnose(n):	S41.87!	*Weichteilschaden I. Grades bei offener Fraktur oder Luxation des Oberarmes*
	S43.01	*Luxation des Humerus nach vorne*

Kommentar

Luxationsfrakturen sind Knochenfrakturen mit gleichzeitiger Verrenkung des Fragments oder eines benachbarten – nichtfrakturierten – Knochens.

Auch hier ist es erforderlich, die medizinische Dokumentation (OP-Bericht) genau zu beachten, damit man die richtigen Kodes aus der ICD-10-GM kodieren kann.

Liegen bei einem Patienten mehrere Frakturen oder Luxationen unterschiedlicher Lokalisation vor, so ist für jede Lokalisation der entsprechende Kode für den Schweregrad des Weichteilschadens der Fraktur/Luxation (Sx1.84!–Sx1.89!) anzugeben, soweit es sich nicht um einen Weichteilschaden 0. Grades handelt.

Kommentar

S33.- *Luxation, Verstauchung und Zerrung von Gelenken und Bändern der Lendenwirbelsäule und des Beckens*

Siehe die Hinweise in der ICD-10-GM

Man sollte eine zusätzliche Schlüsselnummer aus S31.84! - S31.89! zusammen mit S33.0 - S33.3 benutzen, um den Schweregrad des Weichteilschadens bei einer Luxation zu verschlüsseln. Eine Verletzung des lumbalen Rückenmarks ist zusätzlich mit S34.- zu verschlüsseln. Das Vorliegen von Lendenwirbelfrakturen bei einer Luxation ist zusätzlich mit S32.- zu verschlüsseln. Ist die Zahl der zusammen mit der Luxation gebrochenen Lendenwirbel nicht bekannt, so ist die Fraktur auf der höchsten Ebene zu verschlüsseln.

Knochenkontusion

Eine Knochenkontusion („bone bruise", bildgebender Nachweis einer Fraktur der Spongiosa bei intakter Kortikalis) wird wie eine Fraktur an entsprechender Lokalisation kodiert.

Kommentar

Definition Grünholzfraktur

Das kindliche Periost kann bei einer Fraktur vollständig oder teilweise erhalten bleiben.

1905l   Offene Wunden/Verletzungen

Für jede Körperregion steht im Kapitel XIX ein Abschnitt für offene Wunden zur Verfügung. Hier sind auch Kodes aufgeführt, mit denen offene Wunden verschlüsselt werden, die mit einer Fraktur oder einer Luxation in Verbindung stehen oder bei denen durch die Haut in Körperhöhlen eingedrungen wurde (d.h. intrakranielle Wunden, intrathorakale Wunden und intraabdominale Wunden).

Die offene Wunde ist in diesen Fällen **zusätzlich** zur Verletzung (z.B. der Fraktur) zu kodieren, s.a. DKR 1903 *Fraktur und Luxation* (Seite 258).

Offene Verletzungen mit Gefäß-, Nerven- und Sehnenbeteiligung

Liegt eine Verletzung mit Gefäßschaden vor, hängt die Reihenfolge der Kodes davon ab, ob der Verlust der betroffenen Gliedmaße droht. Ist dies der Fall, so ist bei einer Verletzung mit Schädigung von Arterie und Nerv

- zuerst die arterielle Verletzung,

- danach die Verletzung des Nervs,

- danach ggf. eine Verletzung der Sehnen,

- schließlich die Fleischwunde anzugeben.

In Fällen, bei denen trotz einer Nerven- und Arterienschädigung der Verlust von Gliedmaßen unwahrscheinlich ist, ist die Reihenfolge der Kodierung je nach der Schwere der jeweiligen Schäden festzulegen.

Kommentar

Bei einer offenen Wunde/ Verletzung werden die Verletzungen wie oben angeführt kodiert. Im Rahmen der Wundversorgung ist eine Exploration der Wunde (kein Nachweis einer weitergehenden Verletzung) im Kode der Wundnaht enthalten. Falls Erweiterungsinzisionen durchgeführt werden, kann 5-892.- ergänzt werden.

Ein Wunddebridement wird als mechanische Reinigung oder Nekrosektomie von verschmutzen bzw. nekrotischen Wunden bezeichnet. Als Exzision bezeichnet man die Entfernung von erkranktem vitalem Gewebe. Der Unterschied zwischen Exzision und Debridement ist nicht immer trennscharf zu definieren.

Eine Wunddebridement kann auch kodiert werden, wenn es lege artis im Bett und/ oder ohne Narkose durchgeführt wird.

Unterteilung des chirurgischen Wunddebridements und der Entfernung von erkranktem Gewebe an Haut und Unterhaut in die Bereiche chirurgisches Wunddebridement mit Entfernung von erkranktem Gewebe an Haut und Unterhaut (5-896 ff.) und Entfernung von erkranktem Gewebe an Haut und Unterhaut bei alleiniger Oberflächenanästhesie (im Rahmen eines Verbandwechsels) bei Vorliegen einer Wunde (8-192 ff.).

Beim Kode 5-896.- heißt es: Ein Wunddebridement ist ein chirurgisches oder ultraschallbasiertes Vorgehen zur Entfernung von geschädigtem, infiziertem, minderdurchblutetem oder nekrotischem Gewebe der Haut und Unterhaut bis zum Bereich des vitalen Gewebes. Die Anwendung der Kodes setzt eine Allgemein- oder Regionalanästhesie oder eine lokale Infiltrationsanästhesie voraus. (Ausnahme: Es liegt eine neurologisch bedingte Analgesie vor.) Bei alleiniger Oberflächenanästhesie ist ein Kode aus dem Bereich 8-192 ff. zu verwenden.

./.

./.

Ein Kode aus diesem Bereich ist nicht zu verwenden im Zusammenhang mit einer Hämatomausräumung bzw. Abszessspaltung (5-892 ff.) oder einer Primärnaht (5-900.0 ff.). Ein Wunddebridement ist bei diesen Kodes bereits eingeschlossen.

8-190   *Spezielle Verbandstechniken*

Ab 01.01.2019 wurden die Hinweise ergänzt:

„[...] Bei wiederholter Anwendung von Vakuumtherapien gleicher Technik an denselben oder ggf. auch an unterschiedlichen Lokalisationen sind die Zeiten zu addieren und nach der Dauer zu kodieren. Kommen Vakuumtherapien unterschiedlicher Technik zur Anwendung, ist jede Technik gesondert nach der Dauer zu kodieren (z.B. ein Kode aus 8-190.2 ff. und ein Kode aus 8-190.3 ff.)"

Offene intrakranielle/intrathorakale/intraabdominelle Verletzung

Wenn eine offene intrakranielle/intrathorakale/intraabdominelle Verletzung vorliegt, ist zuerst der Kode für die intrakranielle/intrathorakale/intraabdominelle Verletzung anzugeben, gefolgt vom Kode für die offene Wunde.

Beispiel 1

Ein Patient wird mit vollständiger Zerreißung des Nierenparenchyms, Milzriss mit Parenchymbeteiligung und kleinen Risswunden an mehreren Dünndarmabschnitten sowie Heraustreten von Eingeweiden durch die Bauchwand aufgenommen.

Hauptdiagnose:	S37.03	*Komplette Ruptur des Nierenparenchyms*
Nebendiagnose(n):	S36.03	*Rissverletzung der Milz mit Beteiligung des Parenchyms*
	S36.49	*Verletzung des Dünndarmes, sonstiger und mehrere Teile des Dünndarmes*
	S31.83!	*Offene Wunde (jeder Teil des Abdomens, der Lumbosakralgegend und des Beckens) mit Verbindung zu einer intraabdominalen Verletzung*

Kommentar

Das Beispiel zählt mehrere schwerwiegende Diagnosen auf.

Bei Mehrfachverletzungen ist es erforderlich, retrospektiv den gesamten Verlauf (Diagnosen, Prozeduren, Komplikationen) eingehend zu überprüfen und zu bewerten.

Bei ausgedehntem Verletzungsmuster ist auch an respiratorische Insuffizienz, Blutungsanämie, Schock etc. zu denken. Der postoperative Verlauf auf der Intensivstation muss ebenfalls berücksichtigt werden.

Offene Fraktur mit intrakranieller/intrathorakaler/intraabdomineller Verletzung

Wo eine offene Schädelfraktur verbunden mit einer intrakraniellen Verletzung/offene Fraktur des Rumpfes zusammen mit einer intrathorakalen/intraabdominellen Verletzung vorliegt, ist

- ein Kode für die intrakranielle/intrakavitäre Verletzung anzugeben,

- einer der folgenden Kodes

  S01.83!   *Offene Wunde (jeder Teil des Kopfes) mit Verbindung zu einer <u>intrakraniellen</u> Verletzung*

  S21.83!   *Offene Wunde (jeder Teil des Thorax) mit Verbindung zu einer <u>intrathorakalen</u> Verletzung*

  oder

  S31.83!   *Offene Wunde (jeder Teil des Abdomens, der Lumbosakralgegend und des Beckens) mit Verbindung zu einer <u>intraabdominalen</u> Verletzung*

- die Kodes für die Fraktur

und

- ein Kode für den Schweregrad des Weichteilschadens der offenen Fraktur aus

  S01.87!–S01.89!,

  S21.87!–S21.89!

  oder

  S31.87!–S31.89!.

Komplikationen offener Wunden

Die Kodierung von Komplikationen offener Wunden ist davon abhängig, ob die Komplikation wie z.B. eine Infektion mit einem spezifischen Kode näher bezeichnet werden kann. Ist die Kodierung mit einer spezifischen Schlüsselnummer der ICD-10-GM möglich, so ist zuerst der spezifische Kode für die Komplikation (z.B. Infektion wie Erysipel, Phlegmone oder Sepsis etc.) gefolgt von dem Kode für die offene Wunde anzugeben.

Beispiel 2

Ein Patient wird mit einer Phlegmone an der Hand nach einem Katzenbiss aufgenommen. Das Alter des Bisses ist nicht bekannt. Bei der Aufnahme finden sich am Daumenballen zwei punktförmige Wunden, die Umgebung ist gerötet, die Hand und der Unterarm sind stark geschwollen. Im Abstrich findet sich Staphylococcus aureus. Es wird eine intravenöse antibiotische Therapie eingeleitet.

Hauptdiagnose:	L03.10	*Phlegmone an der oberen Extremität*
Nebendiagnose(n):	S61.0	*Offene Wunde eines oder mehrerer Finger ohne Schädigung des Nagels*
	B95.6!	*Staphylococcus aureus als Ursache von Krankheiten, die in anderen Kapiteln klassifiziert sind*

Kommentar

Die Kodierung von Komplikationen offener Wunden mit z.B. Phlegmone wurde wiederholt kontrovers beurteilt, so dass ab 2013 eine entsprechende ausführliche Ergänzung und Klarstellung (siehe auch Beispiel 2) erfolgte.

Ist eine spezifische Verschlüsselung der Komplikation einer offenen Wunde nicht möglich, ist der Kode für die offene Wunde anzugeben, gefolgt von einem Kode aus

T89.0-   *Komplikationen einer offenen Wunde.*

Kommentar

Hiermit wird klargestellt, dass nur bei fehlenden Kodes für die spezifische Verschlüsselung der Komplikation ein Kode aus T89.0- anzugeben ist.

T89.01   *Komplikationen einer offenen Wunde, Fremdkörper (mit oder ohne Infektion) (z.B. Nagel, Rollsplit)*

T89.02   *Komplikationen einer offenen Wunde, Infektion*

T89.03   *Komplikationen einer offenen Wunde, Sonstige (verzögerte Behandlung, verzögerte Wundheilung)*

Soll der Infektionserreger angegeben werden, ist ein zusätzlicher Schlüssel aus B95! - B98! zu benutzen.

8-102.- *Fremdkörperentfernung aus der Haut ohne Inzision, Exkl.: Entfernung eine Fremdkörpers aus der Haut durch Inzision (5-892.2 ff.)* werden gemäß der Definition einer signifikanten Prozedur (DKR P001) kodiert.

1909c   Bewusstlosigkeit

Bewusstlosigkeit im Zusammenhang mit einer Verletzung

Wenn ein Verlust des Bewusstseins **im** Zusammenhang mit einer Verletzung aufgetreten ist, ist die Art der Verletzung **vor** einem Kode aus S06.7-! *Bewusstlosigkeit bei Schädel-Hirn-Trauma* für die Dauer der Bewusstlosigkeit anzugeben.

Beispiel 1

Der Patient wird mit einer Fraktur des Siebbeins (Röntgenaufnahme) aufgenommen. Im CT zeigt sich ein großes subdurales Hämatom. Der Patient war 3 Stunden bewusstlos.

Hauptdiagnose:	S06.5	*Traumatische subdurale Blutung*
Nebendiagnose(n):	S02.1	*Schädelbasisfraktur*
	S06.71!	*Bewusstlosigkeit bei Schädel-Hirn-Trauma, 30 Minuten bis 24 Stunden*
Prozedur(en):	3-200	*Native Computertomographie des Schädels*

Bewusstlosigkeit ohne Zusammenhang mit einer Verletzung

Sofern die Bewusstlosigkeit eines Patienten **nicht** mit einer Verletzung im Zusammenhang steht, sind folgende Kodes zu verwenden:

R40.0   *Somnolenz*
R40.1   *Sopor*
R40.2   *Koma, nicht näher bezeichnet*

Kommentar

Es ist bei der Kodierung der Bewusstlosigkeit zu berücksichtigen, ob ein Zusammenhang mit einer Verletzung (Trauma) besteht. Die nichttraumatische Bewusstseinsstörung kann mit R40.2 *Koma, nicht näher bezeichnet, Bewusstlosigkeit o.n.A.* unter Beachtung der Exklusiva (z.B. diabetisches, hepatisches oder urämisches Koma) verschlüsselt werden, die Bewusstlosigkeit im Rahmen eines Traumas mit S06.7-! *Bewusstlosigkeit bei Schädel-Hirn-Trauma*, wobei hier immer das Schädel-Hirn-Trauma bzw. die Verletzung mit angegeben werden muss.

Eine traumatische Blutung (extradural, subdural, subarachnoidal) ist zu unterscheiden von der nicht traumatischen Blutung (I60.- *Subarachnoidalblutung*, I61.- *Intrazerebrale Blutung*, I62.- *Sonstige nichttraumatische intrakranielle Blutung*).

1910h   Verletzung des Rückenmarks (mit traumatischer Paraplegie und Tetraplegie)

Die akute Phase – unmittelbar posttraumatisch

Unter der akuten Phase einer Rückenmarksverletzung versteht man den Behandlungszeitraum unmittelbar nach dem Trauma. Sie kann mehrere Krankenhausaufenthalte umfassen.

Wenn ein Patient mit einer Verletzung des Rückenmarks aufgenommen wird (z.B. mit Kompression des Rückenmarks, Kontusion, Riss, Querschnitt oder Quetschung), sind folgende Details zu kodieren:

1.   Die Art der Läsion des Rückenmarks ist als erster Kode anzugeben (komplette oder inkomplette Querschnittverletzung).

2.   Die funktionale Höhe (Ebene) der Rückenmarksläsion ist mit einem Kode aus

     S14.7-!, S24.7-!, S34.7-! *Funktionale Höhe einer Verletzung des zervikalen/thorakalen/lumbosakralen Rückenmarkes*

zu verschlüsseln. Für die Höhenangabe der funktionalen Höhe sind die Hinweise bei S14.7-!, S24.7-! und S34.7-! in der ICD-10-GM zu beachten.

Kommentar

Hier erfolgte ab 2016 eine Anpassung der Kodierrichtlinie an die Kodes für die Angabe der funktionalen Höhe einer zervikalen/ thorakalen/ lumbosakralen Rückenmarksverletzung (S14.7-!, S24.7-!, S34.7-!) der ICD-10-GM.

Hinweistext in der ICD-10-GM   Beispiel S14.7-!

Diese Subkategorie dient zur Verschlüsselung der funktionalen Höhe einer Rückenmarksverletzung. Unter der funktionalen Höhe einer Rückenmarksverletzung wird das unterste intakte Rückenmarksegment verstanden (...). Kodiere zuerst die Art der zervikalen Rückenmarksverletzung.

Patienten mit Rückenmarksverletzungen haben mit hoher Wahrscheinlichkeit eine Wirbelfraktur oder -luxation erlitten; demnach sind auch folgende Angaben zu kodieren:

3. Die Bruchstelle, wenn eine Fraktur der Wirbel vorliegt.

4. Der Ort der Luxation, wenn eine Luxation vorliegt.

5. Schweregrad des Weichteilschadens der Fraktur/Luxation

Beispiel 1

Ein Patient wird mit einer Kompressionsfraktur an T12 aufgenommen. Es liegt eine Kompressionsverletzung des Rückenmarks auf derselben Höhe mit inkompletter Paraplegie auf der funktionalen Höhe L2 vor.

Hauptdiagnose:	S24.12	*Inkomplette Querschnittverletzung des thorakalen Rückenmarkes*
Nebendiagnose(n):	S34.72!	*Funktionale Höhe einer Verletzung des lumbosakralen Rückenmarkes, L2*
	S22.06	*Fraktur eines Brustwirbels, T11 und T12*

Die akute Phase – Verlegung des Patienten

Wenn ein Patient in Folge eines Traumas eine Verletzung des Rückenmarks erlitten hat und unmittelbar von einem Akutkrankenhaus in ein anderes Akutkrankenhaus verlegt wurde, ist in beiden Häusern der Kode für die Art der Verletzung als Hauptdiagnose anzugeben und der entsprechende Kode für die funktionale Höhe der Rückenmarksverletzung als erste Nebendiagnose.

Beispiel 2

Ein Patient wird mit einer schweren Rückenmarksverletzung in Krankenhaus A aufgenommen. Ein CT bestätigt eine Luxation des T7/8 Wirbels mit Verletzung des Rückenmarks auf derselben Höhe. Neurologisch zeigt sich ein inkompletter Querschnitt unterhalb T8. Nach Stabilisierung im Krankenhaus A wird der Patient ins Krankenhaus B verlegt, in dem eine Spondylodese durchgeführt wird.

Krankenhaus A

Hauptdiagnose:	S24.12	*Inkomplette Querschnittverletzung des thorakalen Rückenmarkes*
Nebendiagnose(n):	S24.75!	*Funktionale Höhe einer Verletzung des thorakalen Rückenmarkes, T8/T9*
	S23.14	*Luxation eines Brustwirbels, Höhe T7/8 und T8/9*
Prozedur(en):	3-203	*Native Computertomographie von Wirbelsäule und Rückenmark*

Krankenhaus B

Hauptdiagnose:	S24.12	*Inkomplette Querschnittverletzung des thorakalen Rückenmarkes*
Nebendiagnose(n):	S24.75!	*Funktionale Höhe einer Verletzung des thorakalen Rückenmarkes, T8/T9*
	S23.14	*Luxation eines Brustwirbels, Höhe T7/8 und T8/9*
Prozedur(en):	5-836.41	*Spondylodese, dorsal und ventral kombiniert, interkorporal, 2 Segmente*
	5-83b.31	*Osteosynthese (dynamische Stabilisierung) an der Wirbelsäule: durch ventrales Schrauben-Platten-System, 2 Segmente*

Kommentar

Hiermit wird klargestellt, dass das aufnehmende Krankenhaus die Art der Verletzung als Hauptdiagnose kodieren muss, auch wenn eine Verlegung erfolgt.

Rückenmarksverletzung – chronische Phase

Von der chronischen Phase einer Paraplegie/Tetraplegie spricht man, wenn die Behandlung der akuten Erkrankung (z.B. einer akuten Rückenmarksverletzung), die die Lähmungen verursachte, abgeschlossen ist.

Kommt ein Patient in dieser chronischen Phase zur Behandlung der Paraplegie/Tetraplegie, ist ein Kode der Kategorie

G82.–   *Paraparese und Paraplegie, Tetraparese und Tetraplegie,* fünfte Stelle „.2" oder „.3"

als Hauptdiagnose anzugeben.

Wird ein Patient dagegen zur Behandlung einer anderen Erkrankung wie z.B. Harnwegsinfektion, Fraktur des Femur etc. aufgenommen, ist die zu behandelnde Erkrankung gefolgt von einem Kode der Kategorie

G82.–   *Paraparese und Paraplegie, Tetraparese und Tetraplegie,* fünfte Stelle „.2" oder „.3"

anzugeben sowie andere vorliegende Erkrankungen. Die Reihenfolge dieser Diagnosen muss sich an der Definition der Hauptdiagnose orientieren.

Für die funktionale Höhe der Rückenmarksschädigung ist zusätzlich der passende Kode aus

G82.6-!   *Funktionale Höhe der Schädigung des Rückenmarkes*

anzugeben.

Die Kodes für die Verletzung des Rückenmarks sind nicht anzugeben, da diese nur in der akuten Phase zu verwenden sind.

Kommentar

2009 erfolgte eine textliche Angleichung der chronischen Phase einer traumatischen Paraplegie/Tetraplegie an die der chronischen nicht traumatischen Paraplegie/Tetraplegie (siehe auch DKR 0603). Damit ist die chronische Phase einer traumatischen Paraplegie/Tetraplegie analog zu der einer nicht traumatischen Paraplegie/Tetraplegie zu verschlüsseln. Die Angabe der funktionalen Höhe der Rückenmarksschädigung ist erforderlich.

Querschnittlähmung

Anpassungen seit 2011:

Ausschluss aus der Basis DRG B61 von:

- Fällen mit Polytrauma und komplexer OR-Prozedur

- Fällen mit intensivmedizinischer Komplexbehandlung mehr als 1.104 Aufwandspunkten und komplexer OR-Prozedur

Die Abbildung dieser Fälle erfolgt überwiegend in den Beatmungs-DRGs der Prä-MDC und in der MDC 21A (Polytrauma).

Ab 2016 wurden die Grenzen für den „Super-SAPS" und den „Kinder-SAPS abgesenkt.

Fälle werden weiterhin in die Basis-DRG B61 gruppiert, wenn zusätzlich eine Komplexbehandlung bei Querschnittlähmung größer 99 Tage durchgeführt wurde.

Split der Basis-DRG B61 in

- die bewertete DRG B61A für Fälle mit initial hochaufwendigem Trauma (komplexer operativer Eingriff, Verweildauer kleiner als 14 Tage, Entlassungsgrund „wegverlegt").

- Die restlichen Fälle (konservativ behandelte Para-/Tetraplegiker – aufgrund der häufig langen Verweildauern und des heterogenen Fallkollektives) gelangen in die (weiterhin) unbewertete DRG B61B.

Die Klassifizierung einer akuten Rückenmarksschädigung ist teilweise schwierig. Um die Zuordnung zur B61 nicht vom Kodierzufall abhängig zu machen, sollte hier jeder Einzelfall penibel anhand der klinischen Dokumentation überprüft werden.

Vor 2008 wurden in eine nicht bewertete DRG B61Z *Akute Erkrankungen und Verletzungen des Rückenmarks außer bei Transplantation* nicht nur Fälle mit akuten Querschnittlähmungen eingruppiert. Nach entsprechenden Analysen wurden daher für das G-DRG-System 2008 aus der B61Z Fälle herausgenommen, die über den Diagnosekode erkennen lassen, dass es sich nicht spezifisch um eine akute Querschnittlähmung handelt. Dies führt unter anderem zu neuen DRGs. So wurden für Fälle mit Vaskulärer Myelopathie (ICD-10-Kode: G95.1) die DRG B84Z *Vaskuläre Myelopathien* und für Fälle mit Rückmarkkompression (G95.2) die DRG B86Z *Rückenmarkkompression, nicht näher bezeichnet* in den Katalog aufge-nommen. Weitere Fälle wurden der neuen DRG L73Z *Harnblasenlähmung, mehr als ein Belegungstag* zugeordnet. Sollte bei diesen Patienten jedoch eine umfassende Erstbehandlung oder Behandlung aufgrund direkter oder assoziierter Folgen entsprechend der Definition des OPS-Kodes 8-976 (*Komplexbehandlung bei Querschnittlähmung*) erfolgen, können diese weiterhin in die B61 eingruppiert werden.

./.

./.

2009 wurden fünf neue DRGs bei/mit chronischer Querschnittslähmung geschaffen. Fälle mit der Nebendiagnose „chronische Querschnittslähmung" aus den konservativen DRGs L63F, L64 und L68 werden in die DRG L74Z eingruppiert.

DRG B61B ist gemäß Anlage 3a im Fallpauschalenkatalog auch in 2020 krankenhaus-individuell zu vereinbaren.

Bei Verlegungen und Rückverlegungen sind die entsprechenden Abrechnungsbestimmungen zu berücksichtigen (siehe auch Kommentierung zu DKR D002 *Hauptdiagnose*).

Beispiel 3

Ein Patient wird zur Behandlung einer Infektion des Harntraktes aufgenommen. Zusätzlich bestehen eine inkomplette schlaffe Paraplegie auf Höhe von L2, ein inkomplettes Cauda-(equina-) Syndrom und eine neurogene Blasenentleerungsstörung.

Hauptdiagnose:	N39.0	*Harnwegsinfektion, Lokalisation nicht näher bezeichnet*
Nebendiagnose(n):	G82.03	*Schlaffe Paraparese und Paraplegie, chronische inkomplette Querschnittlähmung*
	G82.66!	*Funktionale Höhe der Schädigung des Rückenmarkes, L2-S1*
	G83.41	*Inkomplettes Cauda- (equina-) Syndrom*
	G95.81	*Harnblasenlähmung bei Schädigung des unteren motorischen Neurons [LMNL]*

Anmerkung: Soll das Vorliegen einer neurogenen Blasenfunktionsstörung angegeben werden, ist eine zusätzliche Schlüsselnummer aus G95.8- zu verwenden.

Kommentar

Die Kodes unter G95.8- *Sonstige näher bezeichnete Krankheiten des Rückenmarkes* sind ausgesprochen komplex. Sie bezeichnen u.a. auch Myelopathien durch:

- Arzneimittel
- Strahlenwirkung
  Rückenmarkblase o.n.A.

Soll das exogene Agens angegeben werden, ist eine zusätzliche Schlüsselnummer aus Kapitel 20 zu benutzen.

Ausgeschlossen sind unter G95.- bzw. G95.8-:

- Myelitis (G04.-)
- Neuromuskuläre Dysfunktion der Harnblase ohne Angabe einer Rückenmarkläsion (N31.-)

Die 5. Stelle bietet sehr differenzierte Möglichkeiten für die Kodierung der Art der Funktionsstörung. Da es sich um seltene Erkrankungen handelt, sollte im Zweifel immer noch einmal die ICD-10-GM im Originalwortlaut zu Rate gezogen werden, statt der Thesauri.

./.

./.

Bei der Verschlüsselung von Blasenfunktionsstörungen im Rahmen einer Rückenmarks-verletzung ist zu beachten, dass diese Läsionen ebenfalls im Kapitel G95.8- aufgelistet sind (G95.80 *Harnblasenlähmung bei Schädigung des oberen motorischen Neurons [UMNL]*, G95.81 *Harnblasenlähmung bei Schädigung des unteren motorischen Neurons [LMNL]*, G95.82 *Harnblasenfunktionsstörung durch spinalen Schock*, G95.84 *Detrusor-Sphinkter-Dyssynergie bei Schädigungen des Rückenmarkes*

Fälle mit der Hauptdiagnose G95.80 werden seit 2008 der DRG L73Z *Harnblasen-lähmung, mehr als ein Belegungstag* zugeordnet. Wenn eine umfassende Erstbehandlung oder eine Behandlung aufgrund direkter oder assoziierter Folgen von mindestens 18 Behandlungs-tagen entsprechend der Definition der OPS-Kodes aus 8-976 *Komplexbehandlung bei Quer-schnittlähmung* durchgeführt wird, werden diese Fälle weiterhin in die DRG B61 eingruppiert.

Kodierung von Wirbelfrakturen und -luxationen

Siehe auch DKR 1903 *Fraktur und Luxation* (Seite 258).

Bei Mehrfachfrakturen oder -luxationen wird jede Höhe einzeln angegeben.

Beispiel 4

Ein Patient wird mit einer komplizierten offenen Fraktur II. Grades des zweiten, dritten und vierten Brustwirbels mit Verschiebung auf Höhe T2/T3 und T3/T4 und kompletter Durchtrennung des Rückenmarks in Höhe T3 aufgenommen. Die neurologische Untersuchung bestätigt einen kompletten Querschnitt unterhalb T3.

Hauptdiagnose:	S24.11	*Komplette Querschnittverletzung des thorakalen Rückenmarkes*
Nebendiagnose(n):	S24.72!	*Funktionale Höhe einer Verletzung des thorakalen Rückenmarkes, T2/T3*
	S22.01	*Fraktur eines Brustwirbels, Höhe: T1 und T2*
	S22.02	*Fraktur eines Brustwirbels, Höhe: T3 und T4*
	S21.88!	*Weichteilschaden II. Grades bei offener Fraktur oder Luxation des Thorax*
	S23.11	*Luxation eines Brustwirbels, Höhe: T1/T2 und T2/T3*
	S23.12	*Luxation eines Brustwirbels, Höhe: T3/T4 und T4/T5*

1911s   Mehrfachverletzungen und multiple Verletzungen

Diagnosen

Die **einzelnen** Verletzungen werden, wann immer möglich, entsprechend ihrer Lokalisation und ihrer Art so genau wie möglich kodiert.

Kombinationskategorien für **Mehrfachverletzungen** (T00–T07 *Verletzungen mit Beteiligung mehrerer Körperregionen*) und Kodes aus S00–S99 (Kodierung unterschiedlicher Verletzungen einzelner Körperregionen), die z.B. mit einer „.7" an vierter Stelle **multiple Verletzungen** kodieren, sind nur dann zu verwenden, wenn die Anzahl der zu kodierenden Verletzungen die maximale Zahl der übermittelbaren Diagnosen überschreitet oder wenn die einzelnen Verletzungen entsprechend ihrer Lokalisation und Art bereits mit einer Kombinations-Schlüsselnummer so genau wie möglich kodiert werden können (siehe Beispiel 2). In den Fällen, bei denen die maximale Zahl der übermittelbaren Diagnosen überschritten wird, sind spezifische Kodes (Verletzung nach Lokalisation/Art) für die schwerwiegenderen Verletzungen zu verwenden und die Mehrfachkategorien, um weniger schwere Verletzungen (z.B. oberflächliche Verletzungen, offene Wunden sowie Distorsion und Zerrung) zu kodieren (*s.a.* DKR D012 *Mehrfachkodierung* (Seite 34)).

Beispiel 1

Schmetterlingsfraktur des Beckens

S32.5 B   *Fraktur des Os pubis*

            und

S32.81 B   *Fraktur: Os ischium*

In der ICD-10-GM ist der Schmetterlingsbruch als Inklusivum dem Kode S32.7 *Multiple Frakturen mit Beteiligung der Lendenwirbelsäule und des Beckens* zugeordnet. Gemäß der oben aufgeführten Regeln zur möglichst genauen Kodierung der einzelnen Verletzungen und der Verwendung der Kodes aus S00–S99, die z.B. mit einer „.7" an vierter Stelle multiple Verletzungen kodieren, ist der Schmetterlingsbruch mit den spezifischen Kodes S32.5 *Fraktur des Os pubis* und S32.81 *Fraktur: Os ischium* zu kodieren, da sowohl die Lokalisation als auch die Art der Verletzungen durch die Einzelkodierung genauer als im Kode S32.7 abgebildet werden.

Beispiel 2

Bimalleolare Sprunggelenkfraktur

S82.81   *Bimalleolarfraktur*

Der Kode S82.81 *Bimalleolarfraktur* beschreibt die Art und Lokalisation der Verletzungen bereits spezifisch. In diesem Fall sind die Kodes S82.5 *Fraktur des Innenknöchels* und S82.6 *Fraktur des Außenknöchels* nicht zu verwenden. Mit der Verwendung der genannten Einzelkodes wäre kein zusätzlicher Informationsgewinn hinsichtlich der Lokalisation und Art der Verletzung verbunden.

Kommentar

2019 erfolgte die Klarstellung (DKR 1911r 4. Zeile) durch den Zusatz „z.B.", dass Diagnosen aus dem Kodebereich S00–S99 für multiple Verletzungen z.B. mit „7" an vierter Stelle enden können. Hierdurch wird dem Umstand Rechnung getragen, dass durch die Weiterentwicklung der ICD-10-GM bereits mehr Kodes existieren, die multiple Verletzungen abbilden. Diese sind nicht ausschließlich unter „.7" aufgeführt. Aus diesem Grunde wurde das „z.B." eingefügt.

Darstellung von Mehrfachverletzungen und multiplen Verletzungen

Für 2020 erfolgte in den DKR im Text und anhand von zwei Beispielen eine Klarstellung der Kodierung von Mehrfachverletzungen und multiplen Verletzungen hinsichtlich der Verwendung von Kombinations-Schlüsselnummern, die bereits spezifisch die Art und Lokalisation der Verletzung beschreiben.

Beispiel: Schmetterlingsbruch

Es sind die Kodes S32.81 *Fraktur der Lendenwirbelsäule und des Beckens, Os ischium* und S32.5 *Fraktur der Lendenwirbelsäule und des Beckens, Fraktur des Os pubis* anzugeben. Bei Widersprüchen zwischen der DKR und der ICD-10-GM hat die DKR Vorrang.

Durch S32.7 *Multiple Frakturen mit Beteiligung der Lendenwirbelsäule und des Beckens* ist weiterhin die Kodierung von multiplen Frakturen möglich, wenn keine genauen Angaben hinsichtlich Art und Lokalisation der Verletzung vorliegen. Durch den ICD-Kode S32.89 sind weiterhin Frakturen „sonstiger und nicht näher bezeichneter Teile" des Beckens kodierbar.

Bei der Angabe des Kodes S32.7 *Multiple Frakturen mit Beteiligung der Lendenwirbelsäule und des Beckens* ist keinerlei Rückschluss möglich, welche (und wie viele) dem Becken zugehörige Knochen frakturiert sind.

Hinweis: Das Alphabetische Verzeichnis der ICD-10-GM schlägt für eine „Mehrfachverletzung" oder ein „Polytrauma" den Kode T07 (*Nicht näher bezeichnete multiple Verletzungen*) vor. Dieser Kode ist unspezifisch und deshalb nach Möglichkeit **nicht** zu verwenden.

Reihenfolge der Kodes bei multiplen Verletzungen

Im Fall von mehreren näher beschriebenen Verletzungen, die in Bezug zu Aufnahme, Untersuchungsbefunden und/oder der durchgeführten Therapie gleichermaßen die Kriterien für die Hauptdiagnose erfüllen, muss vom behandelnden Arzt entschieden werden, welche Diagnose am besten der Hauptdiagnose-Definition entspricht. Nur in diesem Fall ist vom behandelnden Arzt diejenige auszuwählen, die für Untersuchung und/oder Behandlung die meisten Ressourcen verbraucht hat.

Beispiel 3

Ein Patient wird mit fokaler Hirnkontusion, traumatischer Amputation eines Ohres, 20-minütiger Bewusstlosigkeit, Prellung von Gesicht, Kehlkopf und Schulter sowie mit Schnittwunden in Wange und Oberschenkel aufgenommen.

Hauptdiagnose:	S06.31	*Umschriebene Hirnkontusion*
Nebendiagnose(n):	S06.70!	*Bewusstlosigkeit bei Schädel-Hirn-Trauma, weniger als 30 Minuten*
	S08.1	*Traumatische Amputation des Ohres*
	S01.41	*Offene Wunde der Wange*
	S71.1	*Offene Wunde des Oberschenkels*
	S00.85	*Oberflächliche Verletzung sonstiger Teile des Kopfes, Prellung*
	S10.0	*Prellung des Rachens*
	S40.0	*Prellung der Schulter und des Oberarms*

In diesem Fall werden S09.7 *Multiple Verletzungen des Kopfes* und T01.8 *Offene Wunden an sonstigen Kombinationen von Körperregionen* **nicht** angegeben, da individuelle Kodes anzugeben sind, wann immer dies möglich ist.

Prozeduren

Zusätzlich zu den Kodes für die einzelnen durchgeführten Prozeduren ist bei der Versorgung von Mehrfachverletzungen und Polytraumen der passende **Zusatzkode**

5-981   *Versorgung bei Mehrfachverletzung*

bzw. aus

5-982   *Versorgung bei Polytrauma*

anzugeben.

Kommentar

Bei intrakraniellen Verletzungen (Schädel-Hirn-Trauma) ist eine exakte Klassifizierung erforderlich (S06.-).

Das leichte Schädel-Hirn-Trauma (Commotio cerebri, SHT I) wird durch folgende Kriterien definiert

*   Erinnerungslücke (retro-/anterograde Amnesie)

*   Kurzzeitige Bewusstlosigkeit < 15 min, Fehlen neurologischer Fokalzeichen.

Bei den Diagnosen unter S06.2- und S06.3- *diffuse* bzw. *umschriebene Hirnverletzung* sind die Hinweise in der ICD-10-GM zur Abgrenzung zwischen diffuser bzw. umschriebener Hirnkontusion und einem zerebralen Hämatom zu beachten.

Bei S06.2- *Diffuse Hirnverletzung* ist ein **großer Hirngewebebereich** betroffen, bei S06.3- *Umschriebene Hirnverletzung* ist ein **begrenzter oder umschriebener Hirngewebebereich** betroffen.

./.

_./_

Nachfolgende inhaltliche Textpassage wurde in der ICD-10-GM gestrichen:

Dabei definiert die fünfte Stelle eine Kontusion, wenn weniger als 5 ml Blut ausgetreten sind, und ein Hämatom, wenn es sich um mehr als 5 ml Blut handelt.

In der ICD-10-GM Version 2018 erfolgte für die Z03.- _Ärztliche Beobachtung und Beurteilung von Verdachtsfällen_ die Texteinfügung: Verdacht ausgeschlossen.

Die Überwachung und Beobachtung bei Verdacht auf SHT ohne eindeutige Symptome wird mit

Z03.3 _Beobachtung bei Verdacht auf neurologische Krankheit_

kodiert. Diese Kodierung als Hauptdiagnose bleibt äußerst seltenen Fällen vorbehalten, wenn keine Symptome oder Diagnosen vorliegen. Die Indikation zur stationären Aufnahme sollte in der Patientenakte sachgerecht dokumentiert werden.

Offene Wunden mit Verbindung zu einer intrakraniellen Verletzung (S01.83!) und die Dauer der Bewusstlosigkeit (S06.7-!) sind zusätzlich anzugeben (siehe auch DKR 1905 und 1909).

Gleiches gilt für Frakturen/Luxationen (S02.- S03.-); diese werden zuerst kodiert, anschließend erfolgt die Kodierung des Weichteilschadens (S01.84! bis S01.89!) (siehe auch DKR 1903).

Polytrauma

Schwere lebensbedrohliche Mehrfachverletzungen wurden schon immer in der MDC 21A „Polytrauma" erfasst. Hier sind die gruppierungsrelevanten Diagnosen (siehe G-DRG-Definitionshandbuch 2014) zu beachten. Gering aufwendige Verletzungen als Diagnosebedingung für die Polytraumazuweisung, z.B. eine offene Unterarmfraktur mit Weichteilschaden I. Grades, wurden bereits 2010 gestrichen. Sämtliche traumatologischen Diagnosen und Eingriffe sind gemäß den Kodierrichtlinien möglichst exakt zu berücksichtigen.

In 2010 erfolgte ein Splitt der DRG W61Z _Polytrauma ohne signifikante Eingriffe_ anhand komplizierender Diagnosen: Schädelbasisfraktur, Frakturen von erstem und zweitem Halswirbel, instabiler Thorax, Rissverletzung der Niere etc.

Beachte: T07 _Nicht näher bezeichnete multiple Verletzungen_ wird immer noch häufig fehlerhaft als Hauptdiagnose bei Mehrfachverletzungen (Suchabfrage: Polytrauma über Kodiersoftware) angegeben. Dieser Kode ist jedoch nicht zu verwenden; vielmehr sind die unterschiedlichen Verletzungen einzeln zu kodieren.

1914

1914d   Verbrennungen und Verätzungen

Reihenfolge der Kodes

Das Gebiet mit der schwersten Verbrennung/Verätzung ist zuerst anzugeben. Eine Verbrennung/Verätzung 3. Grades ist demnach **vor** einer Verbrennung/Verätzung 2. Grades anzugeben, auch dann, wenn die Verbrennung/Verätzung 2. Grades einen größeren Teil der Körperoberfläche betrifft.

Verbrennungen/Verätzungen desselben Gebietes, aber unterschiedlichen Grades sind als Verbrennungen/Verätzungen des höchsten vorkommenden Grades zu kodieren.

Beispiel 1

Eine Verbrennung 2. und 3. Grades des Knöchels ist zu kodieren mit

Hauptdiagnose: T25.3   *Verbrennung 3. Grades der Knöchelregion und des Fußes*

Verbrennungen/Verätzungen, die eine Hauttransplantation erfordern, sind immer **vor** denjenigen anzugeben, die keine Hauttransplantation erfordern.

Wenn mehrere Verbrennungen/Verätzungen **selben Grades** existieren, dann wird das Gebiet mit der größten betroffenen Körperoberfläche zuerst angegeben. Alle weiteren Verbrennungen/Verätzungen sind, wann immer möglich, mit ihrer jeweiligen Lokalisation zu kodieren.

Beispiel 2

Eine Verbrennung Grad 2a der Bauchwand und des Perineums ist wie folgt zu kodieren:

Hauptdiagnose: T21.23   *Verbrennung Grad 2a des Rumpfes, Bauchdecke*

Nebendiagnose(n):   T21.25   *Verbrennung Grad 2a des Rumpfes, (äußeres) Genitale*

Wenn die Anzahl der Kodes für einen stationären Fall die maximale Zahl der übermittelbaren Diagnosen übersteigt, ist es sinnvoll, die Kodes für mehrfache Verbrennungen oder Verätzungen (T29.– *Verbrennungen oder Verätzungen mehrerer Körperregionen*) zu benutzen. Bei Verbrennungen/Verätzungen 3. Grades sind immer die differenzierten Kodes zu verwenden. Wenn Mehrfachkodes erforderlich sind, werden diese für Verbrennungen/Verätzungen 2. Grades benutzt.

Körperoberfläche (KOF)

Jeder Verbrennungs-/Verätzungsfall ist **zusätzlich** mit einem Kode aus

T31.–!   *Verbrennungen, klassifiziert nach dem Ausmaß der betroffenen Körperoberfläche*
        bzw.

T32.–!   *Verätzungen, klassifiziert nach dem Ausmaß der betroffenen Körperoberfläche*

zu versehen, um den Prozentsatz der betroffenen Körperoberfläche anzuzeigen.

Die vierte Stelle beschreibt die Summe aller einzelnen Verbrennungen/Verätzungen, angegeben in Prozent der Körperoberfläche.

Ein Kode aus T31.–! und T32.–! ist nur einmal nach dem letzten Kode für die betroffenen Gebiete anzugeben.

Kommentar

Die Prognose und Behandlung der Verbrennung ist abhängig von der Tiefe der Verbrennungen und der Ausdehnung.

Komplikationen (Schock, Keimbesiedelung, Inhalationsverbrennungen, Lungenödem) sind gemäß der Nebendiagnosedefinition zu kodieren.

Isolierung ist zusätzlich mit Z29.0 zu kodieren.

Verbrennungen und Verätzungen werden sehr detailliert in der ICD-10-GM abgebildet. 2007 erfolgten hier einige Änderungen bzw. die Einführung von spezifischeren ICD-Kodes (T20.- bis T30.-), Verbrennungen 2. Grades werden unterteilt in: Grad 2a (Blasenbildung), Grad 2b (Nekrosen der Oberhaut), z.B. T20.20, T20.21.

Verbrennungen und Verätzungen werden entweder gemäß der Lokalisation (T20 - T28) oder, wenn das nicht möglich ist mittels T29 - T32 *Verbrennungen oder Verätzungen mehrerer und nicht näher bezeichneter Körperregionen* beschrieben.

Die Kodes T31.-!/T32.-! *Verbrennungen/Verätzungen, klassifiziert nach dem Ausmaß der betroffenen Körperoberfläche* sind zur ergänzenden Verschlüsselung bei den Kategorien T20-T25 und T29 zu benutzen.

Mögliche Prozeduren können sein:

5-92.- *Operationen an Haut und Unterhaut bei Verbrennungen und Verätzungen*

8-191.- *Verband bei großflächigen und schwerwiegenden Hauterkrankungen* (gemäß DKR P005 nur einmal pro stationärem Aufenthalt zu kodieren).

Seit 2008 wird in der DRG Y02A bei Verbrennungspatienten der erhebliche Aufwand berücksichtigt (intensivmedizinische Komplexbehandlung mit mehr als 588/552/552 Aufwandspunkten, vierzeitige bestimmte OR-Prozeduren, hochkomplexe Eingriffe, komplizierende Konstellationen, Hauttransplantationen bei Sepsis).

Differenzierungen im OPS seit 2014

5-92 *Operationen an Haut und Unterhaut bei Verbrennungen und Verätzungen*

5-923 *Temporäre Weichteildeckung bei Verbrennungen und Verätzungen*

5-923.a** *Durch hydrolytisch resorbierbare Membran, kleinflächig*

5-923.b** *Durch hydrolytisch resorbierbare Membran, großflächig*

Kommentar

Folgebehandlung nach zuvor behandelten Verbrennungsverletzungen

Ein Patient wurde 2009 wegen schwerer Verbrennungen von 53% der Körperoberfläche im Krankenhaus behandelt. Nach dem Auftreten von Narbenkontrakturen wurde der Patient erneut im Brandverletztenzentrum des Krankenhauses stationär behandelt, wobei in drei OPs Hauttransplantationen vorgenommen wurden. Das Krankenhaus kodierte den zweiten stationären Aufenthalt erneut mit den ICD-Kodes T24.3 und T31.5- als Sekundärkode und rechnete erneut die DRG Y01Z ab.

Das Gericht führte in den Entscheidungsgründen seines Urteils aus, dass die DRG Y01Z nicht abgerechnet werden durfte, weil die Voraussetzungen der DKR D005d für eine Kodierung der Hauptdiagnosen T24.3 und T31.5- nicht vorlagen. Insbesondere sei nicht von einem „geplanten Folgeeingriff" im Sinne der DKR D005d auszugehen. Unter Verweis auf die in den DKR D005d angeführten Beispiele 5 und 6 hat das Gericht ausgeführt, das ein „geplanter Folgeeingriff" danach insbesondere voraussetzt, dass eine Wiederaufnahme des Patienten sicher ist. Dies sei im vorliegenden Fall nach Lage der Dinge nicht anzunehmen. Danach sei lediglich anzunehmen, dass sich aufgrund der ersten stationären Behandlung operations-bedürftige Kontrakturen entwickeln können. Der streitbefangene Behandlungsfall sei daher nicht gleichzusetzen mit den Fällen der zu DKR D005d angeführten Beispielen 5 und 6.

(Urteil des SG Halle vom 10.01.2018, Az.: S 22 KR 235/15)

1915I   Missbrauch/Misshandlung von Erwachsenen und Kindern

In Fällen von Missbrauch/Misshandlung ist/sind die vorliegende(n) Verletzung(en) bzw. psychischen Störungen zu kodieren.

Ein Kode der Kategorie

T74.–   *Missbrauch von Personen*

als Ursache der Verletzung(en) oder psychischen Störungen ist nur bei Kindern und Jugendlichen bis zur Vollendung des 18. Lebensjahres anzugeben.

Dies gilt auch für die Kodierung beim Münchhausen-Stellvertreter-Syndrom.

Kommentar

Für 2013 wurde die DKR angepasst.

Demnach gilt:

T74.- *Missbrauch von Personen* als Ursache der Verletzung(en) oder psychischen Störungen ist **nur** bei Kindern und Jugendlichen bis zur Vollendung des 18. Lebensjahres anzugeben.

Diese Änderung steht in engem Zusammenhang mit der Einführung von Prozedurenkodes für die Diagnostik bei Verdacht auf Gefährdung von Kindeswohl und Kindergesundheit (1-945) in der OPS-Version 2013.

Mit diesem Kode ist die standardisierte und multiprofessionelle (somatische, psychologische und psychosoziale) Diagnostik bei Verdacht auf Kindesmisshandlung, -missbrauch und -vernachlässigung sowie bei Münchhausen-Stellvertreter-Syndrom (Münchhausen syndrome by proxy) zu kodieren. Alle Leistungen müssen im Rahmen desselben stationären Aufenthaltes erbracht werden. Die Kodes sind nur für Patienten bis zur Vollendung des 18. Lebensjahres anzugeben. Auch die Mindestmerkmale werden ausführlich im OPS beschrieben.

Kommentar

Das Münchhausen-Stellvertreter-Syndrom beschreibt das Phänomen, dass Mütter zunächst bei ihren eigenen Kindern Krankheiten oder Symptome erfinden oder verursachen, um ihnen dann helfen zu können.

Davon zu unterscheiden sind die unter F68.1 klassifizierten Erkrankungen.

F68.1 *Artifizielle Störung* [absichtliches Erzeugen oder Vortäuschen von körperlichen oder psychischen Symptomen oder Behinderungen]

Der betroffene Patient täuscht Symptome wiederholt ohne einleuchtenden Grund vor und kann sich sogar, um Symptome oder klinische Zeichen hervorzurufen, absichtlich selbst beschädigen. Die Motivation ist unklar, vermutlich besteht das Ziel, die Krankenrolle einzunehmen. Die Störung ist oft mit deutlichen Persönlichkeits- und Beziehungsstörungen kombiniert.

Durch Institutionen wandernder Patient (peregrinating patient)

Hospital-Hopper-Syndrom

Münchhausen-Syndrom

1916k Vergiftung durch Arzneimittel, Drogen und biologisch aktive Substanzen

Die Diagnose „Vergiftung durch Arzneimittel/Drogen" wird gestellt bei **irrtümlicher** Einnahme oder **unsachgemäßer** Anwendung (z.B. Einnahme zwecks Selbsttötung und Tötung).

Vergiftungen sind in den Kategorien

T36–T50　*Vergiftungen durch Arzneimittel, Drogen und biologisch aktive Substanzen*

und

T51–T65　*Toxische Wirkung von vorwiegend nicht medizinisch verwendeten Substanzen*

klassifiziert. Die Absicht der Selbsttötung (X84.9!) ist nicht zu kodieren.

Erfolgt die stationäre Aufnahme **wegen einer mit der Vergiftung in Zusammenhang stehenden Manifestation** (z.B. Koma, Arrhythmie), ist der Kode für die Manifestation als Hauptdiagnose (entsprechend DKR D002 *Hauptdiagnose* (Seite 5)) anzugeben. Die Kodes für die Vergiftung durch die beteiligten (Wirk-)Stoffe (Medikamente, Drogen, Alkohol) sind als Nebendiagnose zu verschlüsseln.

Beispiel 1

Ein Patient wird im Koma aufgrund einer Kodeinüberdosis aufgenommen.

Hauptdiagnose:　　　R40.2　*Koma, nicht näher bezeichnet*

Nebendiagnose(n):　T40.2　*Vergiftung durch Betäubungsmittel und Psychodysleptika [Halluzinogene], sonstige Opioide*

Kommentar

Die DKR 1916 hat in 2012 eine **wesentliche** Änderung erfahren. Seit 2012 gilt:

Als Hauptdiagnose ist die klinische Manifestation anzugeben, der Kode für die Vergiftung wird als Nebendiagnose kodiert. 2011 war es genau umgekehrt.

Durch die Zusammenführung und Angleichung der Inhalte aus der DKR 1916 *Vergiftung durch Arzneimittel, Drogen und biologisch aktive Substanzen* und der damit entfallenen DKR 1918 *Unerwünschte Nebenwirkungen/Vergiftung von zwei oder mehr in Verbindung eingenommenen Substanzen (bei Einnahme entgegen einer Verordnung)* soll nicht mehr in Abhängigkeit davon, ob die Anwendung irrtümlich oder unsachgemäß oder die Anwendung ordnungsgemäß war, eine unterschiedliche Hauptdiagnose festgelegt werden. Stattdessen soll die Hauptdiagnose nach der führenden medizinischen Problematik (Manifestation/Diagnose ggf. Symptom) ausgewählt werden. Nur hierdurch ist eine sachgerechte Vergütung zu erreichen. Darüber hinaus wurde eine Kodiervorschrift für Vergiftungen ohne Manifestation mit einem entsprechenden Beispiel (Beispiel 3) aufgenommen. Kann keine Diagnose bzw. kein Symptom als Manifestation verschlüsselt werden, bleibt der Kode für die Vergiftung die Hauptdiagnose.

Die ICD-10-GM bietet in den Kategorien T36-T50 eine differenzierte Abbildung der verschiedenen Medikamente, Drogen bzw. Substanzen.

Vergiftungen durch Arzneimittel, Drogen und biologisch aktive Substanzen (T36-T50)

Zahlreiche Inkl. und Exkl. sind jedoch zu beachten.

Inkl.: *Irrtümliche Verabreichung oder Einnahme falscher Substanzen*
Überdosierung dieser Substanzen

Exkl.: *Arzneimittelreaktion und -vergiftung beim Feten und Neugeborenen (P00-P96)*
Intoxikation im Sinne von Rausch (F10-F19)
Schädlicher Gebrauch von nichtabhängigkeitserzeugenden Substanzen (F55.-)
Pathologischer Rausch (F10-F19)
Unerwünschte Nebenwirkungen [Überempfindlichkeit, Reaktion usw.]
indikationsgerechter Arzneimittel bei ordnungsgemäßer Verabreichung.
Diese sind nach der Art der unerwünschten Nebenwirkung zu klassifizieren, wie z.B.:

- *Blutkrankheiten (D50-D76)*
  - *Dermatitis:*
    - *durch oral, enteral oder parenteral aufgenommene Substanzen (L27.-)*
    - *Kontakt- (L23-L25)*
  - *Gastritis, verursacht durch Azetylsalizylsäure (Aspirin) (K29.-)*
  - *Nephropathie (N14.0-N14.2)*
  - *nicht näher bezeichnete unerwünschte Nebenwirkung eines Arzneimittels oder einer Droge (T88.7)*

Nicht vergessen werden sollten die durchgeführten Maßnahmen bei Vergiftungen:

- Intubation und Beatmung, Reanimation

- primäre Giftelimination (z.B. Magen-Darmspülung)

- und sekundäre Giftelimination (z.B. Hämodialyse, Plasmapherese, Austauschtransfusion)

Sie sind gemäß DKR P001 zu kodieren.

./.

./.

Von einer Vergiftung zu trennen sind die angeführten Kodes für unerwünschte Nebenwirkung eines Arzneimittels:

T88.6 *Anaphylaktischer Schock als unerwünschte Nebenwirkung eines indikationsgerechten Arzneimittels oder einer indikationsgerechten Droge bei ordnungsgemäßer Verabreichung*

T88.7 *Nicht näher bezeichnete unerwünschte Nebenwirkung eines Arzneimittels oder einer Droge*

Nicht zu verwechseln mit:

Z88.0 *Allergie gegenüber Penicillin in der Eigenanamnese*

Siehe darüber hinaus DKR 1917 *Unerwünschte Nebenwirkungen von Arzneimitteln (bei Einnahme gemäß Verordnung).*

Beispiel Insektenstich

Wird wegen eines Insektenstiches ein stationärer Aufenthalt nötig, kann beispielsweise T78.3 *Angioneurotischem Ödem* die Hauptdiagnose sein. Ebenfalls in Frage kommt die akute Lymphangitis als Aufnahmegrund, die unter L03.- *Phlegmone* kodiert wird.

(Ungiftige) Insektenbisse oder -stiche gelten gemäß der einleitenden Hinweise zum Kapitel XIX der ICD-10-GM als *Oberflächliche Verletzung.*

„Ein Insektenstich ist kein plötzlich von außen unerwartet auf den Körper eindringendes Ereignis, sondern ein geplanter Vorgang vonseiten des Insektes ...“ (MDK-Gutachten)

Beispiel 2

Ein Patient wird mit Hämatemesis aufgrund der Einnahme von Cumarin (verordnet), versehentlich in Verbindung mit Acetylsalicylsäure (nicht verordnet) aufgenommen.

Hauptdiagnose:	K92.0	*Hämatemesis*
Nebendiagnose(n):	T39.0	*Vergiftung durch Salizylate*
	T45.5	*Vergiftung durch primär systemisch und auf das Blut wirkende Mittel, anderenorts nicht klassifiziert, Antikoagulanzien*
optional:	X49.9!	*Akzidentelle Vergiftung*

Für die Insulinüberdosierung ist ein Kode aus E10–E14 (vierte Stelle „.6“ für *Diabetes mellitus mit sonstigen näher bezeichneten Komplikationen*) zuerst anzugeben. Die Vergiftung (T38.3 *Vergiftung durch Insulin und orale blutzuckersenkende Arzneimittel [Antidiabetika]*) ist als eine Nebendiagnose anzugeben (*siehe* DKR 0401 *Diabetes mellitus* (Seite 131)).

Bei **Vergiftungen ohne Manifestation** ist als Hauptdiagnose entsprechend DKR D002 ein Kode aus den Kategorien T36–T50 *Vergiftungen durch Arzneimittel, Drogen und biologisch aktive Substanzen* und T51–T65 *Toxische Wirkung von vorwiegend nicht medizinisch verwendeten Substanzen* anzugeben (siehe auch Beispiel 3).

Beispiel 3

Eine Patientin stellt sich in der Notaufnahme vor und gibt an, kurz zuvor in einer unüberlegten Kurzschlussreaktion 20 Tabletten Paracetamol eingenommen zu haben. Nach einer Magenspülung zeigen sich im weiteren Verlauf keine Manifestationen.

Hauptdiagnose: T39.1   *Vergiftung durch nichtopioidhaltige Analgetika, Antipyretika und Antirheumatika, 4-Aminophenol-Derivate*

Prozedur: 8-120   *Magenspülung*

1917p Unerwünschte Nebenwirkungen von Arzneimitteln (bei Einnahme gemäß Verordnung)

Unerwünschte Nebenwirkungen indikationsgerechter Arzneimittel bei Einnahme gemäß **Verordnung** werden wie folgt kodiert:

ein oder mehrere Kodes für den krankhaften Zustand, in dem sich die Nebenwirkungen manifestieren, **optional** ergänzt durch

    Y57.9!   *Komplikationen durch Arzneimittel oder Drogen.*

Beispiel 1

Ein Patient kommt zur Behandlung einer Hyponatriämie, die durch ordnungsgemäß eingenommenes Carbamazepin induziert ist.

Hauptdiagnose: E87.1   *Hypoosmolalität und Hyponatriämie*

Nebendiagnose,   Y57.9!   *Komplikationen durch Arzneimittel oder Drogen*
optional:

Beispiel 2

Ein HIV-positiver Patient kommt zur Behandlung einer hämolytischen Anämie, die durch die antiretrovirale Therapie induziert ist.

Hauptdiagnose: D59.2   *Arzneimittelinduzierte nicht autoimmunhämolytische Anämie*

Nebendiagnose(n):   Z21   *Asymptomatische HIV-Infektion [Humane Immundefizienz-Virusinfektion]*

Nebendiagnose, optional: Y57.9!   *Komplikationen durch Arzneimittel oder Drogen*

Erfolgt die stationäre Aufnahme **wegen einer Blutung unter Einnahme von Antikoagulanzien,** ist der Kode für das konkrete Blutungsereignis als Hauptdiagnose (entsprechend DKR D002 *Hauptdiagnose* (Seite 5)) anzugeben. Die Kodes für die hämorrhagische Diathese durch Antikoagulanzien sind als Nebendiagnose zu verschlüsseln, **optional** ergänzt durch

    Y57.9! *Komplikationen durch Arzneimittel oder Drogen.*

Kommentar

Bei der Frage der Anwendung der Wiederaufnahmeregelung nach § 2 Abs. 3 FPV bestand Uneinigkeit, ob Reaktionen auf die Chemotherapie wie z.B. Anämie, Neutropenie als unvermeidbare bzw. typische Nebenwirkung der Therapie oder als unerwünschte behandlungsbedingte Komplikation zu bewerten sind.

Seit 2008 wurde Klarheit geschaffen, dass nur eine in den Verantwortungsbereich des Krankenhauses fallende Komplikation eine Fallzusammenführung auslösen kann. Diese Klarstellung gilt auch weiterhin.

Gemäß FPV 2020 § 2 Abs. 3 gilt: „*Eine Zusammenfassung und Neueinstufung wird nicht vorgenommen bei unvermeidbaren Nebenwirkungen von Chemotherapien und Strahlentherapien im Rahmen onkologischer Behandlungen.*"

(siehe auch DKR D002)

Das Bundessozialgericht hat am 12. Juli 2012 in zwei Urteilen Feststellungen zur Fallzusammenführung wegen Komplikationen nach § 2 Abs. 3 der Fallpauschalenvereinbarung (FPV) getroffen. Demnach fallen Komplikationen in den Verantwortungsbereich des Krankenhauses, sofern sie vor Ablauf der oberen Grenzverweildauer zur Wiederaufnahme eines Versicherten führen. Dies widerspricht der Auffassung der DKG, da insbesondere unvermeidbare Komplikationen im Zusammenhang mit einer korrekt durchgeführten Behandlung oder Nebenwirkungen von medikamentösen Therapien nicht dem Verantwortungsbereich des Krankenhauses zuzuordnen sind (siehe hier den Kommentar zur Wiederaufnahmen in dasselbe Krankenhaus).

Beispiel 3

Ein Patient wird mit unstillbarem Nasenbluten unter Antikoagulation bei ordnungsgemäß eingenommenem Cumarinpräparat stationär aufgenommen. Er erhält eine Nasentamponade, die Antikoagulation wird vorübergehend pausiert und ein Vitamin-K-Präparat verabreicht.

Hauptdiagnose:	R04.0	*Epistaxis*
Nebendiagnose(n):	D68.33	*Hämorrhagische Diathese durch Cumarine (Vitamin-K-Antagonisten)*
Nebendiagnose, optional:	Y57.9!	*Komplikationen durch Arzneimittel oder Drogen*

Beispiel 4

Ein Patient unter Antikoagulation bei ordnungsgemäß eingenommenem Cumarinpräparat wird mit Schlaganfallsymptomatik stationär aufgenommen. Im Schädel-CT zeigt sich eine intrazerebrale Blutung.

Hauptdiagnose:	I61.0	*Intrazerebrale Blutung in die Großhirnhemisphäre, subkortikal*
Nebendiagnose(n):	D68.33	*Hämorrhagische Diathese durch Cumarine (Vitamin-K-Antagonisten)*
Nebendiagnose, optional:	Y57.9!	*Komplikationen durch Arzneimittel oder Drogen*

Kommentar

Die o. g. inhaltlichen Ergänzungen 2016 und auch die Beispiele 3 und 4 sind eine Klarstellung für bisher häufige Unstimmigkeiten bezüglich der Festlegung der Hauptdiagnose bei stationärer Aufnahme wegen einer Blutung unter Einnahme von Antikoagulantien. Demnach ist bei Aufnahme aufgrund einer Blutung unter ordnungsgemäßer Einnahme von Antikoagulanzien das konkrete Blutungsereignis als Hauptdiagnose zu wählen und die hämorrhagische Diathese durch Antikoagulanzien als Nebendiagnose anzugeben.

Sie weichen bewusst von der jüngsten Sozialrechtsprechung ab. Nur in der jetzigen Form ist eine sachgerechte Zuordnung in die entsprechenden organbezogenen DRGs gewährleistet.

ANHANG A

Grundregeln zur Verschlüsselung (WHO)

Das Alphabetische Verzeichnis enthält viele Bezeichnungen, die in Band 1 nicht vorkommen. Für die Bestimmung einer Schlüsselnummer sind sowohl das Alphabetische Verzeichnis als auch das Systematische Verzeichnis heranzuziehen.

Bevor der Kodierer mit der Verschlüsselungsarbeit beginnt, müssen die Grundsätze der Klassifikation und des Verschlüsselns bekannt sein. Ferner sollte über einige Übungspraxis verfügt werden.

Im Folgenden wird für den gelegentlichen Benutzer der ICD ein einfacher Leitfaden aufgezeichnet:

1. Feststellung der Art der Angabe, die verschlüsselt werden soll, und Zugriff auf den entsprechenden Teil des Alphabetischen Verzeichnisses. Handelt es sich bei der Angabe um eine Krankheit oder Verletzung oder um einen sonstigen in den Kapiteln I-XIX oder XXI-XXII zu klassifizierenden Zustand, ist Teil 1 des Alphabetischen Verzeichnisses zu berücksichtigen. Handelt es sich bei der Angabe um die äußere Ursache einer Verletzung oder um ein Ereignis, das Kapitel XX zuzuordnen ist, ist Teil 2 des Alphabetischen Verzeichnisses zu berücksichtigen.

2. Auffinden des Leitbegriffes. Bei Krankheiten und Verletzungen ist das gewöhnlich die Hauptbezeichnung des pathologischen Zustandes. Dennoch sind im Alphabetischen Verzeichnis auch einige Zustände, die mit Adjektiven oder Eponymen ausgedrückt werden, als Leitbegriffe aufgenommen.

3. Jeder Hinweis unter dem Leitbegriff ist zu lesen und zu befolgen.

4. Sämtliche Bezeichnungen, die in runden Klammern hinter dem Leitbegriff stehen, sind zu lesen (sie haben keinen Einfluss auf die Schlüsselnummer). Ebenso sind sämtliche eingerückte Bezeichnungen unter den Leitbegriffen zu lesen (diese Modifizierer können die Schlüsselnummer verändern), bis sämtliche Einzelbegriffe der Diagnosebezeichnung berücksichtigt sind.

5. Sämtliche Querverweise des Alphabetischen Verzeichnisses („siehe" und „siehe auch") sind zu beachten.

6. Die Richtigkeit der ausgewählten Schlüsselnummern ist durch Rückgriff auf das Systematische Verzeichnis zu überprüfen. Es ist zu beachten, dass im Alphabetischen Verzeichnis eine 3-stellige Kategorie mit einem Strich in der 4. Stelle bedeutet, dass in Band 1 4-stellige Unterteilungen vorhanden sind. Weitere Unterteilungen, die für zusätzliche Stellen angewandt werden können, sind im Alphabetischen Verzeichnis nicht aufgeführt, falls sie doch benutzt werden sollen, sind sie nach Band 1 zu bestimmen.

7. Die Inklusiva und Exklusiva [Inkl. bzw. Exkl.] der jeweils ausgewählten Schlüsselnummer bzw. des Kapitels, der Gruppe oder der Kategorienüberschrift sind zu beachten.

8. Zuweisung der Schlüsselnummer.

ANHANG B

ZUSAMMENFASSUNG DER ÄNDERUNGEN

Deutsche Kodierrichtlinien Version 2020
gegenüber der Vorversion 2019

Arbeitsschritte

Zur Erstellung der Deutschen Kodierrichtlinien (DKR) Version 2020 wurden folgende Arbeitsschritte durchgeführt (s.a. Einleitung Version 2020):

- Redaktionelle Überarbeitung des Manuskripts der Version 2019 (Korrektur grammatikalischer und sprachlicher Fehler sowie fehlerhafter Verweise)

- Anpassung an die ICD-10-GM Version 2020

- Anpassung an den OPS Version 2020

- Inhaltliche Klarstellung einzelner existierender Kodierrichtlinien

Geänderte Textpassagen und Beispiele wurden durch Balken am rechten Seitenrand gekennzeichnet. Geringfügige redaktionelle Änderungen zur Vorversion 2019 sind nicht markiert.

Neue Kodierrichtlinien und Kodierrichtlinien, bei denen sich inhaltliche Änderungen ergeben haben, wurden in der fortlaufenden Nummerierung am Ende mit „s" bezeichnet. Ergaben sich durch die Anpassung von ICD-10-GM bzw. OPS neue Kodiermöglichkeiten, so wurde dies als inhaltliche Änderung der DKR bewertet. Kodierrichtlinien, in denen z.B. nur die Texte in Beispielen angepasst wurden, wurden in der Nummerierung nicht geändert. Rein redaktionelle Anpassungen von ICD-10-GM und OPS werden im Anhang B nicht aufgeführt.

Nachfolgend sind die wesentlichen Änderungen in den einzelnen Abschnitten und für die verschiedenen Kodierrichtlinien kurz dargestellt.

Wesentliche Änderungen

Anmerkung: Veränderungen in den Deutschen Kodierrichtlinien, die sich aufgrund von Streichungen und daraus evtl. resultierenden Umformulierungen anderer Kodierrichtlinien bzw. aus der redaktionellen Bearbeitung (siehe Punkt 1 und 2 unter „Arbeitsschritte") ergeben haben, werden hier nicht explizit aufgeführt, solange die jeweiligen Veränderungen auf eine Kodierrichtlinie beschränkt waren.

Allgemeine Kodierrichtlinien für Prozeduren

P003s Hinweise und formale Vereinbarungen für die Benutzung des OPS

Anpassung einiger Formulierungen an die Hinweise für die Benutzung des OPS. Zusätzlich Übernahme der Neuformulierung des DIMDI zu Einschlussbemerkungen ("Inkl.:") und Ausschlussbemerkungen ("Exkl.:") in den Hinweisen für die Benutzung des OPS.

P005s Multiple Prozeduren/Prozeduren, unterschieden auf der Basis von Größe, Zeit oder Anzahl/Bilaterale Prozeduren

Klarstellung in Tabelle 1, dass die Regelung „Patientenmonitoring ist nur dann zu kodieren, wenn es sich um eine intensivmedizinische Überwachung oder Behandlung handelt und wenn es nicht Komponente einer anderen Prozedur (z.B. Beatmung, Narkose) ist" (siehe Anmerkung 1) nur für Prozeduren für Patientenmonitoring aus den Kodebereichen 8-920 bis 8-924 und 8-930 bis 8-932 gilt. Zusätzlich Anpassung des Kodebereiches 8-71 *Maschinelle Beatmung und Atemunterstützung über Maske oder Tubus und Beatmungsentwöhnung* in Tabelle 2 an die Formulierung im OPS.

Spezielle Kodierrichtlinien

Kapitel 1 Bestimmte infektiöse und parasitäre Krankheiten

0103s Bakteriämie, Sepsis, SIRS und Neutropenie

Anpassung des Absatzes „Systemisches inflammatorisches Response-Syndrom [SIRS]" an die Änderungen in der ICD-10-GM Version 2020 bei dem Kodebereich R65.-! Systemisches inflammatorisches Response-Syndrom [SIRS].

Kapitel 2 Neubildungen

0201n Auswahl und Reihenfolge der Kodes

Aktualisierung des Internetlinks zum Beschluss des Schlichtungsausschusses Bund gem. § 17c Abs. 3 KHG, AZ 01/2015 vom 04.07.2016.

Kapitel 10 Krankheiten des Atmungssystems

1001s Maschinelle Beatmung

Umfangreiche Überarbeitung der Kodierrichtlinie hinsichtlich der Definition, Kodierung, Berechnung der Dauer einer maschinellen Beatmung sowie der Berücksichtigung von CPAP und High-Flow-Nasenkanülen (HFNC/HHFNC) als Atemunterstützung.

Kapitel 15 Schwangerschaft, Geburt und Wochenbett

1501s Definition von Lebend-, Totgeburt und Fehlgeburt

Anpassung der DKR an den aktuellen Stand der Verordnung zur Ausführung des Personenstandsgesetzes (PStV) sowie Austausch des Begriffes „Abort" durch „Fehlgeburt" in der Überschrift der Kodierrichtlinie.

Kapitel 19 Verletzungen, Vergiftungen und bestimmte andere Folgen äusserer Ursachen

1911s Mehrfachverletzungen und multiple Verletzungen

Klarstellung der Kodierung von Mehrfachverletzungen und multiplen Verletzungen hinsichtlich der Verwendung von Kombinations-Schlüsselnummern, die bereits spezifisch die Art und Lokalisation der Verletzung beschreiben. Dies wird am Beispiel einer bimalleolaren Sprunggelenkfraktur erläutert. Darüber hinaus wird die Kodierung einer Schmetterlingsfraktur des Beckens (beidseitige Fraktur des Os pubis und des Os ischium) anhand eines neuen Beispiels klargestellt.

Anlage 2 zur Fallpauschalenvereinbarung 2020 (FPV 2020)

Zusatzentgelte-Katalog [1])
- Liste -

ZE	Bezeichnung	Betrag
1	2	3
ZE01.01 [2)]	Hämodialyse, intermittierend, Alter > 14 Jahre	172,59 €
ZE01.02 [2)]	Hämodialyse, intermittierend, Alter < 15 Jahre	356,58 €
ZE02 [2)]	Hämodiafiltration, intermittierend	212,04 €
ZE09	Vollimplantierbare Medikamentenpumpe mit programmierbarem variablen Tagesprofil	9.498,33 €
ZE10	Künstlicher Blasenschließmuskel	3.315,71 €
ZE11	Wirbelkörperersatz	siehe Anlage 5
ZE17	Gabe von Gemcitabin, parenteral	siehe Anlage 5
ZE19	Gabe von Irinotecan, parenteral	siehe Anlage 5
ZE30 [3)]	Gabe von Prothrombinkomplex, parenteral	siehe Anlage 5
ZE36	Plasmapherese	siehe Anlage 5
ZE37	Extrakorporale Photopherese	1.251,66 €
ZE44	Gabe von Topotecan, parenteral	siehe Anlage 5
ZE47	Gabe von Antithrombin III, parenteral	siehe Anlage 5
ZE48	Gabe von Aldesleukin, parenteral	siehe Anlage 5
ZE50	Gabe von Cetuximab, parenteral	siehe Anlage 5
ZE51	Gabe von Human-Immunglobulin, spezifisch gegen Hepatitis-B-surface-Antigen, parenteral	siehe Anlage 5
ZE52	Gabe von Liposomalem Doxorubicin, parenteral	siehe Anlage 5
ZE56	Vollimplantierbare Medikamentenpumpe mit konstanter Flussrate	3.423,07 €
ZE58	Hydraulische Penisprothesen	5.864,75 €
ZE60	Palliativmedizinische Komplexbehandlung	siehe Anlage 5
ZE61	LDL-Apherese	1.014,04 €
ZE62 [2)]	Hämofiltration, intermittierend	232,08 €
ZE63	Gabe von Paclitaxel, parenteral	siehe Anlage 5
ZE64	Gabe von Human-Immunglobulin, spezifisch gegen Zytomegalie-Virus, parenteral	siehe Anlage 5
ZE67	Gabe von Human-Immunglobulin, spezifisch gegen Varicella-Zoster-Virus, parenteral	siehe Anlage 5
ZE70	Gabe von C1-Esteraseinhibitor, parenteral	siehe Anlage 5
ZE72	Gabe von Pegyliertem liposomalen Doxorubicin, parenteral	siehe Anlage 5
ZE78	Gabe von Temozolomid, oral	siehe Anlage 5
ZE80	Gabe von Docetaxel, parenteral	siehe Anlage 5
ZE93	Gabe von Human-Immunglobulin, polyvalent, parenteral	siehe Anlage 5
ZE96	Gabe von Carmustin-Implantaten, intrathekal	siehe Anlage 5
ZE97	Gabe von Natalizumab, parenteral	siehe Anlage 5
ZE98	Gabe von Palivizumab, parenteral	siehe Anlage 5
ZE100	Implantation eines endobronchialen Klappensystems	siehe Anlage 5
ZE101	Medikamente-freisetzende Koronarstents	siehe Anlage 5
ZE105	Selektive Embolisation mit Metallspiralen (Coils) an Kopf, Hals (intra- und extrakraniell) und spinalen Gefäßen oder mit großlumigem Gefäßverschlusskörper	siehe Anlage 5
ZE106	Selektive Embolisation mit Metallspiralen (Coils), andere Lokalisationen	siehe Anlage 5
ZE107	Gabe von Erythrozytenkonzentraten	siehe Anlage 5
ZE108	Gabe von patientenbezogenen Thrombozytenkonzentraten	siehe Anlage 5
ZE110	Gabe von Liposomalem Amphotericin B, parenteral	siehe Anlage 5
ZE113	Gabe von Itraconazol, parenteral	siehe Anlage 5
ZE116	Gabe von Panitumumab, parenteral	siehe Anlage 5
ZE117	Gabe von Trabectedin, parenteral	siehe Anlage 5
ZE119 [2)]	Hämofiltration, kontinuierlich	siehe Anlage 5
ZE120 [2)]	Hämodialyse, kontinuierlich, venovenös, pumpengetrieben (CVVHD)	siehe Anlage 5
ZE121 [2)]	Hämodiafiltration, kontinuierlich	siehe Anlage 5
ZE122 [2)]	Peritonealdialyse, intermittierend, maschinell unterstützt (IPD)	226,57 €
ZE123 [2)]	Peritonealdialyse, kontinuierlich, nicht maschinell unterstützt (CAPD)	siehe Anlage 5
ZE124	Gabe von Azacytidin, parenteral	siehe Anlage 5
ZE125	Implantation oder Wechsel eines interspinösen Spreizers	siehe Anlage 5

ZE	Bezeichnung	Betrag
1	2	3
ZE126	Autogene / Autologe matrixinduzierte Chondrozytentransplantation	4.203,66 €
ZE128	Gabe von Micafungin, parenteral	siehe Anlage 5
ZE130	Hochaufwendige Pflege von Erwachsenen	siehe Anlage 5
ZE131	Hochaufwendige Pflege von Kleinkindern oder von Kindern und Jugendlichen	siehe Anlage 5
ZE132	Implantation eines Wachstumsstents	siehe Anlage 5
ZE133	Perkutan-transluminale Fremdkörperentfernung und Thrombektomie an intrakraniellen Gefäßen unter Verwendung eines Mikrodrahtretriever-Systems	siehe Anlage 5
ZE134	Verschiedene Harnkontinenztherapien	1.672,77 €
ZE135	Gabe von Vinflunin, parenteral	siehe Anlage 5
ZE136	Medikamente-freisetzende Ballons an Koronargefäßen	siehe Anlage 5
ZE137	Medikamente-freisetzende Ballons an anderen Gefäßen	siehe Anlage 5
ZE138	Neurostimulatoren zur Rückenmarkstimulation oder zur Stimulation des peripheren Nervensystems, Einkanalstimulator, mit Sondenimplantation	7.157,61 €
ZE139	Neurostimulatoren zur Rückenmarkstimulation oder zur Stimulation des peripheren Nervensystems, Einkanalstimulator, ohne Sondenimplantation	5.338,23 €
ZE140	Neurostimulatoren zur Rückenmarkstimulation oder zur Stimulation des peripheren Nervensystems, Mehrkanalstimulator, nicht wiederaufladbar, mit Sondenimplantation	11.158,15 €
ZE141	Neurostimulatoren zur Rückenmarkstimulation oder zur Stimulation des peripheren Nervensystems, Mehrkanalstimulator, nicht wiederaufladbar, ohne Sondenimplantation	9.744,73 €
ZE143	Gabe von Plerixafor, parenteral	siehe Anlage 5
ZE144	Gabe von Romiplostim, parenteral	siehe Anlage 5
ZE145	Spezialisierte stationäre palliativmedizinische Komplexbehandlung	siehe Anlage 5
ZE146	Gabe von Thrombozytenkonzentraten	siehe Anlage 5
ZE147	Gabe von Apherese-Thrombozytenkonzentraten	siehe Anlage 5
ZE151	Gabe von Abatacept, intravenös	siehe Anlage 5
ZE152	Perkutan-transluminale Fremdkörperentfernung und Thrombektomie an intrakraniellen Gefäßen unter Verwendung eines Stentretriever-Systems	siehe Anlage 5
ZE153	Zügeloperation mit alloplastischem Material, adjustierbar	104,30 €
ZE154	Gabe von Eculizumab, parenteral	siehe Anlage 5
ZE156	Gabe von Decitabine, parenteral	siehe Anlage 5
ZE157	Gabe von Tocilizumab, intravenös	siehe Anlage 5
ZE158	Vagusnervstimulationssysteme, mit Sondenimplantation	11.169,06 €
ZE159	Vagusnervstimulationssysteme, ohne Sondenimplantation	8.601,31 €
ZE161	Radiofrequenzablation Ösophagus	1.485,72 €
ZE162 [4]	Erhöhter Pflegeaufwand bei pflegebedürftigen Patienten (DRG-Tabelle 1)	18,21 €
ZE163 [5]	Erhöhter Pflegeaufwand bei pflegebedürftigen Patienten (DRG-Tabelle 2)	34,48 €
ZE164	Gabe von pathogeninaktivierten Thrombozytenkonzentraten	siehe Anlage 5
ZE165	Gabe von pathogeninaktivierten Apherese-Thrombozytenkonzentraten	siehe Anlage 5
ZE168	Gabe von Ipilimumab, parenteral	siehe Anlage 5

Fußnoten:

[1] Die jeweiligen Definitionen (OPS-Kodes und -Texte) sowie die fehlenden differenzierten €-Beträge sind in Anlage 5 aufgeführt.

[2] Eine zusätzliche Abrechnung ist im Zusammenhang mit einer Fallpauschale der Basis-DRG L60 oder L71 oder der DRG L90B oder L90C und dem nach Anlage 3b krankenhausindividuell zu vereinbarenden Entgelt L90A nicht möglich.

[3] Bei der Behandlung von Blutern mit Blutgerinnungsfaktoren erfolgt die Abrechnung der Gabe von Prothrombinkomplex über das ZE2020-97 nach Anlage 4 bzw. 6, die gleichzeitige Abrechnung des ZE30 ist ausgeschlossen.

[4] Das Zusatzentgelt ist ab einer Mindestverweildauer von 5 Belegungstagen und nur in Verbindung mit einer der in Anhang 1 Tabelle 1 genannten DRG-Fallpauschale abrechenbar.

[5] Das Zusatzentgelt ist ab einer Mindestverweildauer von 5 Belegungstagen und nur in Verbindung mit einer der in Anhang 1 Tabelle 2 genannten DRG-Fallpauschale abrechenbar.

Anlage 4 zur Fallpauschalenvereinbarung 2020 (FPV 2020)
Zusatzentgelte-Katalog ¹)
- Liste -

Für die nachfolgend aufgeführten Leistungen sind krankenhausindividuelle Entgelte nach § 6 Abs. 1 Satz 1 des Krankenhausentgeltgesetzes zu vereinbaren, soweit diese als Krankenhausleistungen erbracht werden dürfen.

Zusatzentgelt 1	Bezeichnung 2
ZE2020-01 ⁴⁾	Beckenimplantate
ZE2020-02 ⁴⁾	Links- und rechtsventrikuläre Herzassistenzsysteme („Kunstherz")
ZE2020-03 ⁴⁾	ECMO und PECLA
ZE2020-04 ⁴⁾	Individuell nach CAD gefertigte Rekonstruktionsimplantate im Gesichts- und Schädelbereich
ZE2020-05 ⁴⁾	Distraktion am Gesichtsschädel
ZE2020-07 ⁴⁾	Andere implantierbare Medikamentenpumpen
ZE2020-08 ³⁾,⁴⁾	Sonstige Dialyse
ZE2020-09 ⁴⁾	Hämoperfusion
ZE2020-10 ⁴⁾	Leberersatztherapie
ZE2020-13 ⁴⁾	Immunadsorption
ZE2020-15 ⁴⁾	Zellapherese
ZE2020-16 ⁴⁾	Isolierte Extremitätenperfusion
ZE2020-17 ⁴⁾	Retransplantation von Organen während desselben stationären Aufenthaltes
ZE2020-18 ⁴⁾	Zwerchfellschrittmacher
ZE2020-22 ⁴⁾	IABP
ZE2020-24 ⁴⁾	Andere Penisprothesen
ZE2020-25 ⁴⁾	Modulare Endoprothesen
ZE2020-26 ⁴⁾	Anthroposophisch-medizinische Komplexbehandlung
ZE2020-33 ²⁾,⁴⁾	Gabe von Sargramostim, parenteral
ZE2020-34 ⁴⁾	Gabe von Granulozytenkonzentraten
ZE2020-35 ⁴⁾	Fremdbezug von hämatopoetischen Stammzellen
ZE2020-36 ⁴⁾	Versorgung von Schwerstbehinderten
ZE2020-40 ⁴⁾	Naturheilkundliche Komplexbehandlung
ZE2020-41 ⁴⁾,⁵⁾	Multimodal-nichtoperative Komplexbehandlung des Bewegungssystems
ZE2020-44 ⁴⁾	Stammzellboost nach erfolgter Transplantation von hämatopoetischen Stammzellen, nach In-vitro-Aufbereitung
ZE2020-45 ⁴⁾	Komplexe Diagnostik bei hämatologischen und onkologischen Erkrankungen bei Kindern und Jugendlichen
ZE2020-46 ²⁾,⁴⁾	Gabe von Anti-Human-T-Lymphozyten-Immunglobulin, parenteral
ZE2020-49 ⁴⁾	Hypertherme intraperitoneale Chemotherapie (HIPEC) in Kombination mit Peritonektomie und ggf. mit Multiviszeralresektion oder hypertherme intrathorakale Chemotherapie (HITOC) in Kombination mit Pleurektomie und ggf. mit Tumorreduktion
ZE2020-50 ⁴⁾	Implantation einer (Hybrid)-Prothese an der Aorta
ZE2020-53 ⁴⁾	Stentgraft-Prothesen an der Aorta, mit Fenestrierung oder Seitenarm oder patientenindividuell angefertigte Stent-Prothese
ZE2020-54 ⁴⁾	Selbstexpandierende Prothesen am Gastrointestinaltrakt
ZE2020-56 ⁴⁾	Gabe von Bosentan, oral
ZE2020-57 ⁴⁾	Gabe von Jod-131-MIBG (Metajodbenzylguanidin), parenteral
ZE2020-58 ⁴⁾	Gabe von Alpha-1-Proteinaseninhibitor human, parenteral
ZE2020-59 ⁴⁾	Gabe von Interferon alfa-2a (nicht pegylierte Form), parenteral
ZE2020-60 ⁴⁾	Gabe von Interferon alfa-2b (nicht pegylierte Form), parenteral
ZE2020-61 ⁴⁾	Neurostimulatoren zur Hirn- oder Rückenmarkstimulation oder zur Stimulation des peripheren Nervensystems, Mehrkanalstimulator, wiederaufladbar
ZE2020-62 ⁴⁾	Mikroaxial-Blutpumpe
ZE2020-63 ⁴⁾	Gabe von Dibotermin alfa, Implantation am Knochen
ZE2020-64 ²⁾,⁴⁾	Gabe von Eptotermin alfa, Implantation am Knochen
ZE2020-65 ⁴⁾	Selektive intravaskuläre Radionuklidtherapie (SIRT) mit Yttrium-90- oder Rhenium-188-markierten Mikrosphären
ZE2020-66 ⁴⁾	Enzymersatztherapie bei lysosomalen Speicherkrankheiten
ZE2020-67 ⁴⁾	Implantation einer Stent-Prothese an der Aorta, perkutan-transluminal
ZE2020-69 ⁴⁾	Gabe von Hämin, parenteral
ZE2020-70 ⁴⁾	Radioimmuntherapie mit 90Y-Ibritumomab-Tiuxetan, parenteral
ZE2020-71 ⁴⁾	Radiorezeptortherapie mit DOTA-konjugierten Somatostatinanaloga
ZE2020-72 ⁴⁾	Distraktionsmarknagel, motorisiert
ZE2020-74 ⁴⁾	Gabe von Sunitinib, oral
ZE2020-75 ⁴⁾	Gabe von Sorafenib, oral
ZE2020-77 ⁴⁾	Gabe von Lenalidomid, oral
ZE2020-79 ⁴⁾	Gabe von Nelarabin, parenteral
ZE2020-80 ²⁾,⁴⁾	Gabe von Amphotericin-B-Lipidkomplex, parenteral
ZE2020-82 ³⁾,⁴⁾	Peritonealdialyse, kontinuierlich, maschinell unterstützt (APD)
ZE2020-84 ⁴⁾	Gabe von Ambrisentan, oral
ZE2020-85 ⁴⁾	Gabe von Temsirolimus, parenteral
ZE2020-86 ⁴⁾	Andere Neurostimulatoren und Neuroprothesen
ZE2020-88 ⁴⁾	Komplexe neuropädiatrische Diagnostik mit weiteren Maßnahmen
ZE2020-91 ⁴⁾	Gabe von Dasatinib, oral
ZE2020-97 ⁴⁾,⁶⁾	Behandlung von Blutern mit Blutgerinnungsfaktoren
ZE2020-99 ⁴⁾	Fremdbezug von Donor-Lymphozyten
ZE2020-101 ⁴⁾	Gabe von Mifamurtid, parenteral
ZE2020-103 ⁴⁾	Gabe von Rituximab, subkutan
ZE2020-104 ⁴⁾	Gabe von Trastuzumab, subkutan
ZE2020-106 ⁴⁾	Gabe von Abatacept, subkutan
ZE2020-107 ⁴⁾	Medikamente-freisetzende bioresorbierbare Koronarstents

Zusatzentgelt	Bezeichnung
1	2
ZE2020-108 [4)]	Implantation einer Irisprothese
ZE2020-109 [3), 4)]	Dialyse mit High-Cut-off-Dialysemembran
ZE2020-110 [4)]	Gabe von Tocilizumab, subkutan
ZE2020-111 [4)]	Gabe von Nab-Paclitaxel, parenteral
ZE2020-112 [4)]	Gabe von Abirateronacetat, oral
ZE2020-113 [4)]	Gabe von Cabazitaxel, parenteral
ZE2020-115 [4)]	Molekulares Monitoring der Resttumorlast [MRD]: Molekulargenetische Identifikation und Herstellung von patientenspezifischen Markern
ZE2020-116 [4)]	Molekulares Monitoring der Resttumorlast [MRD]: Patientenspezifische molekulargenetische Quantifizierung
ZE2020-117 [4)]	Chemosaturations-Therapie mittels perkutaner Leberperfusion
ZE2020-118 [4)]	Neurostimulatoren zur Hirnstimulation, Einkanalstimulator
ZE2020-119 [4)]	Distraktionsmarknagel, nicht motorisiert
ZE2020-120 [4)]	Gabe von Pemetrexed, parenteral
ZE2020-121 [4)]	Gabe von Etanercept, parenteral
ZE2020-122 [4)]	Gabe von Imatinib, oral
ZE2020-123 [4)]	Gabe von Caspofungin, parenteral
ZE2020-124 [4)]	Gabe von Voriconazol, oral
ZE2020-125 [4)]	Gabe von Voriconazol, parenteral
ZE2020-127 [4)]	Gabe von L-Asparaginase aus Erwinia chrysanthemi [Erwinase], parenteral
ZE2020-128 [4)]	Gabe von nicht pegylierter Asparaginase, parenteral
ZE2020-129 [4)]	Gabe von pegylierter Asparaginase, parenteral
ZE2020-130 [4)]	Gabe von Belimumab, parenteral
ZE2020-131 [4)]	Gabe von Defibrotid, parenteral
ZE2020-132 [4)]	Gabe von Thiotepa, parenteral
ZE2020-133 [4)]	Spezialisierte palliativmedizinische Komplexbehandlung durch einen internen Palliativdienst
ZE2020-134 [4)]	Spezialisierte palliativmedizinische Komplexbehandlung durch einen externen Palliativdienst
ZE2020-135 [4)]	Basisdiagnostik bei unklarem Symptomkomplex bei Neugeborenen und Säuglingen mit weiteren Maßnahmen
ZE2020-136 [4)]	Einlegen von endobronchialen Nitinolspiralen
ZE2020-137 [4), 6), 7)]	Gabe von rekombinantem aktiviertem Faktor VII
ZE2020-138 [4), 6), 8)]	Gabe von Fibrinogenkonzentrat
ZE2020-139 [4), 6), 9)]	Gabe von Blutgerinnungsfaktoren
ZE2020-140 [4)]	Gabe von Brentuximabvedotin, parenteral
ZE2020-141 [4)]	Gabe von Enzalutamid, oral
ZE2020-142 [4)]	Gabe von Aflibercept, intravenös
ZE2020-143 [4)]	Gabe von Eltrombopag, oral
ZE2020-144 [4)]	Gabe von Obinutuzumab, parenteral
ZE2020-145 [4)]	Gabe von Ibrutinib, oral
ZE2020-146 [4)]	Gabe von Ramucirumab, parenteral
ZE2020-147 [4)]	Gabe von Bortezomib, parenteral
ZE2020-148 [4)]	Gabe von Adalimumab, parenteral
ZE2020-149 [4)]	Gabe von Infliximab, parenteral
ZE2020-150 [4)]	Gabe von Busulfan, parenteral
ZE2020-151 [4)]	Gabe von Rituximab, intravenös
ZE2020-152 [4)]	Mehrdimensionale pädiatrische Diagnostik
ZE2020-153 [10)]	Gabe von Trastuzumab, intravenös
ZE2020-154 [11)]	Gabe von Anidulafungin, parenteral
ZE2020-155 [2), 12)]	Gabe von Palifermin, parenteral
ZE2020-156 [4)]	Gabe von Posaconazol, parenteral
ZE2020-157 [4)]	Gabe von Pixantron, parenteral
ZE2020-158 [4)]	Gabe von Pertuzumab, parenteral
ZE2020-159 [4)]	Gabe von Blinatumomab, parenteral
ZE2020-160 [4)]	Gabe von Pembrolizumab, parenteral
ZE2020-161 [4)]	Gabe von Nivolumab, parenteral
ZE2020-162 [4)]	Gabe von Carfilzomib, parenteral
ZE2020-163 [4)]	Gabe von Macitentan, oral
ZE2020-164 [4)]	Gabe von Riociguat, oral
ZE2020-165 [4)]	Gabe von Nusinersen, intrathekal
ZE2020-166 [4)]	Gabe von Isavuconazol, parenteral
ZE2020-167 [4)]	Gabe von Isavuconazol, oral
ZE2020-168 [4)]	Gabe von Daratumumab, parenteral
ZE2020-169 [4)]	Gabe von Liposomalem Irinotecan, parenteral
ZE2020-170 [13)]	Gabe von Bevacizumab, parenteral
ZE2020-171 [14)]	Gabe von Clofarabin, parenteral
ZE2020-172 [15)]	Gabe von Posaconazol, oral, Suspension
ZE2020-173 [16)]	Gabe von Posaconazol, oral, Tabletten
ZE2020-174 [17)]	Gabe von Liposomalem Cytarabin, intrathekal
ZE2020-175 [18), 23)]	Gabe von Filgrastim, parenteral
ZE2020-176 [19), 23)]	Gabe von Lenograstim, parenteral
ZE2020-177 [20), 23)]	Gabe von Pegfilgrastim, parenteral
ZE2020-178 [21), 23)]	Gabe von Lipegfilgrastim, parenteral
ZE2020-179 [2), 22)]	Gabe von Ofatumumab, parenteral

Fußnoten:

1)	Die jeweiligen Definitionen (OPS-Kodes und -Texte) sind in Anlage 6 aufgeführt.
2)	Das Zulassungsrecht bleibt von der Katalogaufnahme unberührt. Die Kostenträger entscheiden im Einzelfall, ob die Kosten dieser Medikamente übernommen werden.
3)	Eine zusätzliche Abrechnung ist im Zusammenhang mit einer Fallpauschale der Basis-DRG L60 oder L71 oder der DRG L90B oder L90C und dem nach Anlage 3b krankenhausindividuell zu vereinbarenden Entgelt L90A nicht möglich.
4)	Nach § 5 Abs. 2 Satz 3 FPV 2020 ist für diese Zusatzgelte das bisher krankenhausindividuell vereinbarte Entgelt der Höhe nach bis zum Beginn des Wirksamwerdens der neuen Budgetvereinbarung weiter zu erheben. Dies gilt auch, sofern eine Anpassung der entsprechenden OPS-Kodes erfolgt sein sollte.
5)	Die Bewertung des Zusatzentgeltes mittels einer Differenzkostenbetrachtung hat in Abhängigkeit der abzurechnenden DRG-Fallpauschalen zu erfolgen.
6)	Die jeweils zugehörigen ICD-Kodes und -Texte sind in Anlage 7 aufgeführt.
7)	Für das Jahr 2020 gilt ein Schwellenwert in der Höhe von 20.000 € für den im Rahmen der Behandlung des Patienten für Blutgerinnungsfaktoren angefallenen Betrag. Ab Überschreitung dieses Schwellenwertes ist der gesamte für die Behandlung des Patienten mit Blutgerinnungsfaktoren angefallene Betrag abzurechnen.
8)	Für das Jahr 2020 gilt ein Schwellenwert in der Höhe von 2.500 € für den im Rahmen der Behandlung des Patienten für Blutgerinnungsfaktoren angefallenen Betrag. Ab Überschreitung dieses Schwellenwertes ist der gesamte für die Behandlung des Patienten mit Blutgerinnungsfaktoren angefallene Betrag abzurechnen.
9)	Für das Jahr 2020 gilt ein Schwellenwert in der Höhe von 6.000 € für die Summe der im Rahmen der Behandlung des Patienten für Blutgerinnungsfaktoren angefallenen Beträge. Ab Überschreitung dieses Schwellenwertes ist der gesamte für die Behandlung des Patienten mit Blutgerinnungsfaktoren angefallene Betrag abzurechnen.
10)	Nach § 5 Abs. 2 Satz 3 FPV 2020 ist für dieses Zusatzentgelt das bisher krankenhausindividuell vereinbarte Entgelt der Höhe nach bis zum Beginn des Wirksamwerdens der Budgetvereinbarung 2020 weiter zu erheben. Bei fehlender Budgetvereinbarung 2019 ist für dieses Zusatzentgelt das bewertete Zusatzentgelt ZE149 in Höhe von 70 Prozent der im DRG-Katalog 2018 bewerteten Höhe bis zum Beginn des Wirksamwerdens der Budgetvereinbarung 2019 weiter zu erheben. Dies gilt auch, sofern eine Anpassung der entsprechenden OPS-Kodes erfolgt sein sollte.
11)	Nach § 5 Abs. 2 Satz 3 FPV 2020 ist für dieses Zusatzentgelt das bisher krankenhausindividuell vereinbarte Entgelt der Höhe nach bis zum Beginn des Wirksamwerdens der Budgetvereinbarung 2020 weiter zu erheben. Bei fehlender Budgetvereinbarung 2019 ist für dieses Zusatzentgelt das bewertete Zusatzentgelt ZE115 in Höhe von 70 Prozent der im DRG-Katalog 2018 bewerteten Höhe bis zum Beginn des Wirksamwerdens der Budgetvereinbarung 2019 weiter zu erheben. Dies gilt auch, sofern eine Anpassung der entsprechenden OPS-Kodes erfolgt sein sollte.
12)	Nach § 5 Abs. 2 Satz 3 FPV 2020 ist für dieses Zusatzentgelt das bisher krankenhausindividuell vereinbarte Entgelt der Höhe nach bis zum Beginn des Wirksamwerdens der Budgetvereinbarung 2020 weiter zu erheben. Bei fehlender Budgetvereinbarung 2019 ist für dieses Zusatzentgelt das bewertete Zusatzentgelt ZE95 in Höhe von 70 Prozent der im DRG-Katalog 2018 bewerteten Höhe bis zum Beginn des Wirksamwerdens der Budgetvereinbarung 2019 weiter zu erheben. Dies gilt auch, sofern eine Anpassung der entsprechenden OPS-Kodes erfolgt sein sollte.
13)	Nach § 5 Abs. 2 Satz 3 FPV 2020 ist für dieses Zusatzentgelt das bisherige bewertete Zusatzentgelt ZE74 aus 2019 bis zum Beginn des Wirksamwerdens der neuen Budgetvereinbarung der Höhe nach weiter zu erheben. Dies gilt auch, sofern eine Anpassung der entsprechenden OPS-Kodes erfolgt sein sollte.
14)	Nach § 5 Abs. 2 Satz 3 FPV 2020 ist für dieses Zusatzentgelt das bisherige bewertete Zusatzentgelt ZE142 aus 2019 bis zum Beginn des Wirksamwerdens der neuen Budgetvereinbarung der Höhe nach weiter zu erheben. Dies gilt auch, sofern eine Anpassung der entsprechenden OPS-Kodes erfolgt sein sollte.
15)	Nach § 5 Abs. 2 Satz 3 FPV 2020 ist für dieses Zusatzentgelt das bisherige bewertete Zusatzentgelt ZE150 aus 2019 bis zum Beginn des Wirksamwerdens der neuen Budgetvereinbarung der Höhe nach weiter zu erheben. Dies gilt auch, sofern eine Anpassung der entsprechenden OPS-Kodes erfolgt sein sollte.
16)	Nach § 5 Abs. 2 Satz 3 FPV 2020 ist für dieses Zusatzentgelt das bisherige bewertete Zusatzentgelt ZE166 aus 2019 bis zum Beginn des Wirksamwerdens der neuen Budgetvereinbarung der Höhe nach weiter zu erheben. Dies gilt auch, sofern eine Anpassung der entsprechenden OPS-Kodes erfolgt sein sollte.
17)	Nach § 5 Abs. 2 Satz 3 FPV 2020 ist für dieses Zusatzentgelt das bisherige bewertete Zusatzentgelt ZE75 aus 2019 bis zum Beginn des Wirksamwerdens der neuen Budgetvereinbarung der Höhe nach weiter zu erheben. Dies gilt auch, sofern eine Anpassung der entsprechenden OPS-Kodes erfolgt sein sollte.
18)	Nach § 5 Abs. 2 Satz 3 FPV 2020 ist für dieses Zusatzentgelt das bisherige bewertete Zusatzentgelt ZE40 aus 2019 bis zum Beginn des Wirksamwerdens der neuen Budgetvereinbarung der Höhe nach weiter zu erheben. Dies gilt auch, sofern eine Anpassung der entsprechenden OPS-Kodes erfolgt sein sollte.
19)	Nach § 5 Abs. 2 Satz 3 FPV 2020 ist für dieses Zusatzentgelt das bisherige bewertete Zusatzentgelt ZE42 aus 2019 bis zum Beginn des Wirksamwerdens der neuen Budgetvereinbarung der Höhe nach weiter zu erheben. Dies gilt auch, sofern eine Anpassung der entsprechenden OPS-Kodes erfolgt sein sollte.
20)	Nach § 5 Abs. 2 Satz 3 FPV 2020 ist für dieses Zusatzentgelt das bisherige bewertete Zusatzentgelt ZE71 aus 2019 bis zum Beginn des Wirksamwerdens der neuen Budgetvereinbarung der Höhe nach weiter zu erheben. Dies gilt auch, sofern eine Anpassung der entsprechenden OPS-Kodes erfolgt sein sollte.
21)	Nach § 5 Abs. 2 Satz 3 FPV 2020 ist für dieses Zusatzentgelt das bisherige bewertete Zusatzentgelt ZE160 aus 2019 bis zum Beginn des Wirksamwerdens der neuen Budgetvereinbarung der Höhe nach weiter zu erheben. Dies gilt auch, sofern eine Anpassung der entsprechenden OPS-Kodes erfolgt sein sollte.
22)	Nach § 5 Abs. 2 Satz 3 FPV 2020 ist für dieses Zusatzentgelt das bisherige bewertete Zusatzentgelt ZE155 aus 2019 bis zum Beginn des Wirksamwerdens der neuen Budgetvereinbarung der Höhe nach weiter zu erheben. Dies gilt auch, sofern eine Anpassung der entsprechenden OPS-Kodes erfolgt sein sollte.
23)	Bei der Vereinbarung der Entgelthöhen für die Zusatzentgelte für Granulozyten-Kolonie-stimulierende Faktoren wird in analoger Umsetzung der bisherigen Bewertung empfohlen, die Entgelthöhen auf Basis der krankenhausindividuellen Kostensituation zu führen und bei der finalen Vereinbarung die Entgelthöhe der Zusatzentgelte für Pegfilgrastim (ZE2020-177) bzw. Lipegfilgrastim (ZE2020-178) um einen Betrag zu reduzieren, der in etwa dem dreifachen Wert der Kosten einer typischen Tagesdosis Filgrastim (ZE2020-175) bzw. Lenograstim (ZE2020-176) entspricht.

Anlage 5 zur Fallpauschalenvereinbarung 2020 (FPV 2020)

Zusatzentgelte-Katalog
- Definition und differenzierte Beträge -

ZE	Bezeichnung	ZE$_D$	OPS Version 2020		Betrag
			OPS-Kode	OPS-Text	
1	2	3	4	5	6
ZE01.01 [1]	Hämodialyse, intermittierend, Alter > 14 Jahre		8-854.2	Hämodialyse: Intermittierend, Antikoagulation mit Heparin oder ohne Antikoagulation	siehe Anlage 2
			8-854.3	Hämodialyse: Intermittierend, Antikoagulation mit sonstigen Substanzen	
			8-854.4	Hämodialyse: Verlängert intermittierend, Antikoagulation mit Heparin oder ohne Antikoagulation	
			8-854.5	Hämodialyse: Verlängert intermittierend, Antikoagulation mit sonstigen Substanzen	
ZE01.02 [1]	Hämodialyse, intermittierend, Alter < 15 Jahre		8-854.2	Hämodialyse: Intermittierend, Antikoagulation mit Heparin oder ohne Antikoagulation	siehe Anlage 2
			8-854.3	Hämodialyse: Intermittierend, Antikoagulation mit sonstigen Substanzen	
			8-854.4	Hämodialyse: Verlängert intermittierend, Antikoagulation mit Heparin oder ohne Antikoagulation	
			8-854.5	Hämodialyse: Verlängert intermittierend, Antikoagulation mit sonstigen Substanzen	
ZE02 [1]	Hämodiafiltration, intermittierend		8-855.3	Hämodiafiltration: Intermittierend, Antikoagulation mit Heparin oder ohne Antikoagulation	siehe Anlage 2
			8-855.4	Hämodiafiltration: Intermittierend, Antikoagulation mit sonstigen Substanzen	
			8-855.5	Hämodiafiltration: Verlängert intermittierend, Antikoagulation mit Heparin oder ohne Antikoagulation	
			8-855.6	Hämodiafiltration: Verlängert intermittierend, Antikoagulation mit sonstigen Substanzen	
ZE09	Vollimplantierbare Medikamentenpumpe mit programmierbarem variablen Tagesprofil		5-028.11	Funktionelle Eingriffe an Schädel, Gehirn und Hirnhäuten: Implantation oder Wechsel einer Medikamentenpumpe zur intraventrikulären Infusion: Vollimplantierbare Medikamentenpumpe mit programmierbarem variablen Tagesprofil	siehe Anlage 2
			5-038.41	Operationen am spinalen Liquorsystem: Implantation oder Wechsel einer Medikamentenpumpe zur intrathekalen und/oder epiduralen Infusion: Vollimplantierbare Medikamentenpumpe mit programmierbarem variablen Tagesprofil	
ZE10	Künstlicher Blasenschließmuskel		5-597.0*	Eingriffe bei artifiziellem Harnblasensphinkter: Implantation	siehe Anlage 2
			5-597.30	Eingriffe bei artifiziellem Harnblasensphinkter: Wechsel: Vollständig, bulbär, 1 Cuff	
			5-597.31	Eingriffe bei artifiziellem Harnblasensphinkter: Wechsel: Vollständig, bulbär, 2 Cuffs	
			5-597.32	Eingriffe bei artifiziellem Harnblasensphinkter: Wechsel: Vollständig, am Blasenhals	
ZE11	Wirbelkörperersatz			Wirbelkörperersatz und komplexe Rekonstruktion der Wirbelsäule: Wirbelkörperersatz durch Implantat	
		ZE11.01	5-837.00	1 Wirbelkörper	861,66 €
		ZE11.02	5-837.01	2 Wirbelkörper	1.489,23 €
		ZE11.03	5-837.02	3 Wirbelkörper	2.116,80 €
		ZE11.04	5-837.04	4 Wirbelkörper	2.744,37 €
		ZE11.05	5-837.05	5 oder mehr Wirbelkörper	3.371,94 €
ZE17	Gabe von Gemcitabin, parenteral			Applikation von Medikamenten, Liste 1: Gemcitabin, parenteral	
		ZE17.10	6-001.19	19,0 g bis unter 22,0 g	210,72 €
		ZE17.11	6-001.1a	22,0 g bis unter 25,0 g	242,32 €
		ZE17.12	6-001.1b	25,0 g bis unter 28,0 g	273,93 €
		ZE17.13	6-001.1c	28,0 g bis unter 31,0 g	305,54 €
		ZE17.14	6-001.1d	31,0 g bis unter 34,0 g	337,15 €
		ZE17.15	6-001.1e	34,0 g oder mehr	368,75 €
ZE19	Gabe von Irinotecan, parenteral			Applikation von Medikamenten, Liste 1: Irinotecan, parenteral	
		ZE19.14	6-001.3d	2.000 mg bis unter 2.200 mg	155,00 €
		ZE19.15	6-001.3e	2.200 mg bis unter 2.400 mg	170,00 €
		ZE19.16	6-001.3f	2.400 mg bis unter 2.600 mg	185,00 €
		ZE19.17	6-001.3g	2.600 mg bis unter 2.800 mg	200,00 €
		ZE19.18	6-001.3h	2.800 mg bis unter 3.000 mg	215,00 €
		ZE19.19	6-001.3j	3.000 mg oder mehr	230,00 €

ZE	Bezeichnung	ZE_D	OPS Version 2020		Betrag
			OPS-Kode	OPS-Text	
1	2	3	4	5	6
ZE30 [8)]	Gabe von Prothrombinkomplex, parenteral			Transfusion von Plasma und anderen Plasmabestandteilen und gentechnisch hergestellten Plasmaproteinen: Prothrombinkomplex	
		ZE30.02	8-812.53	3.500 IE bis unter 4.500 IE	856,08 €
		ZE30.03	8-812.54	4.500 IE bis unter 5.500 IE	1.084,12 €
		ZE30.04	8-812.55	5.500 IE bis unter 6.500 IE	1.308,42 €
		ZE30.05	8-812.56	6.500 IE bis unter 7.500 IE	1.532,09 €
		ZE30.06	8-812.57	7.500 IE bis unter 8.500 IE	1.757,02 €
		ZE30.07	8-812.58	8.500 IE bis unter 9.500 IE	1.973,39 €
		ZE30.08	8-812.59	9.500 IE bis unter 10.500 IE	2.203,35 €
		ZE30.09	8-812.5a	10.500 IE bis unter 15.500 IE	2.728,98 €
		ZE30.10	8-812.5b	15.500 IE bis unter 20.500 IE	3.850,48 €
		ZE30.11	8-812.5c	20.500 IE bis unter 25.500 IE	4.971,98 €
		ZE30.12	8-812.5d	25.500 IE bis unter 30.500 IE	6.093,48 €
		ZE30.13		Siehe weitere Differenzierung ZE30.14 - ZE30.23	
		ZE30.14	8-812.5f	30.500 IE bis unter 40.500 IE	7.401,90 €
		ZE30.15	8-812.5g	40.500 IE bis unter 50.500 IE	9.644,90 €
		ZE30.16	8-812.5h	50.500 IE bis unter 60.500 IE	11.887,90 €
		ZE30.17	8-812.5j	60.500 IE bis unter 80.500 IE	14.691,65 €
		ZE30.18	8-812.5k	80.500 IE bis unter 100.500 IE	19.177,65 €
		ZE30.19	8-812.5m	100.500 IE bis unter 120.500 IE	23.663,65 €
		ZE30.20	8-812.5n	120.500 IE bis unter 140.500 IE	28.149,65 €
		ZE30.21	8-812.5p	140.500 IE bis unter 160.500 IE	32.635,65 €
		ZE30.22	8-812.5q	160.500 IE bis unter 200.500 IE	38.243,15 €
		ZE30.23	8-812.5r	200.500 IE oder mehr	47.215,15 €
ZE36	Plasmapherese			Therapeutische Plasmapherese	
		ZE36.01	8-820.00	1 Plasmapherese	1.097,94 €
			8-820.10	1 Plasmapherese	
			8-820.20	1 Plasmapherese	
			8-826.*0	1 Doppelfiltrationsplasmapherese	
		ZE36.02	8-820.01	2 Plasmapheresen	2.195,88 €
			8-820.11	2 Plasmapheresen	
			8-820.21	2 Plasmapheresen	
			8-826.*1	2 Doppelfiltrationsplasmapheresen	
		ZE36.03	8-820.02	3 Plasmapheresen	3.293,82 €
			8-820.12	3 Plasmapheresen	
			8-820.22	3 Plasmapheresen	
			8-826.*2	3 Doppelfiltrationsplasmapheresen	
		ZE36.04	8-820.03	4 Plasmapheresen	4.391,76 €
			8-820.13	4 Plasmapheresen	
			8-820.23	4 Plasmapheresen	
			8-826.*3	4 Doppelfiltrationsplasmapheresen	
		ZE36.05	8-820.04	5 Plasmapheresen	5.489,70 €
			8-820.14	5 Plasmapheresen	
			8-820.24	5 Plasmapheresen	
			8-826.*4	5 Doppelfiltrationsplasmapheresen	
		ZE36.06	8-820.08	6 Plasmapheresen	6.587,64 €
			8-820.18	6 Plasmapheresen	
			8-820.25	6 Plasmapheresen	
			8-826.*5	6 Doppelfiltrationsplasmapheresen	
		ZE36.07	8-820.09	7 Plasmapheresen	7.685,58 €
			8-820.19	7 Plasmapheresen	
			8-820.26	7 Plasmapheresen	
			8-826.*6	7 Doppelfiltrationsplasmapheresen	
		ZE36.08	8-820.0a	8 Plasmapheresen	8.783,52 €
			8-820.1a	8 Plasmapheresen	
			8-820.27	8 Plasmapheresen	
			8-826.*7	8 Doppelfiltrationsplasmapheresen	
		ZE36.09	8-820.0b	9 Plasmapheresen	9.881,46 €
			8-820.1b	9 Plasmapheresen	
			8-820.28	9 Plasmapheresen	
			8-826.*8	9 Doppelfiltrationsplasmapheresen	
		ZE36.10	8-820.0c	10 Plasmapheresen	10.979,40 €
			8-820.1c	10 Plasmapheresen	
			8-820.29	10 Plasmapheresen	
			8-826.*9	10 Doppelfiltrationsplasmapheresen	

ZE	Bezeichnung	ZE$_D$	OPS Version 2020		Betrag
			OPS-Kode	OPS-Text	
1	2	3	4	5	6
		ZE36.11	8-820.0d	11 Plasmapheresen	12.077,34 €
			8-820.1d	11 Plasmapheresen	
			8-820.2a	11 Plasmapheresen	
			8-826.*a	11 Doppelfiltrationsplasmapheresen	
		ZE36.12	8-820.0e	12 Plasmapheresen	13.175,28 €
			8-820.1e	12 Plasmapheresen	
			8-820.2b	12 Plasmapheresen	
			8-826.*b	12 Doppelfiltrationsplasmapheresen	
		ZE36.13	8-820.0f	13 Plasmapheresen	14.273,22 €
			8-820.1f	13 Plasmapheresen	
			8-820.2c	13 Plasmapheresen	
			8-826.*c	13 Doppelfiltrationsplasmapheresen	
		ZE36.14	8-820.0g	14 Plasmapheresen	15.371,16 €
			8-820.1g	14 Plasmapheresen	
			8-820.2d	14 Plasmapheresen	
			8-826.*d	14 Doppelfiltrationsplasmapheresen	
		ZE36.15	8-820.0h	15 Plasmapheresen	16.469,10 €
			8-820.1h	15 Plasmapheresen	
			8-820.2e	15 Plasmapheresen	
			8-826.*e	15 Doppelfiltrationsplasmapheresen	
		ZE36.16	8-820.0j	16 bis 17 Plasmapheresen	18.116,01 €
			8-820.1j	16 bis 17 Plasmapheresen	
			8-820.2f	16 bis 17 Plasmapheresen	
			8-826.*f	16 bis 17 Doppelfiltrationsplasmapheresen	
		ZE36.17	8-820.0k	18 bis 19 Plasmapheresen	20.311,89 €
			8-820.1k	18 bis 19 Plasmapheresen	
			8-820.2g	18 bis 19 Plasmapheresen	
			8-826.*g	18 bis 19 Doppelfiltrationsplasmapheresen	
		ZE36.18	8-820.0m	20 bis 21 Plasmapheresen	22.507,77 €
			8-820.1m	20 bis 21 Plasmapheresen	
			8-820.2h	20 bis 21 Plasmapheresen	
			8-826.*h	20 bis 21 Doppelfiltrationsplasmapheresen	
		ZE36.19	8-820.0n	22 bis 23 Plasmapheresen	24.703,65 €
			8-820.1n	22 bis 23 Plasmapheresen	
			8-820.2j	22 bis 23 Plasmapheresen	
			8-826.*j	22 bis 23 Doppelfiltrationsplasmapheresen	
		ZE36.20	8-820.0p	24 bis 25 Plasmapheresen	26.899,53 €
			8-820.1p	24 bis 25 Plasmapheresen	
			8-820.2k	24 bis 25 Plasmapheresen	
			8-826.*k	24 bis 25 Doppelfiltrationsplasmapheresen	
		ZE36.21	8-820.0q	26 bis 28 Plasmapheresen	29.644,38 €
			8-820.1q	26 bis 28 Plasmapheresen	
			8-820.2m	26 bis 28 Plasmapheresen	
			8-826.*m	26 bis 28 Doppelfiltrationsplasmapheresen	
		ZE36.22	8-820.0r	29 bis 31 Plasmapheresen	32.938,20 €
			8-820.1r	29 bis 31 Plasmapheresen	
			8-820.2n	29 bis 31 Plasmapheresen	
			8-826.*n	29 bis 31 Doppelfiltrationsplasmapheresen	
		ZE36.23	8-820.0s	32 bis 34 Plasmapheresen	36.232,02 €
			8-820.1s	32 bis 34 Plasmapheresen	
			8-820.2p	32 bis 34 Plasmapheresen	
			8-826.*p	32 bis 34 Doppelfiltrationsplasmapheresen	
		ZE36.24	8-820.0t	35 bis 39 Plasmapheresen	40.623,78 €
			8-820.1t	35 bis 39 Plasmapheresen	
			8-820.2q	35 bis 39 Plasmapheresen	
			8-826.*q	35 bis 39 Doppelfiltrationsplasmapheresen	
		ZE36.25	8-820.0u	40 bis 44 Plasmapheresen	46.113,48 €
			8-820.1u	40 bis 44 Plasmapheresen	
			8-820.2r	40 bis 44 Plasmapheresen	
			8-826.*r	40 bis 44 Doppelfiltrationsplasmapheresen	
		ZE36.26	8-820.0v	45 bis 49 Plasmapheresen	51.603,18 €
			8-820.1v	45 bis 49 Plasmapheresen	
			8-820.2s	45 bis 49 Plasmapheresen	
			8-826.*s	45 bis 49 Doppelfiltrationsplasmapheresen	

ZE	Bezeichnung	ZE$_D$	OPS Version 2020		Betrag
			OPS-Kode	OPS-Text	
1	2	3	4	5	6
		ZE36.27	8-820.0w	50 oder mehr Plasmapheresen	57.092,88 €
			8-820.1w	50 oder mehr Plasmapheresen	
			8-820.2t	50 oder mehr Plasmapheresen	
			8-826.*t	50 oder mehr Doppelfiltrationsplasmapheresen	
ZE37	Extrakorporale Photopherese		8-824	Photopherese	siehe Anlage 2
ZE44	Gabe von Topotecan, parenteral			Applikation von Medikamenten, Liste 2: Topotecan, parenteral	
		ZE44.01	6-002.4c	30,0 mg bis unter 40,0 mg	85,81 €
		ZE44.02	6-002.4d	40,0 mg bis unter 50,0 mg	111,55 €
		ZE44.03	6-002.4e	50,0 mg bis unter 60,0 mg	137,29 €
		ZE44.04	6-002.4f	60,0 mg bis unter 70,0 mg	163,03 €
		ZE44.05	6-002.4g	70,0 mg oder mehr	188,77 €
ZE47	Gabe von Antithrombin III, parenteral			Transfusion von Plasmabestandteilen und gentechnisch hergestellten Plasmaproteinen: Antithrombin III	
		ZE47.01[6]	8-810.g1	2.000 IE bis unter 3.500 IE	148,00 €
		ZE47.02[6]	8-810.g2	3.500 IE bis unter 5.000 IE	236,80 €
		ZE47.03[6]	8-810.g3	5.000 IE bis unter 7.000 IE	335,47 €
		ZE47.04	8-810.g4	7.000 IE bis unter 10.000 IE	473,60 €
		ZE47.05	8-810.g5	10.000 IE bis unter 15.000 IE	690,67 €
		ZE47.06	8-810.g6	15.000 IE bis unter 20.000 IE	986,67 €
		ZE47.07	8-810.g7	20.000 IE bis unter 25.000 IE	1.282,67 €
		ZE47.08	8-810.g8	25.000 IE bis unter 30.000 IE	1.578,67 €
		ZE47.09	8-810.ga	30.000 IE bis unter 40.000 IE	1.973,33 €
		ZE47.10	8-810.gb	40.000 IE bis unter 50.000 IE	2.565,33 €
		ZE47.11	8-810.gc	50.000 IE bis unter 60.000 IE	3.157,33 €
		ZE47.12	8-810.gd	60.000 IE bis unter 70.000 IE	3.749,33 €
		ZE47.13	8-810.ge	70.000 IE bis unter 90.000 IE	4.538,67 €
		ZE47.14	8-810.gf	90.000 IE bis unter 110.000 IE	5.722,67 €
		ZE47.15	8-810.gg	110.000 IE bis unter 130.000 IE	6.906,67 €
		ZE47.16	8-810.gh	130.000 IE bis unter 150.000 IE	8.090,67 €
		ZE47.17	8-810.gj	150.000 IE oder mehr	9.274,67 €
ZE48	Gabe von Aldesleukin, parenteral			Applikation von Medikamenten, Liste 1: Aldesleukin, parenteral	
		ZE48.01	6-001.80	45 Mio. IE bis unter 65 Mio. IE	1.012,61 €
		ZE48.02	6-001.81	65 Mio. IE bis unter 85 Mio. IE	1.404,59 €
		ZE48.03	6-001.82	85 Mio. IE bis unter 105 Mio. IE	1.796,57 €
		ZE48.04	6-001.83	105 Mio. IE bis unter 125 Mio. IE	2.188,54 €
		ZE48.05	6-001.84	125 Mio. IE bis unter 145 Mio. IE	2.580,52 €
		ZE48.06	6-001.85	145 Mio. IE bis unter 165 Mio. IE	2.972,50 €
		ZE48.07	6-001.86	165 Mio. IE bis unter 185 Mio. IE	3.364,48 €
		ZE48.08	6-001.87	185 Mio. IE bis unter 205 Mio. IE	3.756,46 €
		ZE48.09	6-001.88	205 Mio. IE bis unter 245 Mio. IE	4.279,09 €
		ZE48.10	6-001.89	245 Mio. IE bis unter 285 Mio. IE	5.063,05 €
		ZE48.11	6-001.8a	285 Mio. IE bis unter 325 Mio. IE	5.847,01 €
		ZE48.12	6-001.8b	325 Mio. IE bis unter 365 Mio. IE	6.630,96 €
		ZE48.13	6-001.8c	365 Mio. IE bis unter 405 Mio. IE	7.414,92 €
		ZE48.14	6-001.8d	405 Mio. IE bis unter 445 Mio. IE	8.198,87 €
		ZE48.15	6-001.8e	445 Mio. IE bis unter 485 Mio. IE	8.982,83 €
		ZE48.16	6-001.8f	485 Mio. IE bis unter 525 Mio. IE	9.766,79 €
		ZE48.17	6-001.8g	525 Mio. IE bis unter 565 Mio. IE	10.550,74 €
		ZE48.18	6-001.8h	565 Mio. IE bis unter 625 Mio. IE	11.465,36 €
		ZE48.19	6-001.8j	625 Mio. IE bis unter 685 Mio. IE	12.641,29 €
		ZE48.20	6-001.8k	685 Mio. IE bis unter 745 Mio. IE	13.817,22 €
		ZE48.21	6-001.8m	745 Mio. IE bis unter 805 Mio. IE	14.993,16 €
		ZE48.22	6-001.8n	805 Mio. IE oder mehr	16.169,09 €
ZE50	Gabe von Cetuximab, parenteral			Applikation von Medikamenten, Liste 1: Cetuximab, parenteral	
		ZE50.01	6-001.a0	250 mg bis unter 350 mg	719,70 €
		ZE50.02	6-001.a1	350 mg bis unter 450 mg	973,71 €
		ZE50.03	6-001.a2	450 mg bis unter 550 mg	1.227,72 €
		ZE50.04	6-001.a3	550 mg bis unter 650 mg	1.481,73 €
		ZE50.05	6-001.a4	650 mg bis unter 750 mg	1.735,74 €
		ZE50.06	6-001.a5	750 mg bis unter 850 mg	1.989,75 €
		ZE50.07	6-001.a6	850 mg bis unter 1.050 mg	2.328,43 €
		ZE50.08	6-001.a7	1.050 mg bis unter 1.250 mg	2.836,45 €
		ZE50.09	6-001.a8	1.250 mg bis unter 1.450 mg	3.344,47 €
		ZE50.10	6-001.a9	1.450 mg bis unter 1.650 mg	3.852,49 €

ZE	Bezeichnung	ZE_D	OPS Version 2020		Betrag
			OPS-Kode	OPS-Text	
1	2	3	4	5	6
		ZE50.11	6-001.aa	1.650 mg bis unter 1.850 mg	4.360,51 €
		ZE50.12	6-001.ab	1.850 mg bis unter 2.150 mg	4.953,20 €
		ZE50.13	6-001.ac	2.150 mg bis unter 2.450 mg	5.715,23 €
		ZE50.14	6-001.ad	2.450 mg bis unter 2.750 mg	6.477,26 €
		ZE50.15	6-001.ae	2.750 mg bis unter 3.050 mg	7.239,29 €
		ZE50.16	6-001.af	3.050 mg bis unter 3.350 mg	8.001,32 €
		ZE50.17		Siehe weitere Differenzierung ZE50.18 - ZE50.20	
		ZE50.18	6-001.ah	3.350 mg bis unter 3.950 mg	9.017,36 €
		ZE50.19	6-001.aj	3.950 mg bis unter 4.550 mg	10.541,42 €
		ZE50.20	6-001.ak	4.550 mg oder mehr	12.065,48 €
ZE51	Gabe von Human-Immunglobulin, spezifisch gegen Hepatitis-B-surface-Antigen, parenteral			Transfusion von Plasmabestandteilen und gentechnisch hergestellten Plasmaproteinen: Human-Immunglobulin, spezifisch gegen Hepatitis-B-surface-Antigen (HBsAg)	
		ZE51.01	8-810.q0	2.000 IE bis unter 4.000 IE	1.728,40 €
		ZE51.02	8-810.q1	4.000 IE bis unter 6.000 IE	3.456,80 €
		ZE51.03	8-810.q2	6.000 IE bis unter 8.000 IE	5.185,20 €
		ZE51.04	8-810.q3	8.000 IE bis unter 10.000 IE	6.913,60 €
		ZE51.05	8-810.q4	10.000 IE bis unter 12.000 IE	8.642,00 €
		ZE51.06	8-810.q5	12.000 IE bis unter 14.000 IE	10.370,40 €
		ZE51.07	8-810.q6	14.000 IE bis unter 16.000 IE	12.098,80 €
		ZE51.08	8-810.q7	16.000 IE bis unter 18.000 IE	13.827,20 €
		ZE51.09	8-810.q8	18.000 IE bis unter 20.000 IE	15.555,60 €
		ZE51.10	8-810.q9	20.000 IE bis unter 22.000 IE	17.284,00 €
		ZE51.11	8-810.qa	22.000 IE bis unter 24.000 IE	19.012,40 €
		ZE51.12	8-810.qb	24.000 IE bis unter 28.000 IE	20.740,80 €
		ZE51.13	8-810.qc	28.000 IE bis unter 32.000 IE	24.197,60 €
		ZE51.14	8-810.qd	32.000 IE bis unter 36.000 IE	27.654,40 €
		ZE51.15	8-810.qe	36.000 IE bis unter 40.000 IE	31.111,20 €
		ZE51.16	8-810.qf	40.000 IE bis unter 46.000 IE	34.568,00 €
		ZE51.17	8-810.qg	46.000 IE bis unter 52.000 IE	39.753,20 €
		ZE51.18	8-810.qh	52.000 IE bis unter 58.000 IE	44.938,40 €
		ZE51.19	8-810.qj	58.000 IE bis unter 64.000 IE	50.123,60 €
		ZE51.20		Siehe weitere Differenzierung ZE51.21 bis ZE51.25	
		ZE51.21	8-810.qm	64.000 IE bis unter 76.000 IE	55.308,80 €
		ZE51.22	8-810.qn	76.000 IE bis unter 88.000 IE	65.679,20 €
		ZE51.23	8-810.qp	88.000 IE bis unter 100.000 IE	76.049,60 €
		ZE51.24	8-810.qq	100.000 IE bis unter 112.000 IE	86.420,00 €
		ZE51.25	8-810.qr	112.000 IE oder mehr	96.790,40 €
ZE52	Gabe von Liposomalem Doxorubicin, parenteral			Applikation von Medikamenten, Liste 1: Liposomales Doxorubicin, parenteral	
		ZE52.01[6]	6-001.b0	10 mg bis unter 20 mg	295,71 €
		ZE52.02[6]	6-001.b1	20 mg bis unter 30 mg	517,49 €
		ZE52.03	6-001.b2	30 mg bis unter 40 mg	739,27 €
		ZE52.04	6-001.b3	40 mg bis unter 50 mg	961,05 €
		ZE52.05	6-001.b4	50 mg bis unter 60 mg	1.170,11 €
		ZE52.06	6-001.b5	60 mg bis unter 70 mg	1.404,61 €
		ZE52.07	6-001.b6	70 mg bis unter 80 mg	1.626,39 €
		ZE52.08	6-001.b7	80 mg bis unter 90 mg	1.832,12 €
		ZE52.09	6-001.b8	90 mg bis unter 100 mg	2.037,49 €
		ZE52.10	6-001.b9	100 mg bis unter 110 mg	2.270,36 €
		ZE52.11	6-001.ba	110 mg bis unter 120 mg	2.513,51 €
		ZE52.12	6-001.bb	120 mg bis unter 140 mg	2.809,21 €
		ZE52.13	6-001.bc	140 mg bis unter 160 mg	3.252,77 €
		ZE52.14	6-001.bd	160 mg bis unter 180 mg	3.696,33 €
		ZE52.15	6-001.be	180 mg bis unter 200 mg	4.139,89 €
		ZE52.16	6-001.bf	200 mg bis unter 220 mg	4.583,45 €
		ZE52.17	6-001.bg	220 mg bis unter 240 mg	5.027,01 €
		ZE52.18	6-001.bh	240 mg bis unter 260 mg	5.470,57 €
		ZE52.19	6-001.bj	260 mg bis unter 280 mg	5.914,13 €
		ZE52.20	6-001.bk	280 mg bis unter 300 mg	6.357,69 €
		ZE52.21	6-001.bm	300 mg bis unter 320 mg	6.801,25 €
		ZE52.22	6-001.bn	320 mg oder mehr	7.244,81 €

ZE	Bezeichnung	ZE$_D$	OPS Version 2020		Betrag
			OPS-Kode	OPS-Text	
1	2	3	4	5	6
ZE56	Vollimplantierbare Medikamentenpumpe mit konstanter Flussrate		5-028.10	Funktionelle Eingriffe an Schädel, Gehirn und Hirnhäuten: Implantation oder Wechsel einer Medikamentenpumpe zur intraventrikulären Infusion: Vollimplantierbare Medikamentenpumpe mit konstanter Flussrate	siehe Anlage 2
			5-038.40	Operationen am spinalen Liquorsystem: Implantation oder Wechsel einer Medikamentenpumpe zur intrathekalen und/oder epiduralen Infusion: Vollimplantierbare Medikamentenpumpe mit konstanter Flussrate	
ZE58	Hydraulische Penisprothesen		5-649.51	Andere Operationen am Penis: Implantation einer Penisprothese: Hydraulische Prothese	siehe Anlage 2
			5-649.a1	Andere Operationen am Penis: Wechsel einer semirigiden Penisprothese: In eine hydraulische Prothese	
			5-649.b1	Andere Operationen am Penis: Wechsel einer hydraulischen Penisprothese: Vollständig, in eine hydraulische Prothese	
ZE60	Palliativmedizinische Komplexbehandlung	ZE60.01	8-982.1	Palliativmedizinische Komplexbehandlung: Mindestens 7 bis höchstens 13 Behandlungstage	833,08 €
		ZE60.02	8-982.2	Palliativmedizinische Komplexbehandlung: Mindestens 14 bis höchstens 20 Behandlungstage	986,97 €
		ZE60.03	8-982.3	Palliativmedizinische Komplexbehandlung: Mindestens 21 Behandlungstage	1.220,91 €
ZE61	LDL-Apherese		8-822	LDL-Apherese	siehe Anlage 2
ZE62 [1)]	Hämofiltration, intermittierend		8-853.3	Hämofiltration: Intermittierend, Antikoagulation mit Heparin oder ohne Antikoagulation	siehe Anlage 2
			8-853.4	Hämofiltration: Intermittierend, Antikoagulation mit sonstigen Substanzen	
			8-853.5	Hämofiltration: Verlängert intermittierend, Antikoagulation mit Heparin oder ohne Antikoagulation	
			8-853.6	Hämofiltration: Verlängert intermittierend, Antikoagulation mit sonstigen Substanzen	
ZE63	Gabe von Paclitaxel, parenteral			Applikation von Medikamenten, Liste 1: Paclitaxel, parenteral	
		ZE63.08	6-001.f7	1.320 mg bis unter 1.500 mg	109,02 €
		ZE63.09	6-001.f8	1.500 mg bis unter 1.680 mg	123,24 €
		ZE63.10	6-001.f9	1.680 mg bis unter 1.860 mg	137,46 €
		ZE63.11	6-001.fa	1.860 mg bis unter 2.040 mg	151,68 €
		ZE63.12	6-001.fb	2.040 mg bis unter 2.220 mg	165,90 €
		ZE63.13	6-001.fc	2.220 mg bis unter 2.400 mg	180,12 €
		ZE63.14	6-001.fd	2.400 mg oder mehr	194,34 €
ZE64	Gabe von Human-Immunglobulin, spezifisch gegen Zytomegalie-Virus, parenteral			Transfusion von Plasmabestandteilen und gentechnisch hergestellten Plasmaproteinen: Human-Immunglobulin, spezifisch gegen Zytomegalie-Virus (CMV)	
		ZE64.01 [4)]	8-810.s0	1,0 g bis unter 2,0 g	361,33 €
		ZE64.02 [4)]	8-810.s1	2,0 g bis unter 3,0 g	632,33 €
		ZE64.03 [4)]	8-810.s2	3,0 g bis unter 5,0 g	993,66 €
		ZE64.04	8-810.s3	5,0 g bis unter 7,5 g	1.354,99 €
		ZE64.05	8-810.s4	7,5 g bis unter 10,0 g	2.032,49 €
		ZE64.06	8-810.s5	10,0 g bis unter 12,5 g	2.709,99 €
		ZE64.07	8-810.s6	12,5 g bis unter 15,0 g	3.387,49 €
		ZE64.08	8-810.s7	15,0 g bis unter 20,0 g	4.064,98 €
		ZE64.09	8-810.s8	20,0 g bis unter 25,0 g	5.419,98 €
		ZE64.10	8-810.s9	25,0 g bis unter 30,0 g	6.774,97 €
		ZE64.11	8-810.sa	30,0 g bis unter 35,0 g	8.129,96 €
		ZE64.12	8-810.sb	35,0 g bis unter 40,0 g	9.484,96 €
		ZE64.13	8-810.sc	40,0 g bis unter 45,0 g	10.839,95 €
		ZE64.14	8-810.sd	45,0 g bis unter 50,0 g	12.194,95 €
		ZE64.15		Siehe weitere Differenzierung ZE64.16 bis ZE64.24	
		ZE64.16	8-810.sf	50,0 g bis unter 60,0 g	13.549,94 €
		ZE64.17	8-810.sg	60,0 g bis unter 70,0 g	16.259,93 €
		ZE64.18	8-810.sh	70,0 g bis unter 80,0 g	18.969,92 €
		ZE64.19	8-810.sj	80,0 g bis unter 90,0 g	21.679,90 €
		ZE64.20	8-810.sk	90,0 g bis unter 100,0 g	24.389,89 €
		ZE64.21	8-810.sm	100,0 g bis unter 120,0 g	27.099,88 €

ZE	Bezeichnung	ZE_D	OPS Version 2020		Betrag
			OPS-Kode	OPS-Text	
1	2	3	4	5	6
		ZE64.22	8-810.sn	120,0 g bis unter 140,0 g	32.519,86 €
		ZE64.23	8-810.sp	140,0 g bis unter 160,0 g	37.939,83 €
		ZE64.24	8-810.sq	160,0 g oder mehr	43.359,81 €
ZE67	Gabe von Human-Immunglobulin, spezifisch gegen Varicella-Zoster-Virus, parenteral			Transfusion von Plasmabestandteilen und gentechnisch hergestellten Plasmaproteinen: Human-Immunglobulin, spezifisch gegen Varicella-Zoster-Virus (VZV)	
		ZE67.01[6]	8-810.t0	250 IE bis unter 500 IE	348,60 €
		ZE67.02[6]	8-810.t1	500 IE bis unter 750 IE	610,05 €
		ZE67.03[6]	8-810.t2	750 IE bis unter 1.000 IE	871,50 €
		ZE67.04	8-810.t3	1.000 IE bis unter 1.500 IE	1.045,80 €
		ZE67.05	8-810.t4	1.500 IE bis unter 2.000 IE	1.568,70 €
		ZE67.06	8-810.t5	2.000 IE bis unter 2.500 IE	2.091,60 €
		ZE67.07	8-810.t6	2.500 IE bis unter 3.000 IE	2.614,50 €
		ZE67.08	8-810.t7	3.000 IE bis unter 3.500 IE	3.137,40 €
		ZE67.09	8-810.t8	3.500 IE bis unter 4.000 IE	3.660,30 €
		ZE67.10	8-810.t9	4.000 IE bis unter 5.000 IE	4.183,20 €
		ZE67.11	8-810.ta	5.000 IE bis unter 6.000 IE	5.229,00 €
		ZE67.12	8-810.tb	6.000 IE bis unter 7.000 IE	6.274,80 €
		ZE67.13	8-810.tc	7.000 IE bis unter 8.000 IE	7.320,60 €
		ZE67.14	8-810.td	8.000 IE oder mehr	8.366,40 €
ZE70	Gabe von C1-Esteraseinhibitor, parenteral			Transfusion von Plasmabestandteilen und gentechnisch hergestellten Plasmaproteinen: C1-Esteraseinhibitor	
		ZE70.01	8-810.h3	500 Einheiten bis unter 1.000 Einheiten	788,45 €
		ZE70.02	8-810.h4	1.000 Einheiten bis unter 1.500 Einheiten	1.576,90 €
		ZE70.03	8-810.h5	1.500 Einheiten bis unter 2.000 Einheiten	2.365,35 €
		ZE70.04	8-810.h6	2.000 Einheiten bis unter 2.500 Einheiten	3.153,80 €
		ZE70.05	8-810.h7	2.500 Einheiten bis unter 3.000 Einheiten	3.942,25 €
		ZE70.06	8-810.h8	3.000 Einheiten bis unter 4.000 Einheiten	5.124,93 €
		ZE70.07	8-810.h9	4.000 Einheiten bis unter 5.000 Einheiten	6.701,83 €
		ZE70.08	8-810.ha	5.000 Einheiten bis unter 6.000 Einheiten	8.278,73 €
		ZE70.09	8-810.hb	6.000 Einheiten bis unter 7.000 Einheiten	9.855,63 €
		ZE70.10	8-810.hc	7.000 Einheiten bis unter 9.000 Einheiten	12.089,57 €
		ZE70.11	8-810.hd	9.000 Einheiten bis unter 11.000 Einheiten	15.243,37 €
		ZE70.12	8-810.he	11.000 oder mehr Einheiten	18.397,17 €
ZE72	Gabe von Pegyliertem liposomalen Doxorubicin, parenteral			Applikation von Medikamenten, Liste 2: Pegyliertes liposomales Doxorubicin, parenteral	
		ZE72.01[6]	6-002.80	10 mg bis unter 20 mg	395,61 €
		ZE72.02[6]	6-002.81	20 mg bis unter 30 mg	692,32 €
		ZE72.03	6-002.82	30 mg bis unter 40 mg	989,03 €
		ZE72.04	6-002.83	40 mg bis unter 50 mg	1.285,74 €
		ZE72.05	6-002.84	50 mg bis unter 60 mg	1.582,45 €
		ZE72.06	6-002.85	60 mg bis unter 70 mg	1.879,16 €
		ZE72.07	6-002.86	70 mg bis unter 80 mg	2.175,87 €
		ZE72.08	6-002.87	80 mg bis unter 90 mg	2.472,58 €
		ZE72.09	6-002.88	90 mg bis unter 100 mg	2.769,29 €
		ZE72.10	6-002.89	100 mg bis unter 110 mg	3.066,00 €
		ZE72.11	6-002.8a	110 mg bis unter 120 mg	3.362,71 €
		ZE72.12	6-002.8b	120 mg bis unter 140 mg	3.758,33 €
		ZE72.13	6-002.8c	140 mg bis unter 160 mg	4.351,75 €
		ZE72.14	6-002.8d	160 mg bis unter 180 mg	4.945,17 €
		ZE72.15	6-002.8e	180 mg bis unter 200 mg	5.538,59 €
		ZE72.16	6-002.8f	200 mg bis unter 220 mg	6.132,01 €
		ZE72.17	6-002.8g	220 mg bis unter 240 mg	6.725,43 €
		ZE72.18	6-002.8h	240 mg oder mehr	7.318,85 €
ZE78	Gabe von Temozolomid, oral			Applikation von Medikamenten, Liste 2: Temozolomid, oral	
		ZE78.01[4]	6-002.e0	200 mg bis unter 350 mg	31,18 €
		ZE78.02[4]	6-002.e1	350 mg bis unter 500 mg	49,88 €
		ZE78.03[4]	6-002.e2	500 mg bis unter 750 mg	72,74 €
		ZE78.04[4]	6-002.e3	750 mg bis unter 1.000 mg	103,92 €
		ZE78.05	6-002.e4	1.000 mg bis unter 1.250 mg	135,09 €
		ZE78.06	6-002.e5	1.250 mg bis unter 1.500 mg	166,27 €
		ZE78.07	6-002.e6	1.500 mg bis unter 1.750 mg	195,88 €
		ZE78.08	6-002.e7	1.750 mg bis unter 2.000 mg	228,62 €
		ZE78.09	6-002.e8	2.000 mg bis unter 2.250 mg	259,79 €
		ZE78.10	6-002.e9	2.250 mg bis unter 2.500 mg	290,97 €

ZE	Bezeichnung	ZE_D	OPS Version 2020		Betrag
			OPS-Kode	OPS-Text	
1	2	3	4	5	6
		ZE78.11	6-002.ea	2.500 mg bis unter 2.750 mg	322,14 €
		ZE78.12	6-002.eb	2.750 mg bis unter 3.000 mg	353,32 €
		ZE78.13	6-002.ec	3.000 mg bis unter 3.500 mg	394,88 €
		ZE78.14	6-002.ed	3.500 mg bis unter 4.000 mg	457,23 €
		ZE78.15	6-002.ee	4.000 mg bis unter 4.500 mg	519,58 €
		ZE78.16	6-002.ef	4.500 mg bis unter 5.000 mg	581,93 €
		ZE78.17	6-002.eg	5.000 mg bis unter 5.500 mg	644,28 €
		ZE78.18	6-002.eh	5.500 mg bis unter 6.000 mg	706,63 €
		ZE78.19	6-002.ej	6.000 mg bis unter 7.000 mg	789,77 €
		ZE78.20	6-002.ek	7.000 mg oder mehr	914,47 €
ZE80	Gabe von Docetaxel, parenteral			Applikation von Medikamenten, Liste 2: Docetaxel, parenteral	
		ZE80.13	6-002.hc	720 mg bis unter 840 mg	118,86 €
		ZE80.14	6-002.hd	840 mg bis unter 960 mg	137,63 €
		ZE80.15	6-002.he	960 mg bis unter 1.080 mg	156,40 €
		ZE80.16	6-002.hf	1.080 mg oder mehr	175,17 €
ZE93	Gabe von Human-Immunglobulin, polyvalent, parenteral			Transfusion von Plasmabestandteilen und gentechnisch hergestellten Plasmaproteinen: Human-Immunglobulin, polyvalent	
		ZE93.01[6]	8-810.w0	2,5 g bis unter 5 g	133,24 €
		ZE93.02[6]	8-810.w1	5 g bis unter 10 g	266,48 €
		ZE93.03	8-810.w2	10 g bis unter 15 g	407,32 €
		ZE93.04	8-810.w3	15 g bis unter 25 g	732,82 €
		ZE93.05	8-810.w4	25 g bis unter 35 g	1.132,54 €
		ZE93.06	8-810.w5	35 g bis unter 45 g	1.532,26 €
		ZE93.07	8-810.w6	45 g bis unter 55 g	1.931,98 €
		ZE93.08	8-810.w7	55 g bis unter 65 g	2.331,71 €
		ZE93.09	8-810.w8	65 g bis unter 75 g	2.731,43 €
		ZE93.10	8-810.w9	75 g bis unter 85 g	3.131,15 €
		ZE93.11	8-810.wa	85 g bis unter 105 g	3.664,11 €
		ZE93.12	8-810.wb	105 g bis unter 125 g	4.463,55 €
		ZE93.13	8-810.wc	125 g bis unter 145 g	5.262,99 €
		ZE93.14	8-810.wd	145 g bis unter 165 g	6.062,44 €
		ZE93.15	8-810.we	165 g bis unter 185 g	6.861,88 €
		ZE93.16	8-810.wf	185 g bis unter 205 g	7.661,32 €
		ZE93.17	8-810.wg	205 g bis unter 225 g	8.460,76 €
		ZE93.18	8-810.wh	225 g bis unter 245 g	9.260,20 €
		ZE93.19	8-810.wj	245 g bis unter 285 g	10.326,13 €
		ZE93.20	8-810.wk	285 g bis unter 325 g	11.925,01 €
		ZE93.21	8-810.wm	325 g bis unter 365 g	13.487,39 €
		ZE93.22	8-810.wn	365 g bis unter 445 g	15.655,74 €
		ZE93.23	8-810.wp	445 g bis unter 525 g	19.386,47 €
		ZE93.24	8-810.wq	525 g bis unter 605 g	22.584,24 €
		ZE93.25	8-810.wr	605 g bis unter 685 g	25.782,01 €
		ZE93.26	8-810.ws	685 g bis unter 765 g	28.979,78 €
		ZE93.27	8-810.wt	765 g bis unter 845 g	32.177,54 €
		ZE93.28	8-810.wu	845 g oder mehr	35.375,30 €
ZE96	Gabe von Carmustin-Implantaten, intrathekal			Applikation von Medikamenten, Liste 3: Carmustin-Implantat, intrathekal	
		ZE96.01	6-003.30	4 Implantate bis unter 7 Implantate	7.735,59 €
		ZE96.02	6-003.31	7 Implantate bis unter 10 Implantate	12.376,95 €
		ZE96.03	6-003.32	10 oder mehr Implantate	17.018,30 €
ZE97	Gabe von Natalizumab, parenteral			Applikation von Medikamenten, Liste 3: Natalizumab, parenteral	
		ZE97.01	6-003.f0	300 mg bis unter 600 mg	2.065,32 €
		ZE97.02	6-003.f1	600 mg bis unter 900 mg	4.130,64 €
		ZE97.03	6-003.f2	900 mg oder mehr	6.195,96 €
ZE98	Gabe von Palivizumab, parenteral			Applikation von Medikamenten, Liste 4: Palivizumab, parenteral	
		ZE98.01[3]	6-004.00	15 mg bis unter 30 mg	238,48 €
		ZE98.02[3]	6-004.01	30 mg bis unter 45 mg	417,34 €
		ZE98.03[3]	6-004.02	45 mg bis unter 60 mg	596,21 €
		ZE98.04[3]	6-004.03	60 mg bis unter 75 mg	775,07 €
		ZE98.05[3]	6-004.04	75 mg bis unter 90 mg	953,93 €
		ZE98.06[3]	6-004.05	90 mg bis unter 120 mg	1.192,41 €
		ZE98.07[3]	6-004.06	120 mg bis unter 150 mg	1.550,13 €
		ZE98.08[3]	6-004.07	150 mg bis unter 180 mg	1.907,86 €
		ZE98.09[3]	6-004.08	180 mg bis unter 240 mg	2.384,82 €
		ZE98.10[3]	6-004.09	240 mg bis unter 300 mg	3.100,27 €

ZE	Bezeichnung	ZE_D	OPS Version 2020		Betrag
			OPS-Kode	OPS-Text	
1	2	3	4	5	6
		ZE98.11[3]	6-004.0a	300 mg bis unter 360 mg	3.815,71 €
		ZE98.12[3]	6-004.0b	360 mg bis unter 420 mg	4.531,16 €
		ZE98.13[3]	6-004.0c	420 mg bis unter 480 mg	5.246,60 €
		ZE98.14[3]	6-004.0d	480 mg bis unter 540 mg	5.962,05 €
		ZE98.15[3]	6-004.0e	540 mg bis unter 600 mg	6.677,50 €
		ZE98.16[3]	6-004.0f	600 mg oder mehr	7.392,94 €
ZE100	Implantation eines endobronchialen Klappensystems			Implantation oder Wechsel eines endobronchialen Klappensystems, endoskopisch	
		ZE100.01	5-339.50	1 Ventil	1.569,93 €
		ZE100.02	5-339.51	2 Ventile	3.139,86 €
		ZE100.03	5-339.52	3 Ventile	4.709,79 €
		ZE100.04	5-339.53	4 Ventile	6.279,72 €
		ZE100.05		Siehe weitere Differenzierung ZE100.06 bis ZE100.09	
		ZE100.06	5-339.55	5 Ventile	7.849,65 €
		ZE100.07	5-339.56	6 Ventile	9.419,58 €
		ZE100.08	5-339.57	7 Ventile	10.989,51 €
		ZE100.09	5-339.58	8 oder mehr Ventile	12.559,44 €
ZE101	Medikamente-freisetzende Koronarstents	ZE101.01	8-837.m0	Perkutan-transluminale Gefäßintervention an Herz und Koronargefäßen: Einlegen eines medikamentefreisetzenden Stents: Ein Stent in eine Koronararterie	54,80 €
			8-83d.20	Andere perkutan-transluminale Gefäßintervention an Herz und Koronargefäßen: Einlegen eines medikamentefreisetzenden selbstexpandierenden Stents: Ein selbstexpandierender Stent in eine Koronararterie	
		ZE101.02	8-837.m1	Perkutan-transluminale Gefäßintervention an Herz und Koronargefäßen: Einlegen eines medikamentefreisetzenden Stents: 2 Stents in eine Koronararterie	109,60 €
			8-837.m2	Perkutan-transluminale Gefäßintervention an Herz und Koronargefäßen: Einlegen eines medikamentefreisetzenden Stents: 2 Stents in mehrere Koronararterien	
			8-83d.21	Andere perkutan-transluminale Gefäßintervention an Herz und Koronargefäßen: Einlegen eines medikamentefreisetzenden selbstexpandierenden Stents: 2 selbstexpandierende Stents in eine Koronararterie	
			8-83d.22	Andere perkutan-transluminale Gefäßintervention an Herz und Koronargefäßen: Einlegen eines medikamentefreisetzenden selbstexpandierenden Stents: 2 selbstexpandierende Stents in mehrere Koronararterien	
		ZE101.03	8-837.m3	Perkutan-transluminale Gefäßintervention an Herz und Koronargefäßen: Einlegen eines medikamentefreisetzenden Stents: 3 Stents in eine Koronararterie	164,40 €
			8-837.m4	Perkutan-transluminale Gefäßintervention an Herz und Koronargefäßen: Einlegen eines medikamentefreisetzenden Stents: 3 Stents in mehrere Koronararterien	
			8-83d.23	Andere perkutan-transluminale Gefäßintervention an Herz und Koronargefäßen: Einlegen eines medikamentefreisetzenden selbstexpandierenden Stents: 3 selbstexpandierende Stents in eine Koronararterie	
			8-83d.24	Andere perkutan-transluminale Gefäßintervention an Herz und Koronargefäßen: Einlegen eines medikamentefreisetzenden selbstexpandierenden Stents: 3 selbstexpandierende Stents in mehrere Koronararterien	

ZE	Bezeichnung	ZE_D	OPS Version 2020		Betrag
			OPS-Kode	OPS-Text	
1	2	3	4	5	6
		ZE101.04	8-837.m5	Perkutan-transluminale Gefäßintervention an Herz und Koronargefäßen: Einlegen eines medikamentefreisetzenden Stents: 4 Stents in eine Koronararterie	219,20 €
			8-837.m6	Perkutan-transluminale Gefäßintervention an Herz und Koronargefäßen: Einlegen eines medikamentefreisetzenden Stents: 4 Stents in mehrere Koronararterien	
			8-83d.25	Andere perkutan-transluminale Gefäßintervention an Herz und Koronargefäßen: Einlegen eines medikamentefreisetzenden selbstexpandierenden Stents: 4 selbstexpandierende Stents in eine Koronararterie	
			8-83d.26	Andere perkutan-transluminale Gefäßintervention an Herz und Koronargefäßen: Einlegen eines medikamentefreisetzenden selbstexpandierenden Stents: 4 selbstexpandierende Stents in mehrere Koronararterien	
		ZE101.05	8-837.m7	Perkutan-transluminale Gefäßintervention an Herz und Koronargefäßen: Einlegen eines medikamentefreisetzenden Stents: 5 Stents in eine Koronararterie	274,00 €
			8-837.m8	Perkutan-transluminale Gefäßintervention an Herz und Koronargefäßen: Einlegen eines medikamentefreisetzenden Stents: 5 Stents in mehrere Koronararterien	
			8-83d.27	Andere perkutan-transluminale Gefäßintervention an Herz und Koronargefäßen: Einlegen eines medikamentefreisetzenden selbstexpandierenden Stents: 5 selbstexpandierende Stents in eine Koronararterie	
			8-83d.28	Andere perkutan-transluminale Gefäßintervention an Herz und Koronargefäßen: Einlegen eines medikamentefreisetzenden selbstexpandierenden Stents: 5 selbstexpandierende Stents in mehrere Koronararterien	
		ZE101.06	8-837.m9	Perkutan-transluminale Gefäßintervention an Herz und Koronargefäßen: Einlegen eines medikamentefreisetzenden Stents: Mindestens 6 Stents in eine Koronararterie	328,80 €
			8-837.ma	Perkutan-transluminale Gefäßintervention an Herz und Koronargefäßen: Einlegen eines medikamentefreisetzenden Stents: Mindestens 6 Stents in mehrere Koronararterien	
			8-83d.29	Andere perkutan-transluminale Gefäßintervention an Herz und Koronargefäßen: Einlegen eines medikamentefreisetzenden selbstexpandierenden Stents: Mindestens 6 selbstexpandierende Stents in eine Koronararterie	
			8-83d.2a	Andere perkutan-transluminale Gefäßintervention an Herz und Koronargefäßen: Einlegen eines medikamentefreisetzenden selbstexpandierenden Stents: Mindestens 6 selbstexpandierende Stents in mehrere Koronararterien	
ZE105 [2), 7)]	Selektive Embolisation mit Metallspiralen (Coils) an Kopf, Hals (intra- und extrakraniell) und spinalen Gefäßen oder mit		8-836.m0	(Perkutan-)transluminale Gefäßintervention: Selektive Embolisation mit Metallspiralen: Gefäße intrakraniell	
			8-836.m1	(Perkutan-)transluminale Gefäßintervention: Selektive Embolisation mit Metallspiralen: Gefäße Kopf extrakraniell und Hals	
			8-836.mf	(Perkutan-)transluminale Gefäßintervention: Selektive Embolisation mit Metallspiralen: Gefäße spinal	
			8-83b.34	Zusatzinformationen zu Materialien: Art der Metall- oder Mikrospiralen zur selektiven Embolisation: Nicht gecoverter großlumiger Gefäßverschlusskörper [Vascular Plug]	

ZE	Bezeichnung	ZE$_D$	OPS Version 2020		Betrag
			OPS-Kode	OPS-Text	
1	2	3	4	5	6
			8-83b.35	Zusatzinformationen zu Materialien: Art der Metall- oder Mikrospiralen zur selektiven Embolisation: Großvolumige Metallspiralen [Volumencoils]	
			8-83b.38	Zusatzinformationen zu Materialien: Art der Metall- oder Mikrospiralen zur selektiven Embolisation: Gecoverter großlumiger Gefäßverschlusskörper [Vascular Plug]	
		ZE105.01	8-836.n1	1 Metallspirale	230,16 €
		ZE105.02	8-836.n2	2 Metallspiralen	460,32 €
		ZE105.03	8-836.n3	3 Metallspiralen	690,48 €
		ZE105.04	8-836.n4	4 Metallspiralen	920,64 €
		ZE105.05	8-836.n5	5 Metallspiralen	1.150,80 €
		ZE105.06	8-836.n6	6 Metallspiralen	1.380,96 €
		ZE105.07	8-836.n7	7 Metallspiralen	1.611,12 €
		ZE105.08	8-836.n8	8 Metallspiralen	1.841,28 €
		ZE105.09	8-836.n9	9 Metallspiralen	2.071,44 €
		ZE105.10	8-836.na	10 Metallspiralen	2.301,60 €
		ZE105.11	8-836.nb	11 Metallspiralen	2.531,76 €
		ZE105.12	8-836.nc	12 Metallspiralen	2.761,92 €
		ZE105.13	8-836.nd	13 Metallspiralen	2.992,08 €
		ZE105.14	8-836.ne	14 Metallspiralen	3.222,24 €
		ZE105.15	8-836.nf	15 Metallspiralen	3.452,40 €
		ZE105.16	8-836.ng	16 Metallspiralen	3.682,56 €
		ZE105.17	8-836.nh	17 Metallspiralen	3.912,72 €
		ZE105.18	8-836.nj	18 Metallspiralen	4.142,88 €
		ZE105.19	8-836.nk	19 Metallspiralen	4.373,04 €
		ZE105.20	8-836.nm	20 Metallspiralen	4.603,20 €
		ZE105.21		Siehe weitere Differenzierung ZE105.22 - ZE105.29	
		ZE105.22	8-836.np	21 Metallspiralen	4.833,36 €
		ZE105.23	8-836.nq	22 Metallspiralen	5.063,52 €
		ZE105.24	8-836.nr	23 Metallspiralen	5.293,68 €
		ZE105.25	8-836.ns	24 Metallspiralen	5.523,84 €
		ZE105.26	8-836.nt	25 Metallspiralen	5.754,00 €
		ZE105.27	8-836.nu	26 Metallspiralen	5.984,16 €
		ZE105.28	8-836.nv	27 Metallspiralen	6.214,32 €
		ZE105.29	8-836.nw	28 oder mehr Metallspiralen	6.444,48 €
ZE106 [2), 7)]	Selektive Embolisation mit Metallspiralen (Coils), andere Lokalisationen		8-836.m2	(Perkutan-)transluminale Gefäßintervention: Selektive Embolisation mit Metallspiralen: Gefäße Schulter und Oberarm	
			8-836.m3	(Perkutan-)transluminale Gefäßintervention: Selektive Embolisation mit Metallspiralen: Gefäße Unterarm	
			8-836.m4	(Perkutan-)transluminale Gefäßintervention: Selektive Embolisation mit Metallspiralen: Aorta	
			8-836.m5	(Perkutan-)transluminale Gefäßintervention: Selektive Embolisation mit Metallspiralen: Aortenisthmus	
			8-836.m6	(Perkutan-)transluminale Gefäßintervention: Selektive Embolisation mit Metallspiralen: Ductus arteriosus apertus	
			8-836.m7	(Perkutan-)transluminale Gefäßintervention: Selektive Embolisation mit Metallspiralen: V. cava	
			8-836.m8	(Perkutan-)transluminale Gefäßintervention: Selektive Embolisation mit Metallspiralen: Andere Gefäße thorakal	
			8-836.ma	(Perkutan-)transluminale Gefäßintervention: Selektive Embolisation mit Metallspiralen: Gefäße viszeral	
			8-836.mc	(Perkutan-)transluminale Gefäßintervention: Selektive Embolisation mit Metallspiralen: Gefäße Unterschenkel	
			8-836.md	(Perkutan-)transluminale Gefäßintervention: Selektive Embolisation mit Metallspiralen: Gefäßmalformationen	
			8-836.me	(Perkutan-)transluminale Gefäßintervention: Selektive Embolisation mit Metallspiralen: Künstliche Gefäße	
			8-836.mg	(Perkutan-)transluminale Gefäßintervention: Selektive Embolisation mit Metallspiralen: V. portae	
			8-836.mh	(Perkutan-)transluminale Gefäßintervention: Selektive Embolisation mit Metallspiralen: Andere Arterien abdominal und pelvin	

ZE	Bezeichnung	ZE_D	OPS Version 2020		Betrag
			OPS-Kode	OPS-Text	
1	2	3	4	5	6
			8-836.mj	(Perkutan-)transluminale Gefäßintervention: Selektive Embolisation mit Metallspiralen: Andere Venen abdominal und pelvin	
			8-836.mk	(Perkutan-)transluminale Gefäßintervention: Selektive Embolisation mit Metallspiralen: Arterien Oberschenkel	
			8-836.mm	(Perkutan-)transluminale Gefäßintervention: Selektive Embolisation mit Metallspiralen: Venen Oberschenkel	
			8-836.mx	(Perkutan-)transluminale Gefäßintervention: Selektive Embolisation mit Metallspiralen: Sonstige	
			8-838.90	(Perkutan-)transluminale Gefäßintervention an Gefäßen des Lungenkreislaufes: Selektive Embolisation mit Partikeln oder Metallspiralen: Pulmonalarterie	
			8-838.91	(Perkutan-)transluminale Gefäßintervention an Gefäßen des Lungenkreislaufes: Selektive Embolisation mit Partikeln oder Metallspiralen: Pulmonalvene	
			8-838.92	(Perkutan-)transluminale Gefäßintervention an Gefäßen des Lungenkreislaufes: Selektive Embolisation mit Partikeln oder Metallspiralen: Aortopulmonale Kollateralgefäße (MAPCA)	
			8-838.93	(Perkutan-)transluminale Gefäßintervention an Gefäßen des Lungenkreislaufes: Selektive Embolisation mit Partikeln oder Metallspiralen: Gefäßmalformationen	
			8-838.94	(Perkutan-)transluminale Gefäßintervention an Gefäßen des Lungenkreislaufes: Selektive Embolisation mit Partikeln oder Metallspiralen: Künstliche aortopulmonale Shunts	
			8-838.95	(Perkutan-)transluminale Gefäßintervention an Gefäßen des Lungenkreislaufes: Selektive Embolisation mit Partikeln oder Metallspiralen: Künstliche Gefäße	
			8-838.9x	(Perkutan-)transluminale Gefäßintervention an Gefäßen des Lungenkreislaufes: Selektive Embolisation mit Partikeln oder Metallspiralen: Sonstige	
		ZE106.01	8-836.n1	1 Metallspirale	56,32 €
		ZE106.02	8-836.n2	2 Metallspiralen	112,64 €
		ZE106.03	8-836.n3	3 Metallspiralen	168,96 €
		ZE106.04	8-836.n4	4 Metallspiralen	225,28 €
		ZE106.05	8-836.n5	5 Metallspiralen	281,60 €
		ZE106.06	8-836.n6	6 Metallspiralen	337,92 €
		ZE106.07	8-836.n7	7 Metallspiralen	394,24 €
		ZE106.08	8-836.n8	8 Metallspiralen	450,56 €
		ZE106.09	8-836.n9	9 Metallspiralen	506,88 €
		ZE106.10	8-836.na	10 Metallspiralen	563,20 €
		ZE106.11	8-836.nb	11 Metallspiralen	619,52 €
		ZE106.12	8-836.nc	12 Metallspiralen	675,84 €
		ZE106.13	8-836.nd	13 Metallspiralen	732,16 €
		ZE106.14	8-836.ne	14 Metallspiralen	788,48 €
		ZE106.15	8-836.nf	15 Metallspiralen	844,80 €
		ZE106.16	8-836.ng	16 Metallspiralen	901,12 €
		ZE106.17	8-836.nh	17 Metallspiralen	957,44 €
		ZE106.18	8-836.nj	18 Metallspiralen	1.013,76 €
		ZE106.19	8-836.nk	19 Metallspiralen	1.070,08 €
		ZE106.20	8-836.nm	20 Metallspiralen	1.126,40 €
		ZE106.21		Siehe weitere Differenzierung ZE106.22 - ZE106.29	
		ZE106.22	8-836.np	21 Metallspiralen	1.182,72 €
		ZE106.23	8-836.nq	22 Metallspiralen	1.239,04 €
		ZE106.24	8-836.nr	23 Metallspiralen	1.295,36 €
		ZE106.25	8-836.ns	24 Metallspiralen	1.351,68 €
		ZE106.26	8-836.nt	25 Metallspiralen	1.408,00 €
		ZE106.27	8-836.nu	26 Metallspiralen	1.464,32 €
		ZE106.28	8-836.nv	27 Metallspiralen	1.520,64 €
		ZE106.29	8-836.nw	28 oder mehr Metallspiralen	1.576,96 €

ZE	Bezeichnung	ZE$_D$	OPS Version 2020		Betrag
			OPS-Kode	OPS-Text	
1	2	3	4	5	6
ZE107	Gabe von Erythrozytenkonzentraten			Transfusion von Vollblut, Erythrozytenkonzentrat und Thrombozytenkonzentrat: Erythrozytenkonzentrat	
		ZE107.01[6]	8-800.c1	6 TE bis unter 11 TE	640,70 €
		ZE107.02[6]	8-800.c2	11 TE bis unter 16 TE	1.058,56 €
		ZE107.03	8-800.c3	16 TE bis unter 24 TE	1.559,98 €
		ZE107.04	8-800.c4	24 TE bis unter 32 TE	2.228,54 €
		ZE107.05	8-800.c5	32 TE bis unter 40 TE	2.897,10 €
		ZE107.06	8-800.c6	40 TE bis unter 48 TE	3.565,66 €
		ZE107.07	8-800.c7	48 TE bis unter 56 TE	4.234,22 €
		ZE107.08	8-800.c8	56 TE bis unter 64 TE	4.902,79 €
		ZE107.09	8-800.c9	64 TE bis unter 72 TE	5.571,35 €
		ZE107.10	8-800.ca	72 TE bis unter 80 TE	6.239,91 €
		ZE107.11	8-800.cb	80 TE bis unter 88 TE	6.908,47 €
		ZE107.12	8-800.cc	88 TE bis unter 104 TE	7.799,89 €
		ZE107.13	8-800.cd	104 TE bis unter 120 TE	9.137,01 €
		ZE107.14	8-800.ce	120 TE bis unter 136 TE	10.474,13 €
		ZE107.15	8-800.cf	136 TE bis unter 152 TE	11.811,25 €
		ZE107.16	8-800.cg	152 TE bis unter 168 TE	13.148,38 €
		ZE107.17	8-800.ch	168 TE bis unter 184 TE	14.485,50 €
		ZE107.18	8-800.cj	184 TE bis unter 200 TE	15.822,62 €
		ZE107.19	8-800.ck	200 TE bis unter 216 TE	17.159,75 €
		ZE107.20	8-800.cm	216 TE bis unter 232 TE	18.496,87 €
		ZE107.21	8-800.cn	232 TE bis unter 248 TE	19.833,99 €
		ZE107.22	8-800.cp	248 TE bis unter 264 TE	21.171,12 €
		ZE107.23	8-800.cq	264 TE bis unter 280 TE	22.508,24 €
		ZE107.24	8-800.cr	280 TE oder mehr	23.845,36 €
ZE108	Gabe von patientenbezogenen Thrombozytenkonzentraten			Transfusion von Vollblut, Erythrozytenkonzentrat und Thrombozytenkonzentrat: Patientenbezogene Thrombozytenkonzentrate	
		ZE108.01	8-800.60	1 patientenbezogenes Thrombozytenkonzentrat	408,05 €
		ZE108.02	8-800.61	2 patientenbezogene Thrombozytenkonzentrate	816,10 €
		ZE108.03	8-800.62	3 bis unter 5 patientenbezogene Thrombozytenkonzentrate	1.395,53 €
		ZE108.04	8-800.63	5 bis unter 7 patientenbezogene Thrombozytenkonzentrate	2.244,28 €
		ZE108.05	8-800.64	7 bis unter 9 patientenbezogene Thrombozytenkonzentrate	3.019,58 €
		ZE108.06	8-800.65	9 bis unter 11 patientenbezogene Thrombozytenkonzentrate	3.786,71 €
		ZE108.07	8-800.66	11 bis unter 13 patientenbezogene Thrombozytenkonzentrate	4.590,57 €
		ZE108.08	8-800.67	13 bis unter 15 patientenbezogene Thrombozytenkonzentrate	5.480,12 €
		ZE108.09	8-800.68	15 bis unter 17 patientenbezogene Thrombozytenkonzentrate	6.324,79 €
		ZE108.10	8-800.69	17 bis unter 19 patientenbezogene Thrombozytenkonzentrate	7.140,89 €
		ZE108.11	8-800.6a	19 bis unter 23 patientenbezogene Thrombozytenkonzentrate	8.161,02 €
		ZE108.12	8-800.6b	23 bis unter 27 patientenbezogene Thrombozytenkonzentrate	9.793,22 €
		ZE108.13	8-800.6c	27 bis unter 31 patientenbezogene Thrombozytenkonzentrate	11.425,43 €
		ZE108.14	8-800.6d	31 bis unter 35 patientenbezogene Thrombozytenkonzentrate	13.057,63 €
		ZE108.15	8-800.6e	35 bis unter 39 patientenbezogene Thrombozytenkonzentrate	14.689,83 €
		ZE108.16	8-800.6g	39 bis unter 43 patientenbezogene Thrombozytenkonzentrate	16.322,04 €
		ZE108.17	8-800.6h	43 bis unter 47 patientenbezogene Thrombozytenkonzentrate	17.954,24 €
		ZE108.18	8-800.6j	47 bis unter 51 patientenbezogene Thrombozytenkonzentrate	19.586,44 €
		ZE108.19	8-800.6k	51 bis unter 55 patientenbezogene Thrombozytenkonzentrate	21.218,65 €

ZE	Bezeichnung	ZE_D	OPS Version 2020		Betrag
			OPS-Kode	OPS-Text	
1	2	3	4	5	6
		ZE108.20	8-800.6m	55 bis unter 59 patientenbezogene Thrombozytenkonzentrate	22.850,85 €
		ZE108.21	8-800.6n	59 bis unter 63 patientenbezogene Thrombozytenkonzentrate	24.483,05 €
		ZE108.22	8-800.6p	63 bis unter 67 patientenbezogene Thrombozytenkonzentrate	26.115,26 €
		ZE108.23	8-800.6q	67 bis unter 71 patientenbezogene Thrombozytenkonzentrate	27.747,46 €
		ZE108.24		Siehe weitere Differenzierung ZE108.25 - ZE108.30	
		ZE108.25	8-800.6s	71 bis unter 79 patientenbezogene Thrombozytenkonzentrate	29.787,72 €
		ZE108.26	8-800.6t	79 bis unter 87 patientenbezogene Thrombozytenkonzentrate	33.052,12 €
		ZE108.27	8-800.6u	87 bis unter 95 patientenbezogene Thrombozytenkonzentrate	36.316,53 €
		ZE108.28	8-800.6v	95 bis unter 103 patientenbezogene Thrombozytenkonzentrate	39.580,94 €
		ZE108.29	8-800.6w	103 bis unter 111 patientenbezogene Thrombozytenkonzentrate	42.845,34 €
		ZE108.30	8-800.6z	111 oder mehr patientenbezogene Thrombozytenkonzentrate	46.109,75 €
ZE110	Gabe von Liposomalem Amphotericin B, parenteral			Applikation von Medikamenten, Liste 2: Liposomales Amphotericin B, parenteral	
		ZE110.01[6]	6-002.q0	100 mg bis unter 175 mg	239,39 €
		ZE110.02[6]	6-002.q1	175 mg bis unter 250 mg	383,02 €
		ZE110.03	6-002.q2	250 mg bis unter 350 mg	542,61 €
		ZE110.04	6-002.q3	350 mg bis unter 450 mg	734,12 €
		ZE110.05	6-002.q4	450 mg bis unter 550 mg	924,65 €
		ZE110.06	6-002.q5	550 mg bis unter 650 mg	1.117,14 €
		ZE110.07	6-002.q6	650 mg bis unter 750 mg	1.308,65 €
		ZE110.08	6-002.q7	750 mg bis unter 850 mg	1.500,16 €
		ZE110.09	6-002.q8	850 mg bis unter 950 mg	1.691,67 €
		ZE110.10	6-002.q9	950 mg bis unter 1.150 mg	1.947,02 €
		ZE110.11	6-002.qa	1.150 mg bis unter 1.350 mg	2.330,04 €
		ZE110.12	6-002.qb	1.350 mg bis unter 1.550 mg	2.713,06 €
		ZE110.13	6-002.qc	1.550 mg bis unter 1.750 mg	3.096,08 €
		ZE110.14	6-002.qd	1.750 mg bis unter 1.950 mg	3.479,10 €
		ZE110.15	6-002.qe	1.950 mg bis unter 2.150 mg	3.862,12 €
		ZE110.16	6-002.qf	2.150 mg bis unter 3.150 mg	4.755,83 €
		ZE110.17	6-002.qg	3.150 mg bis unter 4.150 mg	6.670,93 €
		ZE110.18	6-002.qh	4.150 mg bis unter 5.150 mg	8.586,03 €
		ZE110.19	6-002.qj	5.150 mg bis unter 6.150 mg	10.501,13 €
		ZE110.20	6-002.qk	6.150 mg bis unter 8.650 mg	13.373,78 €
		ZE110.21	6-002.qm	8.650 mg bis unter 11.150 mg	18.161,53 €
		ZE110.22	6-002.qn	11.150 mg bis unter 13.650 mg	22.949,28 €
		ZE110.23	6-002.qp	13.650 mg bis unter 18.650 mg	29.332,95 €
		ZE110.24	6-002.qq	18.650 mg bis unter 23.650 mg	38.908,45 €
		ZE110.25	6-002.qr	23.650 mg bis unter 28.650 mg	48.483,95 €
		ZE110.26	6-002.qs	28.650 mg bis unter 33.650 mg	58.059,45 €
		ZE110.27	6-002.qt	33.650 mg bis unter 38.650 mg	67.634,95 €
		ZE110.28	6-002.qu	38.650 mg bis unter 43.650 mg	77.210,45 €
		ZE110.29	6-002.qv	43.650 mg oder mehr	86.785,95 €
ZE113	Gabe von Itraconazol, parenteral			Applikation von Medikamenten, Liste 2: Itraconazol, parenteral	
		ZE113.01[5]	6-002.c0	400 mg bis unter 800 mg	188,85 €
		ZE113.02[5]	6-002.c1	800 mg bis unter 1.200 mg	330,49 €
		ZE113.03	6-002.c2	1.200 mg bis unter 1.600 mg	472,13 €
		ZE113.04	6-002.c3	1.600 mg bis unter 2.000 mg	613,77 €
		ZE113.05	6-002.c4	2.000 mg bis unter 2.400 mg	755,41 €
		ZE113.06	6-002.c5	2.400 mg bis unter 2.800 mg	897,05 €
		ZE113.07	6-002.c6	2.800 mg bis unter 3.200 mg	1.038,69 €
		ZE113.08	6-002.c7	3.200 mg bis unter 3.600 mg	1.180,33 €
		ZE113.09	6-002.c8	3.600 mg bis unter 4.000 mg	1.321,97 €
		ZE113.10	6-002.c9	4.000 mg bis unter 4.800 mg	1.510,83 €
		ZE113.11	6-002.ca	4.800 mg bis unter 5.600 mg	1.794,11 €
		ZE113.12	6-002.cb	5.600 mg bis unter 6.400 mg	2.077,39 €

ZE	Bezeichnung	ZE_D	OPS Version 2020		Betrag
			OPS-Kode	OPS-Text	
1	2	3	4	5	6
		ZE113.13	6-002.cc	6.400 mg bis unter 7.200 mg	2.360,67 €
		ZE113.14	6-002.cd	7.200 mg bis unter 8.000 mg	2.643,95 €
		ZE113.15	6-002.ce	8.000 mg bis unter 8.800 mg	2.927,23 €
		ZE113.16	6-002.cg	8.800 mg bis unter 10.400 mg	3.304,93 €
		ZE113.17	6-002.ch	10.400 mg bis unter 12.000 mg	3.871,49 €
		ZE113.18	6-002.cj	12.000 mg bis unter 13.600 mg	4.438,05 €
		ZE113.19	6-002.ck	13.600 mg bis unter 16.800 mg	5.193,47 €
		ZE113.20	6-002.cm	16.800 mg bis unter 20.000 mg	6.326,59 €
		ZE113.21	6-002.cn	20.000 mg bis unter 23.200 mg	7.459,71 €
		ZE113.22	6-002.cp	23.200 mg oder mehr	8.592,83 €
ZE116	Gabe von Panitumumab, parenteral			Applikation von Medikamenten, Liste 4: Panitumumab, parenteral	
		ZE116.01	6-004.70	180 mg bis unter 300 mg	1.110,87 €
		ZE116.02	6-004.71	300 mg bis unter 420 mg	1.716,80 €
		ZE116.03	6-004.72	420 mg bis unter 540 mg	2.322,72 €
		ZE116.04	6-004.73	540 mg bis unter 660 mg	2.928,65 €
		ZE116.05	6-004.74	660 mg bis unter 780 mg	3.534,58 €
		ZE116.06	6-004.75	780 mg bis unter 900 mg	4.125,56 €
		ZE116.07	6-004.76	900 mg bis unter 1.020 mg	4.746,44 €
		ZE116.08	6-004.77	1.020 mg bis unter 1.260 mg	5.554,34 €
		ZE116.09	6-004.78	1.260 mg bis unter 1.500 mg	6.766,20 €
		ZE116.10	6-004.79	1.500 mg bis unter 1.740 mg	7.978,05 €
		ZE116.11	6-004.7a	1.740 mg bis unter 1.980 mg	9.189,91 €
		ZE116.12	6-004.7b	1.980 mg bis unter 2.220 mg	10.401,76 €
		ZE116.13	6-004.7c	2.220 mg bis unter 2.460 mg	11.613,62 €
		ZE116.14	6-004.7d	2.460 mg oder mehr	12.825,48 €
ZE117	Gabe von Trabectedin, parenteral			Applikation von Medikamenten, Liste 4: Trabectedin, parenteral	
		ZE117.01[6]	6-004.a0	0,25 mg bis unter 0,50 mg	826,48 €
		ZE117.02[6]	6-004.a1	0,50 mg bis unter 0,75 mg	1.446,34 €
		ZE117.03[6]	6-004.a2	0,75 mg bis unter 1,00 mg	2.066,20 €
		ZE117.04[6]	6-004.a3	1,00 mg bis unter 1,25 mg	2.686,06 €
		ZE117.05	6-004.a4	1,25 mg bis unter 1,50 mg	3.099,30 €
		ZE117.06	6-004.a5	1,50 mg bis unter 1,75 mg	3.719,16 €
		ZE117.07	6-004.a6	1,75 mg bis unter 2,00 mg	4.339,02 €
		ZE117.08	6-004.a7	2,00 mg bis unter 2,25 mg	4.958,88 €
		ZE117.09	6-004.a8	2,25 mg bis unter 2,50 mg	5.578,74 €
		ZE117.10	6-004.a9	2,50 mg bis unter 2,75 mg	6.198,60 €
		ZE117.11	6-004.aa	2,75 mg bis unter 3,00 mg	6.818,46 €
		ZE117.12	6-004.ab	3,00 mg bis unter 3,25 mg	7.438,32 €
		ZE117.13	6-004.ac	3,25 mg bis unter 3,50 mg	8.058,18 €
		ZE117.14	6-004.ad	3,50 mg bis unter 4,00 mg	8.678,04 €
		ZE117.15	6-004.ae	4,00 mg bis unter 4,50 mg	9.917,76 €
		ZE117.16	6-004.af	4,50 mg bis unter 5,00 mg	11.157,48 €
		ZE117.17	6-004.ag	5,00 mg bis unter 5,50 mg	12.397,20 €
		ZE117.18	6-004.ah	5,50 mg bis unter 6,00 mg	13.636,92 €
		ZE117.19		Siehe weitere Differenzierung ZE117.20 bis ZE117.29	
		ZE117.20	6-004.ak	6,00 mg bis unter 7,00 mg	15.703,11 €
		ZE117.21	6-004.am	7,00 mg bis unter 8,00 mg	18.182,55 €
		ZE117.22	6-004.an	8,00 mg bis unter 9,00 mg	20.661,99 €
		ZE117.23	6-004.ap	9,00 mg bis unter 10,00 mg	23.141,43 €
		ZE117.24	6-004.aq	10,00 mg bis unter 12,00 mg	26.447,35 €
		ZE117.25	6-004.ar	12,00 mg bis unter 14,00 mg	31.406,23 €
		ZE117.26	6-004.as	14,00 mg bis unter 16,00 mg	36.365,11 €
		ZE117.27	6-004.at	16,00 mg bis unter 20,00 mg	42.976,95 €
		ZE117.28	6-004.au	20,00 mg bis unter 24,00 mg	52.894,70 €
		ZE117.29	6-004.av	24,00 mg oder mehr	62.812,46 €
ZE119 [1]	Hämofiltration, kontinuierlich			Hämofiltration: Kontinuierlich	
		ZE119.01	8-853.13	Arteriovenös (CAVH): Bis 24 Stunden	368,27 €
			8-853.70	Venovenös, pumpengetrieben (CVVH), Antikoagulation mit Heparin oder ohne Antikoagulation: Bis 24 Stunden	
			8-853.80	Venovenös, pumpengetrieben (CVVH), Antikoagulation mit sonstigen Substanzen: Bis 24 Stunden	
		ZE119.02	8-853.14	Arteriovenös (CAVH): Mehr als 24 bis 72 Stunden	920,68 €
			8-853.71	Venovenös, pumpengetrieben (CVVH), Antikoagulation mit Heparin oder ohne Antikoagulation: Mehr als 24 bis 72 Stunden	

ZE	Bezeichnung	ZE_D	OPS Version 2020		Betrag
			OPS-Kode	OPS-Text	
1	2	3	4	5	6
			8-853.81	Venovenös, pumpengetrieben (CVVH), Antikoagulation mit sonstigen Substanzen: Mehr als 24 bis 72 Stunden	
		ZE119.03	8-853.15	Arteriovenös (CAVH): Mehr als 72 bis 144 Stunden	1.878,18 €
			8-853.72	Venovenös, pumpengetrieben (CVVH), Antikoagulation mit Heparin oder ohne Antikoagulation: Mehr als 72 bis 144 Stunden	
			8-853.82	Venovenös, pumpengetrieben (CVVH), Antikoagulation mit sonstigen Substanzen: Mehr als 72 bis 144 Stunden	
		ZE119.04	8-853.16	Arteriovenös (CAVH): Mehr als 144 bis 264 Stunden	3.240,78 €
			8-853.73	Venovenös, pumpengetrieben (CVVH), Antikoagulation mit Heparin oder ohne Antikoagulation: Mehr als 144 bis 264 Stunden	
			8-853.83	Venovenös, pumpengetrieben (CVVH), Antikoagulation mit sonstigen Substanzen: Mehr als 144 bis 264 Stunden	
		ZE119.05	8-853.17	Arteriovenös (CAVH): Mehr als 264 bis 432 Stunden	5.524,05 €
			8-853.74	Venovenös, pumpengetrieben (CVVH), Antikoagulation mit Heparin oder ohne Antikoagulation: Mehr als 264 bis 432 Stunden	
			8-853.84	Venovenös, pumpengetrieben (CVVH), Antikoagulation mit sonstigen Substanzen: Mehr als 264 bis 432 Stunden	
		ZE119.06	8-853.19	Arteriovenös (CAVH): Mehr als 432 bis 600 Stunden	8.101,94 €
			8-853.76	Venovenös, pumpengetrieben (CVVH), Antikoagulation mit Heparin oder ohne Antikoagulation: Mehr als 432 bis 600 Stunden	
			8-853.86	Venovenös, pumpengetrieben (CVVH), Antikoagulation mit sonstigen Substanzen: Mehr als 432 bis 600 Stunden	
		ZE119.07	8-853.1a	Arteriovenös (CAVH): Mehr als 600 bis 960 Stunden	12.152,91 €
			8-853.77	Venovenös, pumpengetrieben (CVVH), Antikoagulation mit Heparin oder ohne Antikoagulation: Mehr als 600 bis 960 Stunden	
			8-853.87	Venovenös, pumpengetrieben (CVVH), Antikoagulation mit sonstigen Substanzen: Mehr als 600 bis 960 Stunden	
		ZE119.08	8-853.1b	Arteriovenös (CAVH): Mehr als 960 bis 1.320 Stunden	17.676,96 €
			8-853.78	Venovenös, pumpengetrieben (CVVH), Antikoagulation mit Heparin oder ohne Antikoagulation: Mehr als 960 bis 1.320 Stunden	
			8-853.88	Venovenös, pumpengetrieben (CVVH), Antikoagulation mit sonstigen Substanzen: Mehr als 960 bis 1.320 Stunden	
		ZE119.09	8-853.1c	Arteriovenös (CAVH): Mehr als 1.320 bis 1.680 Stunden	23.201,01 €
			8-853.79	Venovenös, pumpengetrieben (CVVH), Antikoagulation mit Heparin oder ohne Antikoagulation: Mehr als 1.320 bis 1.680 Stunden	
			8-853.89	Venovenös, pumpengetrieben (CVVH), Antikoagulation mit sonstigen Substanzen: Mehr als 1.320 bis 1.680 Stunden	
		ZE119.10	8-853.1d	Arteriovenös (CAVH): Mehr als 1.680 bis 2.040 Stunden	28.725,06 €
			8-853.7a	Venovenös, pumpengetrieben (CVVH), Antikoagulation mit Heparin oder ohne Antikoagulation: Mehr als 1.680 bis 2.040 Stunden	
			8-853.8a	Venovenös, pumpengetrieben (CVVH), Antikoagulation mit sonstigen Substanzen: Mehr als 1.680 bis 2.040 Stunden	
		ZE119.11	8-853.1e	Arteriovenös (CAVH): Mehr als 2.040 bis 2.400 Stunden	34.249,11 €
			8-853.7b	Venovenös, pumpengetrieben (CVVH), Antikoagulation mit Heparin oder ohne Antikoagulation: Mehr als 2.040 bis 2.400 Stunden	
			8-853.8b	Venovenös, pumpengetrieben (CVVH), Antikoagulation mit sonstigen Substanzen: Mehr als 2.040 bis 2.400 Stunden	

ZE	Bezeichnung	ZE$_D$	OPS Version 2020		Betrag
			OPS-Kode	OPS-Text	
1	2	3	4	5	6
		ZE119.12	8-853.1f	Arteriovenös (CAVH): Mehr als 2.400 Stunden	39.773,16 €
			8-853.7c	Venovenös, pumpengetrieben (CVVH), Antikoagulation mit Heparin oder ohne Antikoagulation: Mehr als 2.400 Stunden	
			8-853.8c	Venovenös, pumpengetrieben (CVVH), Antikoagulation mit sonstigen Substanzen: Mehr als 2.400 Stunden	
ZE120 [1)]	Hämodialyse, kontinuierlich, venovenös, pumpengetrieben (CVVHD)		Hämodialyse: Kontinuierlich, venovenös, pumpengetrieben (CVVHD)		
		ZE120.01	8-854.60	Antikoagulation mit Heparin oder ohne Antikoagulation: Bis 24 Stunden	263,19 €
			8-854.70	Antikoagulation mit sonstigen Substanzen: Bis 24 Stunden	
		ZE120.02	8-854.61	Antikoagulation mit Heparin oder ohne Antikoagulation: Mehr als 24 bis 72 Stunden	631,66 €
			8-854.71	Antikoagulation mit sonstigen Substanzen: Mehr als 24 bis 72 Stunden	
		ZE120.03	8-854.62	Antikoagulation mit Heparin oder ohne Antikoagulation: Mehr als 72 bis 144 Stunden	1.263,31 €
			8-854.72	Antikoagulation mit sonstigen Substanzen: Mehr als 72 bis 144 Stunden	
		ZE120.04	8-854.63	Antikoagulation mit Heparin oder ohne Antikoagulation: Mehr als 144 bis 264 Stunden	2.342,39 €
			8-854.73	Antikoagulation mit sonstigen Substanzen: Mehr als 144 bis 264 Stunden	
		ZE120.05	8-854.64	Antikoagulation mit Heparin oder ohne Antikoagulation: Mehr als 264 bis 432 Stunden	3.816,26 €
			8-854.74	Antikoagulation mit sonstigen Substanzen: Mehr als 264 bis 432 Stunden	
		ZE120.06	8-854.66	Antikoagulation mit Heparin oder ohne Antikoagulation: Mehr als 432 bis 600 Stunden	5.763,86 €
			8-854.76	Antikoagulation mit sonstigen Substanzen: Mehr als 432 bis 600 Stunden	
		ZE120.07	8-854.67	Antikoagulation mit Heparin oder ohne Antikoagulation: Mehr als 600 bis 960 Stunden	8.685,27 €
			8-854.77	Antikoagulation mit sonstigen Substanzen: Mehr als 600 bis 960 Stunden	
		ZE120.08	8-854.68	Antikoagulation mit Heparin oder ohne Antikoagulation: Mehr als 960 bis 1.320 Stunden	12.633,12 €
			8-854.78	Antikoagulation mit sonstigen Substanzen: Mehr als 960 bis 1.320 Stunden	
		ZE120.09	8-854.69	Antikoagulation mit Heparin oder ohne Antikoagulation: Mehr als 1.320 bis 1.680 Stunden	16.580,97 €
			8-854.79	Antikoagulation mit sonstigen Substanzen: Mehr als 1.320 bis 1.680 Stunden	
		ZE120.10	8-854.6a	Antikoagulation mit Heparin oder ohne Antikoagulation: Mehr als 1.680 bis 2.040 Stunden	20.528,82 €
			8-854.7a	Antikoagulation mit sonstigen Substanzen: Mehr als 1.680 bis 2.040 Stunden	
		ZE120.11	8-854.6b	Antikoagulation mit Heparin oder ohne Antikoagulation: Mehr als 2.040 bis 2.400 Stunden	24.476,67 €
			8-854.7b	Antikoagulation mit sonstigen Substanzen: Mehr als 2.040 bis 2.400 Stunden	
		ZE120.12	8-854.6c	Antikoagulation mit Heparin oder ohne Antikoagulation: Mehr als 2.400 Stunden	28.424,52 €
			8-854.7c	Antikoagulation mit sonstigen Substanzen: Mehr als 2.400 Stunden	
ZE121 [1)]	Hämodiafiltration, kontinuierlich		Hämodiafiltration: Kontinuierlich		
		ZE121.01	8-855.13	Arteriovenös (CAVHDF): Bis 24 Stunden	293,01 €
			8-855.70	Venovenös, pumpengetrieben (CVVHDF), Antikoagulation mit Heparin oder ohne Antikoagulation: Bis 24 Stunden	
			8-855.80	Venovenös, pumpengetrieben (CVVHDF), Antikoagulation mit sonstigen Substanzen: Bis 24 Stunden	

ZE	Bezeichnung	ZE_D	OPS Version 2020		Betrag
			OPS-Kode	OPS-Text	
1	2	3	4	5	6
		ZE121.02	8-855.14	Arteriovenös (CAVHDF): Mehr als 24 bis 72 Stunden	703,22 €
			8-855.71	Venovenös, pumpengetrieben (CVVHDF), Antikoagulation mit Heparin oder ohne Antikoagulation: Mehr als 24 bis 72 Stunden	
			8-855.81	Venovenös, pumpengetrieben (CVVHDF), Antikoagulation mit sonstigen Substanzen: Mehr als 24 bis 72 Stunden	
		ZE121.03	8-855.15	Arteriovenös (CAVHDF): Mehr als 72 bis 144 Stunden	1.406,45 €
			8-855.72	Venovenös, pumpengetrieben (CVVHDF), Antikoagulation mit Heparin oder ohne Antikoagulation: Mehr als 72 bis 144 Stunden	
			8-855.82	Venovenös, pumpengetrieben (CVVHDF), Antikoagulation mit sonstigen Substanzen: Mehr als 72 bis 144 Stunden	
		ZE121.04	8-855.16	Arteriovenös (CAVHDF): Mehr als 144 bis 264 Stunden	2.578,49 €
			8-855.73	Venovenös, pumpengetrieben (CVVHDF), Antikoagulation mit Heparin oder ohne Antikoagulation: Mehr als 144 bis 264 Stunden	
			8-855.83	Venovenös, pumpengetrieben (CVVHDF), Antikoagulation mit sonstigen Substanzen: Mehr als 144 bis 264 Stunden	
		ZE121.05	8-855.17	Arteriovenös (CAVHDF): Mehr als 264 bis 432 Stunden	4.395,15 €
			8-855.74	Venovenös, pumpengetrieben (CVVHDF), Antikoagulation mit Heparin oder ohne Antikoagulation: Mehr als 264 bis 432 Stunden	
			8-855.84	Venovenös, pumpengetrieben (CVVHDF), Antikoagulation mit sonstigen Substanzen: Mehr als 264 bis 432 Stunden	
		ZE121.06	8-855.19	Arteriovenös (CAVHDF): Mehr als 432 bis 600 Stunden	6.446,22 €
			8-855.76	Venovenös, pumpengetrieben (CVVHDF), Antikoagulation mit Heparin oder ohne Antikoagulation: Mehr als 432 bis 600 Stunden	
			8-855.86	Venovenös, pumpengetrieben (CVVHDF), Antikoagulation mit sonstigen Substanzen: Mehr als 432 bis 600 Stunden	
		ZE121.07	8-855.1a	Arteriovenös (CAVHDF): Mehr als 600 bis 960 Stunden	9.669,33 €
			8-855.77	Venovenös, pumpengetrieben (CVVHDF), Antikoagulation mit Heparin oder ohne Antikoagulation: Mehr als 600 bis 960 Stunden	
			8-855.87	Venovenös, pumpengetrieben (CVVHDF), Antikoagulation mit sonstigen Substanzen: Mehr als 600 bis 960 Stunden	
		ZE121.08	8-855.1b	Arteriovenös (CAVHDF): Mehr als 960 bis 1.320 Stunden	14.064,48 €
			8-855.78	Venovenös, pumpengetrieben (CVVHDF), Antikoagulation mit Heparin oder ohne Antikoagulation: Mehr als 960 bis 1.320 Stunden	
			8-855.88	Venovenös, pumpengetrieben (CVVHDF), Antikoagulation mit sonstigen Substanzen: Mehr als 960 bis 1.320 Stunden	
		ZE121.09	8-855.1c	Arteriovenös (CAVHDF): Mehr als 1.320 bis 1.680 Stunden	18.459,63 €
			8-855.79	Venovenös, pumpengetrieben (CVVHDF), Antikoagulation mit Heparin oder ohne Antikoagulation: Mehr als 1.320 bis 1.680 Stunden	
			8-855.89	Venovenös, pumpengetrieben (CVVHDF), Antikoagulation mit sonstigen Substanzen: Mehr als 1.320 bis 1.680 Stunden	
		ZE121.10	8-855.1d	Arteriovenös (CAVHDF): Mehr als 1.680 bis 2.040 Stunden	22.854,78 €
			8-855.7a	Venovenös, pumpengetrieben (CVVHDF), Antikoagulation mit Heparin oder ohne Antikoagulation: Mehr als 1.680 bis 2.040 Stunden	

ZE	Bezeichnung	ZE_D	OPS Version 2020		Betrag
			OPS-Kode	OPS-Text	
1	2	3	4	5	6
			8-855.8a	Venovenös, pumpengetrieben (CVVHDF), Antikoagulation mit sonstigen Substanzen: Mehr als 1.680 bis 2.040 Stunden	
		ZE121.11	8-855.1e	Arteriovenös (CAVHDF): Mehr als 2.040 bis 2.400 Stunden	27.249,93 €
			8-855.7b	Venovenös, pumpengetrieben (CVVHDF), Antikoagulation mit Heparin oder ohne Antikoagulation: Mehr als 2.040 bis 2.400 Stunden	
			8-855.8b	Venovenös, pumpengetrieben (CVVHDF), Antikoagulation mit sonstigen Substanzen: Mehr als 2.040 bis 2.400 Stunden	
		ZE121.12	8-855.1f	Arteriovenös (CAVHDF): Mehr als 2.400 Stunden	31.645,08 €
			8-855.7c	Venovenös, pumpengetrieben (CVVHDF), Antikoagulation mit Heparin oder ohne Antikoagulation: Mehr als 2.400 Stunden	
			8-855.8c	Venovenös, pumpengetrieben (CVVHDF), Antikoagulation mit sonstigen Substanzen: Mehr als 2.400 Stunden	
ZE122 [1]	Peritonealdialyse, intermittierend, maschinell unterstützt (IPD)		8-857.0	Peritonealdialyse: Intermittierend, maschinell unterstützt (IPD)	siehe Anlage 2
ZE123 [1]	Peritonealdialyse, kontinuierlich, nicht maschinell unterstützt (CAPD)			Peritonealdialyse: Kontinuierlich, nicht maschinell unterstützt (CAPD)	
		ZE123.01	8-857.10	Bis 24 Stunden	145,58 €
		ZE123.02	8-857.11	Mehr als 24 bis 72 Stunden	349,39 €
		ZE123.03	8-857.12	Mehr als 72 bis 144 Stunden	713,34 €
		ZE123.04	8-857.13	Mehr als 144 bis 264 Stunden	1.295,66 €
		ZE123.05	8-857.14	Mehr als 264 bis 432 Stunden	2.183,70 €
		ZE123.06	8-857.16	Mehr als 432 bis 600 Stunden	3.202,76 €
		ZE123.07	8-857.17	Mehr als 600 bis 960 Stunden	4.804,14 €
		ZE123.08	8-857.18	Mehr als 960 bis 1.320 Stunden	6.987,84 €
		ZE123.09	8-857.19	Mehr als 1.320 bis 1.680 Stunden	9.171,54 €
		ZE123.10	8-857.1a	Mehr als 1.680 bis 2.040 Stunden	11.355,24 €
		ZE123.11	8-857.1b	Mehr als 2.040 bis 2.400 Stunden	13.538,94 €
		ZE123.12	8-857.1c	Mehr als 2.400 Stunden	15.722,64 €
ZE124	Gabe von Azacytidin, parenteral			Applikation von Medikamenten, Liste 5: Azacytidin, parenteral	
		ZE124.01	6-005.00	150 mg bis unter 225 mg	662,23 €
		ZE124.02	6-005.01	225 mg bis unter 300 mg	1.068,05 €
		ZE124.03	6-005.02	300 mg bis unter 375 mg	1.388,47 €
		ZE124.04	6-005.03	375 mg bis unter 450 mg	1.708,88 €
		ZE124.05	6-005.04	450 mg bis unter 600 mg	2.136,10 €
		ZE124.06	6-005.05	600 mg bis unter 750 mg	2.776,93 €
		ZE124.07	6-005.06	750 mg bis unter 900 mg	3.417,76 €
		ZE124.08	6-005.07	900 mg bis unter 1.200 mg	4.272,20 €
		ZE124.09	6-005.08	1.200 mg bis unter 1.500 mg	5.553,86 €
		ZE124.10	6-005.09	1.500 mg bis unter 1.800 mg	6.835,52 €
		ZE124.11	6-005.0a	1.800 mg bis unter 2.100 mg	8.117,18 €
		ZE124.12	6-005.0b	2.100 mg bis unter 2.400 mg	9.398,84 €
		ZE124.13	6-005.0c	2.400 mg bis unter 2.700 mg	10.680,50 €
		ZE124.14	6-005.0d	2.700 mg bis unter 3.000 mg	11.962,16 €
		ZE124.15	6-005.0e	3.000 mg oder mehr	13.243,82 €
ZE125	Implantation oder Wechsel eines interspinösen Spreizers	ZE125.01	5-839.b0	Andere Operationen an der Wirbelsäule: Implantation eines interspinösen Spreizers: 1 Segment	423,62 €
			5-839.c0	Andere Operationen an der Wirbelsäule: Wechsel eines interspinösen Spreizers: 1 Segment	
		ZE125.02	5-839.b2	Andere Operationen an der Wirbelsäule: Implantation eines interspinösen Spreizers: 2 Segmente	847,24 €
			5-839.c2	Andere Operationen an der Wirbelsäule: Wechsel eines interspinösen Spreizers: 2 Segmente	
		ZE125.03	5-839.b3	Andere Operationen an der Wirbelsäule: Implantation eines interspinösen Spreizers: 3 oder mehr Segmente	1.270,86 €
			5-839.c3	Andere Operationen an der Wirbelsäule: Wechsel eines interspinösen Spreizers: 3 oder mehr Segmente	

ZE	Bezeichnung	ZE_D	OPS Version 2020		Betrag
			OPS-Kode	OPS-Text	
1	2	3	4	5	6
ZE126	Autogene / Autologe matrixinduzierte Chondrozytentrans-plantation		5-801.k*	Offen chirurgische Operation am Gelenkknorpel und an den Menisken: Autogene matrixinduzierte Chondrozytentransplantation	siehe Anlage 2
			5-812.h*	Arthroskopische Operation am Gelenkknorpel und an den Menisken: Autogene matrixinduzierte Chondrozytentransplantation	
ZE128	Gabe von Micafungin, parenteral			Applikation von Medikamenten, Liste 4: Micafungin, parenteral	
		ZE128.01[6)]	6-004.50	75 mg bis unter 150 mg	291,96 €
		ZE128.02	6-004.51	150 mg bis unter 250 mg	535,26 €
		ZE128.03	6-004.52	250 mg bis unter 350 mg	827,22 €
		ZE128.04	6-004.53	350 mg bis unter 450 mg	1.119,18 €
		ZE128.05	6-004.54	450 mg bis unter 550 mg	1.411,14 €
		ZE128.06	6-004.55	550 mg bis unter 650 mg	1.703,10 €
		ZE128.07	6-004.56	650 mg bis unter 750 mg	1.995,06 €
		ZE128.08	6-004.57	750 mg bis unter 850 mg	2.287,02 €
		ZE128.09	6-004.58	850 mg bis unter 950 mg	2.578,98 €
		ZE128.10	6-004.59	950 mg bis unter 1.150 mg	2.968,26 €
		ZE128.11	6-004.5a	1.150 mg bis unter 1.350 mg	3.552,18 €
		ZE128.12	6-004.5b	1.350 mg bis unter 1.550 mg	4.136,10 €
		ZE128.13	6-004.5c	1.550 mg bis unter 1.950 mg	4.914,66 €
		ZE128.14	6-004.5d	1.950 mg bis unter 2.350 mg	6.082,50 €
		ZE128.15	6-004.5e	2.350 mg bis unter 2.750 mg	7.250,34 €
		ZE128.16	6-004.5f	2.750 mg bis unter 3.150 mg	8.418,18 €
		ZE128.17	6-004.5g	3.150 mg bis unter 3.950 mg	9.975,30 €
		ZE128.18	6-004.5h	3.950 mg bis unter 4.750 mg	12.310,98 €
		ZE128.19	6-004.5j	4.750 mg bis unter 5.550 mg	14.646,66 €
		ZE128.20	6-004.5k	5.550 mg bis unter 6.350 mg	16.982,34 €
		ZE128.21	6-004.5m	6.350 mg bis unter 7.950 mg	20.096,58 €
		ZE128.22	6-004.5n	7.950 mg bis unter 9.550 mg	24.767,94 €
		ZE128.23	6-004.5p	9.550 mg bis unter 11.150 mg	29.439,30 €
		ZE128.24	6-004.5q	11.150 mg bis unter 12.750 mg	34.110,66 €
		ZE128.25	6-004.5r	12.750 mg bis unter 14.350 mg	38.782,02 €
		ZE128.26	6-004.5s	14.350 mg bis unter 15.950 mg	43.453,38 €
		ZE128.27	6-004.5t	15.950 mg bis unter 17.550 mg	48.124,74 €
		ZE128.28	6-004.5u	17.550 mg oder mehr	52.796,10 €
ZE130	Hochaufwendige Pflege von Erwachsenen	ZE130.01	9-200.01	Hochaufwendige Pflege von Erwachsenen: 43 bis 56 Aufwandspunkte	263,26 €
			9-200.02	Hochaufwendige Pflege von Erwachsenen: 57 bis 71 Aufwandspunkte	
			9-200.1	Hochaufwendige Pflege von Erwachsenen: 72 bis 100 Aufwandspunkte	
			9-200.5	Hochaufwendige Pflege von Erwachsenen: 101 bis 129 Aufwandspunkte	
		ZE130.02	9-200.6	Hochaufwendige Pflege von Erwachsenen: 130 bis 158 Aufwandspunkte	688,13 €
			9-200.7	Hochaufwendige Pflege von Erwachsenen: 159 bis 187 Aufwandspunkte	
			9-200.8	Hochaufwendige Pflege von Erwachsenen: 188 bis 216 Aufwandspunkte	
			9-200.9	Hochaufwendige Pflege von Erwachsenen: 217 bis 245 Aufwandspunkte	
			9-200.a	Hochaufwendige Pflege von Erwachsenen: 246 bis 274 Aufwandspunkte	
			9-200.b	Hochaufwendige Pflege von Erwachsenen: 275 bis 303 Aufwandspunkte	
			9-200.c	Hochaufwendige Pflege von Erwachsenen: 304 bis 332 Aufwandspunkte	
			9-200.d	Hochaufwendige Pflege von Erwachsenen: 333 bis 361 Aufwandspunkte	
			9-200.e	Hochaufwendige Pflege von Erwachsenen: 362 oder mehr Aufwandspunkte	

ZE	Bezeichnung	ZE$_D$	OPS Version 2020		Betrag
			OPS-Kode	OPS-Text	
1	2	3	4	5	6
ZE131	Hochaufwendige Pflege von Kleinkindern oder von Kindern und Jugendlichen	ZE131.01	9-201.01	Hochaufwendige Pflege von Kindern und Jugendlichen: 43 bis 56 Aufwandspunkte	795,90 €
			9-201.02	Hochaufwendige Pflege von Kindern und Jugendlichen: 57 bis 71 Aufwandspunkte	
			9-201.1	Hochaufwendige Pflege von Kindern und Jugendlichen: 72 bis 100 Aufwandspunkte	
			9-202.00	Hochaufwendige Pflege von Kleinkindern: 37 bis 71 Aufwandspunkte: 37 bis 42 Aufwandspunkte	
			9-202.01	Hochaufwendige Pflege von Kleinkindern: 37 bis 71 Aufwandspunkte: 43 bis 56 Aufwandspunkte	
			9-202.02	Hochaufwendige Pflege von Kleinkindern: 37 bis 71 Aufwandspunkte: 57 bis 71 Aufwandspunkte	
			9-202.1	Hochaufwendige Pflege von Kleinkindern: 72 bis 100 Aufwandspunkte	
		ZE131.02	9-201.5	Hochaufwendige Pflege von Kindern und Jugendlichen: 101 bis 129 Aufwandspunkte	1.876,75 €
			9-201.6	Hochaufwendige Pflege von Kindern und Jugendlichen: 130 bis 158 Aufwandspunkte	
			9-201.7	Hochaufwendige Pflege von Kindern und Jugendlichen: 159 bis 187 Aufwandspunkte	
			9-201.8	Hochaufwendige Pflege von Kindern und Jugendlichen: 188 bis 216 Aufwandspunkte	
			9-201.9	Hochaufwendige Pflege von Kindern und Jugendlichen: 217 bis 245 Aufwandspunkte	
			9-201.a	Hochaufwendige Pflege von Kindern und Jugendlichen: 246 bis 274 Aufwandspunkte	
			9-201.b	Hochaufwendige Pflege von Kindern und Jugendlichen: 275 bis 303 Aufwandspunkte	
			9-201.c	Hochaufwendige Pflege von Kindern und Jugendlichen: 304 bis 332 Aufwandspunkte	
			9-201.d	Hochaufwendige Pflege von Kindern und Jugendlichen: 333 bis 361 Aufwandspunkte	
			9-201.e	Hochaufwendige Pflege von Kindern und Jugendlichen: 362 oder mehr Aufwandspunkte	
			9-202.5	Hochaufwendige Pflege von Kleinkindern: 101 bis 129 Aufwandspunkte	
			9-202.6	Hochaufwendige Pflege von Kleinkindern: 130 bis 158 Aufwandspunkte	
			9-202.7	Hochaufwendige Pflege von Kleinkindern: 159 bis 187 Aufwandspunkte	
			9-202.8	Hochaufwendige Pflege von Kleinkindern: 188 bis 216 Aufwandspunkte	
			9-202.9	Hochaufwendige Pflege von Kleinkindern: 217 bis 245 Aufwandspunkte	
			9-202.a	Hochaufwendige Pflege von Kleinkindern: 246 bis 274 Aufwandspunkte	
			9-202.b	Hochaufwendige Pflege von Kleinkindern: 275 bis 303 Aufwandspunkte	
			9-202.c	Hochaufwendige Pflege von Kleinkindern: 304 bis 332 Aufwandspunkte	
			9-202.d	Hochaufwendige Pflege von Kleinkindern: 333 bis 361 Aufwandspunkte	
			9-202.e	Hochaufwendige Pflege von Kleinkindern: 362 oder mehr Aufwandspunkte	
ZE132	Implantation eines Wachstumsstents	ZE132.01	8-838.k*	(Perkutan-)transluminale Gefäßintervention an Gefäßen des Lungenkreislaufes: Einlegen eines ungecoverten Wachstumsstents	1.189,69 €
			8-838.m*	(Perkutan-)transluminale Gefäßintervention an Gefäßen des Lungenkreislaufes: Einlegen eines gecoverten Wachstumsstents	
			8-845.0*	(Perkutan-)transluminale Implantation von ungecoverten Cheatham-Platinum-Stents [CP-Stent]: Ein Stent	
			8-846.0*	(Perkutan-)transluminale Implantation von gecoverten Cheatham-Platinum-Stents [CP-Stent]: Ein Stent	

ZE	Bezeichnung	ZE_D	OPS Version 2020		Betrag
			OPS-Kode	OPS-Text	
1	2	3	4	5	6
			8-847	(Perkutan-)transluminale Implantation eines Wachstumsstents	
		ZE132.02	8-845.1*	(Perkutan-)transluminale Implantation von ungecoverten Cheatham-Platinum-Stents [CP-Stent]: Zwei oder mehr Stents	2.379,38 €
			8-846.1*	(Perkutan-)transluminale Implantation von gecoverten Cheatham-Platinum-Stents [CP-Stent]: Zwei oder mehr Stents	
ZE133 [2)]	Perkutan-transluminale Fremdkörperentfernung und Thrombektomie an intrakraniellen Gefäßen unter Verwendung eines Mikrodrahtretriever-Systems		8-836.60	(Perkutan-)transluminale Gefäßintervention: Fremdkörperentfernung: Gefäße intrakraniell	
			8-836.80	(Perkutan-)transluminale Gefäßintervention: Thrombektomie: Gefäße intrakraniell	
		ZE133.01	8-83b.80	Zusatzinformationen zu Materialien: Verwendung eines Mikrodrahtretriever- oder Stentretriever-Systems zur Thrombektomie oder Fremdkörperentfernung: 1 Mikrodrahtretriever-System	1.372,36 €
		ZE133.02	8-83b.82	Zusatzinformationen zu Materialien: Verwendung eines Mikrodrahtretriever- oder Stentretriever-Systems zur Thrombektomie oder Fremdkörperentfernung: 2 Mikrodrahtretriever-Systeme	2.744,72 €
		ZE133.03	8-83b.83	Zusatzinformationen zu Materialien: Verwendung eines Mikrodrahtretriever- oder Stentretriever-Systems zur Thrombektomie oder Fremdkörperentfernung: 3 oder mehr Mikrodrahtretriever-Systeme	4.117,08 €
ZE134	Verschiedene Harnkontinenztherapien		5-596.73	Andere Harnkontinenzoperationen: Adjustierbare Kontinenztherapie: Wechsel des Ballons	siehe Anlage 2
			5-596.74	Andere Harnkontinenzoperationen: Adjustierbare Kontinenztherapie: Implantation unter den Harnblasenhals	
			5-596.75	Andere Harnkontinenzoperationen: Adjustierbare Kontinenztherapie: Implantation in die Region der bulbären Harnröhre	
			5-598.0	Suspensionsoperation [Zügeloperation] bei Harninkontinenz des Mannes: Mit alloplastischem Material	
ZE135	Gabe von Vinflunin, parenteral			Applikation von Medikamenten, Liste 5: Vinflunin, parenteral	
		ZE135.01	6-005.b0	100 mg bis unter 200 mg	772,73 €
		ZE135.02	6-005.b1	200 mg bis unter 300 mg	1.352,28 €
		ZE135.03	6-005.b2	300 mg bis unter 400 mg	1.931,83 €
		ZE135.04	6-005.b3	400 mg bis unter 500 mg	2.511,38 €
		ZE135.05	6-005.b4	500 mg bis unter 600 mg	3.090,93 €
		ZE135.06	6-005.b5	600 mg bis unter 700 mg	3.670,48 €
		ZE135.07	6-005.b6	700 mg bis unter 800 mg	4.250,03 €
		ZE135.08	6-005.b7	800 mg bis unter 900 mg	4.829,58 €
		ZE135.09	6-005.b8	900 mg bis unter 1.000 mg	5.409,13 €
		ZE135.10	6-005.b9	1.000 mg bis unter 1.200 mg	6.181,87 €
		ZE135.11	6-005.ba	1.200 mg bis unter 1.400 mg	7.340,97 €
		ZE135.12	6-005.bb	1.400 mg bis unter 1.600 mg	8.500,07 €
		ZE135.13	6-005.bc	1.600 mg bis unter 1.800 mg	9.659,17 €
		ZE135.14	6-005.bd	1.800 mg bis unter 2.000 mg	10.818,27 €
		ZE135.15	6-005.be	2.000 mg bis unter 2.200 mg	11.977,37 €
		ZE135.16	6-005.bf	2.200 mg bis unter 2.400 mg	13.136,47 €
		ZE135.17	6-005.bg	2.400 mg bis unter 2.600 mg	14.295,57 €
		ZE135.18	6-005.bh	2.600 mg bis unter 2.800 mg	15.454,67 €
		ZE135.19	6-005.bj	2.800 mg oder mehr	16.613,77 €
ZE136 [2)]	Medikamente-freisetzende Ballons an Koronargefäßen		8-837.00	Perkutan-transluminale Gefäßintervention an Herz und Koronargefäßen: Ballon-Angioplastie: Eine Koronararterie	
			8-837.01	Perkutan-transluminale Gefäßintervention an Herz und Koronargefäßen: Ballon-Angioplastie: Mehrere Koronararterien	
		ZE136.01	8-83b.b6	Zusatzinformationen zu Materialien: Art der verwendeten Ballons: Ein medikamentefreisetzender Ballon an Koronargefäßen	244,04 €

ZE	Bezeichnung	ZE_D	OPS Version 2020		Betrag
			OPS-Kode	OPS-Text	
1	2	3	4	5	6
		ZE136.02	8-83b.b7	Zusatzinformationen zu Materialien: Art der verwendeten Ballons: Zwei medikamentefreisetzende Ballons an Koronargefäßen	633,68 €
		ZE136.03	8-83b.b8	Zusatzinformationen zu Materialien: Art der verwendeten Ballons: Drei medikamentefreisetzende Ballons an Koronargefäßen	1.023,32 €
		ZE136.04	8-83b.b9	Zusatzinformationen zu Materialien: Art der verwendeten Ballons: Vier oder mehr medikamentefreisetzende Ballons an Koronargefäßen	1.412,96 €
ZE137 [2)]	Medikamente-freisetzende Ballons an anderen Gefäßen		8-836.02	(Perkutan-)transluminale Gefäßintervention: Ballon-Angioplastie: Gefäße Schulter und Oberarm	
			8-836.03	(Perkutan-)transluminale Gefäßintervention: Ballon-Angioplastie: Gefäße Unterarm	
			8-836.08	(Perkutan-)transluminale Gefäßintervention: Ballon-Angioplastie: Andere Gefäße thorakal	
			8-836.0a	(Perkutan-)transluminale Gefäßintervention: Ballon-Angioplastie: Gefäße viszeral	
			8-836.0c	(Perkutan-)transluminale Gefäßintervention: Ballon-Angioplastie: Gefäße Unterschenkel	
			8-836.0e	(Perkutan-)transluminale Gefäßintervention: Ballon-Angioplastie: Künstliche Gefäße	
			8-836.0q	(Perkutan-)transluminale Gefäßintervention: Ballon-Angioplastie: Andere Arterien abdominal und pelvin	
			8-836.0r	(Perkutan-)transluminale Gefäßintervention: Ballon-Angioplastie: Andere Venen abdominal und pelvin	
			8-836.0s	(Perkutan-)transluminale Gefäßintervention: Ballon-Angioplastie: Arterien Oberschenkel	
			8-836.0t	(Perkutan-)transluminale Gefäßintervention: Ballon-Angioplastie: Venen Oberschenkel	
		ZE137.01	8-83b.ba	Zusatzinformationen zu Materialien: Art der verwendeten Ballons: Ein medikamentefreisetzender Ballon an anderen Gefäßen	171,51 €
		ZE137.02	8-83b.bb	Zusatzinformationen zu Materialien: Art der verwendeten Ballons: Zwei medikamentefreisetzende Ballons an anderen Gefäßen	573,24 €
		ZE137.03	8-83b.bc	Zusatzinformationen zu Materialien: Art der verwendeten Ballons: Drei medikamentefreisetzende Ballons an anderen Gefäßen	974,97 €
		ZE137.04	8-83b.bd	Zusatzinformationen zu Materialien: Art der verwendeten Ballons: Vier oder mehr medikamentefreisetzende Ballons an anderen Gefäßen	1.376,70 €
ZE138	Neurostimulatoren zur Rückenmarkstimulation oder zur Stimulation des peripheren Nervensystems, Einkanalstimulator, mit Sondenimplantation		5-039.e0	Implantation oder Wechsel eines Neurostimulators zur epiduralen Rückenmarkstimulation mit Implantation oder Wechsel einer Neurostimulationselektrode: Einkanalstimulator, vollimplantierbar, nicht wiederaufladbar	siehe Anlage 2
			5-039.k0	Implantation oder Wechsel eines Neurostimulators zur Stimulation von Spinalganglien mit Implantation oder Wechsel einer Neurostimulationselektrode: Einkanalstimulator, vollimplantierbar, nicht wiederaufladbar	
			5-059.c0	Implantation oder Wechsel eines Neurostimulators zur Stimulation des peripheren Nervensystems mit Implantation oder Wechsel einer Neurostimulationselektrode: Einkanalstimulator, vollimplantierbar, nicht wiederaufladbar	
ZE139	Neurostimulatoren zur Rückenmarkstimulation oder zur Stimulation des peripheren Nervensystems, Einkanalstimulator, ohne Sondenimplantation		5-039.f0	Wechsel eines Neurostimulators zur epiduralen Rückenmarkstimulation ohne Wechsel einer Neurostimulationselektrode: Einkanalstimulator, vollimplantierbar, nicht wiederaufladbar	siehe Anlage 2
			5-039.m0	Wechsel eines Neurostimulators zur Stimulation von Spinalganglien ohne Wechsel einer Neurostimulationselektrode: Einkanalstimulator, vollimplantierbar, nicht wiederaufladbar	

ZE	Bezeichnung	ZE_D	OPS Version 2020		Betrag
			OPS-Kode	OPS-Text	
1	2	3	4	5	6
			5-039.n0	Implantation eines Neurostimulators zur epiduralen Rückenmarkstimulation ohne Implantation einer Neurostimulationselektrode: Einkanalstimulator, vollimplantierbar, nicht wiederaufladbar	
			5-039.q0	Implantation eines Neurostimulators zur Stimulation von Spinalganglien ohne Implantation einer Neurostimulationselektrode: Einkanalstimulator, vollimplantierbar, nicht wiederaufladbar	
			5-059.d0	Wechsel eines Neurostimulators zur Stimulation des peripheren Nervensystems ohne Wechsel einer Neurostimulationselektrode: Einkanalstimulator, vollimplantierbar, nicht wiederaufladbar	
			5-059.g0	Implantation eines Neurostimulators zur Stimulation des peripheren Nervensystems ohne Implantation einer Neurostimulationselektrode: Einkanalstimulator, vollimplantierbar, nicht wiederaufladbar	
ZE140	Neurostimulatoren zur Rückenmarkstimulation oder zur Stimulation des peripheren Nervensystems, Mehrkanalstimulator, nicht wiederaufladbar, mit Sondenimplantation		5-039.e1	Implantation oder Wechsel eines Neurostimulators zur epiduralen Rückenmarkstimulation mit Implantation oder Wechsel einer Neurostimulationselektrode: Mehrkanalstimulator, vollimplantierbar, nicht wiederaufladbar	siehe Anlage 2
			5-039.k1	Implantation oder Wechsel eines Neurostimulators zur Stimulation von Spinalganglien mit Implantation oder Wechsel einer Neurostimulationselektrode: Mehrkanalstimulator, vollimplantierbar, nicht wiederaufladbar	
			5-059.c1	Implantation oder Wechsel eines Neurostimulators zur Stimulation des peripheren Nervensystems mit Implantation oder Wechsel einer Neurostimulationselektrode: Mehrkanalstimulator, vollimplantierbar, nicht wiederaufladbar	
ZE141	Neurostimulatoren zur Rückenmarkstimulation oder zur Stimulation des peripheren Nervensystems, Mehrkanalstimulator, nicht wiederaufladbar, ohne Sondenimplantation		5-039.f1	Wechsel eines Neurostimulators zur epiduralen Rückenmarkstimulation ohne Wechsel einer Neurostimulationselektrode: Mehrkanalstimulator, vollimplantierbar, nicht wiederaufladbar	siehe Anlage 2
			5-039.m1	Wechsel eines Neurostimulators zur Stimulation von Spinalganglien ohne Wechsel einer Neurostimulationselektrode: Mehrkanalstimulator, vollimplantierbar, nicht wiederaufladbar	
			5-039.n1	Implantation eines Neurostimulators zur epiduralen Rückenmarkstimulation ohne Implantation einer Neurostimulationselektrode: Mehrkanalstimulator, vollimplantierbar, nicht wiederaufladbar	
			5-039.q1	Implantation eines Neurostimulators zur Stimulation von Spinalganglien ohne Implantation einer Neurostimulationselektrode: Mehrkanalstimulator, vollimplantierbar, nicht wiederaufladbar	
			5-059.d1	Wechsel eines Neurostimulators zur Stimulation des peripheren Nervensystems ohne Wechsel einer Neurostimulationselektrode: Mehrkanalstimulator, vollimplantierbar, nicht wiederaufladbar	
			5-059.g1	Implantation eines Neurostimulators zur Stimulation des peripheren Nervensystems ohne Implantation einer Neurostimulationselektrode: Mehrkanalstimulator, vollimplantierbar, nicht wiederaufladbar	
ZE143	Gabe von Plerixafor, parenteral		Applikation von Medikamenten, Liste 5: Plerixafor, parenteral		
		ZE143.01	6-005.e0	2,5 mg bis unter 5,0 mg	952,85 €
		ZE143.02	6-005.e1	5,0 mg bis unter 10,0 mg	1.905,70 €
		ZE143.03	6-005.e2	10,0 mg bis unter 15,0 mg	3.334,98 €
		ZE143.04	6-005.e3	15,0 mg bis unter 20,0 mg	4.764,26 €
		ZE143.05	6-005.e4	20,0 mg bis unter 25,0 mg	6.193,53 €
		ZE143.06	6-005.e5	25,0 mg bis unter 30,0 mg	7.622,81 €
		ZE143.07	6-005.e6	30,0 mg bis unter 35,0 mg	9.052,08 €
		ZE143.08	6-005.e7	35,0 mg bis unter 40,0 mg	10.481,36 €
		ZE143.09	6-005.e8	40,0 mg bis unter 45,0 mg	11.910,64 €

ZE	Bezeichnung	ZE_D	OPS Version 2020		Betrag
			OPS-Kode	OPS-Text	
1	2	3	4	5	6
		ZE143.10	6-005.e9	45,0 mg bis unter 50,0 mg	13.339,91 €
		ZE143.11	6-005.ea	50,0 mg bis unter 60,0 mg	15.245,62 €
		ZE143.12	6-005.eb	60,0 mg bis unter 70,0 mg	18.104,17 €
		ZE143.13	6-005.ec	70,0 mg bis unter 80,0 mg	20.962,72 €
		ZE143.14	6-005.ed	80,0 mg bis unter 100,0 mg	24.774,13 €
		ZE143.15	6-005.ee	100,0 mg bis unter 120,0 mg	30.491,23 €
		ZE143.16	6-005.ef	120,0 mg bis unter 140,0 mg	36.208,34 €
		ZE143.17	6-005.eg	140,0 mg bis unter 160,0 mg	41.925,44 €
		ZE143.18	6-005.eh	160,0 mg bis unter 180,0 mg	47.642,55 €
		ZE143.19	6-005.ej	180,0 mg bis unter 200,0 mg	53.359,66 €
		ZE143.20	6-005.ek	200,0 mg bis unter 220,0 mg	59.076,76 €
		ZE143.21	6-005.em	220,0 mg bis unter 240,0 mg	64.793,87 €
		ZE143.22	6-005.en	240,0 mg oder mehr	70.510,97 €
ZE144	Gabe von Romiplostim, parenteral			Applikation von Medikamenten, Liste 5: Romiplostim, parenteral	
		ZE144.01[6]	6-005.90	100 µg bis unter 200 µg	368,24 €
		ZE144.02	6-005.91	200 µg bis unter 300 µg	644,42 €
		ZE144.03	6-005.92	300 µg bis unter 400 µg	920,60 €
		ZE144.04	6-005.93	400 µg bis unter 500 µg	1.196,78 €
		ZE144.05	6-005.94	500 µg bis unter 600 µg	1.398,33 €
		ZE144.06	6-005.95	600 µg bis unter 700 µg	1.749,14 €
		ZE144.07	6-005.96	700 µg bis unter 800 µg	2.025,32 €
		ZE144.08	6-005.97	800 µg bis unter 900 µg	2.301,50 €
		ZE144.09	6-005.98	900 µg bis unter 1.000 µg	2.577,68 €
		ZE144.10	6-005.99	1.000 µg bis unter 1.200 µg	2.945,92 €
		ZE144.11	6-005.9a	1.200 µg bis unter 1.400 µg	3.498,28 €
		ZE144.12	6-005.9b	1.400 µg bis unter 1.600 µg	4.050,64 €
		ZE144.13	6-005.9c	1.600 µg bis unter 1.800 µg	4.603,00 €
		ZE144.14	6-005.9d	1.800 µg bis unter 2.000 µg	5.155,36 €
		ZE144.15	6-005.9e	2.000 µg bis unter 2.400 µg	5.891,84 €
		ZE144.16	6-005.9f	2.400 µg bis unter 2.800 µg	6.996,56 €
		ZE144.17	6-005.9g	2.800 µg bis unter 3.200 µg	8.101,28 €
		ZE144.18	6-005.9h	3.200 µg bis unter 3.600 µg	9.206,00 €
		ZE144.19	6-005.9j	3.600 µg bis unter 4.000 µg	10.310,72 €
		ZE144.20	6-005.9k	4.000 µg bis unter 4.400 µg	11.415,44 €
		ZE144.21	6-005.9m	4.400 µg bis unter 4.800 µg	12.520,16 €
		ZE144.22	6-005.9n	4.800 µg bis unter 5.200 µg	13.624,88 €
		ZE144.23	6-005.9p	5.200 µg bis unter 5.600 µg	14.729,60 €
		ZE144.24	6-005.9q	5.600 µg oder mehr	15.834,32 €
ZE145	Spezialisierte stationäre palliativmedizinische Komplexbehandlung	ZE145.01	8-98e.1	Spezialisierte stationäre palliativmedizinische Komplexbehandlung: Mindestens 7 bis höchstens 13 Behandlungstage	998,51 €
		ZE145.02	8-98e.2	Spezialisierte stationäre palliativmedizinische Komplexbehandlung: Mindestens 14 bis höchstens 20 Behandlungstage	1.102,90 €
		ZE145.03	8-98e.3	Spezialisierte stationäre palliativmedizinische Komplexbehandlung: Mindestens 21 Behandlungstage	1.929,24 €
ZE146	Gabe von Thrombozytenkonzentraten			Transfusion von Vollblut, Erythrozytenkonzentrat und Thrombozytenkonzentrat: Thrombozytenkonzentrat	
		ZE146.01[6]	8-800.g1	2 Thrombozytenkonzentrate	536,18 €
		ZE146.02[6]	8-800.g2	3 Thrombozytenkonzentrate	804,27 €
		ZE146.03	8-800.g3	4 Thrombozytenkonzentrate	1.072,36 €
		ZE146.04	8-800.g4	5 Thrombozytenkonzentrate	1.340,46 €
		ZE146.05	8-800.g5	6 bis unter 8 Thrombozytenkonzentrate	1.691,65 €
		ZE146.06	8-800.g6	8 bis unter 10 Thrombozytenkonzentrate	2.249,28 €
		ZE146.07	8-800.g7	10 bis unter 12 Thrombozytenkonzentrate	2.782,78 €
		ZE146.08	8-800.g8	12 bis unter 14 Thrombozytenkonzentrate	3.302,88 €
		ZE146.09	8-800.g9	14 bis unter 16 Thrombozytenkonzentrate	3.852,47 €
		ZE146.10	8-800.ga	16 bis unter 18 Thrombozytenkonzentrate	4.385,97 €
		ZE146.11	8-800.gb	18 bis unter 20 Thrombozytenkonzentrate	4.946,28 €
		ZE146.12	8-800.gc	20 bis unter 24 Thrombozytenkonzentrate	5.629,91 €
		ZE146.13	8-800.gd	24 bis unter 28 Thrombozytenkonzentrate	6.702,28 €
		ZE146.14	8-800.ge	28 bis unter 32 Thrombozytenkonzentrate	7.774,64 €
		ZE146.15	8-800.gf	32 bis unter 36 Thrombozytenkonzentrate	8.847,00 €
		ZE146.16	8-800.gg	36 bis unter 40 Thrombozytenkonzentrate	9.919,37 €
		ZE146.17	8-800.gh	40 bis unter 46 Thrombozytenkonzentrate	11.125,78 €

ZE	Bezeichnung	ZE_D	OPS Version 2020		Betrag
			OPS-Kode	OPS-Text	
1	2	3	4	5	6
		ZE146.18	8-800.gj	46 bis unter 52 Thrombozytenkonzentrate	12.734,32 €
		ZE146.19	8-800.gk	52 bis unter 58 Thrombozytenkonzentrate	14.342,87 €
		ZE146.20	8-800.gm	58 bis unter 64 Thrombozytenkonzentrate	15.951,41 €
		ZE146.21	8-800.gn	64 bis unter 70 Thrombozytenkonzentrate	17.559,96 €
		ZE146.22	8-800.gp	70 bis unter 78 Thrombozytenkonzentrate	19.302,55 €
		ZE146.23	8-800.gq	78 bis unter 86 Thrombozytenkonzentrate	21.447,28 €
		ZE146.24	8-800.gr	86 bis unter 94 Thrombozytenkonzentrate	23.592,01 €
		ZE146.25	8-800.gs	94 bis unter 102 Thrombozytenkonzentrate	25.736,74 €
		ZE146.26	8-800.gt	102 bis unter 110 Thrombozytenkonzentrate	27.881,46 €
		ZE146.27	8-800.gu	110 bis unter 118 Thrombozytenkonzentrate	30.026,19 €
		ZE146.28	8-800.gv	118 bis unter 126 Thrombozytenkonzentrate	32.170,92 €
		ZE146.29		Siehe weitere Differenzierung ZE146.30 - ZE146.46	
		ZE146.30	8-800.gz	126 bis unter 134 Thrombozytenkonzentrate	34.315,65 €
		ZE146.31	8-800.m0	134 bis unter 146 Thrombozytenkonzentrate	36.728,47 €
		ZE146.32	8-800.m1	146 bis unter 158 Thrombozytenkonzentrate	39.945,56 €
		ZE146.33	8-800.m2	158 bis unter 170 Thrombozytenkonzentrate	43.162,65 €
		ZE146.34	8-800.m3	170 bis unter 182 Thrombozytenkonzentrate	46.379,74 €
		ZE146.35	8-800.m4	182 bis unter 194 Thrombozytenkonzentrate	49.596,84 €
		ZE146.36	8-800.m5	194 bis unter 210 Thrombozytenkonzentrate	53.082,02 €
		ZE146.37	8-800.m6	210 bis unter 226 Thrombozytenkonzentrate	57.371,47 €
		ZE146.38	8-800.m7	226 bis unter 242 Thrombozytenkonzentrate	61.660,93 €
		ZE146.39	8-800.m8	242 bis unter 258 Thrombozytenkonzentrate	65.950,39 €
		ZE146.40	8-800.m9	258 bis unter 274 Thrombozytenkonzentrate	70.239,84 €
		ZE146.41	8-800.ma	274 bis unter 294 Thrombozytenkonzentrate	74.797,39 €
		ZE146.42	8-800.mb	294 bis unter 314 Thrombozytenkonzentrate	80.159,21 €
		ZE146.43	8-800.mc	314 bis unter 334 Thrombozytenkonzentrate	85.521,03 €
		ZE146.44	8-800.md	334 bis unter 354 Thrombozytenkonzentrate	90.882,85 €
		ZE146.45	8-800.me	354 bis unter 374 Thrombozytenkonzentrate	96.244,67 €
		ZE146.46	8-800.mf	374 oder mehr Thrombozytenkonzentrate	101.606,49 €
ZE147	Gabe von Apherese-Thrombozytenkonzentraten			Transfusion von Vollblut, Erythrozytenkonzentrat und Thrombozytenkonzentrat: Apherese-Thrombozytenkonzentrat	
		ZE147.01[6]	8-800.f0	1 Apherese-Thrombozytenkonzentrat	352,72 €
		ZE147.02	8-800.f1	2 Apherese-Thrombozytenkonzentrate	705,45 €
		ZE147.03	8-800.f2	3 Apherese-Thrombozytenkonzentrate	1.058,17 €
		ZE147.04	8-800.f3	4 Apherese-Thrombozytenkonzentrate	1.410,89 €
		ZE147.05	8-800.f4	5 Apherese-Thrombozytenkonzentrate	1.763,62 €
		ZE147.06	8-800.f5	6 bis unter 8 Apherese-Thrombozytenkonzentrate	2.250,37 €
		ZE147.07	8-800.f6	8 bis unter 10 Apherese-Thrombozytenkonzentrate	2.980,51 €
		ZE147.08	8-800.f7	10 bis unter 12 Apherese-Thrombozytenkonzentrate	3.678,90 €
		ZE147.09	8-800.f8	12 bis unter 14 Apherese-Thrombozytenkonzentrate	4.394,93 €
		ZE147.10	8-800.f9	14 bis unter 16 Apherese-Thrombozytenkonzentrate	5.110,96 €
		ZE147.11	8-800.fa	16 bis unter 18 Apherese-Thrombozytenkonzentrate	5.805,83 €
		ZE147.12	8-800.fb	18 bis unter 20 Apherese-Thrombozytenkonzentrate	6.514,80 €
		ZE147.13	8-800.fc	20 bis unter 24 Apherese-Thrombozytenkonzentrate	7.407,19 €
		ZE147.14	8-800.fd	24 bis unter 28 Apherese-Thrombozytenkonzentrate	8.818,08 €
		ZE147.15	8-800.fe	28 bis unter 32 Apherese-Thrombozytenkonzentrate	10.228,98 €
		ZE147.16	8-800.ff	32 bis unter 36 Apherese-Thrombozytenkonzentrate	11.639,87 €
		ZE147.17	8-800.fg	36 bis unter 40 Apherese-Thrombozytenkonzentrate	13.050,76 €
		ZE147.18	8-800.fh	40 bis unter 46 Apherese-Thrombozytenkonzentrate	14.638,02 €
		ZE147.19	8-800.fj	46 bis unter 52 Apherese-Thrombozytenkonzentrate	16.754,36 €
		ZE147.20	8-800.fk	52 bis unter 58 Apherese-Thrombozytenkonzentrate	18.870,70 €
		ZE147.21	8-800.fm	58 bis unter 64 Apherese-Thrombozytenkonzentrate	20.987,04 €
		ZE147.22	8-800.fn	64 bis unter 70 Apherese-Thrombozytenkonzentrate	23.103,38 €
		ZE147.23	8-800.fp	70 bis unter 78 Apherese-Thrombozytenkonzentrate	25.396,08 €
		ZE147.24	8-800.fq	78 bis unter 86 Apherese-Thrombozytenkonzentrate	28.217,86 €
		ZE147.25	8-800.fr	86 bis unter 94 Apherese-Thrombozytenkonzentrate	31.039,65 €
		ZE147.26	8-800.fs	94 bis unter 102 Apherese-Thrombozytenkonzentrate	33.861,44 €
		ZE147.27	8-800.ft	102 bis unter 110 Apherese-Thrombozytenkonzentrate	36.683,22 €
		ZE147.28	8-800.fu	110 bis unter 118 Apherese-Thrombozytenkonzentrate	39.505,01 €
		ZE147.29	8-800.fv	118 bis unter 126 Apherese-Thrombozytenkonzentrate	42.326,80 €
		ZE147.30		Siehe weitere Differenzierung ZE147.31 - ZE147.47	
		ZE147.31	8-800.fz	126 bis unter 134 Apherese-Thrombozytenkonzentrate	45.148,58 €
		ZE147.32	8-800.k0	134 bis unter 146 Apherese-Thrombozytenkonzentrate	48.323,09 €
		ZE147.33	8-800.k1	146 bis unter 158 Apherese-Thrombozytenkonzentrate	52.555,77 €
		ZE147.34	8-800.k2	158 bis unter 170 Apherese-Thrombozytenkonzentrate	56.788,45 €

ZE	Bezeichnung	ZE_D	OPS Version 2020		Betrag
			OPS-Kode	OPS-Text	
1	2	3	4	5	6
		ZE147.35	8-800.k3	170 bis unter 182 Apherese-Thrombozytenkonzentrate	61.021,13 €
		ZE147.36	8-800.k4	182 bis unter 194 Apherese-Thrombozytenkonzentrate	65.253,81 €
		ZE147.37	8-800.k5	194 bis unter 210 Apherese-Thrombozytenkonzentrate	69.839,21 €
		ZE147.38	8-800.k6	210 bis unter 226 Apherese-Thrombozytenkonzentrate	75.482,79 €
		ZE147.39	8-800.k7	226 bis unter 242 Apherese-Thrombozytenkonzentrate	81.126,36 €
		ZE147.40	8-800.k8	242 bis unter 258 Apherese-Thrombozytenkonzentrate	86.769,93 €
		ZE147.41	8-800.k9	258 bis unter 274 Apherese-Thrombozytenkonzentrate	92.413,50 €
		ZE147.42	8-800.ka	274 bis unter 294 Apherese-Thrombozytenkonzentrate	98.409,80 €
		ZE147.43	8-800.kb	294 bis unter 314 Apherese-Thrombozytenkonzentrate	105.464,27 €
		ZE147.44	8-800.kc	314 bis unter 334 Apherese-Thrombozytenkonzentrate	112.518,73 €
		ZE147.45	8-800.kd	334 bis unter 354 Apherese-Thrombozytenkonzentrate	119.573,20 €
		ZE147.46	8-800.ke	354 bis unter 374 Apherese-Thrombozytenkonzentrate	126.627,66 €
		ZE147.47	8-800.kf	374 oder mehr Apherese-Thrombozytenkonzentrate	133.682,13 €
ZE151	Gabe von Abatacept, intravenös			Applikation von Medikamenten, Liste 3: Abatacept, intravenös	
		ZE151.01[6]	6-003.s0	125 mg bis unter 250 mg	300,35 €
		ZE151.02[6]	6-003.s1	250 mg bis unter 500 mg	600,70 €
		ZE151.03	6-003.s2	500 mg bis unter 750 mg	901,05 €
		ZE151.04	6-003.s3	750 mg bis unter 1.000 mg	1.351,58 €
		ZE151.05	6-003.s4	1.000 mg bis unter 1.250 mg	1.802,10 €
		ZE151.06	6-003.s5	1.250 mg bis unter 1.500 mg	2.252,63 €
		ZE151.07	6-003.s6	1.500 mg bis unter 1.750 mg	2.703,15 €
		ZE151.08	6-003.s7	1.750 mg bis unter 2.000 mg	3.153,68 €
		ZE151.09	6-003.s8	2.000 mg bis unter 2.250 mg	3.604,20 €
		ZE151.10	6-003.s9	2.250 mg bis unter 2.500 mg	4.054,73 €
		ZE151.11	6-003.sa	2.500 mg bis unter 2.750 mg	4.505,25 €
		ZE151.12	6-003.sb	2.750 mg bis unter 3.000 mg	4.955,78 €
		ZE151.13	6-003.sc	3.000 mg oder mehr	5.406,30 €
ZE152 [2]	Perkutan-transluminale Fremdkörperentfernung und Thrombektomie an intrakraniellen Gefäßen unter Verwendung eines Stentretriever-Systems		8-836.60	(Perkutan-)transluminale Gefäßintervention: Fremdkörperentfernung: Gefäße intrakraniell	
			8-836.80	(Perkutan-)transluminale Gefäßintervention: Thrombektomie: Gefäße intrakraniell	
		ZE152.01	8-83b.84	Zusatzinformationen zu Materialien: Verwendung eines Mikrodrahtretriever- oder Stentretriever-Systems zur Thrombektomie oder Fremdkörperentfernung: 1 Stentretriever-System	1.707,39 €
		ZE152.02	8-83b.85	Zusatzinformationen zu Materialien: Verwendung eines Mikrodrahtretriever- oder Stentretriever-Systems zur Thrombektomie oder Fremdkörperentfernung: 2 Stentretriever-Systeme	3.414,78 €
		ZE152.03	8-83b.86	Zusatzinformationen zu Materialien: Verwendung eines Mikrodrahtretriever- oder Stentretriever-Systems zur Thrombektomie oder Fremdkörperentfernung: 3 oder mehr Stentretriever-Systeme	5.122,17 €
ZE153	Zügeloperation mit alloplastischem Material, adjustierbar		5-594.31	Suprapubische (urethrovesikale) Zügeloperation [Schlingenoperation]: Mit alloplastischem Material: Adjustierbar	siehe Anlage 2
ZE154	Gabe von Eculizumab, parenteral			Applikation von Medikamenten, Liste 3: Eculizumab, parenteral	
		ZE154.01	6-003.h0	300 mg bis unter 600 mg	5.525,10 €
		ZE154.02	6-003.h1	600 mg bis unter 900 mg	11.050,20 €
		ZE154.03	6-003.h2	900 mg bis unter 1.200 mg	16.575,30 €
		ZE154.04	6-003.h3	1.200 mg bis unter 1.500 mg	22.100,40 €
		ZE154.05	6-003.h4	1.500 mg bis unter 1.800 mg	27.625,50 €
		ZE154.06	6-003.h5	1.800 mg bis unter 2.100 mg	33.150,60 €
		ZE154.07	6-003.h6	2.100 mg bis unter 2.400 mg	38.675,70 €
		ZE154.08	6-003.h7	2.400 mg bis unter 2.700 mg	44.200,80 €
		ZE154.09	6-003.h8	2.700 mg bis unter 3.000 mg	49.725,90 €
		ZE154.10	6-003.h9	3.000 mg bis unter 3.300 mg	55.251,00 €
		ZE154.11	6-003.ha	3.300 mg bis unter 3.600 mg	60.776,10 €
		ZE154.12	6-003.hb	3.600 mg bis unter 3.900 mg	66.301,20 €
		ZE154.13	6-003.hc	3.900 mg bis unter 4.200 mg	71.826,30 €
		ZE154.14	6-003.hd	4.200 mg bis unter 4.500 mg	77.351,40 €
		ZE154.15	6-003.he	4.500 mg bis unter 4.800 mg	82.876,50 €
		ZE154.16	6-003.hf	4.800 mg bis unter 5.100 mg	88.401,60 €
		ZE154.17	6-003.hg	5.100 mg bis unter 5.400 mg	93.926,70 €
		ZE154.18	6-003.hh	5.400 mg bis unter 5.700 mg	99.451,80 €

ZE	Bezeichnung	ZE_D	OPS Version 2020		Betrag
			OPS-Kode	OPS-Text	
1	2	3	4	5	6
		ZE154.19	6-003.hj	5.700 mg bis unter 6.000 mg	104.976,90 €
		ZE154.20		Siehe weitere Differenzierung ZE154.21 bis ZE154.31	
		ZE154.21	6-003.hm	6.000 mg bis unter 6.600 mg	113.264,55 €
		ZE154.22	6-003.hn	6.600 mg bis unter 7.200 mg	124.314,75 €
		ZE154.23	6-003.hp	7.200 mg bis unter 7.800 mg	135.364,95 €
		ZE154.24	6-003.hq	7.800 mg bis unter 8.400 mg	146.415,15 €
		ZE154.25	6-003.hr	8.400 mg bis unter 9.600 mg	160.227,90 €
		ZE154.26	6-003.hs	9.600 mg bis unter 10.800 mg	182.328,30 €
		ZE154.27	6-003.ht	10.800 mg bis unter 13.200 mg	213.637,20 €
		ZE154.28	6-003.hu	13.200 mg bis unter 15.600 mg	257.838,00 €
		ZE154.29	6-003.hv	15.600 mg bis unter 20.400 mg	316.772,40 €
		ZE154.30	6-003.hw	20.400 mg bis unter 25.200 mg	405.174,00 €
		ZE154.31	6-003.hz	25.200 mg oder mehr	493.575,60 €
ZE156	Gabe von Decitabine, parenteral			Applikation von Medikamenten, Liste 4: Decitabine, parenteral	
		ZE156.01	6-004.40	30 mg bis unter 60 mg	910,83 €
		ZE156.02	6-004.41	60 mg bis unter 90 mg	1.682,27 €
		ZE156.03	6-004.42	90 mg bis unter 120 mg	2.403,24 €
		ZE156.04	6-004.43	120 mg bis unter 150 mg	3.124,21 €
		ZE156.05	6-004.44	150 mg bis unter 180 mg	3.845,18 €
		ZE156.06	6-004.45	180 mg bis unter 210 mg	4.566,16 €
		ZE156.07	6-004.46	210 mg bis unter 240 mg	5.193,88 €
		ZE156.08	6-004.47	240 mg bis unter 270 mg	6.008,10 €
		ZE156.09	6-004.48	270 mg bis unter 300 mg	6.729,07 €
		ZE156.10	6-004.49	300 mg bis unter 330 mg	7.450,04 €
		ZE156.11	6-004.4a	330 mg bis unter 360 mg	8.171,02 €
		ZE156.12	6-004.4b	360 mg bis unter 390 mg	8.891,99 €
		ZE156.13	6-004.4c	390 mg bis unter 420 mg	9.612,96 €
		ZE156.14	6-004.4d	420 mg bis unter 450 mg	10.333,93 €
		ZE156.15	6-004.4e	450 mg bis unter 480 mg	11.054,90 €
		ZE156.16	6-004.4f	480 mg bis unter 510 mg	11.775,88 €
		ZE156.17	6-004.4g	510 mg oder mehr	12.496,85 €
ZE157	Gabe von Tocilizumab, intravenös			Applikation von Medikamenten, Liste 5: Tocilizumab, intravenös	
		ZE157.01[6]	6-005.m0	80 mg bis unter 200 mg	320,22 €
		ZE157.02[6]	6-005.m1	200 mg bis unter 320 mg	640,44 €
		ZE157.03	6-005.m2	320 mg bis unter 480 mg	960,66 €
		ZE157.04	6-005.m3	480 mg bis unter 640 mg	1.387,62 €
		ZE157.05	6-005.m4	640 mg bis unter 800 mg	1.814,58 €
		ZE157.06	6-005.m5	800 mg bis unter 960 mg	2.241,54 €
		ZE157.07	6-005.m6	960 mg bis unter 1.120 mg	2.668,50 €
		ZE157.08	6-005.m7	1.120 mg bis unter 1.280 mg	3.095,46 €
		ZE157.09	6-005.m8	1.280 mg bis unter 1.440 mg	3.522,42 €
		ZE157.10	6-005.m9	1.440 mg bis unter 1.600 mg	3.949,38 €
		ZE157.11	6-005.ma	1.600 mg bis unter 1.760 mg	4.376,34 €
		ZE157.12	6-005.mb	1.760 mg bis unter 1.920 mg	4.803,30 €
		ZE157.13	6-005.mc	1.920 mg bis unter 2.080 mg	5.230,26 €
		ZE157.14		Siehe weitere Differenzierung ZE157.15 bis ZE157.21	
		ZE157.15	6-005.me	2.080 mg bis unter 2.400 mg	5.763,96 €
		ZE157.16	6-005.mf	2.400 mg bis unter 2.720 mg	6.617,88 €
		ZE157.17	6-005.mg	2.720 mg bis unter 3.040 mg	7.471,80 €
		ZE157.18	6-005.mh	3.040 mg bis unter 3.360 mg	8.325,72 €
		ZE157.19	6-005.mj	3.360 mg bis unter 3.680 mg	9.179,64 €
		ZE157.20	6-005.mk	3.680 mg bis unter 4.000 mg	10.033,56 €
		ZE157.21	6-005.mm	4.000 mg oder mehr	10.887,48 €
ZE158	Vagusnervstimulations-systeme, mit Sondenimplantation		5-059.c8	Implantation oder Wechsel eines Neurostimulators zur Stimulation des peripheren Nervensystems mit Implantation oder Wechsel einer Neurostimulationselektrode: Vagusnervstimulationssystem	siehe Anlage 2
ZE159	Vagusnervstimulations-systeme, ohne Sondenimplantation		5-059.d8	Wechsel eines Neurostimulators zur Stimulation des peripheren Nervensystems ohne Wechsel einer Neurostimulationselektrode: Vagusnervstimulationssystem	siehe Anlage 2
ZE161	Radiofrequenzablation Ösophagus		5-422.55	Lokale Exzision und Destruktion von erkranktem Gewebe des Ösophagus: Destruktion, endoskopisch: Radiofrequenzablation	siehe Anlage 2

ZE	Bezeichnung	ZE_D	OPS Version 2020		Betrag
			OPS-Kode	OPS-Text	
1	2	3	4	5	6
ZE162 [9]	Erhöhter Pflegeaufwand bei pflegebedürftigen Patienten (DRG-Tabelle 1)			Pflegebedürftigkeit im Sinne § 14 SGB XI und Pflegegrad gemäß § 15 SGB XI	
			9-984.8	Pflegebedürftig nach Pflegegrad 3	siehe Anlage 2
			9-984.9	Pflegebedürftig nach Pflegegrad 4	siehe Anlage 2
			9-984.a	Pflegebedürftig nach Pflegegrad 5	siehe Anlage 2
ZE163 [10]	Erhöhter Pflegeaufwand bei pflegebedürftigen Patienten (DRG-Tabelle 2)			Pflegebedürftigkeit im Sinne § 14 SGB XI und Pflegegrad gemäß § 15 SGB XI	
			9-984.8	Pflegebedürftig nach Pflegegrad 3	siehe Anlage 2
			9-984.9	Pflegebedürftig nach Pflegegrad 4	siehe Anlage 2
			9-984.a	Pflegebedürftig nach Pflegegrad 5	siehe Anlage 2
ZE164	Gabe von pathogeninaktivierten Thrombozytenkonzentraten			Transfusion von Vollblut, Erythrozytenkonzentrate und Thrombozytenkonzentrat: Pathogeninaktiviertes Thrombozytenkonzentrat	
		ZE164.01 [6]	8-800.h1	2 pathogeninaktivierte Thrombozytenkonzentrate	633,99 €
		ZE164.02 [6]	8-800.h2	3 pathogeninaktivierte Thrombozytenkonzentrate	950,99 €
		ZE164.03	8-800.h3	4 pathogeninaktivierte Thrombozytenkonzentrate	1.267,98 €
		ZE164.04	8-800.h4	5 pathogeninaktivierte Thrombozytenkonzentrate	1.584,98 €
		ZE164.05	8-800.h5	6 bis unter 8 pathogeninaktivierte Thrombozytenkonzentrate	2.060,47 €
		ZE164.06	8-800.h6	8 bis unter 10 pathogeninaktivierte Thrombozytenkonzentrate	2.694,46 €
		ZE164.07	8-800.h7	10 bis unter 12 pathogeninaktivierte Thrombozytenkonzentrate	3.328,45 €
		ZE164.08	8-800.h8	12 bis unter 14 pathogeninaktivierte Thrombozytenkonzentrate	3.962,44 €
		ZE164.09	8-800.h9	14 bis unter 16 pathogeninaktivierte Thrombozytenkonzentrate	4.596,43 €
		ZE164.10	8-800.ha	16 bis unter 18 pathogeninaktivierte Thrombozytenkonzentrate	5.230,43 €
		ZE164.11	8-800.hb	18 bis unter 20 pathogeninaktivierte Thrombozytenkonzentrate	5.864,42 €
		ZE164.12	8-800.hc	20 bis unter 24 pathogeninaktivierte Thrombozytenkonzentrate	6.656,91 €
		ZE164.13	8-800.hd	24 bis unter 28 pathogeninaktivierte Thrombozytenkonzentrate	7.924,89 €
		ZE164.14	8-800.he	28 bis unter 32 pathogeninaktivierte Thrombozytenkonzentrate	9.192,87 €
		ZE164.15	8-800.hf	32 bis unter 36 pathogeninaktivierte Thrombozytenkonzentrate	10.460,85 €
		ZE164.16	8-800.hg	36 bis unter 40 pathogeninaktivierte Thrombozytenkonzentrate	11.728,83 €
		ZE164.17	8-800.hh	40 bis unter 46 pathogeninaktivierte Thrombozytenkonzentrate	13.155,31 €
		ZE164.18	8-800.hj	46 bis unter 52 pathogeninaktivierte Thrombozytenkonzentrate	15.057,29 €
		ZE164.19	8-800.hk	52 bis unter 58 pathogeninaktivierte Thrombozytenkonzentrate	16.959,26 €
		ZE164.20	8-800.hm	58 bis unter 64 pathogeninaktivierte Thrombozytenkonzentrate	18.861,23 €
		ZE164.21	8-800.hn	64 bis unter 70 pathogeninaktivierte Thrombozytenkonzentrate	20.763,21 €
		ZE164.22	8-800.hp	70 bis unter 78 pathogeninaktivierte Thrombozytenkonzentrate	22.823,68 €
		ZE164.23	8-800.hq	78 bis unter 86 pathogeninaktivierte Thrombozytenkonzentrate	25.359,64 €
		ZE164.24	8-800.hr	86 bis unter 94 pathogeninaktivierte Thrombozytenkonzentrate	27.895,60 €
		ZE164.25	8-800.hs	94 bis unter 102 pathogeninaktivierte Thrombozytenkonzentrate	30.431,57 €
		ZE164.26	8-800.ht	102 bis unter 110 pathogeninaktivierte Thrombozytenkonzentrate	32.967,53 €
		ZE164.27	8-800.hu	110 bis unter 118 pathogeninaktivierte Thrombozytenkonzentrate	35.503,50 €
		ZE164.28	8-800.hv	118 bis unter 126 pathogeninaktivierte Thrombozytenkonzentrate	38.039,46 €

ZE	Bezeichnung	ZE$_D$	OPS Version 2020		Betrag
			OPS-Kode	OPS-Text	
1	2	3	4	5	6
		ZE164.29	8-800.hz	126 bis unter 134 pathogeninaktivierte Thrombozytenkonzentrate	40.575,42 €
		ZE164.30	8-800.n0	134 bis unter 146 pathogeninaktivierte Thrombozytenkonzentrate	43.428,38 €
		ZE164.31	8-800.n1	146 bis unter 158 pathogeninaktivierte Thrombozytenkonzentrate	47.232,33 €
		ZE164.32	8-800.n2	158 bis unter 170 pathogeninaktivierte Thrombozytenkonzentrate	51.036,28 €
		ZE164.33	8-800.n3	170 bis unter 182 pathogeninaktivierte Thrombozytenkonzentrate	54.840,22 €
		ZE164.34	8-800.n4	182 bis unter 194 pathogeninaktivierte Thrombozytenkonzentrate	58.644,17 €
		ZE164.35	8-800.n5	194 bis unter 210 pathogeninaktivierte Thrombozytenkonzentrate	62.765,11 €
		ZE164.36	8-800.n6	210 bis unter 226 pathogeninaktivierte Thrombozytenkonzentrate	67.837,04 €
		ZE164.37	8-800.n7	226 bis unter 242 pathogeninaktivierte Thrombozytenkonzentrate	72.908,97 €
		ZE164.38	8-800.n8	242 bis unter 258 pathogeninaktivierte Thrombozytenkonzentrate	77.980,89 €
		ZE164.39	8-800.n9	258 bis unter 274 pathogeninaktivierte Thrombozytenkonzentrate	83.052,82 €
		ZE164.40	8-800.na	274 bis unter 294 pathogeninaktivierte Thrombozytenkonzentrate	88.441,74 €
		ZE164.41	8-800.nb	294 bis unter 314 pathogeninaktivierte Thrombozytenkonzentrate	94.781,65 €
		ZE164.42	8-800.nc	314 bis unter 334 pathogeninaktivierte Thrombozytenkonzentrate	101.121,56 €
		ZE164.43	8-800.nd	334 bis unter 354 pathogeninaktivierte Thrombozytenkonzentrate	107.461,47 €
		ZE164.44	8-800.ne	354 bis unter 374 pathogeninaktivierte Thrombozytenkonzentrate	113.801,38 €
		ZE164.45	8-800.nf	374 oder mehr pathogeninaktivierte Thrombozytenkonzentrate	120.141,29 €
ZE165	Gabe von pathogeninaktivierten Apherese-Thrombozytenkonzentraten			Transfusion von Vollblut, Erythrozytenkonzentrat und Thrombozytenkonzentrat: Pathogeninaktiviertes Apherese-Thrombozytenkonzentrat	
		ZE165.01[6]	8-800.d0	1 pathogeninaktiviertes Apherese-Thrombozytenkonzentrate	420,41 €
		ZE165.02	8-800.d1	2 pathogeninaktivierte Apherese-Thrombozytenkonzentrate	840,82 €
		ZE165.03	8-800.d2	3 pathogeninaktivierte Apherese-Thrombozytenkonzentrate	1.261,23 €
		ZE165.04	8-800.d3	4 pathogeninaktivierte Apherese-Thrombozytenkonzentrate	1.681,64 €
		ZE165.05	8-800.d4	5 pathogeninaktivierte Apherese-Thrombozytenkonzentrate	2.102,05 €
		ZE165.06	8-800.d5	6 bis unter 8 pathogeninaktivierte Apherese-Thrombozytenkonzentrate	2.732,67 €
		ZE165.07	8-800.d6	8 bis unter 10 pathogeninaktivierte Apherese-Thrombozytenkonzentrate	3.573,49 €
		ZE165.08	8-800.d7	10 bis unter 12 pathogeninaktivierte Apherese-Thrombozytenkonzentrate	4.414,31 €
		ZE165.09	8-800.d8	12 bis unter 14 pathogeninaktivierte Apherese-Thrombozytenkonzentrate	5.255,13 €
		ZE165.10	8-800.d9	14 bis unter 16 pathogeninaktivierte Apherese-Thrombozytenkonzentrate	6.095,95 €
		ZE165.11	8-800.da	16 bis unter 18 pathogeninaktivierte Apherese-Thrombozytenkonzentrate	6.936,77 €
		ZE165.12	8-800.db	18 bis unter 20 pathogeninaktivierte Apherese-Thrombozytenkonzentrate	7.777,59 €
		ZE165.13	8-800.dc	20 bis unter 24 pathogeninaktivierte Apherese-Thrombozytenkonzentrate	8.828,61 €
		ZE165.14	8-800.dd	24 bis unter 28 pathogeninaktivierte Apherese-Thrombozytenkonzentrate	10.510,25 €

ZE	Bezeichnung	ZE_D	OPS Version 2020		Betrag
			OPS-Kode	OPS-Text	
1	2	3	4	5	6
		ZE165.15	8-800.de	28 bis unter 32 pathogeninaktivierte Apherese-Thrombozytenkonzentrate	12.191,89 €
		ZE165.16	8-800.df	32 bis unter 36 pathogeninaktivierte Apherese-Thrombozytenkonzentrate	13.873,53 €
		ZE165.17	8-800.dg	36 bis unter 40 pathogeninaktivierte Apherese-Thrombozytenkonzentrate	15.555,17 €
		ZE165.18	8-800.dh	40 bis unter 46 pathogeninaktivierte Apherese-Thrombozytenkonzentrate	17.447,02 €
		ZE165.19	8-800.dj	46 bis unter 52 pathogeninaktivierte Apherese-Thrombozytenkonzentrate	19.969,48 €
		ZE165.20	8-800.dk	52 bis unter 58 pathogeninaktivierte Apherese-Thrombozytenkonzentrate	22.491,94 €
		ZE165.21	8-800.dm	58 bis unter 64 pathogeninaktivierte Apherese-Thrombozytenkonzentrate	25.014,40 €
		ZE165.22	8-800.dn	64 bis unter 70 pathogeninaktivierte Apherese-Thrombozytenkonzentrate	27.536,86 €
		ZE165.23	8-800.dp	70 bis unter 78 pathogeninaktivierte Apherese-Thrombozytenkonzentrate	30.269,52 €
		ZE165.24	8-800.dq	78 bis unter 86 pathogeninaktivierte Apherese-Thrombozytenkonzentrate	33.632,80 €
		ZE165.25	8-800.dr	86 bis unter 94 pathogeninaktivierte Apherese-Thrombozytenkonzentrate	36.996,08 €
		ZE165.26	8-800.ds	94 bis unter 102 pathogeninaktivierte Apherese-Thrombozytenkonzentrate	40.359,36 €
		ZE165.27	8-800.dt	102 bis unter 110 pathogeninaktivierte Apherese-Thrombozytenkonzentrate	43.722,64 €
		ZE165.28	8-800.du	110 bis unter 118 pathogeninaktivierte Apherese-Thrombozytenkonzentrate	47.085,92 €
		ZE165.29	8-800.dv	118 bis unter 126 pathogeninaktivierte Apherese-Thrombozytenkonzentrate	50.449,20 €
		ZE165.30	8-800.dz	126 bis unter 134 pathogeninaktivierte Apherese-Thrombozytenkonzentrate	53.812,48 €
		ZE165.31	8-800.j0	134 bis unter 146 pathogeninaktivierte Apherese-Thrombozytenkonzentrate	57.596,17 €
		ZE165.32	8-800.j1	146 bis unter 158 pathogeninaktivierte Apherese-Thrombozytenkonzentrate	62.641,09 €
		ZE165.33	8-800.j2	158 bis unter 170 pathogeninaktivierte Apherese-Thrombozytenkonzentrate	67.686,01 €
		ZE165.34	8-800.j3	170 bis unter 182 pathogeninaktivierte Apherese-Thrombozytenkonzentrate	72.730,93 €
		ZE165.35	8-800.j4	182 bis unter 194 pathogeninaktivierte Apherese-Thrombozytenkonzentrate	77.775,85 €
		ZE165.36	8-800.j5	194 bis unter 210 pathogeninaktivierte Apherese-Thrombozytenkonzentrate	83.241,18 €
		ZE165.37	8-800.j6	210 bis unter 226 pathogeninaktivierte Apherese-Thrombozytenkonzentrate	89.967,74 €
		ZE165.38	8-800.j7	226 bis unter 242 pathogeninaktivierte Apherese-Thrombozytenkonzentrate	96.694,30 €
		ZE165.39	8-800.j8	242 bis unter 258 pathogeninaktivierte Apherese-Thrombozytenkonzentrate	103.420,86 €
		ZE165.40	8-800.j9	258 bis unter 274 pathogeninaktivierte Apherese-Thrombozytenkonzentrate	110.147,42 €
		ZE165.41	8-800.ja	274 bis unter 294 pathogeninaktivierte Apherese-Thrombozytenkonzentrate	117.294,39 €
		ZE165.42	8-800.jb	294 bis unter 314 pathogeninaktivierte Apherese-Thrombozytenkonzentrate	125.702,59 €
		ZE165.43	8-800.jc	314 bis unter 334 pathogeninaktivierte Apherese-Thrombozytenkonzentrate	134.110,79 €
		ZE165.44	8-800.jd	334 bis unter 354 pathogeninaktivierte Apherese-Thrombozytenkonzentrate	142.518,99 €
		ZE165.45	8-800.je	354 bis unter 374 pathogeninaktivierte Apherese-Thrombozytenkonzentrate	150.927,19 €
		ZE165.46	8-800.jf	374 oder mehr pathogeninaktivierte Apherese-Thrombozytenkonzentrate	159.335,39 €

ZE	Bezeichnung	ZE_D	OPS Version 2020		Betrag
			OPS-Kode	OPS-Text	
1	2	3	4	5	6
ZE168	Gabe von Ipilimumab, parenteral			Applikation von Medikamenten, Liste 6: Ipilimumab, parenteral	
		ZE168.01[6]	6-006.j0	20 mg bis unter 30 mg	1.704,51 €
		ZE168.02	6-006.j1	30 mg bis unter 40 mg	2.435,02 €
		ZE168.03	6-006.j2	40 mg bis unter 50 mg	3.165,52 €
		ZE168.04	6-006.j3	50 mg bis unter 60 mg	3.896,03 €
		ZE168.05	6-006.j4	60 mg bis unter 70 mg	4.626,53 €
		ZE168.06	6-006.j5	70 mg bis unter 80 mg	5.357,04 €
		ZE168.07	6-006.j6	80 mg bis unter 90 mg	6.087,54 €
		ZE168.08	6-006.j7	90 mg bis unter 100 mg	6.818,05 €
		ZE168.09	6-006.j8	100 mg bis unter 120 mg	7.792,05 €
		ZE168.10	6-006.j9	120 mg bis unter 140 mg	9.253,06 €
		ZE168.11	6-006.ja	140 mg bis unter 160 mg	10.714,07 €
		ZE168.12	6-006.jb	160 mg bis unter 180 mg	12.175,08 €
		ZE168.13	6-006.jc	180 mg bis unter 200 mg	13.636,09 €
		ZE168.14	6-006.jd	200 mg bis unter 220 mg	15.097,10 €
		ZE168.15	6-006.je	220 mg bis unter 240 mg	16.558,11 €
		ZE168.16	6-006.jf	240 mg bis unter 260 mg	18.019,12 €
		ZE168.17	6-006.jg	260 mg bis unter 300 mg	19.967,14 €
		ZE168.18	6-006.jh	300 mg bis unter 340 mg	22.889,16 €
		ZE168.19	6-006.jj	340 mg bis unter 380 mg	25.811,18 €
		ZE168.20	6-006.jk	380 mg bis unter 420 mg	28.733,20 €
		ZE168.21	6-006.jm	420 mg bis unter 460 mg	31.655,22 €
		ZE168.22	6-006.jn	460 mg bis unter 540 mg	35.551,24 €
		ZE168.23	6-006.jp	540 mg bis unter 620 mg	41.395,28 €
		ZE168.24	6-006.jq	620 mg bis unter 700 mg	47.239,32 €
		ZE168.25	6-006.jr	700 mg bis unter 860 mg	55.031,38 €
		ZE168.26	6-006.js	860 mg bis unter 1.020 mg	66.719,46 €
		ZE168.27	6-006.jt	1.020 mg bis unter 1.180 mg	78.407,54 €
		ZE168.28	6-006.ju	1.180 mg bis unter 1.340 mg	90.095,62 €
		ZE168.29	6-006.jv	1.340 mg bis unter 1.500 mg	101.783,70 €
		ZE168.30	6-006.jw	1.500 mg oder mehr	113.471,78 €

Fußnoten:

*) Gilt für alle entsprechenden 5-Steller oder 6-Steller des angegebenen OPS-Kodes.

1) Eine zusätzliche Abrechnung ist im Zusammenhang mit einer Fallpauschale der Basis-DRG L60 oder L71 oder der DRG L90B oder L90C und dem nach Anlage 3b krankenhausindividuell zu vereinbarenden Entgelt L90A nicht möglich.

2) Nur abrechenbar in Kombination mit einem der grau hinterlegten OPS-Kodes.

3) Dieses Zusatzentgelt ist nur abrechenbar für Patienten mit einem Alter < 3 Jahre.

4) Dieses Zusatzentgelt ist nur abrechenbar für Patienten mit einem Alter < 5 Jahre.

5) Dieses Zusatzentgelt ist nur abrechenbar für Patienten mit einem Alter < 10 Jahre.

6) Dieses Zusatzentgelt ist nur abrechenbar für Patienten mit einem Alter < 15 Jahre.

7) Für eine Prozedur "(Perkutan-)transluminale Gefäßintervention: Selektive Embolisation mit Metallspiralen" in Kombination mit den Prozeduren 8-83b.34, 8-83b.35 und 8-83b.38 ist lokalisationsunabhängig ausschließlich das ZE105 abrechenbar.

8) Bei der Behandlung von Blutern mit Blutgerinnungsfaktoren erfolgt die Abrechnung der Gabe von Prothrombinkomplex über das ZE2020-97 nach Anlage 4 bzw. 6, die gleichzeitige Abrechnung des ZE30 ist ausgeschlossen.

9) Das Zusatzentgelt ist ab einer Mindestverweildauer von 5 Belegungstagen und nur in Verbindung mit einer der in Anhang 1 Tabelle 1 genannten DRG-Fallpauschale abrechenbar.

10) Das Zusatzentgelt ist ab einer Mindestverweildauer von 5 Belegungstagen und nur in Verbindung mit einer der in Anhang 1 Tabelle 2 genannten DRG-Fallpauschale abrechenbar.

Anlage 6 zur Fallpauschalenvereinbarung 2020 (FPV 2020)

Zusatzentgelte-Katalog
- Definition -

ZE [1]	Bezeichnung	OPS Version 2020	
		OPS-Kode	OPS-Text
1	2	3	4
ZE2020-01 [4]	Beckenimplantate	5-785.2d	Implantation von alloplastischem Knochenersatz: Keramischer Knochenersatz: Becken
		5-785.3d	Implantation von alloplastischem Knochenersatz: Keramischer Knochenersatz, resorbierbar: Becken
		5-785.4d	Implantation von alloplastischem Knochenersatz: Metallischer Knochenersatz: Becken
		5-785.5d	Implantation von alloplastischem Knochenersatz: Keramischer Knochenersatz, resorbierbar mit Antibiotikumzusatz: Becken
ZE2020-02 [4]	Links- und rechtsventrikuläre Herzassistenzsysteme („Kunstherz")	5-376.20	Implantation und Entfernung eines herzunterstützenden Systems, offen chirurgisch: Extrakorporale Pumpe (z.B. Kreiselpumpe oder Zentrifugalpumpe), univentrikulär: Implantation, mit Sternotomie
		5-376.22	Implantation und Entfernung eines herzunterstützenden Systems, offen chirurgisch: Extrakorporale Pumpe (z.B. Kreiselpumpe oder Zentrifugalpumpe), univentrikulär: Isolierter Pumpenwechsel, nicht offen chirurgisch
		5-376.23	Implantation und Entfernung eines herzunterstützenden Systems, offen chirurgisch: Extrakorporale Pumpe (z.B. Kreiselpumpe oder Zentrifugalpumpe), univentrikulär: Implantation, transapikal
		5-376.30	Implantation und Entfernung eines herzunterstützenden Systems, offen chirurgisch: Extrakorporale Pumpe (z.B. Kreiselpumpe oder Zentrifugalpumpe), biventrikulär: Implantation
		5-376.33	Implantation und Entfernung eines herzunterstützenden Systems, offen chirurgisch: Extrakorporale Pumpe (z.B. Kreiselpumpe oder Zentrifugalpumpe), biventrikulär: Isolierter Pumpenwechsel einer Pumpe, nicht offen chirurgisch
		5-376.34	Implantation und Entfernung eines herzunterstützenden Systems, offen chirurgisch: Extrakorporale Pumpe (z.B. Kreiselpumpe oder Zentrifugalpumpe), biventrikulär: Isolierter Pumpenwechsel beider Pumpen, nicht offen chirurgisch
		5-376.40	Implantation und Entfernung eines herzunterstützenden Systems, offen chirurgisch: Intrakorporale Pumpe, univentrikulär: Implantation
		5-376.50	Implantation und Entfernung eines herzunterstützenden Systems, offen chirurgisch: Intrakorporale Pumpe, biventrikulär: Implantation
		5-376.60	Implantation und Entfernung eines herzunterstützenden Systems, offen chirurgisch: Kunstherz (totaler Herzersatz): Implantation
		5-376.70	Implantation und Entfernung eines herzunterstützenden Systems, offen chirurgisch: Parakorporale Pumpe, univentrikulär: Implantation
		5-376.72	Implantation und Entfernung eines herzunterstützenden Systems, offen chirurgisch: Parakorporale Pumpe, univentrikulär: Isolierter Pumpenwechsel, nicht offen chirurgisch
		5-376.80	Implantation und Entfernung eines herzunterstützenden Systems, offen chirurgisch: Parakorporale Pumpe, biventrikulär: Implantation
		5-376.83	Implantation und Entfernung eines herzunterstützenden Systems, offen chirurgisch: Parakorporale Pumpe, biventrikulär: Isolierter Pumpenwechsel einer Pumpe, nicht offen chirurgisch
		5-376.84	Implantation und Entfernung eines herzunterstützenden Systems, offen chirurgisch: Parakorporale Pumpe, biventrikulär: Isolierter Pumpenwechsel beider Pumpen, nicht offen chirurgisch
ZE2020-03 [4]	ECMO und PECLA	8-852.0*	Extrakorporaler Gasaustausch ohne und mit Herzunterstützung und Prä-ECMO-Therapie: Veno-venöse extrakorporale Membranoxygenation (ECMO) ohne Herzunterstützung
		8-852.2*	Extrakorporaler Gasaustausch ohne und mit Herzunterstützung und Prä-ECMO-Therapie: Extrakorporale Lungenunterstützung, pumpenlos (PECLA)
		8-852.3*	Extrakorporaler Gasaustausch ohne und mit Herzunterstützung und Prä-ECMO-Therapie: Anwendung einer minimalisierten Herz-Lungen-Maschine
ZE2020-04 [4]	Individuell nach CAD gefertigte Rekonstruktionsimplantate im Gesichts- und Schädelbereich	5-020.65	Kranioplastik: Rekonstruktion des Gesichtsschädels ohne Beteiligung des Hirnschädels bis zu 2 Regionen mit computerassistiert vorgefertigtem Implantat [CAD-Implantat]
		5-020.66	Kranioplastik: Rekonstruktion des Gesichtsschädels ohne Beteiligung des Hirnschädels ab 3 Regionen mit computerassistiert vorgefertigtem Implantat [CAD-Implantat]

ZE [1]	Bezeichnung	OPS Version 2020	
		OPS-Kode	OPS-Text
1	2	3	4
		5-020.67	Kranioplastik: Rekonstruktion des Hirnschädels mit Beteiligung von Orbita, Temporalregion oder frontalem Sinus (bis zu 2 Regionen) mit computerassistiert vorgefertigtem Implantat [CAD-Implantat]
		5-020.68	Kranioplastik: Rekonstruktion des Hirnschädels mit Beteiligung multipler Regionen des Gesichtsschädels (ab 3 Regionen) mit computerassistiert vorgefertigtem Implantat [CAD-Implantat]
		5-020.6b	Kranioplastik: Rekonstruktion des Gesichtsschädels ohne Beteiligung des Hirnschädels bis zu 2 Regionen mit computerassistiert vorgefertigtem Implantat, mit nicht resorbierbarem, mikroporösem Material mit fibrovaskulärer Integration
		5-020.6c	Kranioplastik: Rekonstruktion des Gesichtsschädels ohne Beteiligung des Hirnschädels ab 3 Regionen mit computerassistiert vorgefertigtem Implantat, mit nicht resorbierbarem, mikroporösem Material mit fibrovaskulärer Integration
		5-020.6d	Kranioplastik: Rekonstruktion des Hirnschädels mit Beteiligung von Orbita, Temporalregion oder frontalem Sinus (bis zu 2 Regionen) mit computerassistiert vorgefertigtem Implantat, mit nicht resorbierbarem, mikroporösem Material mit fibrovaskulärer Integration
		5-020.6e	Kranioplastik: Rekonstruktion des Hirnschädels mit Beteiligung multipler Regionen des Gesichtsschädels (ab 3 Regionen) mit computerassistiert vorgefertigtem Implantat, mit nicht resorbierbarem, mikroporösem Material mit fibrovaskulärer Integration
		5-020.71	Kranioplastik: Rekonstruktion des Hirnschädels ohne Beteiligung des Gesichtsschädels, mit alloplastischem Material: Mit computerassistiert vorgefertigtem Implantat [CAD-Implantat], einfacher Defekt
		5-020.72	Kranioplastik: Rekonstruktion des Hirnschädels ohne Beteiligung des Gesichtsschädels, mit alloplastischem Material: Mit computerassistiert vorgefertigtem Implantat [CAD-Implantat], großer oder komplexer Defekt
		5-020.74	Kranioplastik: Rekonstruktion des Hirnschädels ohne Beteiligung des Gesichtsschädels, mit alloplastischem Material: Mit computerassistiert vorgefertigtem Implantat [CAD-Implantat], einfacher Defekt, mit nicht resorbierbarem, mikroporösem Material mit fibrovaskulärer Integration
		5-020.75	Kranioplastik: Rekonstruktion des Hirnschädels ohne Beteiligung des Gesichtsschädels, mit alloplastischem Material: Mit computerassistiert vorgefertigtem Implantat [CAD-Implantat], großer oder komplexer Defekt, mit nicht resorbierbarem, mikroporösem Material mit fibrovaskulärer Integration
		5-774.71	Plastische Rekonstruktion und Augmentation der Maxilla: Durch alloplastische Implantate: Mit computerassistiert vorgefertigtem Implantat [CAD-Implantat], einfacher Defekt
		5-774.72	Plastische Rekonstruktion und Augmentation der Maxilla: Durch alloplastische Implantate: Mit computerassistiert vorgefertigtem Implantat [CAD-Implantat], großer oder komplexer Defekt
		5-775.71	Plastische Rekonstruktion und Augmentation der Mandibula: Durch alloplastische Implantate: Mit computerassistiert vorgefertigtem Implantat [CAD-Implantat], einfacher Defekt
		5-775.72	Plastische Rekonstruktion und Augmentation der Mandibula: Durch alloplastische Implantate: Mit computerassistiert vorgefertigtem Implantat [CAD-Implantat], großer oder komplexer Defekt
ZE2020-05 [4]	Distraktion am Gesichtsschädel	5-776.6	Osteotomie zur Verlagerung des Untergesichtes: Verlagerung des Unterkiefers durch Distraktion mit Kontinuitätsdurchtrennung im aufsteigenden Mandibulaast
		5-776.7	Osteotomie zur Verlagerung des Untergesichtes: Verlagerung der Mandibula durch Distraktion nach Osteotomie im horizontalen Mandibulaast
		5-776.9	Osteotomie zur Verlagerung des Untergesichtes: Verlagerung des Alveolarfortsatzes durch horizontale Distraktion nach Osteotomie
		5-777.*1	Osteotomie zur Verlagerung des Mittelgesichtes: Mit Distraktion

ZE [1]	Bezeichnung	OPS Version 2020	
		OPS-Kode	OPS-Text
1	2	3	4
ZE2020-07 [4]	Andere implantierbare Medikamentenpumpen	5-028.1x	Funktionelle Eingriffe an Schädel, Gehirn und Hirnhäuten: Implantation oder Wechsel einer Medikamentenpumpe zur intraventrikulären Infusion: Sonstige
		5-038.4x	Operationen am spinalen Liquorsystem: Implantation oder Wechsel einer Medikamentenpumpe zur intrathekalen und/oder epiduralen Infusion: Sonstige
ZE2020-08 [3], [4]	Sonstige Dialyse	8-853.x	Hämofiltration: Sonstige
		8-853.y	Hämofiltration: N.n.bez.
		8-854.x	Hämodialyse: Sonstige
		8-854.y	Hämodialyse: N.n.bez.
		8-855.x	Hämodiafiltration: Sonstige
		8-855.y	Hämodiafiltration: N.n.bez.
		8-857.x	Peritonealdialyse: Sonstige
		8-857.y	Peritonealdialyse: N.n.bez.
ZE2020-09 [4]	Hämoperfusion	8-821.2	Immunadsorption und verwandte Verfahren: Adsorption zur Entfernung hydrophober Substanzen (niedrig- und/oder mittelmolekular)
		8-856	Hämoperfusion
ZE2020-10 [4]	Leberersatztherapie	8-858	Extrakorporale Leberersatztherapie [Leberdialyse]
ZE2020-13 [4]	Immunadsorption	8-821.0	Immunadsorption mit nicht regenerierbarer Säule zur Entfernung von Immunglobulinen und/oder Immunkomplexen
		8-821.10	Immunadsorption mit regenerierbarer Säule zur Entfernung von Immunglobulinen und/oder Immunkomplexen: Ersteinsatz
		8-821.11	Immunadsorption mit regenerierbarer Säule zur Entfernung von Immunglobulinen und/oder Immunkomplexen: Weitere Anwendung
ZE2020-15 [4]	Zellapherese	8-823	Zellapherese
		8-825.*	Spezielle Zellphereseverfahren
ZE2020-16 [4]	Isolierte Extremitätenperfusion	8-859	Isolierte Extremitätenperfusion
ZE2020-17 [4]	Retransplantation von Organen während desselben stationären Aufenthaltes	5-125.5	Hornhaut-Retransplantation während desselben stationären Aufenthaltes
		5-335.3*	Lungentransplantation: Retransplantation während desselben stationären Aufenthaltes
		5-375.3	Herz-Retransplantation während desselben stationären Aufenthaltes
		5-375.4	Herz-Lungen-Retransplantation (En-bloc) während desselben stationären Aufenthaltes
		5-467.9*	Dünndarm-Retransplantation während desselben stationären Aufenthaltes
		5-504.3	Lebertransplantation: Retransplantation, komplett (gesamtes Organ) während desselben stationären Aufenthaltes
		5-504.4	Lebertransplantation: Retransplantation, partiell (Split-Leber) während desselben stationären Aufenthaltes
		5-504.5	Lebertransplantation: Retransplantation, auxiliär (linker Leberlappen zusätzlich zum vorhandenen Organ) während desselben stationären Aufenthaltes
		5-528.3	Retransplantation von Pankreasgewebe während desselben stationären Aufenthaltes
		5-528.4	Retransplantation eines Pankreassegmentes während desselben stationären Aufenthaltes
		5-528.5	Retransplantation des Pankreas (gesamtes Organ) während desselben stationären Aufenthaltes
		5-555.6	Nierentransplantation: Retransplantation, allogen, Lebendspender während desselben stationären Aufenthaltes
		5-555.7	Nierentransplantation: Retransplantation, allogen, Leichenniere während desselben stationären Aufenthaltes
		5-555.8	Nierentransplantation: Retransplantation, En-bloc-Transplantat während desselben stationären Aufenthaltes
ZE2020-18 [4]	Zwerchfellschrittmacher	5-347.6*	Operationen am Zwerchfell: Implantation oder Wechsel eines Zwerchfellschrittmachers
ZE2020-22 [4]	IABP	5-376.00	Implantation und Entfernung eines herzunterstützenden Systems, offen chirurgisch: Intraaortale Ballonpumpe: Implantation
		8-839.0	Andere therapeutische Katheterisierung und Kanüleneinlage in Herz und Blutgefäße: Perkutane Einführung einer intraaortalen Ballonpumpe

ZE [1)]	Bezeichnung	OPS Version 2020	
		OPS-Kode	OPS-Text
1	2	3	4
ZE2020-24 [4)]	Andere Penisprothesen	5-649.50	Andere Operationen am Penis: Implantation einer Penisprothese: Semirigide Prothese
		5-649.5x	Andere Operationen am Penis: Implantation einer Penisprothese: Sonstige
		5-649.a0	Andere Operationen am Penis: Wechsel einer semirigiden Penisprothese: In eine semirigide Prothese
		5-649.ax	Andere Operationen am Penis: Wechsel einer semirigiden Penisprothese: Sonstige
		5-649.b0	Andere Operationen am Penis: Wechsel einer hydraulischen Penisprothese: Vollständig, in eine semirigide Prothese
		5-649.b2	Andere Operationen am Penis: Wechsel einer hydraulischen Penisprothese: Isolierter Pumpenwechsel
		5-649.b3	Andere Operationen am Penis: Wechsel einer hydraulischen Penisprothese: Isolierter Reservoirwechsel [Ballon]
		5-649.b4	Andere Operationen am Penis: Wechsel einer hydraulischen Penisprothese: Isolierter Wechsel des Schwellkörperimplantates [Zylinder]
		5-649.bx	Andere Operationen am Penis: Wechsel einer hydraulischen Penisprothese: Sonstige
ZE2020-25 [4)]	Modulare Endoprothesen	5-829.k*	Andere gelenkplastische Eingriffe: Implantation einer modularen Endoprothese oder (Teil-) Wechsel in eine modulare Endoprothese bei knöcherner Defektsituation und ggf. Knochen(teil)ersatz
		5-829.m	Andere gelenkplastische Eingriffe: Implantation von oder (Teil-) Wechsel in ein patientenindividuell angefertigtes Implantat bei knöcherner Defektsituation oder angeborener oder erworbener Deformität
ZE2020-26 [4)]	Anthroposophisch-medizinische Komplexbehandlung	8-975.3	Anthroposophisch-medizinische Komplexbehandlung
ZE2020-33 [2), 4)]	Gabe von Sargramostim, parenteral	6-001.4*	Applikation von Medikamenten, Liste 1: Sargramostim, parenteral
ZE2020-34 [4)]	Gabe von Granulozytenkonzentraten	8-802.6*	Transfusion von Leukozyten: Granulozyten
ZE2020-35 [4)]	Fremdbezug von hämatopoetischen Stammzellen		Fremdbezug von hämatopoetischen Stammzellen über Spenderdateien bei nicht-verwandten Spendern oder Bezug von hämatopoetischen Stammzellen von außerhalb Deutschlands bei Familienspendern
ZE2020-36 [4)]	Versorgung von Schwerstbehinderten		Zusatzentgelt für Krankenhäuser, bei denen insbesondere wegen einer räumlichen Nähe zu entsprechenden Einrichtungen oder einer Spezialisierung eine Häufung von schwerstbehinderten Patienten auftritt. Vergütung des mit den DRG-Fallpauschalen nicht abgedeckten, wesentlichen zusätzlichen Aufwands, insbesondere im Pflegedienst
ZE2020-40 [4)]	Naturheilkundliche Komplexbehandlung	8-975.23	Naturheilkundliche Komplexbehandlung: Mindestens 14 bis höchstens 20 Behandlungstage und weniger als 2.520 Behandlungsminuten oder mindestens 10 bis höchstens 13 Behandlungstage und mindestens 1.680 Behandlungsminuten
		8-975.24	Naturheilkundliche Komplexbehandlung: Mindestens 21 Behandlungstage oder mindestens 14 Behandlungstage und mindestens 2.520 Behandlungsminuten
ZE2020-41 [4), 5)]	Multimodal-nichtoperative Komplexbehandlung des Bewegungssystems	8-977	Multimodal-nichtoperative Komplexbehandlung des Bewegungssystems
ZE2020-44 [4)]	Stammzellboost nach erfolgter Transplantation von hämatopoetischen Stammzellen, nach In-vitro-Aufbereitung	8-805.62	Transfusion von peripher gewonnenen hämatopoetischen Stammzellen: Stammzellboost nach erfolgter Transplantation von hämatopoetischen Stammzellen: Nach In-vitro-Aufbereitung
ZE2020-45 [4)]	Komplexe Diagnostik bei hämatologischen und onkologischen Erkrankungen bei Kindern und Jugendlichen	1-940	Komplexe Diagnostik bei hämatologischen und onkologischen Erkrankungen bei Kindern und Jugendlichen
ZE2020-46 [2), 4)]	Gabe von Anti-Human-T-Lymphozyten-Immunglobulin, parenteral	8-812.3	Transfusion von Plasma und anderen Plasmabestandteilen und gentechnisch hergestellten Plasmaproteinen: Anti-Human-T-Lymphozyten-Immunglobulin vom Kaninchen, parenteral
		8-812.4	Transfusion von Plasma und anderen Plasmabestandteilen und gentechnisch hergestellten Plasmaproteinen: Anti-Human-T-Lymphozyten-Immunglobulin vom Pferd, parenteral

ZE [1)]	Bezeichnung	OPS Version 2020	
		OPS-Kode	OPS-Text
1	2	3	4
ZE2020-49 [4)]	Hypertherme intraperitoneale Chemotherapie (HIPEC) in Kombination mit Peritonektomie und ggf. mit Multiviszeralresektion oder hypertherme intrathorakale Chemotherapie (HITOC) in Kombination mit Pleurektomie und ggf. mit Tumorreduktion		
ZE2020-50 [4)]	Implantation einer (Hybrid)-Prothese an der Aorta	5-384.8	Resektion und Ersatz (Interposition) an der Aorta: Aorta ascendens, Aortenbogen oder Aorta descendens mit Hybridprothese
		5-38a.a0	Endovaskuläre Implantation von Stent-Prothesen: Bei Hybridverfahren an Aorta ascendens, Aortenbogen oder Aorta thoracica: Mit Implantation einer Stent-Prothese
		5-38a.a1	Endovaskuläre Implantation von Stent-Prothesen: Bei Hybridverfahren an Aorta ascendens, Aortenbogen oder Aorta thoracica: Mit Implantation von zwei Stent-Prothesen
		5-38a.a2	Endovaskuläre Implantation von Stent-Prothesen: Bei Hybridverfahren an Aorta ascendens, Aortenbogen oder Aorta thoracica: Mit Implantation von drei oder mehr Stent-Prothesen
		5-38a.b0	Endovaskuläre Implantation von Stent-Prothesen: Bei Hybridverfahren an der Aorta thoracoabdominalis: Mit Implantation einer Stent-Prothese
		5-38a.b1	Endovaskuläre Implantation von Stent-Prothesen: Bei Hybridverfahren an der Aorta thoracoabdominalis: Mit Implantation von zwei Stent-Prothesen
		5-38a.b2	Endovaskuläre Implantation von Stent-Prothesen: Bei Hybridverfahren an der Aorta thoracoabdominalis: Mit Implantation von drei oder mehr Stent-Prothesen
ZE2020-53 [4)]	Stentgraft-Prothesen an der Aorta, mit Fenestrierung oder Seitenarm oder patientenindividuell angefertigte Stent-Prothese	5-38a.7b	Endovaskuläre Implantation von Stent-Prothesen: Aorta thoracica: Stent-Prothese, mit 1 Öffnung
		5-38a.7c	Endovaskuläre Implantation von Stent-Prothesen: Aorta thoracica: Stent-Prothese, mit 2 Öffnungen
		5-38a.7d	Endovaskuläre Implantation von Stent-Prothesen: Aorta thoracica: Stent-Prothese, mit 3 oder mehr Öffnungen
		5-38a.8c	Endovaskuläre Implantation von Stent-Prothesen: Aorta thoracoabdominalis: Stent-Prothese, mit 1 Öffnung
		5-38a.8d	Endovaskuläre Implantation von Stent-Prothesen: Aorta thoracoabdominalis: Stent-Prothese, mit 2 Öffnungen
		5-38a.8e	Endovaskuläre Implantation von Stent-Prothesen: Aorta thoracoabdominalis: Stent-Prothese, mit 3 Öffnungen
		5-38a.8f	Endovaskuläre Implantation von Stent-Prothesen: Aorta thoracoabdominalis: Stent-Prothese, mit 4 oder mehr Öffnungen
		5-38a.c1	Endovaskuläre Implantation von Stent-Prothesen: Aorta abdominalis: Stent-Prothese, mit 1 Öffnung
		5-38a.c2	Endovaskuläre Implantation von Stent-Prothesen: Aorta abdominalis: Stent-Prothese, mit 2 Öffnungen
		5-38a.c3	Endovaskuläre Implantation von Stent-Prothesen: Aorta abdominalis: Stent-Prothese, mit 3 oder mehr Öffnungen
		5-38a.w	Endovaskuläre Implantation von Stent-Prothesen: Patientenindividuell angefertigte Stent-Prothesen
ZE2020-54 [4)]	Selbstexpandierende Prothesen am Gastrointestinaltrakt	5-429.j0	Andere Operationen am Ösophagus: Maßnahmen bei selbstexpandierender Prothese: Einlegen oder Wechsel, offen chirurgisch, eine Prothese ohne Antirefluxventil
		5-429.j1	Andere Operationen am Ösophagus: Maßnahmen bei selbstexpandierender Prothese: Einlegen oder Wechsel, endoskopisch, eine Prothese ohne Antirefluxventil
		5-429.j3	Andere Operationen am Ösophagus: Maßnahmen bei selbstexpandierender Prothese: Einlegen oder Wechsel, offen chirurgisch, zwei Prothesen ohne Antirefluxventil
		5-429.j4	Andere Operationen am Ösophagus: Maßnahmen bei selbstexpandierender Prothese: Einlegen oder Wechsel, endoskopisch, zwei Prothesen ohne Antirefluxventil
		5-429.j9	Andere Operationen am Ösophagus: Maßnahmen bei selbstexpandierender Prothese: Einlegen oder Wechsel, offen chirurgisch, mehr als zwei Prothesen ohne Antirefluxventil

ZE [1]	Bezeichnung	OPS Version 2020	
		OPS-Kode	OPS-Text
1	2	3	4
		5-429.ja	Andere Operationen am Ösophagus: Maßnahmen bei selbstexpandierender Prothese: Einlegen oder Wechsel, endoskopisch, mehr als zwei Prothesen ohne Antirefluxventil
		5-429.jb	Andere Operationen am Ösophagus: Maßnahmen bei selbstexpandierender Prothese: Einlegen oder Wechsel, offen chirurgisch, eine Prothese mit Antirefluxventil
		5-429.jc	Andere Operationen am Ösophagus: Maßnahmen bei selbstexpandierender Prothese: Einlegen oder Wechsel, endoskopisch, eine Prothese mit Antirefluxventil
		5-429.jd	Andere Operationen am Ösophagus: Maßnahmen bei selbstexpandierender Prothese: Einlegen oder Wechsel, offen chirurgisch, zwei Prothesen, eine davon mit Antirefluxventil
		5-429.je	Andere Operationen am Ösophagus: Maßnahmen bei selbstexpandierender Prothese: Einlegen oder Wechsel, endoskopisch, zwei Prothesen, eine davon mit Antirefluxventil
		5-429.jf	Andere Operationen am Ösophagus: Maßnahmen bei selbstexpandierender Prothese: Einlegen oder Wechsel, offen chirurgisch, mehr als zwei Prothesen, eine davon mit Antirefluxventil
		5-429.jg	Andere Operationen am Ösophagus: Maßnahmen bei selbstexpandierender Prothese: Einlegen oder Wechsel, endoskopisch, mehr als zwei Prothesen, eine davon mit Antirefluxventil
		5-449.h*	Andere Operationen am Magen: Einlegen oder Wechsel einer selbstexpandierenden Prothese
		5-469.k*	Andere Operationen am Darm: Einlegen oder Wechsel einer selbstexpandierenden Prothese
		5-489.g0	Andere Operation am Rektum: Einlegen oder Wechsel einer Prothese, endoskopisch: Selbstexpandierend
		5-513.m*	Endoskopische Operationen an den Gallengängen: Einlegen oder Wechsel von selbstexpandierenden ungecoverten Stents
		5-513.n*	Endoskopische Operationen an den Gallengängen: Einlegen oder Wechsel von selbstexpandierenden gecoverten Stent-Prothesen
		5-517.**	Einlegen oder Wechseln von selbstexpandierenden Stents und Stent-Prothesen in die Gallengänge
		5-526.e0	Endoskopische Operationen am Pankreasgang: Einlegen einer Prothese: Selbstexpandierend
		5-526.f0	Endoskopische Operationen am Pankreasgang: Wechsel einer Prothese: Selbstexpandierend
		5-529.g*	Andere Operationen am Pankreas und am Pankreasgang: Einlegen einer selbstexpandierenden Prothese
		5-529.j*	Andere Operationen am Pankreas und am Pankreasgang: Wechsel einer selbstexpandierenden Prothese
		5-529.n4	Andere Operationen am Pankreas und am Pankreasgang: Transgastrale Drainage einer Pankreaszyste: Endoskopisch mit Einlegen eines selbstexpandierenden Stents
		5-529.p2	Andere Operationen am Pankreas und am Pankreasgang: Endoskopische transgastrale Entfernung von Pankreasnekrosen: Mit Einlegen eines selbstexpandierenden Stents
		5-529.r3	Andere Operationen am Pankreas und am Pankreasgang: Transduodenale Drainage einer Pankreaszyste: Endoskopisch mit Einlegen eines selbstexpandierenden Stents
		5-529.s2	Andere Operationen am Pankreas und am Pankreasgang: Endoskopische transduodenale Entfernung von Pankreasnekrosen: Mit Einlegen eines selbstexpandierenden Stents
ZE2020-56 [4]	Gabe von Bosentan, oral	6-002.f*	Applikation von Medikamenten, Liste 2: Bosentan, oral
ZE2020-57 [4]	Gabe von Jod-131-MIBG (Metajodobenzylguanidin), parenteral	6-002.g*	Applikation von Medikamenten, Liste 2: Jod-131-Metajodobenzylguanidin (MIBG), parenteral
ZE2020-58 [4]	Gabe von Alpha-1-Proteinaseninhibitor human, parenteral	8-812.0*	Transfusion von Plasma und anderen Plasmabestandteilen und gentechnisch hergestellten Plasmaproteinen: Alpha-1-Proteinaseninhibitor human, parenteral
ZE2020-59 [4]	Gabe von Interferon alfa-2a (nicht pegylierte Form), parenteral	8-812.1*	Transfusion von Plasma und anderen Plasmabestandteilen und gentechnisch hergestellten Plasmaproteinen: Interferon alfa-2a, parenteral
ZE2020-60 [4]	Gabe von Interferon alfa-2b (nicht pegylierte Form), parenteral	8-812.2*	Transfusion von Plasma und anderen Plasmabestandteilen und gentechnisch hergestellten Plasmaproteinen: Interferon alfa-2b, parenteral

ZE [1]	Bezeichnung	OPS Version 2020	
		OPS-Kode	OPS-Text
1	2	3	4
ZE2020-61 [4]	Neurostimulatoren zur Hirn- oder Rückenmarkstimulation oder zur Stimulation des peripheren Nervensystems, Mehrkanalstimulator, wiederaufladbar	5-028.92	Implantation oder Wechsel eines Neurostimulators zur Hirnstimulation mit Implantation oder Wechsel einer Neurostimulationselektrode: Mehrkanalstimulator, vollimplantierbar, mit wiederaufladbarem Akkumulator
		5-028.a2	Funktionelle Eingriffe an Schädel, Gehirn und Hirnhäuten: Wechsel eines Neurostimulators zur Hirnstimulation ohne Wechsel einer Neurostimulationselektrode: Mehrkanalstimulator, vollimplantierbar, mit wiederaufladbarem Akkumulator
		5-028.c2	Funktionelle Eingriffe an Schädel, Gehirn und Hirnhäuten: Implantation eines Neurostimulators zur Hirnstimulation ohne Implantation einer Neurostimulationselektrode: Mehrkanalstimulator, vollimplantierbar, mit wiederaufladbarem Akkumulator
		5-039.e2	Implantation oder Wechsel eines Neurostimulators zur epiduralen Rückenmarkstimulation mit Implantation oder Wechsel einer Neurostimulationselektrode: Mehrkanalstimulator, vollimplantierbar, mit wiederaufladbarem Akkumulator
		5-039.f2	Wechsel eines Neurostimulators zur epiduralen Rückenmarkstimulation ohne Wechsel einer Neurostimulationselektrode: Mehrkanalstimulator, vollimplantierbar, mit wiederaufladbarem Akkumulator
		5-039.n2	Implantation eines Neurostimulators zur epiduralen Rückenmarkstimulation ohne Implantation einer Neurostimulationselektrode: Mehrkanalstimulator, vollimplantierbar, mit wiederaufladbarem Akkumulator
		5-059.cc	Implantation oder Wechsel eines Neurostimulators zur Stimulation des peripheren Nervensystems mit Implantation oder Wechsel einer Neurostimulationselektrode: Mehrkanalstimulator, vollimplantierbar, mit wiederaufladbarem Akkumulator
		5-059.cd	Implantation oder Wechsel eines Neurostimulators zur Stimulation des peripheren Nervensystems mit Implantation oder Wechsel einer Neurostimulationselektrode: Mehrkanalstimulator, vollimplantierbar, mit induktiver Energieübertragung
		5-059.dc	Wechsel eines Neurostimulators zur Stimulation des peripheren Nervensystems ohne Wechsel einer Neurostimulationselektrode: Mehrkanalstimulator, vollimplantierbar, mit wiederaufladbarem Akkumulator
		5-059.dd	Wechsel eines Neurostimulators zur Stimulation des peripheren Nervensystems ohne Wechsel einer Neurostimulationselektrode: Mehrkanalstimulator, vollimplantierbar, mit induktiver Energieübertragung
		5-059.g3	Implantation eines Neurostimulators zur Stimulation des peripheren Nervensystems ohne Implantation einer Neurostimulationselektrode: Mehrkanalstimulator, vollimplantierbar, mit wiederaufladbarem Akkumulator
		5-059.g4	Implantation eines Neurostimulators zur Stimulation des peripheren Nervensystems ohne Implantation einer Neurostimulationselektrode: Mehrkanalstimulator, vollimplantierbar, mit induktiver Energieübertragung
ZE2020-62 [4]	Mikroaxial-Blutpumpe	8-839.46	Andere therapeutische Katheterisierung und Kanüleneinlage in Herz und Blutgefäße: Implantation oder Entfernung einer transvasal platzierten axialen Pumpe zur Kreislaufunterstützung: Implantation einer linksventrikulären axialen Pumpe
		8-839.47	Andere therapeutische Katheterisierung und Kanüleneinlage in Herz und Blutgefäße: Implantation oder Entfernung einer transvasal platzierten axialen Pumpe zur Kreislaufunterstützung: Implantation einer rechtsventrikulären axialen Pumpe
ZE2020-63 [4]	Gabe von Dibotermin alfa, Implantation am Knochen	6-003.4*	Applikation von Medikamenten, Liste 3: Dibotermin alfa, Implantation am Knochen
ZE2020-64 [2], [4]	Gabe von Eptotermin alfa, Implantation am Knochen	6-003.5*	Applikation von Medikamenten, Liste 3: Eptotermin alfa, Implantation am Knochen

ZE [1)]	Bezeichnung	OPS Version 2020	
		OPS-Kode	OPS-Text
1	2	3	4
ZE2020-65 [4)]	Selektive intravaskuläre Radionuklidtherapie (SIRT) mit Yttrium-90- oder Rhenium-188-markierten Mikrosphären	8-530.a5	Therapie mit offenen Radionukliden: Intraarterielle Therapie mit offenen Radionukliden: Selektive intravaskuläre Radionuklidtherapie (SIRT) mit Yttrium-90-markierten Mikrosphären
		8-530.a6	Therapie mit offenen Radionukliden: Intraarterielle Therapie mit offenen Radionukliden: Selektive intravaskuläre Radionuklidtherapie (SIRT) mit Rhenium-188-markierten Mikrosphären
ZE2020-66 [4)]	Enzymersatztherapie bei lysosomalen Speicherkrankheiten	6-003.7	Applikation von Medikamenten, Liste 3: Enzymersatztherapie bei lysosomalen Speicherkrankheiten
ZE2020-67 [4)]	Implantation einer Stent-Prothese an der Aorta, perkutan-transluminal	8-840.*4	(Perkutan-)transluminale Implantation von nicht medikamentefreisetzenden Stents: Aorta
		8-841.*4	(Perkutan-)transluminale Implantation von medikamentefreisetzenden Stents: Aorta
		8-843.*4	(Perkutan-)transluminale Implantation von bioresorbierbaren Stents: Aorta
		8-849.*4	(Perkutan-)transluminale Implantation von anderen ungecoverten großlumigen Stents: Aorta
		8-84a.*4	(Perkutan-)transluminale Implantation von anderen gecoverten großlumigen Stents: Aorta
		8-84b.*4	(Perkutan-)transluminale Implantation von Stents zur Strömungslaminierung bei Aneurysmen: Aorta
ZE2020-69 [4)]	Gabe von Hämin, parenteral	6-004.1*	Applikation von Medikamenten, Liste 4: Hämin, parenteral
ZE2020-70 [4)]	Radioimmuntherapie mit 90Y-Ibritumomab-Tiuxetan, parenteral	6-003.6	Applikation von Medikamenten, Liste 3: Radioimmuntherapie mit 90Y-Ibritumomab-Tiuxetan, parenteral
ZE2020-71 [4)]	Radiorezeptortherapie mit DOTA-konjugierten Somatostatinanaloga	8-530.61	Therapie mit offenen Radionukliden: Intravenöse Therapie mit radioaktiven rezeptorgerichteten Substanzen: Radiorezeptortherapie mit Chelator-konjugierten Somatostatinanaloga aus patientenindividueller Eigenherstellung
		8-530.62	Therapie mit offenen Radionukliden: Intravenöse Therapie mit radioaktiven rezeptorgerichteten Substanzen: Radiorezeptortherapie mit Chelator-konjugierten Somatostatinanaloga aus nicht patientenindividueller Herstellung
		8-530.a0	Therapie mit offenen Radionukliden: Intraarterielle Therapie mit offenen Radionukliden: Intraarterielle Radiorezeptortherapie mit DOTA-konjugierten Somatostatinanaloga
ZE2020-72 [4)]	Distraktionsmarknagel, motorisiert	5-786.j1	Osteosyntheseverfahren: Durch internes Verlängerungs- oder Knochentransportsystem: Motorisiert
		5-78a.j1	Revision von Osteosynthesematerial mit Reosteosynthese: Durch internes Verlängerungs- oder Knochentransportsystem: Motorisiert
ZE2020-74 [4)]	Gabe von Sunitinib, oral	6-003.a*	Applikation von Medikamenten, Liste 3: Sunitinib, oral
ZE2020-75 [4)]	Gabe von Sorafenib, oral	6-003.b*	Applikation von Medikamenten, Liste 3: Sorafenib, oral
ZE2020-77 [4)]	Gabe von Lenalidomid, oral	6-003.g*	Applikation von Medikamenten, Liste 3: Lenalidomid, oral
ZE2020-79 [4)]	Gabe von Nelarabin, parenteral	6-003.e*	Applikation von Medikamenten, Liste 3: Nelarabin, parenteral
ZE2020-80 [2), 4)]	Gabe von Amphotericin-B-Lipidkomplex, parenteral	6-003.1*	Applikation von Medikamenten, Liste 3: Amphotericin-B-Lipidkomplex, parenteral
ZE2020-82 [3), 4)]	Peritonealdialyse, kontinuierlich, maschinell unterstützt (APD)	8-857.2*	Peritonealdialyse: Kontinuierlich, maschinell unterstützt (APD), mit Zusatzgeräten
ZE2020-84 [4)]	Gabe von Ambrisentan, oral	6-004.2*	Applikation von Medikamenten, Liste 4: Ambrisentan, oral
ZE2020-85 [4)]	Gabe von Temsirolimus, parenteral	6-004.e*	Applikation von Medikamenten, Liste 4: Temsirolimus, parenteral
ZE2020-86 [4)]	Andere Neurostimulatoren und Neuroprothesen	5-029.4	Andere Operationen an Schädel, Gehirn und Hirnhäuten: Implantation oder Wechsel einer Neuroprothese
		5-039.g	Andere Operationen an Rückenmark und Rückenmarkstrukturen: Implantation oder Wechsel eines Neurostimulators zur Vorderwurzelstimulation mit Implantation oder Wechsel einer subduralen Elektrode
		5-039.h	Andere Operationen an Rückenmark und Rückenmarkstrukturen: Wechsel eines Neurostimulators zur Vorderwurzelstimulation ohne Wechsel einer subduralen Elektrode
		5-039.p	Andere Operationen an Rückenmark und Rückenmarkstrukturen: Implantation eines Neurostimulators zur Vorderwurzelstimulation ohne Implantation einer subduralen Elektrode
		5-059.5*	Andere Operationen an Nerven und Ganglien: Implantation einer peripheren Neuroprothese

ZE [1]	Bezeichnung	OPS Version 2020	
		OPS-Kode	OPS-Text
1	**2**	**3**	**4**
		5-059.c4	Implantation oder Wechsel eines Neurostimulators zur Stimulation des peripheren Nervensystems mit Implantation oder Wechsel einer Neurostimulationselektrode: Kardiales Vagusnervstimulationssystem
		5-059.c6	Implantation oder Wechsel eines Neurostimulators zur Stimulation des peripheren Nervensystems mit Implantation oder Wechsel einer Neurostimulationselektrode: System zur Barorezeptoraktivierung
		5-059.cb	Implantation oder Wechsel eines Neurostimulators zur Stimulation des peripheren Nervensystems mit Implantation oder Wechsel einer Neurostimulationselektrode: System zur Phrenikusnerv-Stimulation
		5-059.d4	Wechsel eines Neurostimulators zur Stimulation des peripheren Nervensystems ohne Wechsel einer Neurostimulationselektrode: Kardiales Vagusnervstimulationssystem
		5-059.d6	Wechsel eines Neurostimulators zur Stimulation des peripheren Nervensystems ohne Wechsel einer Neurostimulationselektrode: System zur Barorezeptoraktivierung
		5-059.db	Wechsel eines Neurostimulators zur Stimulation des peripheren Nervensystems ohne Wechsel einer Neurostimulationselektrode: System zur Phrenikusnerv-Stimulation
ZE2020-88 [4]	Komplexe neuropädiatrische Diagnostik mit weiteren Maßnahmen	1-942.1	Komplexe neuropädiatrische Diagnostik: Mit neurometabolischer Labordiagnostik und/oder infektiologischer/autoimmunentzündlicher Labordiagnostik
		1-942.2	Komplexe neuropädiatrische Diagnostik: Mit erweiterter genetischer Diagnostik
		1-942.3	Komplexe neuropädiatrische Diagnostik: Mit neurometabolischer Labordiagnostik und/oder infektiologischer/autoimmunentzündlicher Labordiagnostik und erweiterter genetischer Diagnostik
ZE2020-91 [4]	Gabe von Dasatinib, oral	6-004.3*	Applikation von Medikamenten, Liste 4: Dasatinib, oral
ZE2020-97 [4], [6]	Behandlung von Blutern mit Blutgerinnungsfaktoren	8-810.6*	Transfusion von Plasmabestandteilen und gentechnisch hergestellten Plasmaproteinen: Rekombinanter aktivierter Faktor VII
		8-810.7*	Transfusion von Plasmabestandteilen und gentechnisch hergestellten Plasmaproteinen: Plasmatischer Faktor VII
		8-810.8*	Transfusion von Plasmabestandteilen und gentechnisch hergestellten Plasmaproteinen: Rekombinanter Faktor VIII
		8-810.9*	Transfusion von Plasmabestandteilen und gentechnisch hergestellten Plasmaproteinen: Plasmatischer Faktor VIII
		8-810.a*	Transfusion von Plasmabestandteilen und gentechnisch hergestellten Plasmaproteinen: Rekombinanter Faktor IX
		8-810.b*	Transfusion von Plasmabestandteilen und gentechnisch hergestellten Plasmaproteinen: Plasmatischer Faktor IX
		8-810.c*	Transfusion von Plasmabestandteilen und gentechnisch hergestellten Plasmaproteinen: FEIBA - Prothrombinkomplex mit Faktor-VIII-Inhibitor-Bypass-Aktivität
		8-810.d*	Transfusion von Plasmabestandteilen und gentechnisch hergestellten Plasmaproteinen: Von-Willebrand-Faktor
		8-810.e*	Transfusion von Plasmabestandteilen und gentechnisch hergestellten Plasmaproteinen: Faktor XIII
		8-810.j*	Transfusion von Plasmabestandteilen und gentechnisch hergestellten Plasmaproteinen: Fibrinogenkonzentrat
		8-812.5*	Transfusion von Plasma und anderen Plasmabestandteilen und gentechnisch hergestellten Plasmaproteinen: Prothrombinkomplex [7]
		8-812.9*	Transfusion von Plasma und anderen Plasmabestandteilen und gentechnisch hergestellten Plasmaproteinen: Humanes Protein C, parenteral
		8-812.a*	Transfusion von Plasma und anderen Plasmabestandteilen und gentechnisch hergestellten Plasmaproteinen: Plasmatischer Faktor X
ZE2020-99 [4]	Fremdbezug von Donor-Lymphozyten		Fremdbezug von Donor-Lymphozyten über Spenderdateien bei nicht-verwandten Spendern oder Bezug von Donor-Lymphozyten von außerhalb Deutschlands bei Familienspendern
ZE2020-101 [4]	Gabe von Mifamurtid, parenteral	6-005.g*	Applikation von Medikamenten, Liste 5: Mifamurtid, parenteral
ZE2020-103 [4]	Gabe von Rituximab, subkutan	6-001.j*	Applikation von Medikamenten, Liste 1: Rituximab, subkutan
ZE2020-104 [4]	Gabe von Trastuzumab, subkutan	6-001.m*	Applikation von Medikamenten, Liste 1: Trastuzumab, subkutan

ZE [1]	Bezeichnung	OPS Version 2020	
		OPS-Kode	OPS-Text
1	2	3	4
ZE2020-106 [4]	Gabe von Abatacept, subkutan	6-003.t*	Applikation von Medikamenten, Liste 3: Abatacept, subkutan
ZE2020-107 [4]	Medikamente-freisetzende bioresorbierbare Koronarstents	8-83d.0*	Andere perkutan-transluminale Gefäßintervention an Herz und Koronargefäßen: Einlegen eines medikamentefreisetzenden bioresorbierbaren Stents
ZE2020-108 [4]	Implantation einer Irisprothese	5-137.6	Andere Operationen an der Iris: Operation mit Implantation eines künstlichen Irisdiaphragmas
ZE2020-109 [3), 4)]	Dialyse mit High-Cut-off-Dialysemembran	8-854.8	Hämodialyse: Verlängert intermittierend, zur Elimination von Proteinen mit einer Molekularmasse bis 60.000
ZE2020-110 [4]	Gabe von Tocilizumab, subkutan	6-005.n*	Applikation von Medikamenten, Liste 5: Tocilizumab, subkutan
ZE2020-111 [4]	Gabe von Nab-Paclitaxel, parenteral	6-005.d*	Applikation von Medikamenten, Liste 5: Nab-Paclitaxel, parenteral
ZE2020-112 [4]	Gabe von Abirateronacetat, oral	6-006.2*	Applikation von Medikamenten, Liste 6: Abirateronacetat, oral
ZE2020-113 [4]	Gabe von Cabazitaxel, parenteral	6-006.1*	Applikation von Medikamenten, Liste 6: Cabazitaxel, parenteral
ZE2020-115 [4]	Molekulares Monitoring der Resttumorlast [MRD]: Molekulargenetische Identifikation und Herstellung von patientenspezifischen Markern	1-991.0	Molekulares Monitoring der Resttumorlast [MRD]: Molekulargenetische Identifikation und Herstellung von patientenspezifischen Markern für die Bestimmung der Resttumorlast (Minimal Residual Diseases (MRD))
ZE2020-116 [4]	Molekulares Monitoring der Resttumorlast [MRD]: Patientenspezifische molekulargenetische Quantifizierung	1-991.1	Molekulares Monitoring der Resttumorlast [MRD]: Patientenspezifische molekulargenetische Quantifizierung der Resttumorlast (MRD-Monitoring)
ZE2020-117 [4]	Chemosaturations-Therapie mittels perkutaner Leberperfusion	8-549.01	Perkutane geschlossene Organperfusion mit Chemotherapeutika: Leber: Mit externem Blutfilter
ZE2020-118 [4]	Neurostimulatoren zur Hirnstimulation, Einkanalstimulator	5-028.90	Implantation oder Wechsel eines Neurostimulators zur Hirnstimulation mit Implantation oder Wechsel einer Neurostimulationselektrode: Einkanalstimulator, vollimplantierbar, nicht wiederaufladbar
		5-028.a0	Wechsel eines Neurostimulators zur Hirnstimulation ohne Wechsel einer Neurostimulationselektrode: Einkanalstimulator, vollimplantierbar, nicht wiederaufladbar
		5-028.c0	Implantation eines Neurostimulators zur Hirnstimulation ohne Implantation einer Neurostimulationselektrode: Einkanalstimulator, vollimplantierbar, nicht wiederaufladbar
ZE2020-119 [4]	Distraktionsmarknagel, nicht motorisiert	5-786.j0	Osteosyntheseverfahren: Durch internes Verlängerungs- oder Knochentransportsystem: Nicht motorisiert
		5-78a.j0	Revision von Osteosynthesematerial mit Reosteosynthese: Durch internes Verlängerungs- oder Knochentransportsystem: Nicht motorisiert
ZE2020-120 [4]	Gabe von Pemetrexed, parenteral	6-001.c*	Applikation von Medikamenten, Liste 1: Pemetrexed, parenteral
ZE2020-121 [4]	Gabe von Etanercept, parenteral	6-002.b*	Applikation von Medikamenten, Liste 2: Etanercept, parenteral
ZE2020-122 [4]	Gabe von Imatinib, oral	6-001.g*	Applikation von Medikamenten, Liste 1: Imatinib, oral
ZE2020-123 [4]	Gabe von Caspofungin, parenteral	6-002.p*	Applikation von Medikamenten, Liste 2: Caspofungin, parenteral
ZE2020-124 [4]	Gabe von Voriconazol, oral	6-002.5*	Applikation von Medikamenten, Liste 2: Voriconazol, oral
ZE2020-125 [4]	Gabe von Voriconazol, parenteral	6-002.r*	Applikation von Medikamenten, Liste 2: Voriconazol, parenteral
ZE2020-127 [4]	Gabe von L-Asparaginase aus Erwinia chrysanthemi [Erwinase], parenteral	6-003.r*	Applikation von Medikamenten, Liste 3: L-Asparaginase aus Erwinia chrysanthemi [Erwinase], parenteral
ZE2020-128 [4]	Gabe von nicht pegylierter Asparaginase, parenteral	6-003.n*	Applikation von Medikamenten, Liste 3: Nicht pegylierte Asparaginase, parenteral
ZE2020-129 [4]	Gabe von pegylierter Asparaginase, parenteral	6-003.p*	Applikation von Medikamenten, Liste 3: Pegylierte Asparaginase, parenteral
ZE2020-130 [4]	Gabe von Belimumab, parenteral	6-006.6*	Applikation von Medikamenten, Liste 6: Belimumab, parenteral
ZE2020-131 [4]	Gabe von Defibrotid, parenteral	6-005.k*	Applikation von Medikamenten, Liste 5: Defibrotid, parenteral
ZE2020-132 [4]	Gabe von Thiotepa, parenteral	6-007.n*	Applikation von Medikamenten, Liste 7: Thiotepa, parenteral
ZE2020-133 [4]	Spezialisierte palliativmedizinische Komplexbehandlung durch einen internen Palliativdienst	8-98h.0*	Spezialisierte palliativmedizinische Komplexbehandlung durch einen internen Palliativdienst: Durch einen internen Palliativdienst
ZE2020-134 [4]	Spezialisierte palliativmedizinische Komplexbehandlung durch einen externen Palliativdienst	8-98h.1*	Spezialisierte palliativmedizinische Komplexbehandlung durch einen Palliativdienst: Durch einen externen Palliativdienst
ZE2020-135 [4]	Basisdiagnostik bei unklarem Symptomkomplex bei Neugeborenen und Säuglingen mit weiteren Maßnahmen		Basisdiagnostik bei unklarem Symptomkomplex bei Neugeborenen und Säuglingen
		1-944.10	Mit erweiterter molekulargenetischer Diagnostik
		1-944.20	Mit Chromosomenanalyse (Zytogenetische Diagnostik)
		1-944.30	Mit erweiterter molekulargenetischer Diagnostik und Chromosomenanalyse (Zytogenetische Diagnostik)

ZE [1]	Bezeichnung	OPS Version 2020	
		OPS-Kode	OPS-Text
1	2	3	4
ZE2020-136 [4]	Einlegen von endobronchialen Nitinolspiralen	5-339.8*	Andere Operationen an Lunge und Bronchien: Einlegen von endobronchialen Nitinolspiralen, bronchoskopisch
ZE2020-137 [4], [6], [8]	Gabe von rekombinantem aktiviertem Faktor VII	8-810.6*	Transfusion von Plasmabestandteilen und gentechnisch hergestellten Plasmaproteinen: Rekombinanter aktivierter Faktor VII
ZE2020-138 [4], [6], [9]	Gabe von Fibrinogenkonzentrat	8-810.j*	Transfusion von Plasmabestandteilen und gentechnisch hergestellten Plasmaproteinen: Fibrinogenkonzentrat
ZE2020-139 [4], [6], [10]	Gabe von Blutgerinnungsfaktoren	8-810.7*	Transfusion von Plasmabestandteilen und gentechnisch hergestellten Plasmaproteinen: Plasmatischer Faktor VII
		8-810.8*	Transfusion von Plasmabestandteilen und gentechnisch hergestellten Plasmaproteinen: Rekombinanter Faktor VIII
		8-810.9*	Transfusion von Plasmabestandteilen und gentechnisch hergestellten Plasmaproteinen: Plasmatischer Faktor VIII
		8-810.a*	Transfusion von Plasmabestandteilen und gentechnisch hergestellten Plasmaproteinen: Rekombinanter Faktor IX
		8-810.b*	Transfusion von Plasmabestandteilen und gentechnisch hergestellten Plasmaproteinen: Plasmatischer Faktor IX
		8-810.c*	Transfusion von Plasmabestandteilen und gentechnisch hergestellten Plasmaproteinen: FEIBA - Prothrombinkomplex mit Faktor-VIII-Inhibitor-Bypass-Aktivität
		8-810.d*	Transfusion von Plasmabestandteilen und gentechnisch hergestellten Plasmaproteinen: Von-Willebrand-Faktor
		8-810.e*	Transfusion von Plasmabestandteilen und gentechnisch hergestellten Plasmaproteinen: Faktor XIII
		8-812.9*	Transfusion von Plasma und anderen Plasmabestandteilen und gentechnisch hergestellten Plasmaproteinen: Humanes Protein C, parenteral
		8-812.a*	Transfusion von Plasma und anderen Plasmabestandteilen und gentechnisch hergestellten Plasmaproteinen: Plasmatischer Faktor X
ZE2020-140 [4]	Gabe von Brentuximabvedotin, parenteral	6-006.b*	Applikation von Medikamenten, Liste 6: Brentuximabvedotin, parenteral
ZE2020-141 [4]	Gabe von Enzalutamid, oral	6-007.6*	Applikation von Medikamenten, Liste 7: Enzalutamid, oral
ZE2020-142 [4]	Gabe von Aflibercept, intravenös	6-007.3*	Applikation von Medikamenten, Liste 7: Aflibercept, intravenös
ZE2020-143 [4]	Gabe von Eltrombopag, oral	6-006.0*	Applikation von Medikamenten, Liste 6: Eltrombopag, oral
ZE2020-144 [4]	Gabe von Obinutuzumab, parenteral	6-007.j*	Applikation von Medikamenten, Liste 7: Obinutuzumab, parenteral
ZE2020-145 [4]	Gabe von Ibrutinib, oral	6-007.e*	Applikation von Medikamenten, Liste 7: Ibrutinib, oral
ZE2020-146 [4]	Gabe von Ramucirumab, parenteral	6-007.m*	Applikation von Medikamenten, Liste 7: Ramucirumab, parenteral
ZE2020-147 [4]	Gabe von Bortezomib, parenteral	6-001.9*	Applikation von Medikamenten, Liste 1: Bortezomib, parenteral
ZE2020-148 [4]	Gabe von Adalimumab, párenteral	6-001.d*	Applikation von Medikamenten, Liste 1: Adalimumab, parenteral
ZE2020-149 [4]	Gabe von Infliximab, parenteral	6-001.e*	Applikation von Medikamenten, Liste 1: Infliximab, parenteral
ZE2020-150 [4]	Gabe von Busulfan, parenteral	6-002.d*	Applikation von Medikamenten, Liste 2: Busulfan, parenteral
ZE2020-151 [4]	Gabe von Rituximab, intravenös	6-001.h*	Applikation von Medikamenten, Liste 1: Rituximab, intravenös
ZE2020-152 [4]	Mehrdimensionale pädiatrische Diagnostik	1-945.*	Diagnostik bei Verdacht auf Gefährdung von Kindeswohl und Kindergesundheit
ZE2020-153 [11]	Gabe von Trastuzumab, intravenös	6-001.k*	Applikation von Medikamenten, Liste 1: Trastuzumab, intravenös
ZE2020-154 [12]	Gabe von Anidulafungin, parenteral	6-003.k*	Applikation von Medikamenten, Liste 3: Anidulafungin, parenteral
ZE2020-155 [2], [13]	Gabe von Palifermin, parenteral	6-003.2*	Applikation von Medikamenten, Liste 3: Palifermin, parenteral
ZE2020-156 [4]	Gabe von Posaconazol, parenteral	6-007.k*	Applikation von Medikamenten, Liste 7: Posaconazol, parenteral
ZE2020-157 [4]	Gabe von Pixantron, parenteral	6-006.e*	Applikation von Medikamenten, Liste 6: Pixantron, parenteral
ZE2020-158 [4]	Gabe von Pertuzumab, parenteral	6-007.9*	Applikation von Medikamenten, Liste 7: Pertuzumab, parenteral
ZE2020-159 [4]	Gabe von Blinatumomab, parenteral	6-008.7*	Applikation von Medikamenten, Liste 8: Blinatumomab, parenteral
ZE2020-160 [4]	Gabe von Pembrolizumab, parenteral	6-009.3*	Applikation von Medikamenten, Liste 9: Pembrolizumab, parenteral
ZE2020-161 [4]	Gabe von Nivolumab, parenteral	6-008.m*	Applikation von Medikamenten, Liste 8: Nivolumab, parenteral
ZE2020-162 [4]	Gabe von Carfilzomib, parenteral	6-008.9*	Applikation von Medikamenten, Liste 8: Carfilzomib, parenteral
ZE2020-163 [4]	Gabe von Macitentan, oral	6-007.h*	Applikation von Medikamenten, Liste 7: Macitentan, oral
ZE2020-164 [4]	Gabe von Riociguat, oral	6-008.0*	Applikation von Medikamenten, Liste 8: Riociguat, oral
ZE2020-165 [4]	Gabe von Nusinersen, intrathekal	6-00a.d	Applikation von Medikamenten, Liste 10: Nusinersen, intrathekal
ZE2020-166 [4]	Gabe von Isavuconazol, parenteral	6-008.g*	Applikation von Medikamenten, Liste 8: Isavuconazol, parenteral
ZE2020-167 [4]	Gabe von Isavuconazol, oral	6-008.h*	Applikation von Medikamenten, Liste 8: Isavuconazol, oral
ZE2020-168 [4]	Gabe von Daratumumab, parenteral	6-009.a*	Applikation von Medikamenten, Liste 9: Daratumumab, parenteral
ZE2020-169 [4]	Gabe von Liposomalem Irinotecan, parenteral	6-009.e*	Applikation von Medikamenten, Liste 9: Liposomales Irinotecan, parenteral
ZE2020-170 [14]	Gabe von Bevacizumab, parenteral	6-002.9*	Applikation von Medikamenten, Liste 2: Bevacizumab, parenteral
ZE2020-171 [15]	Gabe von Clofarabin, parenteral	6-003.j*	Applikation von Medikamenten, Liste 3: Clofarabin, parenteral
ZE2020-172 [16]	Gabe von Posaconazol, oral, Suspension	6-007.0*	Applikation von Medikamenten, Liste 7: Posaconazol, oral, Suspension

ZE [1]	Bezeichnung	OPS Version 2020	
		OPS-Kode	OPS-Text
1	2	3	4
ZE2020-173 [17]	Gabe von Posaconazol, oral, Tabletten	6-007.p*	Applikation von Medikamenten, Liste 7: Posaconazol, oral, Tabletten
ZE2020-174 [18]	Gabe von Liposomalem Cytarabin, intrathekal	6-002.a*	Applikation von Medikamenten, Liste 2: Liposomales Cytarabin, intrathekal
ZE2020-175 [19], [24]	Gabe von Filgrastim, parenteral	6-002.1*	Applikation von Medikamenten, Liste 2: Filgrastim, parenteral
ZE2020-176 [20], [24]	Gabe von Lenograstim, parenteral	6-002.2*	Applikation von Medikamenten, Liste 2: Lenograstim, parenteral
ZE2020-177 [21], [24]	Gabe von Pegfilgrastim, parenteral	6-002.7*	Applikation von Medikamenten, Liste 2: Pegfilgrastim, parenteral
ZE2020-178 [22], [24]	Gabe von Lipegfilgrastim, parenteral	6-007.7*	Applikation von Medikamenten, Liste 7: Lipegfilgrastim, parenteral
ZE2020-179 [2], [23]	Gabe von Ofatumumab, parenteral	6-006.4*	Applikation von Medikamenten, Liste 6: Ofatumumab, parenteral

Fußnoten:

*)	Gilt für alle entsprechenden 5-Steller oder 6-Steller des angegebenen OPS-Kodes.
1)	Weitere Untergliederungen der Entgelte sind analog der Zusatzentgelte der Anlage 5 durch Anfügen einer laufenden Nummer zu kennzeichnen.
2)	Das Zulassungsrecht bleibt von der Katalogaufnahme unberührt. Die Kostenträger entscheiden im Einzelfall, ob die Kosten dieser Medikamente übernommen werden.
3)	Eine zusätzliche Abrechnung ist im Zusammenhang mit einer Fallpauschale der Basis-DRG L60 oder L71 oder der DRG L90B oder L90C und dem nach Anlage 3b krankenhausindividuell zu vereinbarenden Entgelt L90A nicht möglich.
4)	Nach § 5 Abs. 2 Satz 3 FPV 2020 ist für diese Zusatzentgelte das bisher krankenhausindividuell vereinbarte Entgelt der Höhe nach bis zum Beginn des Wirksamwerdens der neuen Budgetvereinbarung weiter zu erheben. Dies gilt auch, sofern eine Anpassung der entsprechenden OPS-Kodes erfolgt sein sollte.
5)	Die Bewertung des Zusatzgeltes mittels einer Differenzkostenbetrachtung hat in Abhängigkeit der abzurechnenden DRG-Fallpauschalen zu erfolgen.
6)	Die jeweils zugehörigen ICD-Kodes und -Texte sind in Anlage 7 aufgeführt.
7)	Bei der Behandlung von Blutern mit Blutgerinnungsfaktoren erfolgt die Abrechnung der Gabe von Prothrombinkomplex über das ZE2020-97 nach Anlage 4 bzw. 6, die gleichzeitige Abrechnung des ZE30 ist ausgeschlossen.
8)	Für das Jahr 2020 gilt ein Schwellenwert in der Höhe von 20.000 € für den im Rahmen der Behandlung des Patienten für Blutgerinnungsfaktoren angefallenen Betrag. Ab Überschreitung dieses Schwellenwertes ist der gesamte für die Behandlung des Patienten mit Blutgerinnungsfaktoren angefallene Betrag abzurechnen.
9)	Für das Jahr 2020 gilt ein Schwellenwert in der Höhe von 2.500 € für den im Rahmen der Behandlung des Patienten für Blutgerinnungsfaktoren angefallenen Betrag. Ab Überschreitung dieses Schwellenwertes ist der gesamte für die Behandlung des Patienten mit Blutgerinnungsfaktoren angefallene Betrag abzurechnen.
10)	Für das Jahr 2020 gilt ein Schwellenwert in der Höhe von 6.000 € für die Summe der im Rahmen der Behandlung des Patienten für Blutgerinnungsfaktoren angefallenen Beträge. Ab Überschreitung dieses Schwellenwertes ist der gesamte für die Behandlung des Patienten mit Blutgerinnungsfaktoren angefallene Betrag abzurechnen.
11)	Nach § 5 Abs. 2 Satz 3 FPV 2020 ist für dieses Zusatzentgelt das bisher krankenhausindividuell vereinbarte Entgelt der Höhe nach bis zum Beginn des Wirksamwerdens der Budgetvereinbarung 2020 weiter zu erheben. Bei fehlender Budgetvereinbarung 2019 ist für dieses Zusatzentgelt das bewertete Zusatzentgelt ZE149 in Höhe von 70 Prozent der im DRG-Katalog 2018 bewerteten Höhe bis zum Beginn des Wirksamwerdens der Budgetvereinbarung 2019 weiter zu erheben. Dies gilt auch, sofern eine Anpassung der entsprechenden OPS-Kodes erfolgt sein sollte.
12)	Nach § 5 Abs. 2 Satz 3 FPV 2020 ist für dieses Zusatzentgelt das bisher krankenhausindividuell vereinbarte Entgelt der Höhe nach bis zum Beginn des Wirksamwerdens der Budgetvereinbarung 2020 weiter zu erheben. Bei fehlender Budgetvereinbarung 2019 ist für dieses Zusatzentgelt das bewertete Zusatzentgelt ZE115 in Höhe von 70 Prozent der im DRG-Katalog 2018 bewerteten Höhe bis zum Beginn des Wirksamwerdens der Budgetvereinbarung 2019 weiter zu erheben. Dies gilt auch, sofern eine Anpassung der entsprechenden OPS-Kodes erfolgt sein sollte.
13)	Nach § 5 Abs. 2 Satz 3 FPV 2020 ist für dieses Zusatzentgelt das bisher krankenhausindividuell vereinbarte Entgelt der Höhe nach bis zum Beginn des Wirksamwerdens der Budgetvereinbarung 2020 weiter zu erheben. Bei fehlender Budgetvereinbarung 2019 ist für dieses Zusatzentgelt das bewertete Zusatzentgelt ZE95 in Höhe von 70 Prozent der im DRG-Katalog 2018 bewerteten Höhe bis zum Beginn des Wirksamwerdens der Budgetvereinbarung 2019 weiter zu erheben. Dies gilt auch, sofern eine Anpassung der entsprechenden OPS-Kodes erfolgt sein sollte.
14)	Nach § 5 Abs. 2 Satz 3 FPV 2020 ist für dieses Zusatzentgelt das bisherige bewertete Zusatzentgelt ZE74 aus 2019 bis zum Beginn des Wirksamwerdens der neuen Budgetvereinbarung der Höhe nach weiter zu erheben. Dies gilt auch, sofern eine Anpassung der entsprechenden OPS-Kodes erfolgt sein sollte.
15)	Nach § 5 Abs. 2 Satz 3 FPV 2020 ist für dieses Zusatzentgelt das bisherige bewertete Zusatzentgelt ZE142 aus 2019 bis zum Beginn des Wirksamwerdens der neuen Budgetvereinbarung der Höhe nach weiter zu erheben. Dies gilt auch, sofern eine Anpassung der entsprechenden OPS-Kodes erfolgt sein sollte.
16)	Nach § 5 Abs. 2 Satz 3 FPV 2020 ist für dieses Zusatzentgelt das bisherige bewertete Zusatzentgelt ZE150 aus 2019 bis zum Beginn des Wirksamwerdens der neuen Budgetvereinbarung der Höhe nach weiter zu erheben. Dies gilt auch, sofern eine Anpassung der entsprechenden OPS-Kodes erfolgt sein sollte.
17)	Nach § 5 Abs. 2 Satz 3 FPV 2020 ist für dieses Zusatzentgelt das bisherige bewertete Zusatzentgelt ZE166 aus 2019 bis zum Beginn des Wirksamwerdens der neuen Budgetvereinbarung der Höhe nach weiter zu erheben. Dies gilt auch, sofern eine Anpassung der entsprechenden OPS-Kodes erfolgt sein sollte.
18)	Nach § 5 Abs. 2 Satz 3 FPV 2020 ist für dieses Zusatzentgelt das bisherige bewertete Zusatzentgelt ZE75 aus 2019 bis zum Beginn des Wirksamwerdens der neuen Budgetvereinbarung der Höhe nach weiter zu erheben. Dies gilt auch, sofern eine Anpassung der entsprechenden OPS-Kodes erfolgt sein sollte.
19)	Nach § 5 Abs. 2 Satz 3 FPV 2020 ist für dieses Zusatzentgelt das bisherige bewertete Zusatzentgelt ZE40 aus 2019 bis zum Beginn des Wirksamwerdens der neuen Budgetvereinbarung der Höhe nach weiter zu erheben. Dies gilt auch, sofern eine Anpassung der entsprechenden OPS-Kodes erfolgt sein sollte.
20)	Nach § 5 Abs. 2 Satz 3 FPV 2020 ist für dieses Zusatzentgelt das bisherige bewertete Zusatzentgelt ZE42 aus 2019 bis zum Beginn des Wirksamwerdens der neuen Budgetvereinbarung der Höhe nach weiter zu erheben. Dies gilt auch, sofern eine Anpassung der entsprechenden OPS-Kodes erfolgt sein sollte.
21)	Nach § 5 Abs. 2 Satz 3 FPV 2020 ist für dieses Zusatzentgelt das bisherige bewertete Zusatzentgelt ZE71 aus 2019 bis zum Beginn des Wirksamwerdens der neuen Budgetvereinbarung der Höhe nach weiter zu erheben. Dies gilt auch, sofern eine Anpassung der entsprechenden OPS-Kodes erfolgt sein sollte.
22)	Nach § 5 Abs. 2 Satz 3 FPV 2020 ist für dieses Zusatzentgelt das bisherige bewertete Zusatzentgelt ZE160 aus 2019 bis zum Beginn des Wirksamwerdens der neuen Budgetvereinbarung der Höhe nach weiter zu erheben. Dies gilt auch, sofern eine Anpassung der entsprechenden OPS-Kodes erfolgt sein sollte.
23)	Nach § 5 Abs. 2 Satz 3 FPV 2020 ist für dieses Zusatzentgelt das bisherige bewertete Zusatzentgelt ZE155 aus 2019 bis zum Beginn des Wirksamwerdens der neuen Budgetvereinbarung der Höhe nach weiter zu erheben. Dies gilt auch, sofern eine Anpassung der entsprechenden OPS-Kodes erfolgt sein sollte.
24)	Bei der Vereinbarung der Entgelthöhen für die Zusatzentgelte für Granulozyten-Kolonie-stimulierende Faktoren wird in analoger Umsetzung der bisherigen Bewertung empfohlen, die Entgelthöhen auf Basis der krankenhausindividuellen Kostensituation zu führen und bei der finalen Vereinbarung die Entgelthöhe der Zusatzentgelte für Pegfilgrastim (ZE2020-177) bzw. Lipegfilgrastim (ZE2020-178) um einen Betrag zu reduzieren, der in etwa dem dreifachen Wert der Kosten einer typischen Tagesdosis Filgrastim (ZE2020-175) bzw. Lenograstim (ZE2020-176) entspricht.

Anlage 7 zur Fallpauschalenvereinbarung 2020 (FPV 2020)
Zusatzentgelte-Katalog
- Blutgerinnungsstörungen -

ICD-Kodes, die dem extrabudgetären ZE2020-97 „Behandlung von Blutern mit Blutgerinnungsfaktoren" zuzuordnen sind. [1]

ZE	Bezeichnung	ICD Version 2020	
		ICD-Kode	ICD-Text
1	2	3	4
ZE2020-97	Behandlung von Blutern mit Blutgerinnungsfaktoren	D66	Hereditärer Faktor-VIII-Mangel
		D67	Hereditärer Faktor-IX-Mangel
		D68.00	Hereditäres Willebrand-Jürgens-Syndrom
		D68.1	Hereditärer Faktor-XI-Mangel
		D68.20	Hereditärer Faktor-I-Mangel
		D68.21	Hereditärer Faktor-II-Mangel
		D68.22	Hereditärer Faktor-V-Mangel
		D68.23	Hereditärer Faktor-VII-Mangel
		D68.24	Hereditärer Faktor-X-Mangel
		D68.25	Hereditärer Faktor-XII-Mangel
		D68.26	Hereditärer Faktor-XIII-Mangel
		D68.28	Hereditärer Mangel an sonstigen Gerinnungsfaktoren
		D68.31	Hämorrhagische Diathese durch Vermehrung von Antikörpern gegen Faktor VIII
		D68.32	Hämorrhagische Diathese durch Vermehrung von Antikörpern gegen sonstige Gerinnungsfaktoren
		D69.40	Sonstige primäre Thrombozytopenie, als transfusionsrefraktär bezeichnet
		D69.41	Sonstige primäre Thrombozytopenie, nicht als transfusionsrefraktär bezeichnet
		D82.0	Wiskott-Aldrich-Syndrom
		M31.1	Thrombotische Mikroangiopathie
		P61.0	Transitorische Thrombozytopenie beim Neugeborenen

ICD-Kodes, die den intrabudgetären ZE2020-137 "Gabe von rekombinantem aktiviertem Faktor VII", ZE2020-138 " Gabe von Fibrinogenkonzentrat" oder ZE2020-139 "Gabe von Blutgerinnungsfaktoren" zuzuordnen sind. [1]

ZE	Bezeichnung	ICD Version 2020	
		ICD-Kode	ICD-Text
1	2	3	4
ZE2020-137 / ZE2020-138 / ZE2020-139	Gabe von rekombinantem aktiviertem Faktor VII / Gabe von Fibrinogenkonzentrat / Gabe von Blutgerinnungsfaktoren	D65.9	Defibrinationssyndrom, nicht näher bezeichnet
		D68.33	Hämorrhagische Diathese durch Cumarine (Vitamin-K-Antagonisten)
		D68.34	Hämorrhagische Diathese durch Heparine
		D68.35	Hämorrhagische Diathese durch sonstige Antikoagulanzien
		D68.9	Koagulopathie, nicht näher bezeichnet
		D69.0	Purpura anaphylactoides
		D69.2	Sonstige nichtthrombozytopenische Purpura
		D69.3	Idiopathische thrombozytopenische Purpura
		D69.52	Heparin-induzierte Thrombozytopenie Typ I
		D69.53	Heparin-induzierte Thrombozytopenie Typ II
		D69.57	Sonstige sekundäre Thrombozytopenien, als transfusionsrefraktär bezeichnet
		D69.58	Sonstige sekundäre Thrombozytopenien, nicht als transfusionsrefraktär bezeichnet
		D69.59	Sekundäre Thrombozytopenie, nicht näher bezeichnet
		D69.60	Thrombozytopenie, nicht näher bezeichnet, als transfusionsrefraktär bezeichnet
		D69.61	Thrombozytopenie, nicht näher bezeichnet, nicht als transfusionsrefraktär bezeichnet
		D69.80	Hämorrhagische Diathese durch Thrombozytenaggregationshemmer
		D69.9	Hämorrhagische Diathese, nicht näher bezeichnet

Zu differenzierende ICD-Kodes:

Dauerhaft erworbene Blutgerinnungsstörungen (zu kennzeichnen mit dem ICD-Kode U69.11!) sind dem extrabudgetären ZE2020-97 zuzuordnen. [1]

Temporäre Blutgerinnungstörungen (zu kennzeichnen mit dem ICD-Kode U69.12!) sind den intrabudgetären ZE2020-137, ZE2020-138 oder ZE2020-139 zuzuordnen. [1]

ZE	Bezeichnung	ICD Version 2020	
		ICD-Kode	ICD-Text
1	2	3	4
ZE2020-97 / ZE2020-137 / ZE2020-138 / ZE2020-139		D65.0	Erworbene Afibrinogenämie
		D65.1	Disseminierte intravasale Gerinnung [DIG, DIC]
		D65.2	Erworbene Fibrinolyseblutung
		D68.01	Erworbenes Willebrand-Jürgens-Syndrom
		D68.09	Willebrand-Jürgens-Syndrom, nicht näher bezeichnet
		D68.38	Sonstige hämorrhagische Diathese durch sonstige und nicht näher bezeichnete Antikörper
		D68.4 [2]	Erworbener Mangel an Gerinnungsfaktoren
		D68.8	Sonstige näher bezeichnete Koagulopathien
		D69.1	Qualitative Thrombozytendefekte
		D69.88	Sonstige näher bezeichnete hämorrhagische Diathesen
		P53	Hämorrhagische Krankheit beim Fetus und Neugeborenen
		P60	Disseminierte intravasale Gerinnung beim Fetus und Neugeborenen

Fußnoten:

[1]   Die Abrechnung des ZE2020-97 bzw. ZE2020-137, ZE2020-138 oder ZE2020-139 ist möglich, sofern einer der ICD-Kodes aus der jeweiligen Definition der Anlage 7 und einer der OPS-Kodes aus der jeweiligen Definition der Anlage 6 vorliegt. Die ergänzende Auflistung von ICD-Kodes bei diesen Zusatzentgelten erfolgt nur aufgrund des extrabudgetären Status des ZE2020-97.

[2]   Blutgerinnungsstörungen, die nur durch eine Lebertransplantation heilbar wären, sind dem ZE2020-97 zuzuordnen.

SCHLAGWORTVERZEICHNIS

R

Reoperation 85
- nach Operation am Herzen 181
Resteklassen 31
- a.n.k. 50
- nicht näher bezeichnet 31
- o.n.A. 49
- sonstige 31
Retinopathie
- diabetisch
-- mit Makulaödem 145
Revision
- nach Operation am Herzen 181
- Narbe 209
Rezidiv
- Malignom 120
Rückenmark
- Verletzung
-- akute Phase 277
-- chronische Phase 278
-- Neurogene Blasenfunktionsstörung 280
-- Wirbelfraktur- und Luxation 281
- Verletzung des Rückenmarks 276
Rückverlegung
- aus anderen Krankenhäusern 15

S

Sauerstoffzufuhr
- bei Neugeborenen 246
Schädlicher Gebrauch (psychotroper Substanzen)
- Kodierung 156
Schlaganfall 159
- akut 159
- alt 161
Schmerz
- akut 253
- Behandlung 253
- chronisch 255
Schmetterlingsfraktur 282
Schrittmacher, s.a. Herzschrittmacher
- permanent 182
Schwangerschaft
- als Nebenbefund 231
- Beendigung, vorzeitig 222
- Diabetes mellitus 227
- Diffuse Beschwerden 227
- Erkrankungen der Leber 227
- Infektion des Urogenitaltraktes 227
- Kodierung der Dauer 225
- Komplikationen 226
- verlängerte Dauer 236
Schwerhörigkeit 171
Sectio 237
Sekundäre(r)
- Diabetes mellitus 151
- Linseninsertion (bei Katarakt) 169
Sepsis 108
Shunt
- für Dialyse
-- Verschluss 185
SIRS 110
Spätfolgen s.a. Folgezustände 25
Sprunggelenkfraktur
- bimalleolar 282
Staging 115

Standardmaßnahmen
- Kodierung 88
Störung
- nach med. Maßnahmen 52
Stuhlinkontinenz 161, 252
Subkutane Brustamputation, prophylaktisch 210
Symptom
- als Hauptdiagnose 8, 29
- als Nebendiagnose 21
- Kodierung 251
Syndrome 23
- angeboren 24
- diabetischer Fuß 147
- metabolisches 150

T

Taubheit 171
Teilleistung, Kodierung 76
Tetraplegie/Paraplegie
- nicht traumatisch 162
- traumatisch 276
Totgeburt 217
Transitorische Tachypnoe beim Neugeborenen 248
Transplantat
- Versagen und Abstoßung 93
--Kornea 169
Transplantation 89
- Graft-versus-Host-Krankheit (GVHD) 93
- hämatopoetische Stammzellen 93

U

Übertragung (Schwangerschaft) 236
und folgende ff.
- OPS 74
Untersuchung, klinische
- in Allgemeinanästhesie 85
Urininkontinenz 161
Urosepsis 109
Uterusnarbe 233

V

Vaskuläre Erkrankung
- diabetisch 146
Verbrennungen/Verätzungen
- Körperoberfläche 286
- Reihenfolge der Kodes 286
Verbringung 97
Verdachtsdiagnosen 29
- bei Entlassung 29
- bei Verlegung 30
- Hauptdiagnose bei V.a. 10
Vereinbarungen (formale)
- Systematik ICD-10-GM 45
Vergiftung
- durch Arzneimittel/Drogen 289
Verlegung
- Beatmung, maschinell 196
- intern 12
- mit Verdachtsdiagnose 30
Verlegungstag
- Beatmungsstunden 191, 197

W

Z

SCHLÜSSELNUMMERVERZEICHNIS

ICD-Kode-Index

E10–E14:	0401	133, 138, 139, 140, 141, 144	H02.8:	D009	32
	1916	291	H02.9:	D009	32
E11.–:	0401	132	H05.0:	1201a	208
E11.20:	0401	143	H16.–:	0704	169
E11.72†:	0401	143	H18.–:	0704	169
E12.–:	0401	132	H20.–:	0704	169
E13.–:	0401	132, 134	H25.–:	0401	146
E14.–:	0401	132	H26.–:	0401	146
E15–E16†:	D012	36	H26.9:	D009	32
E16.0:	0401	151	H27.0:	0702	169
E16.1:	0401	151	H28.0*:	0401	146
E16.2:	0401	151	H35.8:	0401	145
E16.8:	0401	151	H36.0*:	0401	140, 141, 143, 145
E16.9:	0401	151		D012	39, 40
E20–E34†:	D012	36	H44.0:	0704	169
E64.–:	D005	26	H44.1:	0704	169
E68:	D005	26	H54.–:	0401	145
E70–E89†:	D012	36	H54.4:	D005	25
E84.–:	0403	151, 152	H57.9:	D009	32
E84.0:	0403	151	H59.–:	D015	52
E84.1:	0403	151	H65.3:	D007	28
E84.8-:	0403	151	H75.0*:	D012	36
E84.80:	0403	151	H90.–:	0801	171
E84.87:	0403	151	H91.–:	0801	171
E84.88:	0403	151	H95.–:	D015	52
E86:	1107	205	I05.–:	D013	49
E87.1:	1917	292	I05.0:	D013	49
E89.–:	D015	52	I05.1:	D013	49
E89.0:	D015	52	I05.2–I05.9:	D013	49
E89.1:	0401	134	I10.00:	0401	143
F00–F09:	D012	37	I11.–:	0904	179
F10.0:	0501	156	I12.–:	0905	179
F10.1:	0501	157		0906	180
F10.2:	0501	156		D013	47
F10–F19:	0501	154	I13.–:	0906	180
G01*:	D012	35	I20.–:	0901	173
	D013	48	I20.0:	0901	173, 177
G03.9:	D008	30		D001	5
G04.9:	0603	162	I21.–:	0901	174
G05.0:*	*D013*	48	I22.–:	0901	175
G09:	D005	26	I25.11:	0901	176
G59.0*:	0401	146	I25.12:	0901	176
G63.2*:	0401	143, 146, 147, 149, 150	I25.13:	0901	176
G63.3*:	D012	36	I25.14:	0901	176
G73.0*:	0401	146	I25.15:	0901	176, 177
G81.0:	0601	159	I25.16:	0901	176
G81.1:	0601	161	I25.2-:	0901	175
	D005	25	I25.8:	0901	175
G82.–:	0603	162, 163	I34.–:	D013	49
	1910	278	I46.–:	0903	178
G82.03:	1910	280	I50.–:	0904	179
G82.6-!:	0603	162, 163		0906	180
	1910	278	I50.01:	D012	41
	D012	41	I50.02!:	D012	41
G82.66!:	1910	280	I50.02! –I50.05!:	D012	41
G83.2:	D005	25	I50.03!:	D012	41
G83.41:	1910	280	I50.04!:	D012	41
G90.–:	D013	51	I50.05!:	D012	41
G90.0-:	D013	51	I50.1-:	D012	37, 41
G90.00:	D013	51	I50.14:	0902	177
G90.08:	D013	51	I51.–:	0904	179
G90.1:	D013	51	I60–I64:	0601	159
G95.8-:	1910	280	*I61.0:*	*1917*	293
G95.81:	1910	280	I63.3:	0601	159
G97.–:	D015	52	I67.80!:	D012	42
G99.0*:	0401	149	I69.–:	0601	161
H00.0:	1201a	208		D005	26

S21.83!:	1905	274		T32.–!:	1914	286
	D012	42			D012	42
S21.87!–S21.89!:	1905	274		T36–T50:	1916	289, 291
S21.88!:	1910	281		T38.3:	1916	291
S22.01:	1910	281		T39.0:	1916	291
S22.02:	1910	281		T39.1:	1916	292
S22.06:	1910	277		T40.2:	1916	289
S23.11:	1910	281		T45.5:	1916	291
S23.12:	1910	281		T51–T65:	1916	289, 291
S23.14:	1910	277, 278		T74.–:	1915	288
S24.11:	1910	281		T80–T88:	D015	52
S24.12:	1910	277, 278		T82.1:	0911	184
S24.7-!:	1910	276			D015	53
	D012	42		T82.7:	0911	184
S24.72!:	1910	281		T82.8:	0911	184
S24.75!:	1910	277		T85.4:	1205	209
S31.83!:	1905	273, 274		T85.73:	1205	209
	D012	40, 42, 45		T85.82:	1205	209
S31.87!–S31.89!:	1905	274		T85.83:	1205	209
S32.5:	1911	282		T86.–:	P015	93, 94
S32.7:	1911	282		T86.83:	0704	169
S32.81:	1911	282		T89.0-:	1905	275
S34.7-!:	1910	276		T90–T98:	D005	26
	D012	42		T92.1:	D005	26
S34.72!:	1910	277		U60.–!:	D012	42
S36.03:	1905	273		U61.–!:	D012	42
	D012	45		U69.0-!:	D012	42
S36.40:	D012	45		U69.10!:	D012	42
S36.49:	1905	273		U69.11!:	D012	42
	D012	45		U69.12!:	D012	42
S37.03:	1905	273		U69.13!:	D012	42
	D012	45		U69.20!:	D012	42
S40.0:	1911	284		U69.21!:	D012	42
S41.87!:	1903	259, 271		U69.40!:	D012	43
S42.11:	1902	257		U80.–!:	D012	43
S42.21:	0401	143		U81.–!:	D012	43
	1903	271		U82.–!:	D012	43
S42.41:	1902	257		U83!:	D012	43
S43.01:	1903	259, 271		U84!:	D012	43
S52.21:	1903	270		U85!:	D012	43
S52.31:	D005	27		*U99.–!:*	*D012*	41
S52.51:	D011	34		X49.9!:	1916	291
S61.0:	1905	274		X84.9!:	1916	289
S62.32:	1510	231		Y57.9!:	1917	292, 293
	D012	41		Z00.5:	P015	89, 90
S71.1:	1911	284		Z03.–:	D002	11
S71.88!:	1903	258		Z03.0 bis Z03.9:	D002	10
S72.3:	1903	258		Z03.6:	D002	11
S82.5:	1911	282		Z08.–:	0209	125
S82.6:	1911	282		Z08.1:	0209	125
S82.81:	1911	282		Z21:	0101	103, 105
Sx1.84!:	D012	42			1917	292
Sx1.84!–Sx1.89!:	1903	258, 271		*Z33!:*	*D012*	41
Sx1.85!:	D012	42		Z34:	1510	231
Sx1.86!:	D012	42			D012	41
Sx1.87!:	D012	42		Z35.–:	1510	231
Sx1.88!:	D012	42		Z37.–!:	1507	224
Sx1.89!:	D012	42			D012	43
T00–T07:	1911	282		Z37.0!:	1505	223
T01.8:	1911	284			1508	225
T07:	1911	283		Z37.1!:	1505	223
T21.23:	1914	286		Z37.2!:	1509	225, 226
T21.25:	1914	286		Z38.–:	1601	241, 242
T25.3:	1914	286		Z38.0:	1601	241, 242
T29.–:	1914	286			1602	245
T31.–!:	1914	286		Z38.1:	1601	241
	D012	42		Z39.–:	1518	233, 234
				Z42.–:	1205	209

OPS-Kode-Index

5-554.8:	P015	89, 95	8-17:	P005	80
5-555:	*P015*	95, 96	8-191:	P005	80
5-559.3:	P013	86		P014	88
5-683.04:	P004	76	8-192:	P005	80
5-685.3:	P001	60	8-310:	P003	68
5-702.1:	P008	85		P014	88
5-720.1:	P001	60	8-390:	P005	80
5-727.1:	1509	226	8-510.1:	P004	76
5-733:	P004	76	8-523.4:	0201	117
5-74:	1525	237	8-530.2:	0201	117
5-740.0:	1525	237	8-530.5:	0201	117
5-740.1:	1509	226	8-530.6:	0201	117
	1525	237	8-530.7:	0201	117
5-749.0:	P013	86	8-530.9:	0201	117
5-778:	1202a	208	8-531:	0201	117
5-783:	P015	95	8-541.4:	0212	126
5-783.0d:	P003	68	8-542.11:	0201	117
5-784:	P003	68, 74	8-543.32:	P001	60
	P015	95	8-547:	P014	88
5-784.0d:	P003	68	8-547.0:	0201	117
5-785:	P003	68	8-547.1:	0201	117
5-786:	P003	68	8-547.2:	0201	117
5-787.35:	D005	27	8-55:	P005	80
5-790.16:	D011	34	8-56:	P005	80
5-801.b:	P003	74	8-560.2:	1601	242
5-812.9:	P003	74	8-63 bis 8-66:	P005	80
5-820:	P003	68	8-70:	1001	196
5-820.0:	P003	68	8-700:	1001	197
5-820.00:	P003	68		P005	80
5-820.2:	P003	68	8-701:	1001	189, 197
5-820.7:	P003	68	8-704:	1001	189
5-821.12:	P013	86	8-706:	1001	189
5-829.1:	P003	68	8-71:	P005	82
5-829.a:	P003	68	8-711:	1001	190, 196
5-829.c:	P003	68	8-711.0:	1001	197, 199
5-829.e:	P003	68	8-711.00:	1001	197
5-829.h:	P003	68	8-711.4:	1001	197
5-829.m:	P003	68	8-712:	1001	190, 196
5-829.n:	P003	68	8-712.0:	1001	199
5-829.p:	P003	68	8-716:	1001	190
5-836.41:	*1910*	278	8-717:	1001	199
5-83b.31:	*1910*	278	8-718:	1001	190, 196
5-864.8:	P005	83	8-720:	1603	246
5-89:	P003	75		1603a	246
5-89...5-92:	P015	95		P005	80
5-894.08:	P005	79	8-771:	0903	178
5-894.0a:	P005	79	8-800:	P005	82
5-894.0f:	P005	79	8-802:	P005	82
5-90:	1202a	208		P015	95
5-900:	1202a	208	8-805:	P015	95
5-901:	P015	95	8-81:	P005	82
5-904:	P015	95	8-810.8:	P005	82
5-919.0:	P005	79	8-810.83:	P005	82
5-924:	P015	95	8-810.84:	P005	82
5-93...5-99:	P003	70	8-810.8z:	P005	82
5-930.4:	0401	141, 143	8-837.k0:	P005	78
5-981:	1911	284	8-851:	0908	181
5-982:	1911	284	8-851.4:	0908	180
5-983:	P013	86	8-851.5:	0908	180
5-995:	P004	76	8-853.1:	1401	215
6-00:	P005	82	8-853.7:	1401	215
	P014	88	8-853.8:	1401	215
8-01:	P005	80	8-854.6:	1401	215
8-010:	1603	245	8-854.7:	1401	215
8-120:	1916	292	8-855.1:	1401	215
8-152.1:	P005	80	8-855.7:	1401	215
8-153:	P005	80	8-855.8:	1401	215

8-857.1:	1401	215	8-920 bis 8-924	P005	80
8-857.2:	1401	215	8-925:	P005	80
8-862:	P015	95	8-930 bis 8-932	P005	80
8-862.0:	P015	96	8-933:	P005	80
8-90:	P009	85	8-978:	P015	90
8-900:	P009	85	9-260:	1508	225
8-91:	1806	254	9-261:	1509	225
	P001	60	9-31:	P005	80
	P005	80	9-40:	P005	80
8-910:	P001	60	9-403:	P005	80
8-919:	1806	254	9-990:	P017	97
	P001	60			